中　外　物　理　学　精　品　书　系

本 书 出 版 得 到 " 国 家 出 版 基 金 " 资 助

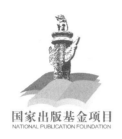

国家出版基金项目
NATIONAL PUBLICATION FOUNDATION

中外物理学精品书系

前沿系列·28

现代医学影像物理学进展

包尚联 高 嵩 编著

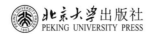

北京大学出版社
PEKING UNIVERSITY PRESS

图书在版编目(CIP)数据

现代医学影像物理学进展/包尚联,高嵩编著. —北京:北京大学出版社,2014.11
(中外物理学精品书系)
ISBN 978-7-301-24023-6

Ⅰ.①现… Ⅱ.①包… ②高… Ⅲ.①影象诊断—医用物理学—研究进展
Ⅳ.①R445

中国版本图书馆 CIP 数据核字(2014)第 043999 号

书　　　名:现代医学影像物理学进展
著作责任者:包尚联　高　嵩　编著
责 任 编 辑:郑月娥
标 准 书 号:ISBN 978-7-301-24023-6/O・0969
出 版 发 行:北京大学出版社
地　　　址:北京市海淀区成府路 205 号　100871
网　　　址:http://www.pup.cn
新 浪 微 博:@北京大学出版社
电 子 信 箱:zpup@pup.cn
电　　　话:邮购部 62752015　发行部 62750672　编辑部 62767347　出版部 62754962
印 　刷 　者:北京中科印刷有限公司
经 　销 　者:新华书店
　　　　　　730 毫米×980 毫米　16 开本　26.75 印张　500 千字
　　　　　　2014 年 11 月第 1 版　2014 年 11 月第 1 次印刷
定　　　价:130.00 元

"中外物理学精品书系"
编 委 会

内 容 提 要

　　本书是介绍医学影像物理学近十多年来最新技术进展的专业著作。书中重点介绍分子成像和多模态成像两个方面的内容,着重介绍分子成像的各种模态和多模态联合成像的方法,以及用这些原理和方法实现的成像装置及它们的主要应用。将被检测人员的信息进行采集、融合和及时处理,并把处理结果传递给医生,从而使得医生掌握尽可能全面的被测人员信息是医院面临的挑战之一,也是减少误诊的必要条件。如果考虑到任何成像装置都存在各种噪声,重建算法都有误差,以及各种装置不完善等原因造成的伪影,医生,即使非常有经验的医生,也难免会有误诊和误判、"以偏概全"的情况发生。本书试图通过向读者介绍各种概念、成像方法和应用方面的最新进展,帮助改善这种情况。

　　本书可作为高等学校医学物理和生物医学工程专业学生的教材,也可以作为物理类、医学类专业的研究生,以及相关教学科研人员,甚至医疗仪器和产品研发的工程师们的参考书。

序　言

　　物理学是研究物质、能量以及它们之间相互作用的科学。她不仅是化学、生命、材料、信息、能源和环境等相关学科的基础,同时还是许多新兴学科和交叉学科的前沿。在科技发展日新月异和国际竞争日趋激烈的今天,物理学不仅囿于基础科学和技术应用研究的范畴,而且在社会发展与人类进步的历史进程中发挥着越来越关键的作用。

　　我们欣喜地看到,改革开放三十多年来,随着中国政治、经济、教育、文化等领域各项事业的持续稳定发展,我国物理学取得了跨越式的进步,作出了很多为世界瞩目的研究成果。今日的中国物理正在经历一个历史上少有的黄金时代。

　　在我国物理学科快速发展的背景下,近年来物理学相关书籍也呈现百花齐放的良好态势,在知识传承、学术交流、人才培养等方面发挥着无可替代的作用。从另一方面看,尽管国内各出版社相继推出了一些质量很高的物理教材和图书,但系统总结物理学各门类知识和发展,深入浅出地介绍其与现代科学技术之间的渊源,并针对不同层次的读者提供有价值的教材和研究参考,仍是我国科学传播与出版界面临的一个极富挑战性的课题。

　　为有力推动我国物理学研究、加快相关学科的建设与发展,特别是展现近年来中国物理学者的研究水平和成果,北京大学出版社在国家出版基金的支持下推出了“中外物理学精品书系”,试图对以上难题进行大胆的尝试和探索。该书系编委会集结了数十位来自内地和香港顶尖高校及科研院所的知名专家学者。他们都是目前该领域十分活跃的专家,确保了整套丛书的权威性和前瞻性。

　　这套书系内容丰富,涵盖面广,可读性强,其中既有对我国传统物理学发展的梳理和总结,也有对正在蓬勃发展的物理学前沿的全面展示;既引进和介绍了世界物理学研究的发展动态,也面向国际主流领域传播中国物理的优秀专著。可以说,“中外物理学精品书系”力图完整呈现近现代世界和中国物理科学发展的全貌,是一部目前国内为数不多的兼具学术价值和阅读乐趣的经典物理丛书。

　　"中外物理学精品书系"另一个突出特点是,在把西方物理的精华要义"请进来"的同时,也将我国近现代物理的优秀成果"送出去"。物理学科在世界范围内的重要性不言而喻,引进和翻译世界物理的经典著作和前沿动态,可以满足当前国内物理教学和科研工作的迫切需求。另一方面,改革开放几十年来,我国的物理学研究取得了长足发展,一大批具有较高学术价值的著作相继问世。这套丛书首次将一些中国物理学者的优秀论著以英文版的形式直接推向国际相关研究的主流领域,使世界对中国物理学的过去和现状有更多的深入了解,不仅充分展示出中国物理学研究和积累的"硬实力",也向世界主动传播我国科技文化领域不断创新的"软实力",对全面提升中国科学、教育和文化领域的国际形象起到重要的促进作用。

　　值得一提的是,"中外物理学精品书系"还对中国近现代物理学科的经典著作进行了全面收录。20世纪以来,中国物理界诞生了很多经典作品,但当时大都分散出版,如今很多代表性的作品已经淹没在浩瀚的图书海洋中,读者们对这些论著也都是"只闻其声,未见其真"。该书系的编者们在这方面下了很大工夫,对中国物理学科不同时期、不同分支的经典著作进行了系统的整理和收录。这项工作具有非常重要的学术意义和社会价值,不仅可以很好地保护和传承我国物理学的经典文献,充分发挥其应有的传世育人的作用,更能使广大物理学人和青年学子切身体会我国物理学研究的发展脉络和优良传统,真正领悟到老一辈科学家严谨求实、追求卓越、博大精深的治学之美。

　　温家宝总理在2006年中国科学技术大会上指出,"加强基础研究是提升国家创新能力、积累智力资本的重要途径,是我国跻身世界科技强国的必要条件"。中国的发展在于创新,而基础研究正是一切创新的根本和源泉。我相信,这套"中外物理学精品书系"的出版,不仅可以使所有热爱和研究物理学的人们从中获取思维的启迪、智力的挑战和阅读的乐趣,也将进一步推动其他相关基础科学更好更快地发展,为我国今后的科技创新和社会进步作出应有的贡献。

"中外物理学精品书系"编委会　主任
中国科学院院士,北京大学教授
王恩哥
2010年5月于燕园

前　　言

本书是继 2004 年北京大学医学出版社出版的《现代医学影像物理学》之后介绍医学影像领域最新进展的专业著作。书中重点介绍分子成像和多模态成像两个方面的内容,尤其是介绍了分子成像的各种模态和多模态整合的成像方法及装置的设计原理。

分子成像是在世界上科学家绘制了人体遗传基因图谱之后,研究新的遗传物质,以及在遗传基因控制下合成的新的蛋白质分子在活体内功能和病理学机制的主要技术手段。人类的进步不仅来源于自然的选择,而且来源于不断出现的人造物质。现代科学技术的发展,促进了人类的进步,加快了人类的进化速度。正是对这些进化过程的研究,使得人类能够更加深入地认识人体内的微观结构和功能,并以此为基础构成分子影像学前沿。研究各种更广泛的目标和应用背景,促进了分子成像学科的建立,并在近十多年内形成了很多新概念、新方法以及新的分子成像装置。

从科学发展的角度看,医学科学的进步使得医生需要掌握和处理的专业知识面越来越宽广,对知识的深度要求越来越高,分工越来越细,获得这些知识并熟练应用于人类健康问题需要的时间周期变长。医生如何在有限的生命周期内掌握和应用这些知识,已经成为医生人生的新挑战。而从病人的角度看,其疾病的诊断和治疗需要的信息越多越好、越综合越好。这两类人群形成的互相矛盾的社会需求,或许可以通过多模态医学影像工具的快速发展得到满足。无论是医生还是医学物理工作者,都是为病人服务的。为了满足病人信息完整采集的需求,促成了多模态医学影像装置的出现及其广泛应用,并且在最近十年内形成了分子成像的学科方向。这个学科方向也正在向多模态成像的方向发展,并已在疾病的诊断和治疗中获得了巨大成功。

自从 2001 年在美国波士顿召开第一届世界分子成像大会之后,我国在唐孝威院士倡议下于 2002 年在杭州召开了以分子成像为主要内容的香山科学会议,对分子成像的有关概念进行了讨论,促进了这一学科在中国的诞生,使得这个领域在中国的发展在十年内突飞猛进。中国科学院自动化研究所田捷研究员,在清华大学白净教授和北京大学包尚联教授的协助下,经过多年的努力,终于在 2006 年获得我国基础研究重大项目(973 项目)的资助(项目编号:2006CB705700),开展了系统的分子成像领域的研究。该项目于 2010 年结题,并于 2011 年滚动申请成功(新项目编号:2011CB707701),使得这个领域的研究不断深入。

分子成像分为基础研究和医学临床两个方面的应用。从成像装置来说,现在是指动物成像装置的研发和应用,以及在传统临床用的成像装置上增加新的分子成像的功能。无论哪种情况,这十多年来的进步都是巨大的。

多模态分子成像的概念、方法和成像装置是应临床疾病诊疗时对信息的综合需求而发展起来的,从 21 世纪初开始得到快速发展,已经有诸如 PET/CT, SPECT/CT,PET/MRI, SPECT/MRI 等大型医疗诊断设备。MV X 射线加速器/kV X 射线 CT 已经随着影像导引的放疗技术(IGRT)而得到了普及,加速器/MRI 等装置也在酝酿之中,各大公司都把它们作为今后发展的重点。多模态和诊疗一体化医疗仪器和设备的诞生及使用,其本质原因是减少在诊断和治疗中辐射损伤引起的副作用。即使尚处于研发阶段的成像装置,也已经显示出它们在临床应用中的优势和巨大潜力。

现代医学影像设备无创伤地采集人体的解剖学、生理学和病理学的信息并实现可视化及定量化,是古老的中医"望闻问切"方法的自然延续。现代医学影像物理学以物理学为基础,跨越信息学和医学的广泛领域,是除了军工产品外制造业和软件业的高端产品,已经成为 21 世纪新的学科生长点和我国高新技术产业发展的重点。其内容包括装置的设计原理、数据采集、图像重建、提高图像质量的方法学研究,以及在科学研究和临床方面的应用。

生物医学成像学科与其他快速发展的工具类学科一样,其真正目标是如实反映真实物体内部的综合信息。但由于大量噪声的存在,此目标还不能实现。到目前为止,所有成像设备只能采集人体的部分信息,即使分子成像、多模态成像装置也不例外。所有的医学影像设备探测到的信息都是那些和人体相互作用、携带了人体信息、离开人体的物质波所携带的信息。所以,某种特定的医学影像是经过数学方法的反演之后得到的,是被成像人的特定部位、某一时刻、部分信息的可视化表达。人体影像确实是人体信息的一部分,含有被成像个体的特殊信息。但是,即使成像过程中没有夹带任何虚假的信息(伪影和噪声在所难免),在某种特定的成像装置上采集的图像也只是被成像个体在特定时空内的很小一部分信息(即对实体的某种抽样结果)。无论对人体本身的研究,还是对人体疾病的诊断或者治疗,只靠这部分信息作出的判断会有较大的误差。据不完全统计,用医学影像进行的疾病诊断在世界范围内的准确率大约仅为85%,原因是人体的情况太复杂,对疾病准确诊断所需要的数据还不够完整、不够精细。目前医院对病人采集的信息还需要进一步整合并及时完成在解剖学基础上的配准、生理学基础上的功能信息和解剖信息的集成,以及生化参数和影像的结合和定量化。这些内容都是现代医学影像物理学最近十年来发展的主要学科方向和新鲜内容。

　　由于医院本身是划分为科室的,越是大医院划分越细,每个科室只掌握病人的某一部分信息,而准确的诊断又需要尽可能完整的信息,所以,病人信息的整合和及时正确的处理是医院面临的挑战之一,也是防止误诊的必要条件。如果考虑到任何成像装置还不得不携带各种噪声和伪影,医生,即使非常有经验的医生,也难免会有误诊和误判、"以偏概全"的情况发生。本书即试图通过向读者介绍各种概念、成像方法和应用方面的最新进展,帮助改善这种情况。

　　本书分为八章。第1章介绍人体内的主要分子及其功能,属于整本书的基础知识范畴,为分子成像提供化学生物学基础。第2章介绍分子探针及其在分子成像装置中的使用,即在统计平均水平上通过分子探针与人体物质的相互作用,获取人体信息的物理、化学过程,从而达到采集人体信息、研究特定分子的生化功能的目标。第3章是分子成像的定量化问题,包括如何通过药物代谢动力学的计算获得定量化物理学、生物学参数。第4章首先介绍传统成像模态新增的分子成像功能,包括传统核医学在分子成像时代的进步,以及动物核医学成像和临床核医学成像技术的进步;其次介绍MRI设备新增的分子成像及其参数定量化问题,主要考虑外源性药物增强动态成像(DCE-MRI)技术及其生物参数定量化问题的研究及应用;最后介绍最近几年来光学成像的概念也被引进到生物成像领域,这方面的发展显然很难用于人体成像。第5～8章分别介绍双模态医学成像方面的概念、装置和应用,按照目前已经商业化或者正在商业化的产品为线索组织内容,分为PET/CT,PET/MRI,SPECT/CT,SPECT/MRI及其他,例如PET/CT/MRI等。

　　本书是在我们课题组长期教学科研并经过小组师生共同努力积累知识的基础上完成的,在此向我们组的所有老师和同学表示衷心的感谢。包尚联和高嵩作为这个小组的代表完成了本书。包尚联已经于2008年夏天从北京大学退休,在退休之后才开始完成本书的框架设计、资料收集和写作,主要承担书中基础内容的撰写和全书的统稿。高嵩 2006 年从北京大学医学物理和工程专业博士毕业,现为北大医学部医学影像实验室教授,重点承担本书中成像装置设计原理、成像方法等内容的撰写。由于水平有限,书中可能会有很多不够完善,甚至概念错误的地方,请各位读者批评指正。

包尚联　高　嵩

2014 年 3 月

目　　录

第1章　分子影像学的生物学基础

1.1　引　　言

1.1.1　分子影像学

分子影像学是在科学家们绘制了人体遗传基因图谱之后,在开展诊断和治疗方法的临床前研究、新药开发研究等广泛需要下快速发展起来的。作为对基因突变后新产生的遗传物质在活体条件下的生物学特性研究,以及在遗传物质存储的信息指导下合成新的蛋白质的生物学特性研究的不可替代的工具,其结果揭示了人体主要疾病的机理。

从分子生物学的角度看,很显然,很多在体外(in vitro)的研究结果,必须在动物体内得到验证之后,才能用于人体疾病的诊断、治疗或者为诊断和治疗以及新药的开发提供基础。从目前的影像学水平来看,现在已经能够提供一定水平的定量信息,进一步发展就是要提供三维(3D)或者动态 3D(4D)的定量图像信息。

分子影像学是生物医学影像学的重要组成部分和前沿领域,多模态分子成像则是整个领域的研究最前沿。多模态分子成像,是在很多单模态成像装置,例如正电子发射计算机断层显像(PET)、单光子发射计算机断层成像(SPECT)、计算机 X 射线断层扫描(CT)、磁共振成像(MRI)等生物医学成像基础上发展起来的。本书提到的 PET、SPECT、CT 和 MRI 成像工具不应看作是相互的竞争者,而更应该看成具有互补功能的影像信息源。因为它们各自都有自己的长处,很多研究均表明,双模态和多模态医学成像的优势是能够同时获取更多的信息,使得诊断和治疗更为准确。

从信息的类型看,CT 和普通的 MRI 设备只提供形态学方面的信息,具有很好的空间分辨率。CT 图像的对比度取决于组织密度,而 MRI 依赖于被成像物体在成像区域内的化学环境的差异(磁弛豫时间长短的物理化学机制),即主要取决于围绕水质子的激发、退激发过程中与周围物质的相互作用。CT 和 MRI 的高空间分辨率信息,不仅提供生物体内自身的解剖学结构及其随时间变化的影像信息,而且还能提供这些生物体功能信息的解剖学定位。但是,它们都不能用于生物的生理功能测量,如生物体内血流和组织渗透率等生物参数的测量。当然,在使用显像对比增强剂的情况下,CT 和 MRI 都可以测量生物体的某些功能信息,例如主要生理功能信息,获取人体内分子水平信息,也就是分子成像。例如,用于 MRI 的顺磁性对比剂 Pd-DTPA 能够开展这方面的研究和临床应用,在 MRI 成像领域已经广泛应用。它可以用于与 ^1H 有关的代谢产物的测量,如葡萄糖代谢磷酸化过程的 ATP 成像。使用诸如 Pd-DTPA 等示踪剂,能够实现对比度增强。用快速流动的分子成像获取人体功能信息是开展功能成像的一种方法,关键问题仍然是测量灵敏度的问题。对 MRI 来说,能够测量生物体内 ^1H 自旋的原因是因为这些生物体内存在大量自由水分子,水分子中 ^1H 自旋核在磁场中的激发和退激可以获得生物学信息。而 ^1H 以外的其他自旋核也能成像,主要问题是生物体内这些自旋核浓度太低,不能达到 MRI 检测的敏感度。这就是为什么人们还在追求更高场强的 MRI 设备的原因,因为对高场 MRI 设备来说,其信噪比和场强成正比,使得其检测灵敏度得到提高。MRI 对物质检测的灵敏度是在 $\mu mol/L$ 到 $mmol/L$ 浓度的水平。示踪剂浓度越高,其灵敏度也越高。在使用显像剂的情况下,CT 也可以用于功能成像,而且 CT 的成像速度比 MRI 更快,显像剂在成像过程中提供一种流动的对比度。和 MRI 相比,CT 需要使用大剂量的示踪剂,有时示踪剂的浓度往往要大到足以造成生物毒性或者引起对测量的生理功能造成某种干扰的程度,这就要评估它们的“利”与“弊”。因此,实际上,在生物医学成像中使用的示踪剂的数量是有限的。在临床应用时,目前世界上绝大多数医疗机构都只是把它们作为提供更加精细的解剖学结构、提高对比度的一种成像方法,很少把它们作为功能成像的成像模态。这主要是因为医学成像设备能够做功能成像的难度比较大,对能够使用这些设备准确采集数据的人才的要求比较高,还达不到普及推广的程度。但是 21 世纪以来,这方面的应用越来越广泛。

光学成像(OI)是最近发展最快的分子成像领域。由于在深部组织内的巨大散射和光衰减因素的限制,光学成像目前只能提供对皮肤癌、裸露的组织的成像信息,以及通过内窥镜对腔管内表面组织实现高分辨率成像。同时,OI 目前仅限于用以毫米级分辨率对动物进行活体成像。根据光波的波长和组织类型,一般认为,当可见光为红光或者近红外光时,这些光可以穿过 5～10 cm 厚度的生物组织,但是这时的检测灵敏度会下降到非常低的程度,很容易受干扰,甚至不再能够使用。准确地说,2 cm 深的生物体内部物质成像还是现实的。因此,分子光学成像也是当前正在发展的成像模态,但是主要局限于小动物内部的平面成像,以及浅表组织的断层成像。

一直在医学成像领域非常活跃的分子成像工具是核医学成像,它们在空间分辨率方面不如 CT 和 MRI,但是如果只考虑分子水平的功能成像,所有核医学成像手段都已经可以和功能磁共振成像(fMRI)的空间分辨率进行比较。具有显像增强剂的 CT 功能成像,其空间分辨率和时间分辨率都是很高的,但是大多数生理过程比较慢,加上 X 射线的剂量问题,CT 用于功能成像的手段还没有被广泛接受。因此,选择什么成像工具,主要取决于应用目标。核医学成像空间分辨率方面的不足可以用它们非凡的灵敏度来弥补。核医学成像的灵敏度比 X 射线,尤其比 MRI 高很多。例如当 PET 不用准直器实现三维或者四维动态成像时,其灵敏度比 MRI 高百万倍,比临床用的 SPECT 也高很多。由于核医学成像具有特别高的成像灵敏度,目前还没有其他成像技术可以替代它们在生理成像时在活体(in vivo)条件下对分子水平物质浓度进行检测。PET 通常被认为是在分子核医学成像领域领先的技术,因为它可以用半衰期分别为 110 分钟、20 分钟、2 分钟和 10 分钟的^{18}F、^{11}C、^{15}O 和^{13}N 等正电子发射体标记人体内的各种生物大分子,满足对人体内生物大分子测量的需要。在空间分辨率方面,在临床用的 PET 的空间分辨率可以达到 3～5 mm 时,SPECT 的空间分辨率只有 6～7 mm。但是 PET 空间分辨率的进一步提高受到两个物理极限的限制:① 湮灭光子的非完全 180°发射;② 正电子在注入人体后在人体内的慢化碰撞过程使得真正发射湮灭光子的位置和药物分子的位置之间有一个弥散距离,这个距离的平均值和正电子能量有关,例如^{18}F 发射的正电子能量是 870 keV,在 1 m 左右的范围内,这两个效应在人体内的弥散接近 2 mm。因此,在空间分辨率上,动物 SPECT 成像技术由于采用了多针孔技术,使得探测效率大大提高,整机的灵敏度和空间分辨率都因此得到了很大改善。由于不存在前面提到的类似 PET 的物理局限,动物成像 SPECT 空间分辨率和灵敏度都好于 PET,其空间分辨率已经达到 0.5 mm 的水平。正如前面已经指出的那样,正电子发射体^{11}C、^{15}O 和^{13}N 衰变的半衰期都很短,在实际临床应用中都存在操作上的困难,故而推广得很少。只有^{18}F 的半衰期达到 110 分钟,可以广泛适用于临床工作。例如,在放射性^{18}F 置换羟基之后实现对葡萄糖(即^{18}F-FDG 或^{18}FDG)标记的药物已经广泛用于临床。

和 PET 比较,除了前面已经提到动物成像系统 SPECT 的空间分辨率和灵敏度都有显著提高,比动物 PET 的性能指标好,应用更为广泛外,SPECT 在临床应用方面也有优势,它使用的放射性核素^{99m}Tc、^{131}I 等都很廉价,而且在成像方面的应用几乎是理想的。目前用这些同位素标记的药物种类繁多,几乎可以检测全身所有的脏器和种类繁多的疾病,SPECT 在整个过程中对疾病进行诊断和疗效评估。SPECT 的一个特别重要的优点是能够执行同时用多个核素标记的药物,开展双核素和多核素示踪研究和测量。这些方面的优点,对 PET 几乎是不可能的。因为当 SPECT 测量时,通过能谱响应可把不同核素的 γ 谱区分开来,而 PET 使用的所有放射性核素虽然发射的正电子能量有差别,但是湮灭之后发射的 γ 光子的能量都完全相同,导致在能谱方面无法区分这些药物。在 PET 成像占主导地位的分子核医学成像技术领域，SPECT 成像仍然是不可替代的，在动物成像方面更具优势。由于分子成像应用方面的需要，新的放射性核素标记的分子成像的技术将受到更大的重视，并且通常需要很高的综合实力才能发展出更为高端的测量仪器、测量和分析方法。在以双模态动物成像为主要核医学生物成像的领域，microPET 和 microSPECT 成像技术及其应用得到了快速发展，显像剂的研发也跟着快速发展。同时这些新药的发展，需要用这些小动物成像仪对药物的毒性和功能进行检测。幸运的是，microSPECT 以小于 1 mm 空间分辨率，能够满足小动物成像对空间分辨率的要求。此外，一个双模态的小动物成像装置可以同时或者先后产生 CT 图像及 SPECT 图像，在获得图像后，还可在几乎感觉不到时间的情况下实现双模态图像配准、融合和显示。microSPECT 的应用潜力非常大，必将在分子成像领域扮演越来越重要的角色。

正是分子生物医学成像事业的发展，越来越多的人进入这个新的领域，需要学习新的知识。本章就是根据这些需要，介绍生物体在开展分子成像时涉及的生物大分子及其功能和特性。

1.1.2　人体内的物质分类

人体的物质组成也符合物理学和化学中关于物质结构的规律和相应的分类方法。现在物理学界把物质分为微观、介观和宏观三大类，这种分类方法也适合于人体。人体的微观物质包含原子和分子两个层次，只有极少数物质以单原子形式存在，但是往往是在电离之后，或者组合成分子状态之后才在人体内发挥作用，例如 Na^+、K^+、Cl^-、H^+、OH^- 等离子。另外，这些离子还相互或者与其他分子组合成离子团、离子和分子的混合体，以及其他形式的微观粒子团，用于保证人体内部的电荷平衡、酸碱平衡等。这些离子和微观粒子团在人体内的浓度的改变，可以调节电信号和化学信号，使人体的生理功能能够正常进行。所以，人体的微观物质主要是以离子、分子或者它们的组合形式存在的物质，也就是说，离子和分子是人体微观物质的最小单位。细胞内大量独立存在的分子团是人体内物质分子的主要基础结构形式，分子团、原子团及它们之间的混合体一起组成的微观物质团是构成人体内无机小分子的主要成分；人体内还大量存在相对分子质量（以下简称"分子量"）非常大的有机分子团，诸如糖类分子、脂肪分子和蛋白质分子，这些分子构成了人体生命现象的基础。无机小分子和有机大分子等构成了人体内微观物质世界。按照物理学的观点，凡是能够用量子统计学规律进行描述和研究的物质都称为微观物质。其中包含了两层含义，第一层含义是：单个微观离子或者分子的行为，它们之间的碰撞和能量交换，可以用薛定谔方程描述和求解；第二层含义是：它们的群体行为，必须符合量子统计学的规律，具有统计涨落。

　　小分子对人体生理病理调节作用的例子可以用一氧化氮(NO)来说明。一氧化氮是生物学中最简单的分子之一,仅由两个原子组成——一个氮(N)原子和一个氧(O)原子。尽管一氧化氮的结构简单,但目前一氧化氮被认为是体内最重要的分子之一,对机体健康至关重要。研究发现,硝酸甘油能够治疗心绞痛并缓解心脏病。但是它和其他有机硝酸盐一样,本身并无活性,它们在体内首先被转化为NO这种强抗氧化剂,刺激血管平滑肌内环鸟苷酸(cyclic guanosine monophosphate, cGMP)的形成,而使血管扩张,这种作用恰好同EDRF(EDRF为内皮源性舒张因子,是由内皮细胞产生和释放的一种分子,促进平滑肌松弛)具有相似性。1987年,Moncada等在观察EDRF对血管平滑肌舒张作用的同时,用化学方法测定了内皮细胞释放的物质就是NO,并据其含量,解释了其对血管平滑肌舒张时由于其浓度的变化所代表的不同生物学意义。1988年,Polmer等人证明,L-精氨酸(L-arginine, L-Arg)是血管内皮细胞合成NO的前体,从而确立了哺乳动物体内可以合成NO的概念。一氧化氮也是一种很强的信号分子,存在于心血管系统、神经系统乃至全身。一氧化氮可以透过细胞膜,传递特定的信息以调整细胞的活动,并指导机体完成某种功能。一氧化氮几乎可影响机体的每一个器官,包括肺、肝、肾脏、胃、生殖器,当然还有心脏。在一氧化氮的诸多作用中,以血管舒张作用最为重要,这有助于调整血流,并通过血流达到调节全身的每一个脏器和系统的目的。一氧化氮可舒张和扩张血管以确保心脏的足够血供。一氧化氮也可阻止血栓形成,同时可调节血压。一氧化氮的另一个重要作用就是减慢动脉粥样物质在血管壁的沉积,减缓斑块的形成。在冠状动脉内,胆固醇和脂肪逐渐增多是形成动脉硬化和斑块的主要原因,脂斑的形成使得动脉变窄,造成冠状动脉阻塞,从而使心脏血液供应减少。由于一氧化氮可以阻止斑块的形成,甚至使得斑块逐步消除,一氧化氮和他汀类常用药物,如立普妥和阿伐他汀,共同作用可降低胆固醇水平,阻止斑块的形成,减缓斑块的生长。理所当然,一氧化氮与他汀类合用不仅安全,而且可以提高药物的疗效。其重要的机制之一是这些药物可提高和维持一氧化氮的生成。免疫系统利用一氧化氮来抵御传染性细菌、病毒和寄生虫的侵袭,甚至以此抑制某种癌细胞的增殖。对于中、重度糖尿病患者,一氧化氮能预防多种常见而严重的并发症,特别是那些与血供减少相关的并发症。因为大脑利用一氧化氮来储存和恢复长期记忆,并传递信息,所以一氧化氮对记忆功能非常重要。目前的研究还涉及一氧化氮对预防阿尔茨海默病(Alzheimer's disease)所起的重要作用。一氧化氮作为一种抗炎物质,可以明显减轻关节炎的关节肿胀和疼痛,这种作用也正在研究之中。一氧化氮通过保证胃肠道黏膜血流正常以防止胃溃疡的形成。作为一种神经递质,一氧化氮能增加生殖器的血流,这对维持正常性功能发挥重要作用。一氧化氮是一种强抗氧化剂,它可使机体内常被称作氧自由基的物质失活。机体内一氧化氮的作用似乎还不止这些。随着在科研中对一氧化氮关注程度的提高，这种独特分子显示出的重要作用越来越多，它几乎对全身各方面都有着广泛的作用。

人体内的宏观物质包括细胞、组织、脏器、系统和人体整体，是传统解剖学、生理学和病理学研究的对象，在生物学界、医学界和心理学界都已经比较清楚。为了便于物理学界的读者阅读本书，对成像对象有一个稍微全面的概念，本章对这些知识会在适当的地方作非常简单的介绍。这是本章写作的主要动机。上面介绍的是微观物质，下面讨论人体内的介观物质及其功能。

介观是物理学的一个新概念，已经在物理学中形成一个分支，称为介观物理学（mesoscopic physics）。把介观概念引入到生物和人体科学中来，还是一种尝试，主要是考虑在纳米到毫米尺寸范围内的人体物质或者从人体外向人体递送的外源性物质不是单个的分子或者原子，而是一个分子的群体，但是仍然具有统计学的规律，包括很多微观的性质，使得这些物质集体在人体内的传输和运动具有独特的作用和功能，为实现生理、病理和心理调节不可缺少。引入介观概念之后，使得问题的描述更加直观和方便，例如前面的 NO 的作用，不是单个 NO 分子能够实现的，必须以精氨酸作为前体，经过在体内的化学反应之后最终被人体使用，使用时还要用到宏观上的剂量学概念。NO 常常也不是独立存在的化学物质，先要通过分子之间的化学反应才能获得 NO 分子，并在人体内形成局部浓度分布，才能达到调节生理和治疗疾病的作用。

物理学中的介观概念是由 van Kampen 于 1981 年所创，指的是介于微观和宏观之间的尺度。医学中分子成像是微观粒子在介观或者宏观尺寸上的观测工具，更多地使用介观的概念，有利于说明问题。例如神经元中的小泡（vesicles）受到电信号刺激之后，一些人体内源性物质从泡体（foam body）内释放到突触间隙（synaptic gap），被膜后的神经元受体接受，形成神经元之间的化学连接，实现由电连接转化为化学连接的过程。介观非常适合描述这些涉及递质分子在小泡和突触间隙混沌状态下形成的各种特定的性质，而混沌现象在人体和生物体内普遍存在。例如物质处于高激发态时的混沌现象，其微观性质和对应的宏观性质之间有非常强烈的关联。介观体系和我们熟悉的宏观体系之间的关系也是分子成像所关心的问题，因为分子成像研究的物质都属宏观物理量，其空间分辨率都在毫米，最多亚毫米水平。一般来说，宏观体系的特点是物理量具有统计平均性，即可以把宏观物体看成是由许多更小尺寸的物质群体组成，每一个相对独立的子群体系统又具有统计独立性，整个宏观物体所表现出来的性质是各个独立子系统的宏观统计平均值。只要独立子系统中的微观粒子的数量足够大，我们测量的物理量，例如体内每种药物浓度，当浓度达到平衡时就是该分子的平均浓度，测量结果可以作为对人体内该种物质分子平均浓度的抽样。当体系的尺寸小到一定的程度,不难想象,由于量子力学的规律,宏观的平均性将消失,而代之以微观的统计平均性。以前科学家认为这样的尺寸是原子大小的尺寸。但是 20 世纪 80 年代的研究表明,这个尺度的大小在某些材料甚至人体内可以达到微米数量级,并且随着温度的下降还会增加,它已经超出了人们的预料,已经属于宏观的尺寸大小。也就是说,微观、介观和宏观物质之间的性质在一定条件下可以互相转化,互相参考及引用。因此,介观物理是介于宏观的经典物理和微观的量子物理之间的一个新的领域。

本书的重点在于宏观人体物质的结构和功能,但是为了知识的完整性,我们在这一章中简要介绍人体的微观物质,以 DNA、RNA、受体和神经递质分子为主要内容,兼顾能量代谢有关的物质分子以及与人体分子诊断和成像有关的靶分子。以便通过这些分子水平的人体信息,了解体内分子水平信息的测量,把分子诊断和分子成像通过信息的相关性结合起来。

越往低层次划分的时候,生物(包括植物、动物和人)之间的差别就越小。观测分子水平的物质时,甚至生物和非生物的界限也不再存在,非生物的有机分子和生物体内的有机分子只要结构和功能都相同,它们就是完全相同的。所以,在分子层次,人和动物体内的分子差别不大,不仅很多分子的结构相同,其很多功能也很类似。只是动物体内的分子种类和品种可能没有人体内那么多、那么复杂,但是基本规律是相同的。总体来说,动物和人之间的基因差别也没有原来想象那么大,所以分子层次的研究可以用动物来做。虽然人和动物在分子水平的差别不大,但是少量的差别却决定了生物体最后发展成为人而不是动物,甚至不同家族的人,内部还有很复杂的传承关系和生物学机制。也就是说,即使小于 1% 的基因差别,甚至不到 1% 的基因表达上的差别,也构成了在动物层次上生物的多样性和进化的方向。

1.1.3 人体分子的分类

从分子成分来看,生命体中有携带遗传密码的核酸分子,还有体现生物活性的蛋白质分子,提供能量和细胞组成的脂肪、糖类、激素和维生素分子。生物体内的蛋白质由 20 种氨基酸组成;而遗传物质核酸由 4 种核苷酸组成;ATP(三磷酸腺苷)/ADP 为储能分子;GTP/GDP 是磷酸化过程中的能量供应分子。至于其余的人体分子,例如无机盐分子等,非生命物质中也有。人体中还有很多数量不多,但是功能复杂的分子,现代的手段也还不能完全搞清楚。但是,有一点是明确的,即分子必须在细胞的环境中才能发挥作用。图 1.1 比较好地概括了人体内主要分子如何在与细胞的相互作用中发挥作用的。

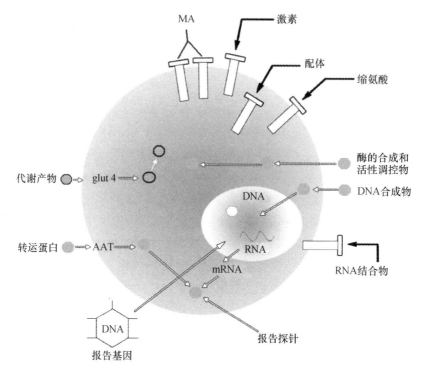

图 1.1   分子在细胞环境中的分类和功能示意图

1.1.3.1   人体内与物质和能量循环有关的分子

作为能量代谢的基础,细胞必须建立以葡萄糖分子为代表的消耗碳水化合物的生化路径,并建立日常能源的供应系统、物质代谢的输入和排泄体系。通过代谢葡萄糖分子或者乳酸分子等代表能量的物质分子,可以形成细胞使用的 ATP/ADP 分子。这些物质在酶的帮助下,通过生化反应实现上述功能,其产品有些被人体细胞所使用,例如 ATP/ADP 分子;有些被排出细胞外,经过身体的血液系统汇总,并排出体外,例如 CO_2。在能量代谢方面,人们比较迷惑的问题是:不同的人群吃进去的食物千差万别,为什么都能保持细胞的更新和人体生命状态的稳定呢?笔者认为,这是人体内的生化途径的多样性提供的保证。无论吃的东西是什么,所有食物被消化之后的最终产物却大体上相同,即在分子层次上实现了同化。因此,研究不同种族在消化食物链方面的差别,以及该种族在智力和体力方面与世界其他种族之间的差异,可以在人种统计学的水平上找到食物链和人种整体发展关系的某些规律。

物质代谢的情况比较复杂,主要是细胞如何把人体通过食物链和呼吸系统从外界获得的物质转化成细胞的物质,以及细胞内的物质通过新陈代谢被排出体外的过程。也就是把外界供应的物质,通过复杂的酶系统和生化反应链,实现细胞的复制过程、生长发育过程和更新代谢的过程。在这个过程中,大量分子参与其中,完成细胞骨架、细胞器、细胞核、染色体、DNA、RNA,以及与遗传和信息传递有关的物质的装配。这些物质大多数是蛋白质分子,而蛋白质分子在细胞环境下的合成,受 DNA 规定的时序和 RNA 表达概率的控制。物质代谢过程产生的中间产物以及废物也需要以某种方式排泄出去,形成物质代谢链。细胞物质代谢需要的大量分子,是蛋白质工程研究的对象,包括每个蛋白质分子的结构和功能,合成这种蛋白质的路径和控制因素,该蛋白质在物质代谢过程中的作用,以及细胞内是否存在蛋白质的替代物或者人体如何在微观调控上保持这些物质浓度的稳定等等,有些规律已经清楚,有些还不清楚,成为需要我们研究和解决的问题。21 世纪初,人们以为,把基因序列搞清楚了,就把与人有关的一切问题都搞清楚了,把所有疾病的诊断和治疗问题都解决了。但是实践证明,这些想法是幼稚的,主要是 DNA 的时序如何控制基因的表达,以及蛋白质合成的机理不完全清楚,而且具有多样性;另外一个问题就是控制物质代谢速度的开关,即物质代谢的速度受哪些因素控制。

在能量和物质代谢循环体系问题上,我们还没有找到如何控制能量摄入和排泄速度的开关。例如,现在普遍存在的人的肥胖问题,已经改变原来人类生存和发展过程中把脂肪作为能源储存起来,到消耗能源比较多的时候再用的状况,倒是需要寻找一种途径把多余的脂肪当作废物排泄出去。那么,什么是提高脂肪消化或者排泄水平的开关? 人体内部是否存在把原来作为能源储存的脂肪,改为废物排泄出去的开关?

现在的情况是,学术界对分子如何进入细胞的研究(因为新药开发的需要)比较多,例如对细胞受体系统的研究。但是,人们对排泄系统研究太少。能量和物质代谢不能形成良性循环,细胞内废物的堆积会对细胞产生有害的影响,成为细胞的毒素,例如脂肪肝。所有的分子,在遗传时序的控制下,根据物质本身的浓度完成相应的生化过程,保持细胞的存在并维持细胞的自我更新能力。整个过程是自动完成的,其中任何一个环节出现问题,细胞就会生病。生病的细胞多了,就会影响组织、脏器和整个人体,导致人的病态。

1.1.3.2　信息传递的分子

上节介绍的能量和物质代谢有关的分子,是人体能量和物质代谢的主链。整个过程必须有大量的分子在其中传递信息,报告事件的发生和发展,最后达到控制的目的,使得人体的生长、发育保持相对稳定。比较典型的分子是图 1.1 中的基因报告分子和 mRNA 报告探针,对基因的表达起信使的作用。

DNA 是一个信息源,它存储了调控蛋白质分子合成,调节细胞及其更高层次人体物质的装配及凋亡、生物节律等大量的信息,这些信息控制了人生。但是,后天不是毫无作为的。环境的影响、智力因素,也在人生的发展过程中起重要作用。所以,基因控制的时间序列也可以在某种程度上因为改变 mRNA 而得到改变。

从现代基因工程揭示的事实看,人与人之间序列的差别非常小,人与动物在 DNA 中的差别也不大。笔者经常思考这个问题,对 DNA 时序的控制可以用妇女织毛衣的例子加以类比。妇女开始织线的头几针的织法都相同,但是最后形成了万紫千红的毛衣织物,其关键是改变织线方向的时间点不同而已。人和动物的基因序列也大体相同,但是在时序上改变方向是变成动物还是变成人的主要原因,时序释放的快慢是关键因素,而控制点在哪里? 所以,或许 mRNA 报告探针分子的作用是报告序列表达要改变方向的时间点。如果这一点能够被证实,改变 mRNA 报告分子的浓度,或许能够改变调控基因表达的时间点,这在胚胎发育中会起比较大的作用,或者能够达到加快或者减缓时间序列表达的速度,加快或者减缓人体物质代谢和凋亡的速度。而浓度的改变本身仍然需要遗传序列的控制。总之,这些因素非常多,搞清开关的种类和数量是非常重要的分子水平研究任务。

专司信息传递的分子,还不止上面提到的基因报告分子和 mRNA 报告探针分子,还应该包括人体内大约 50 多种神经递质分子和大约 100 多种受体分子。它们的浓度以及在什么位置上出现,表明了人的情绪和药物的输运速度。在这种意义上看,它们也是信使分子。但是,这些分子更多的功能是起调控的作用。

从信息传递的复杂过程看,体内任何一种生化过程的启动、加速或者减缓都有信使分子在其中起作用。这个过程,也包括细胞的生命过程,能量和物质代谢过程在内,通过信息传递,使得人体内的各种生化过程达到平衡,从而保证人体的稳定。

1.1.3.3　过程控制的分子

前面已经提到某些分子在细胞的复制、转录、生长发育和凋亡的过程起到了事件启动、发生、发展以及凋亡的控制作用。笔者认为,这种控制包括长程控制和瞬时控制两类。

长程控制,主要考虑对人体的长期影响,基因序列内储存的信息,以及环境因素对人的调控作用。综合人体内各种过程的进行速度的控制称为长程控制。其中包括对生物酶定时、定点的释放和回拢调控(如生物酶从细胞内的释放和每天吃东西的事件相关联,使该事件和胃液的分泌,胰岛素、甲状腺素的释放等关联起来);对生物钟的控制,例如睡觉和觉醒的周期变化,妇女月经周期等,或许与地球在太阳系内的周期节律有关等。

瞬时控制,是针对体内突发性事件的启动、高潮、维持和减退的控制。无论启动的原因是物质的(例如吸入外源性神经类药物,如可卡因、海洛因等),还是精神的(喜怒哀乐的刺激),一旦启动之后,必须由物质浓度的变化相配合。专司这类事件控制的分子包括各种激素,例如荷尔蒙、性激素,还有各种神经递质,例如多巴胺、5-羟色胺等。这些激素在神经元之间的流动速度增加、浓度提高,通过胞体释放到神经元的突触间隙,很快就影响到人的行为。

细胞外表面的配体分子,也是控制分子。根据结构相似性导致功能相似性的原理,只有和配体结构相配的分子才能通过配体设置的大门进入细胞。这是对细胞安全进行控制的闸门。因为有这个闸门,有毒物质很难进到细胞中去,诸如血脑屏障(BBB)之类的生物闸门对药物的控制,都是从安全的角度形成的自我保护机制。所以,人体内部包含的大量用于防御性质的分子和细胞,都属于专司控制的分子之列。

有些分子,在人体内可能同时承担不同的角色,或者不同场合担当不同的角色,有时起信使的作用,有时起控制作用。角色的交换是否只是通过浓度变化调节的? 这些都没有定论。

1.2　重要的人体分子简介

在引言中我们已经介绍了人体内存在的大量的不同种类的分子,按照引言中的分类思想,下面分别介绍它们的结构和功能。人类通过食物链和呼吸过程从外界获得的物质主要是碳水化合物、脂肪、蛋白质三大类物质和氧,而氧是用来燃烧这些物质获得能量的助燃剂。碳水化合物主要作为能量来源,也为人体物质的构造提供原料;脂肪既作为能源,又是人体物质的构造原料;蛋白质也能作为能源,但是主要用于构造细胞和人体组织。在有限的篇幅内,对发展如此迅速的分子生物学领域,我们只能选择一些与我们今后工作关系比较密切的内容给予介绍。例如,在人体的能源方面,重点介绍葡萄糖代谢有关的分子;在蛋白质分子方面,重点介绍遗传分子和酶蛋白分子;而其余分子的介绍只能非常简单。

1.2.1　糖类分子

以淀粉为代表的碳水化合物主要提供人体的能源,它们最后都要分解为糖类,才能被人体吸收。所以,直接负责人体细胞能量供应的分子称为糖类分子。糖类分子的主要功能是提供生命活动所需的能量,但是也提供构造糖脂和糖蛋白所需要的原料。除此而外,还提供合成维持代谢和生理过程所需的中间产物所需的能量,并提供在整个过程中识别分子需要的能量。

糖是由 C,H,O 三种元素组成,它们的原子比例为:$C:H:O=1:2:1$,分子通式可以写成$(CH_2O)_n$。由于糖分子含有不对称 C 原子,因此具有旋光性。这是由于 C 原子上相连的基团或原子可以形成两种不同空间排列的异形结构,形成左右手旋转或互为镜像的关系,这样的异构体称为旋光异构体。一般旋光性化合物构型的参照物是甘油醛,其羟基"—OH"在右边的定为 D 型,在左边的定为 L 型。(＋)表示使偏振光振动面向右旋转,(－)表示向左旋转。

糖分子可以分为单糖、寡糖和多糖。单糖是构成糖分子的基本单位;寡糖是少数几个单糖分子连接而成,例如二糖和三糖;多糖是大量单糖分子合成的糖,例如淀粉。

生物体的每一项活动都需要能量,它由外界摄入的物质通过代谢过程形成 ATP/ADP 的方式提供给细胞,用于各种生化过程和信息的传递。为此,需要介绍 ATP/ADP 的有关概念。ATP 是英文词 adenosine triphosphate(三磷酸腺苷)的缩写形式,其化学式为 $C_{10}H_{13}N_5O_{13}P_3Na_3$。因为化学元素磷(P)具有不同的化学价,不同的化学价态之间的能量转换是通过氧化还原反应(也就是电子转移)实现的。而 ATP 和 ADP 之间的转换通过一种称为无效循环(futile cycle)的过程来完成。一对酶催化的循环反应,通过 ATP 的水解导致热能的释放,虽然有中间过程,但是净反应是

$$ATP + H_2O \longrightarrow ADP + P_i$$

这里 P_i 代表无机磷的价态,也就是能量,用磷原子的不同价态代表能量。人体内 ATP 的生成有两种方式:底物水平磷酸化(substrate level phosphorylation)和氧化磷酸化(oxidative phosphorylation)。

底物水平磷酸化是底物分子中的能量直接以高能键形式转移给 ADP 生成 ATP,这一磷酸化过程在胞浆和线粒体中进行。

氧化磷酸化中包含氧化和磷酸化两个不同的概念。氧化是底物脱氢或失电子的过程,而磷酸化是指 ADP 与 P_i 合成 ATP 的过程。在结构完整的线粒体中氧化与磷酸化这两个过程是紧密地偶联在一起的,即氧化释放的能量用于 ATP 合成,这个过程就是氧化磷酸化,氧化是磷酸化的基础,而磷酸化是氧化的结果。

生物体代谢过程中所需能量主要来源于线粒体,其中既有氧化磷酸化,也有底物水平磷酸化,且以前者为主要生化过程。细胞液中底物水平磷酸化也能获得部分能量,实际上这是糖酵解过程的能量来源。这对于酵解组织、红细胞和组织相对缺氧时的能量来源是十分重要的。

所以,ATP 和 ADP 是葡萄糖磷酸化过程储存在磷酸盐以不同价态储存的化学能,属于细胞可以自由使用的能量,称之为细胞的货币。

人类消耗的最主要能源是糖类,其次是脂肪。脂肪是高效的能源,在糖类和脂肪足够的情况下,尽量以不消耗蛋白质的方式获得能源。但是,在能量的获得与转换过程中必然也伴随着物质代谢,主要由一系列生化反应来完成,这也反映了生命活动的生化本质。因此,我们学习这部分内容时重点要掌握:生命体系中酶促反应的本质,酶的作用机制和性质;细胞代谢和呼吸过程各个阶段中的能量产生和物质

转换(含氧化反应中的电子传递),以及电子传递过程中 ATP 的产生;光合作用,以及光能转化为存储在糖类分子中的化学能的机制;生命体系中的能源,以及能量的产生过程;生命体在生化层次的活动方式和规律。

人不能通过光合作用直接吸收太阳能,而是通过食物链间接地利用太阳能。人日常生命活动所消耗的能量都来自于食物的氧化,即把储存在有机分子中的化学能通过氧化反应释放出来,并以高能磷酸键的方式存储在 ATP 中,满足和维持体内生化反应的需要,整个过程的每一步都有酶蛋白分子的帮助。

在自然界中能量的形式多种多样,如光能、热能、电能、机械能和化学能等。在人体中,只有化学能可以被直接用作能源,而其他形式的能量只能起激发生物体做功的作用。例如,它们用于激发人的感觉、视觉、温觉、痛觉和味觉等,从而达到感知外界的目的,同时消耗相应的能量。供给人体活动的化学能,可以用于水解等化学反应,使得生物分子的化学键断裂,也可以使得离子浓度梯度发生变化,形成电磁信号。

对人体细胞来说,储藏在化学键中的能量是一种相对容易随意取用的能源,所以称为自由能,它可以用来做功,使得细胞能够正常地新陈代谢。食物中的自由能有相当一部分能量是以热的形式释放出来的,释放之后的热不能再被细胞吸收而再次做功。从外界提供的所有形式的能量,最终都要转化为热能,用相同的单位度量,如千焦(kJ)、千卡(kcal)。生物分子中化学键能的大小与许多因素有关,其中主要的因素是被化学键连接在一起的原子间电子之间结合能的差异(如表 1.1)。具有较小键能的键容易被破坏,即这种键本身较弱,不稳定。在每一生化反应中都以 $\Delta G^{\ominus}$ 表示特定的标准自由能变化,"+"号表示能量并未丧失而是储藏在产物中,"-"号表示能量从反应系统中释放出来。

表 1.1　某些化学键的平均键能

化学键	C—H	O—H	C—C	C—O	H—N	C—N	O=O	C=O	C=C
平均键能 (kcal/mol)	98	110	80	78	103	65	116 (2×58)	187(CO$_2$ 中 2×93.5)	145 (2×72.5)

1.2.2　脂类分子

脂类是人体内直接参与能量循环的另外一大类物质的总称,但是脂类分子也参与细胞的物质循环。人体内的脂肪类物质的结构差异很大,但在性质上却有共同之处,即都由 C、H、O 组成,H∶O 远大于 2,不溶于水,能溶于非极性溶剂。脂类分子的主要功能:构成生物膜的骨架,构成身体或器官的保护层;作为能源物质;参与细胞识别,例如对某些重要的生物大分子组分的识别,因为生物大分子本身具有生物学活性,可实现对维生素 V_A、V_D 的识别,对激素(例如前列腺素)的识别等。

脂类分子可以分为中性脂肪(fat)、油(oil)、磷脂(phospholipids)、蜡(wax)和其他脂类分子。

中性脂肪是由甘油和脂肪酸生成的三酰甘油酯。它由甘油和脂肪酸结合而成,甘油的每一个羟基"—OH"和脂肪酸的"—COOH"结合,形成酯键。在这种情况下,三个脂肪酸的结构常常各不相同;少数有两个脂肪酸相同,如甘油二硬脂酸一软脂酸酯;三个脂肪酸的结构都一样的,在人体中有三油酸甘油酯。甘油三酯中含较多饱和脂肪酸,在室温下呈固态者称为脂肪,在室温下为液态者称为油。脂肪酸有两个特殊的区域:一是长的碳氢链,疏水,参与化学反应的概率很低;二是羧基,在溶液中呈解离状态,是亲水性的。

油容易结合成酯,存在于细胞的膜系统中,在脑、肺、肾、心、骨髓、卵及大豆细胞中含量丰富,如卵磷脂、脑磷脂、丝氨酸磷脂等。结构特征是具有亲水的头部结构和疏水的长链。

蜡是由长链脂肪酸和长链一元醇脱水而成。人体皮肤表面有蜡。

其他脂类:① 类固醇,特殊芳香族结构,理化性质与脂肪相近。其中胆固醇是重要的脂类,在动物体中具有十分重要的生理功能,如:是细胞膜的组成成分,是合成许多生物化学物质的原材料。② 萜类,是结构与醇相似的一类有机化合物,多为有香味的液体,例如松节油、薄荷油等含萜。其共同的特点是由非极性、疏水的异戊二烯聚合而成,有的成链状,有的则成环状。其中有些成员在人体内具有很强的抗氧化性,具有抗衰老、抗辐射等应用价值,如:植物细胞中的胡萝卜素、维生素 E、维生素 K。

1.2.3　蛋白质分子

1.2.3.1　构成人体物质的蛋白质由氨基酸组成

蛋白质(protein)也能作为能量代谢的原料,参与人体的能量代谢,但是主要参与人体内物质的代谢,成为人体的组成成分。酶的极大部分也是蛋白质,还有负责转运的蛋白质、抗体蛋白质、遗传信息的控制蛋白质、控制细胞膜通透性的蛋白质,以及负责高等动物的记忆、识别的蛋白质等。

蛋白质是人体内维持生命的基础物质,蛋白质是含 C、H、O、N 和 S 的化合物,大多数生物体中的蛋白质占总干重(排除游离水后)的一半以上。蛋白质种类繁多,据估计,在人体中蛋白质的种类不下 10 万。例如,血红蛋白、纤维蛋白、组蛋白、各种色素、各种酶等。蛋白质的种类和数量不仅因生物种类不同而有差异,就是在不同个体间,甚至在同一个体的不同发育时期都有变化。

蛋白质是由氨基酸组成的大分子物质,是由许多种不同的氨基酸组成的。蛋白质的种类虽多,但其水解产物都是氨基酸,所以氨基酸是构成蛋白质分子的基本成分。20 世纪 30 年代人类已经搞清楚,生物中的氨基酸仅 20 种,它们是甘氨酸、丙氨酸、缬氨酸、亮氨酸、异亮氨酸、丝氨酸、苏氨酸、苯丙氨酸、酪氨酸、半胱氨酸、天冬酰胺、赖氨酸、精氨酸、组氨酸、天冬氨酸、谷氨酸、色氨酸、脯氨酸、谷氨酰胺、蛋氨酸。

　　氨基酸是具有氨基(—NH₂)或亚氨基和羧基(—COOH)的有机分子。氨基酸种类很多,但构成蛋白质并具有遗传密码的氨基酸只有这 20 种,且都是 L-型的 α-氨基酸,其通式见图 1.2。

图 1.2　α-氨基酸的结构式

　　在图 1.2 中,如果 C_α 相对于 C 不对称(除甘氨酸 Gly 外,大部分是这种情况),则具有两种立体异构体[D-型和 L-型],且具有旋光性[左旋(一)或右旋(+)]。

　　依据蛋白质的外形分类,可分为球状蛋白质(globular protein)和纤维状蛋白质(fibrous protein)。球状蛋白质外形接近球形或椭球形,溶解性较好,能形成结晶,大多数蛋白质属于这一类。纤维状蛋白质分子类似纤维或细棒,它又可分为可溶性纤维状蛋白质和不溶性纤维状蛋白质。

　　按照结构的复杂性,可以分为简单蛋白质(simple protein)和共轭蛋白质(conjugated protein)。

　　简单蛋白质只含由 α-氨基酸组成的肽链,不含其他成分。又可以分为清蛋白(albumin)和球蛋白(globulin),广泛存在于动物组织中,清蛋白易溶于水,球蛋白微溶于水,易溶于稀酸中;简单蛋白中还有谷蛋白(glutelin)和醇溶谷蛋白(prolamin),它们是植物蛋白,不溶于水,易溶于稀酸、稀碱中,从名称就可以猜出醇溶谷蛋白可溶于 70%~80%乙醇中;简单蛋白中的精蛋白和组蛋白是碱性蛋白质,存在于细胞核中;而硬蛋白存在于各种软骨、腱、毛、发、丝等组织中,分为角蛋白、胶原蛋白、弹性蛋白和丝蛋白。

　　共轭蛋白由简单蛋白与其他非蛋白成分结合而成。例如色蛋白,由简单蛋白与色素物质结合而成,这类蛋白还有血红蛋白、叶绿蛋白等;糖蛋白,由简单蛋白与糖类物质组成,如细胞膜中的糖蛋白等;脂蛋白,由简单蛋白与脂类结合而成,如血清 α-、β-脂蛋白等;核蛋白,由简单蛋白与核酸结合而成,如细胞核中的核糖核酸蛋白等。

　　蛋白质作为能源,只有在其他能源不够的时候才用,人体内的自动调节系统是尽可能不把蛋白质当作能源使用的。但是人年老了之后,肌肉萎缩,体重减轻,是因为代谢过程中消化了蛋白质的缘故。

无论蛋白质作为能源还是人体物质原料，都需要通过水解，包括简单的水解、酸水解、碱水解和酶水解等方式分解，形成可被人体进一步消化或者吸收的有机小分子。蛋白质分子的完全水解可以得到各种氨基酸的混合物；部分水解通常先得到多肽片段，最后才得到各种氨基酸的混合物。酸水解常用 6 mol/L 的盐酸或 4 mol/L 的硫酸在 105～110℃ 条件下进行，反应时间约 20 小时。此法的优点是不容易引起水解产物的消旋化。缺点是色氨酸被沸酸完全破坏；含有羟基的氨基酸（如丝氨酸或苏氨酸）有一小部分被分解；天冬酰胺和谷氨酰胺侧链的酰胺基被水解成了羧基。碱水解一般用 5 mol/L 氢氧化钠煮沸 10～20 小时，由于水解过程中许多氨基酸都受到不同程度的破坏，产率不高，部分水解产物发生消旋化（失去手性信息）。此法的优点是色氨酸在水解中不受破坏。酶水解是消化蛋白质的主要形式，目前用于蛋白质肽链断裂的蛋白水解酶（proteolytic enzyme）或称蛋白酶（proteinase）已有十多种。应用酶水解多肽不会破坏氨基酸，也不会发生消旋化，水解的产物为较小的肽段。蛋白质和多肽的肽键与一般的酰胺键一样可以被酸、碱或蛋白酶催化水解，酸或碱能够将多肽完全水解，酶水解一般只能实现部分水解。多肽是由氨基酸以酰胺键形式连接而成的线性大分子，它在生物体内可以单独存在，但是更多的则是作为蛋白质的组成部分。蛋白质是由一个或多个多肽链通过共价键（主要是二硫键）或非共价力结合而成。应用化学或物理方法，可以将蛋白质拆分成多肽组分。

一种特定的蛋白质的特性，除决定于构成它的多肽链的氨基酸的数目、种类和比例之外，还和它们的排列次序及四级空间结构有关。

小的蛋白质分子量只有几千，所含的氨基酸也不超过 50 个，而大的蛋白质的分子量高达几十万至几百万，含有几千、几万个氨基酸。每一种蛋白质的性质，取决于所有各种氨基酸在分子链上按什么次序排列。即便每一种氨基酸只出现一次，19 个氨基酸在一个链上可能有的排列方式就接近 12 亿种，而由 500 多个氨基酸组成的血蛋白那么大的蛋白质，可能有的排列方式就是 10^{600} 种，这个数目比宇宙中已知的亚原子粒子的数目还多得多。所以，这种多样性能反映几百万种物种、不计其数的生物品种，以及大量品种内个体间的性状的千差万别，从而构成各式各样的生命现象。从这种意义来看，可以认为"生命是蛋白质的呈现方式"。

在生物体中，多肽最重要的存在形式是作为蛋白质的亚单位。但是，也有许多分子量比较小的多肽以游离状态存在。这类多肽通常都具有特殊的生理功能，常称为活性肽。如：脑啡肽、激素类多肽、抗生素类多肽、谷胱甘肽、蛇毒多肽等。

从 1959 年开始，美国生物化学家 R. B. Robert 和 Bruce Merrifield 所领导的一个小组开创了一种新的合成蛋白质的方法，即把想要制造的那个链上的头一个氨基酸连到聚苯乙烯树胶小颗粒（端粒）上，然后再加上第二个氨基酸的溶液，这个氨基酸就会接到第一个的上面,然后再加上下一个……就发展出一种专门对该端粒发生催化作用的酶,就是后来发展起来的端粒酶技术。这种逐步添加的步骤既简单又迅速,并且能自动化,还几乎没有什么损耗。1965 年,我国科学工作者就用这种方法合成了具有活性的人工胰岛素,为人类开创了人工合成蛋白质的前景。到 1969 年,合成的链更长,为含 124 个氨基酸的核糖核酸酶。

蛋白质的结构与功能有非常密切的关系,遵循有机化学的基本规律。在结构上分为一级(primary)结构、二级(secondary)结构、三级(tertiary)结构和四级(quaternary)结构。可以用图 1.3 表示这四级结构的相互关系。

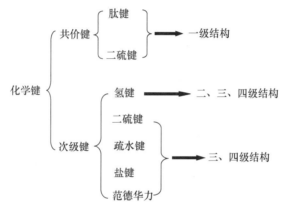

图 1.3　蛋白质四级结构中的作用力

蛋白质是由一条或多条多肽(polypeptide)链以特殊方式结合而成的生物大分子。蛋白质与多肽并无严格的界线,通常是将分子量在 6000 以上的多肽称为蛋白质。蛋白质分子量变化范围很大,从大约 6000 到 1 000 000 甚至更大。蛋白质是氨基酸以肽键相互连接的线性序列。在蛋白质中,多肽链折叠形成特殊的形状——构象(conformation)。

蛋白质分子间的相互作用和联系也都符合化学力对相互作用和键合的定义,其中最强的相互作用是共价键,例如肽键和二硫键,形成蛋白质分子的一级结构。共价键存在于一个分子或多个分子的原子之间,决定分子的基本结构,是分子识别的一种标记。其次就是非共价键(又称为次级键或分子间力),这些键决定生物大分子和分子复合物的高级结构,在分子识别中起着关键的作用。蛋白质分子中除了化学键提供的相互作用力外,还有静电力的相互作用,静电力来源于荷电基团、偶极以及诱导偶极之间的各种静电吸引力。酶、核酸、生物膜、蛋白质等生物大分子的表面都具有可电离的基团和偶极基团,很容易与含有极性基团的底物或抑制剂等形成离子键和其他静电作用。因此,生物大分子表面的带电基团可以与药物或底物分子的带电基团形成离子键。这种键可以在溶液环境下解离。药物分子和受体分子中 O、S、N 和 C 原子的电负性均不相等,这些原子形成的键由于电负性差值可以产生偶极现象。这种偶极可以部分与永久电荷形成静电作用。离子-偶极相互作用一般比离子键小得多,键能与距离的平方成反比,由于偶极矩是个向量,电荷与偶极的取向会影响药物-受体的作用强度。如普鲁卡因及其衍生物的局部麻醉作用与酯羰基的偶极性质有关。两个原子的电负性不同,产生价键电子的极化作用,成为持久的偶极,形成两个偶极间的相互作用。偶极-偶极相互作用的大小,取决于偶极子电荷的大小、它们之间的距离和相互位置,符合库仑定律。这种相互作用在水溶液中普遍存在。它的作用强度比离子-偶极作用小,但比偶极-诱导偶极作用大。这种作用对药物-受体相互作用的特异性和立体选择性非常重要。作为分子间或者分子内部原子间相互作用的一种形式,氢键的作用普遍存在,它是由两个负电性原子对氢原子的静电引力所形成,是一种特殊形式的偶极-偶极键。血红蛋白的结构中存在这些二、三级结构,因为血红蛋白除了运输氧和 CO_2 外,还能够对血液的 pH 起缓冲作用。因为 HbO_2 在释放出一分子氧的同时,结合一个氢原子,这样就可以消除由于呼吸作用产生的 CO_2 而引起的 pH 降低。蛋白质的四级结构是指由多条各自具有一、二、三级结构的肽链通过非共价键连接起来的结构形式,各个亚基在这些蛋白质中的空间排列方式及亚基之间的相互作用关系。在这类蛋白质分子中,最小的单位通常称为亚基或亚单位(subunit),它一般由一条肽链构成,无生理活性;维持亚基之间的化学键主要是疏水力。由多个亚基聚集而成的蛋白质常常称为寡聚蛋白,例如虾红素就是有四级结构的蛋白质分子。

　　蛋白质分子具有多种多样的生物学功能,形成不同功能的原因包括化学组分、化学结构和分子结构的空间构象。蛋白质一级结构与功能的关系和种属关系非常密切,即蛋白质一级结构的种属差异十分明显,但共同点是氨基酸对蛋白质功能的决定作用。根据蛋白质结构上的差异,可以断定它们在亲缘关系上的远近。同时,若蛋白质分子一级结构的氨基酸排列顺序与正常情况有所不同,表明很可能有遗传方面的疾病,这是基因诊断的一个依据。蛋白质的性质与它们的结构密切相关。某些物理或化学因素能够破坏蛋白质的结构状态,引起蛋白质理化性质改变并导致其生理活性丧失,这种现象称为蛋白质的变性(denaturation)。发生变性的蛋白质一级结构(构型)和分子量不变,高级结构(构象)遭到破坏。变性蛋白质的主要标志是生物学功能的丧失,溶解度降低,易形成沉淀析出,结晶能力丧失,分子形状改变,肽链松散,反应基团增加,易被酶消化。有些蛋白质的变性作用是可逆的,其变性若不超过一定限度,经适当处理后可重新变为天然蛋白质(复性作用)。变性蛋白质通常都是固体状态物质,不溶于水和其他溶剂,也不可能恢复原有蛋白质所具有的性质。所以,蛋白质的变性通常都伴随着不可逆的沉淀。引起变性的主要因素是热、紫外光、放射线、激烈的搅拌以及强酸或强碱等作用。

从功能的角度,人体内最重要的蛋白质分子是负责遗传的核酸分子,它们的作用主要是储存遗传信息,并完成遗传信息的继承,控制对蛋白质的合成并赋予相应的功能。但是体现生命活力的是蛋白质分子,正是这些蛋白质的多样性体现出生命的多样性并代表着生命进化的发展方向。这些蛋白质又可根据它们在生物体内所起作用的不同分类,除了前面介绍的储存人体遗传信息的蛋白质以外,人体的重要蛋白质还有如下三类:

(1)酶蛋白:生物体内进行着成千上万种化学反应,这些反应是在一类叫作酶的特殊蛋白质生物催化的作用下进行的,反应速度很快,往往是体外速度的几百倍甚至上千倍。

(2)转运蛋白:动物中氧气的运输是靠血液中的血红色素蛋白,对于高等哺乳动物来说就是血红蛋白。生物的细胞膜上含有各种各样的运载蛋白质,它们在生物的物质代谢中起着重要的作用。

(3)受体:是分子可进入细胞的通道、具有特殊结构的蛋白质。根据结构的相似性原理,细胞外分子可以通过或者组织通过配体分子进入细胞内,这是研究新药物的关键。

1.2.3.2 酶蛋白

酶(enzyme)是一类蛋白质,已经形成了一个专门的学科,即现代生物化学进一步发展的重要基础分支——酶化学。

酶作为一种蛋白质分子,能在没有高温、高压、强化物质的条件下,在严格而又灵活地控制下,进行体内多种复杂的化学反应,维持生命过程的各个方面。生物体内几乎每一种化学反应都有一种专一的酶在起催化作用,其催化效率比一般催化剂高约 $10^6 \sim 10^{10}$ 倍,使得人体内的物质循环得以按照日出日落的周期运行,而在体外人工的条件下根本做不到。因此,酶就是"蛋白质催化剂",是有机体的催化剂。目前已知人体内的酶有 2800 多种。和无机物的催化剂不同,酶催化的特点是具有高度的专一性。每一种酶都有特定结构的表面,以便和一种特殊的化合物结合。起催化作用的不是整个酶分子,而只是酶分子的一部分——具有活性的部分。因此,人们发现一个有趣的现象:可以把酶分子大大地砍掉一段,而不影响它的活性。例如有一种同胃蛋白酶差不多的"木瓜蛋白酶",从 N 端去掉胃蛋白酶分子180 个氨基酸中的 80 个,看不出它的活性降低多少。这样,至少可以把酶的生产问题简化到便于人工合成的程度,即变成相当简单的有机化合物的合成问题,从而可以大量生产,广泛用于生物制品产业。这已经把整个化学工业推向一个新的发展方向:生物制品产业的方向。

由于酶的研究工作的进展,能够利用微生物来生产酶,于是出现了酶制剂工业。在酶制剂广泛应用的基础上,逐渐形成专门研究酶的生产、提取和应用的新技术学科,即酶工程学。目前,关于水溶性酶的研究,主要集中在开拓新的食品来源、治疗难以治愈的疾病和处理工业三废上。据估计,全世界纤维素的年产量约为1090 亿吨,如用上述纤维素水解,可制得 10 亿吨糖。水溶性酶虽然应用广泛,但都存在着稳定性差、回收困难、成本高等缺点。20 世纪 50 年代初期,人们研究出了将水溶性酶制成不溶于水的固定化酶的新技术。固定化酶不溶于水,但是仍具有催化活性,并且稳定性高,容易从产品中回收,可反复利用,使用寿命一般长达几个月以上,并便于实现酶反应的连续化、自动化。其实这种技术也不是什么完全新的技术,大家都知道的酒曲就是一种酶,很早就已经制成固体保存,可以反复多次使用。

　　人体内的酶是人体细胞内高度专一于催化生化反应的蛋白质,在人体内作用于食物代谢的全过程。因为在人体内也存在蛋白质的合成、复制、转录和翻译,这些过程都需要酶的催化。广义的酶在遗传信息传输过程中也发挥着重要作用。凡是需要能量的地方就有酶的参与,酶的作用就是降低发生反应所需的能量。人体的一个单细胞中就包含几千种不同的酶,在生物界中酶的种类估计有数百万种。细胞内合成的酶主要是在细胞内起催化作用,也有些酶合成后释入血液或消化道,并在那里发挥催化作用,人工提取的酶在合适的条件下也可在试管中起催化作用。

　　由于酶的催化,体内的生化反应速度可以大大加快。因此,由于酶的存在,生物体内进行的反应比无生命环境中进行的同样反应有效得多。极大部分酶都是蛋白质,它们也符合蛋白质水解的规律,如:核糖核酸酶是催化核糖核酸水解的酶。有的酶除了主要由蛋白质组成外,还有一些使得酶具有活性的小分子参与,这类分子称为辅酶或酶的辅基(辅助因子)。许多辅助因子只是简单的离子,如 Cl^-、Mg^{2+}、Fe^{3+}、Cu^{2+} 等金属和非金属离子等,有把底物和酶结合起来或者使酶分子的结构达到稳定,从而保持其活性的作用。有些离子在酶促反应中起到核心的作用。酶类分子中还有一类称为辅酶的分子,是有机化合物的辅助因子,如许多维生素即属于这类分子,其作用是在酶促反应中携带和传递底物的电子、原子或者功能基团。

　　酶作为催化剂与无机物催化剂显著不同的地方就是它的专一性。每一种酶都有特定结构的表面,以便和一种特殊的化合物结合。酶的高度专一性是指酶对催化的反应和反应物有严格的选择性。被作用的反应物,通常称为底物(substrate)。酶往往只能催化一种或一类反应,作用于一种或一类底物。而化学工业中的一般催化剂没有这样严格的选择性。

　　人体内的酶的活性受外部环境的调节和控制,主要是在人体环境下(常温、常压和酸碱度适中)工作,一旦这种环境被破坏,酶就不再起作用,这种环境在人体外,在化学工业环境下也无法进行。这就是生物工业和化学工业区别很大的地方。

生物学的生命活动表现了它内部化学反应历程的有序性,这种有序性是受多方面因素调节控制的,一旦破坏了这种有序性,就会导致代谢紊乱,产生疾病,甚至死亡。酶活力受到生物学环境的调节和控制是它区别于一般催化剂的重要特征。

细胞内对酶的调节作用主要体现在:激素通过与细胞膜或细胞内受体相结合而引起一系列生化反应,以此来调节酶的活性。调节的方式包括:通过诱导或抑制酶的合成和降解来调节酶的浓度;也可以通过反馈抑制来调节酶的活性。许多小分子物质的合成是由一连串的反应组成的,催化存在于这一连串反应的每个反应,而且都使用酶,通过控制终端产物反过来抑制酶反应的方法称为反馈抑制。

根据酶的结构和功能,对酶有很多不同分类方法。

按照结构,酶可以分为单体酶、寡聚酶、多复合体酶和多功能酶。单体酶是由一条或多条共价相连的肽链组成的酶分子,一般为水解酶。寡聚酶是由两条或多条肽链组成的酶分子,大多数酶为寡聚酶。多复合体酶是由多种酶彼此镶嵌成的复合体,它们相互配合依次进行催化反应,催化连续的一系列相关反应,例如丙酮酸脱氢酶复合体。而多功能酶是一条多肽链上含有两种或两种以上催化活性中心的酶,往往是基因融合的产物,例如脂肪酸合成酶。

按照功能,酶可以分为氧化还原酶类(oxidoreductase)、转移酶类(transferases)、水解酶类(hydrolase)、裂解酶类(leases)、异构酶类(isomerases)、合成酶类(ligases)和核酶(ribozyme)。

氧化还原酶类:从名称就知道用于催化氧化还原反应。所有食物消化的第一步就是氧化,然后通过还原反应恢复酶的活性。属于这类酶的主要有脱氢酶(dehydrogenase)和氧化酶(oxidase)。例如乳酸脱氢酶催化乳酸脱氢反应。

转移酶类:转移酶催化基团转移反应,即将一个底物分子的基团或原子转移到另一个底物的分子上。例如,谷丙转氨酶催化氨基转移反应。

水解酶类:水解酶催化底物的加水分解反应,主要包括淀粉酶、蛋白酶、核酸酶及脂肪酶等。例如,脂肪酶(lipase)催化脂的水解反应。

裂解酶类:裂解酶催化从底物分子中移去一个基团或原子形成双键的反应及其逆反应,主要包括缩醛酶、水化酶及脱氨酶等。例如,延胡索酸水合酶催化延胡索酸的水合反应。

异构酶类:异构酶催化各种同分异构体的相互转化,即底物分子内基团或原子的重排过程。例如,6-磷酸葡萄糖异构酶催化的反应。常见的有消旋和变旋、醛酮异构、顺反异构和变位酶类等。

合成酶类:又称为连接酶,能够催化 C—C、C—O、C—N 以及 C—S 键的形成反应。这类反应必须与 ATP 分解反应相互偶联。例如前面 ATP 和 ADP 的介绍中就有以下著名的反应：

$$A+B+ATP+H_2O \longrightarrow AB+ADP+P_i$$

丙酮酸羧化酶催化的反应即属于这一类：

$$丙酮酸+CO_2+ATP+H_2O \longrightarrow 草酰乙酸+ADP+P_i$$

核酶：其功能是催化核酸的反应，是唯一的非蛋白酶。它是一类特殊的 RNA，能够催化 RNA 分子中的磷酸酯键的水解及其逆反应。研究核酶有重要意义，主要是自然界中仍然存在促进进化的核酶，使得生物进化过程持续发生，另外在基因治疗方面，根据锤头结构或发夹结构原理设计核酶基因，构建于特定的表达载体，在不同细胞内表达的研究已经成功。同时在分子进化当中，由于发现 RNA 具有催化作用，表明 RNA 是一种既能携带遗传信息又有生物催化功能的生物分子。因此，很可能 RNA 早于蛋白质和 DNA，是生命起源中首先出现的生物大分子，而一些有酶活性的内含子可能是生物进化过程中残存的分子"化石"。

衡量酶的催化能力的量称为酶的活力，又称为酶活性，指酶催化一定化学反应的能力。通常以在一定条件下酶所催化的化学反应（初）的速度来表示。因此，酶活力可用单位时间内底物的减少量或产物的增加量表示，单位为［浓度/时间］。酶的活力可以用实验手段测定。

1.2.3.3　转运蛋白

转运蛋白是一类蛋白，它们的功能是完成物质的运输，主要是把细胞外的物质转运到细胞内，把细胞核需要的物质从细胞外转运到细胞核内，但是也有负责代谢废物排泄转运的功能。例如人体内氧气运输者是血红蛋白，生物的细胞膜上含有各种各样的转运蛋白质分子，它们在生物物质代谢中起着重要的作用。从转运的角度，图 1.4 中列出了一些细胞的转运蛋白，图中这些蛋白分子起到了转运物质的作用。图 1.4 中，细胞上方画的是附着在细胞膜上的受体，它们可以接受包括酶在内的各种蛋白质和药物，一个细胞外分子是否能够通过细胞膜上的受体，主要看进入细胞的物质分子和受体分子在结构上是否具有相似性，这部分物质在核膜上也有。其他的物质载流子在细胞上还很多，主要是代谢分子、提供细胞器、保持细胞内酸碱平衡等一系列的生化过程，都发生在细胞内。而在细胞核内，需要大量的原材料满足 DNA、RNA、染色体等遗传物质的新陈代谢。所以，转运蛋白根据它的结构和特殊的功能，实现对物质的输运，满足细胞生命周期内生长、复制和凋亡过程中对物质供应和排泄的需要。图 1.4 列出了三种转运蛋白在膜上的工作机制：简单扩散、离子通道和主动转运。简单扩散是比较慢的过程；离子通道主要指 Na^+、K^+、Ca^{2+} 和 H^+ 等离子的专门通道，称为泵；主动转运是需要花费能量才能完成的物质转运过程。因为如果不是按照浓度梯度实现的流动，必须有能量使得物质流动，需要消耗 ATP。离子的积累在细胞膜上形成电位，是 Na^+-K^+ 泵形成的机制，而神经元的放电过程就是靠这个机制实现的。下面较详细地讨论这些情况。

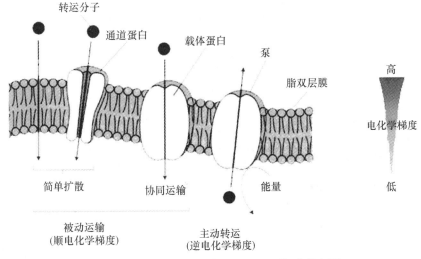

图 1.4　细胞膜上转运的三种模式：通道、载体和泵

主动转运的特点是：① 逆浓度梯度（逆化学梯度）运输；② 需要能量（由 ATP 直接供能）或与释放能量的过程偶联（协同运输）；③ 都有载体蛋白。显然，主动转运是所有物质输运中最重要的方式，离子输运和神经元中的神经递质的输运都属于主动转运。

主动转运所需的能量来源主要有：① 协同运输中的离子梯度形成的动力；② ATP 驱动的泵通过水解 ATP 获得能量；③ 光驱动的泵利用光能输运物质，见于细菌。

1. 钠钾泵

实际上就是 Na^+-K^+ ATP 酶（图 1.5），一般认为是由两个大亚基、两个小亚基组成的四聚体。Na^+-K^+ ATP 酶通过磷酸化和去磷酸化过程发生结构的变化，导致与 Na^+、K^+ 的亲和力发生变化。在膜内侧 Na^+ 与酶结合，激活 ATP 酶的活性，使 ATP 分解，酶被磷酸化，结构发生变化，于是与 Na^+ 结合的部位转向膜外侧；这种磷酸化的酶对 Na^+ 的亲和力低，对 K^+ 的亲和力高，因而在膜外侧释放 Na^+，而与 K^+ 结合。K^+ 与磷酸化酶结合后促使酶去磷酸化，酶的结构恢复原状，于是与 K^+ 结合的部位转向膜内侧，K^+ 与酶的亲和力降低，使 K^+ 在膜内被释放，而又与 Na^+ 结合。其总的结果是每一循环消耗一个 ATP，转运出三个 Na^+，转进两个 K^+。

钠钾泵的一个特性是它对离子的转运循环依赖自磷酸化过程，ATP 上的一个磷酸基团转移到钠钾泵的一个天冬氨酸残基上,导致分子结构发生变化。通过自磷酸化来转运离子的离子泵就叫作 P-type 转运,与之类似的还有钙泵和质子泵。它们组成了功能与结构相似的一个蛋白质家族。

Na^+-K^+ 泵作用是:① 维持细胞的渗透性,保持细胞的体积;② 维持低 Na^+、高 K^+ 的细胞内环境,维持细胞的静息电位。

乌本苷(ouabain)、地高辛(digoxin)等强心剂能抑制心肌细胞 Na^+-K^+ 泵的活性,从而降低钠钙交换器效率,使内流钙离子增多,加强心肌收缩,因而具有强心作用。

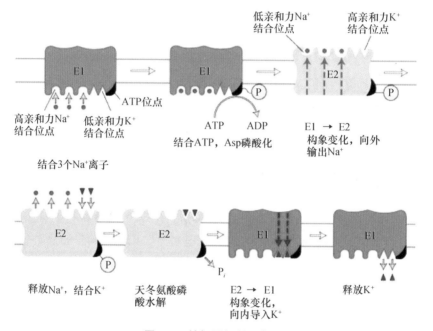

图 1.5 钠钾泵机制示意图

2. 钙离子泵

钙离子泵对于细胞是非常重要的,因为钙离子通常与信号转导有关,钙离子浓度的变化会引起细胞内信号路径上的一系列反应,引起相应的生理变化。通常细胞内钙离子浓度(10^{-7} mol/L)显著低于细胞外钙离子浓度(10^{-3} mol/L),主要是因为质膜和内质网膜上存在钙离子转运体系。细胞内钙离子泵有两类:一类是 P型离子泵(图 1.6),其原理与钠钾泵相似,每分解一个 ATP 分子,泵出两个 Ca^{2+};另一类叫作钠钙交换器(Na^+-Ca^{2+} exchanger),属于反向协同(antiporter)运输体系,通过钠钙交换来转运钙离子。

位于肌质网(sarcoplasmic reticulum)上的钙离子泵是了解最多的一类 P 型离子泵,占肌质网膜蛋白质的 90%。肌质网是一类特化的内质网,形成网管状结构位于细胞质中,具有储存钙离子的功能。肌细胞膜去极化后引起肌质网上的钙离子通道打开,大量钙离子进入细胞质,引起肌肉收缩之后由钙离子泵将钙离子泵回肌质网。

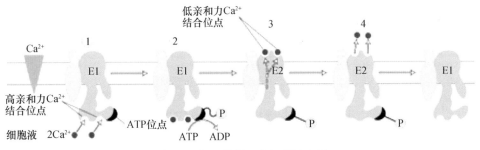

图 1.6 钙离子泵工作机制示意图

3. 质子泵

质子泵有三类(图 1.7):P 型、V 型、F 型。

(1) P 型:载体蛋白利用 ATP 使自身磷酸化,发生构象的改变来转移质子或其他离子,如植物细胞膜上的 H^+ 泵,动物细胞的 Na^+-K^+ 泵、Ca^{2+} 离子泵、H^+-K^+ ATP 酶(位于胃表皮细胞,分泌胃酸)。

(2) V 型:位于小泡(vacuole)的膜上,由许多亚基构成,水解 ATP 产生能量,但不发生自磷酸化,位于溶酶体膜、动物细胞的内吞体、高尔基体的囊泡膜、植物液泡膜上。

(3) F 型:是由许多亚基构成的管状结构,H^+ 沿浓度梯度运动,所释放的能量与 ATP 发生偶联作用,所以也叫 ATP 合酶(ATP synthase),F 是氧化磷酸化或光合磷酸化偶联因子的缩写。F 型质子泵位于细菌质膜、线粒体内膜和叶绿体的类囊体膜上。F 型质子泵不仅可以利用质子动力势将 ADP 转化成 ATP,也可以利用水解 ATP 释放的能量转移质子。

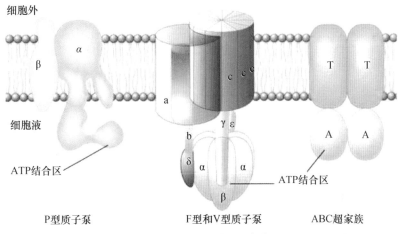

图 1.7 4 种 ATP 驱动的 H^+ 离子泵

4. ABC 转运器

ABC 转运器[ATP-binding cassette（ABC）transporter]最早发现于细菌。它是细菌质膜上的一种转运 ATP 酶（transport ATPase），属于一个庞大而多样的蛋白家族，每个成员都含有两个高度保守的 ATP 结合区（ATP-binding cassette），故名 ABC 转运器（图 1.8）。它们通过结合 ATP 发生二聚化，ATP 水解后解聚，通过构象的改变将与之结合的底物转移至膜的另一侧。

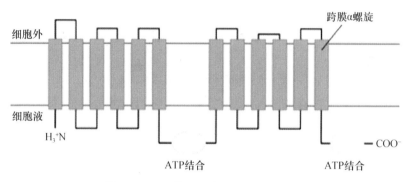

跨膜α螺旋

细胞外

细胞液

H₃⁺N

ATP结合

ATP结合

— COO⁻

图 1.8　ABC 转运蛋白工作原理示意图

在大肠杆菌中 78 个基因（占大肠杆菌全部基因的 5%）编码 ABC 转运器蛋白，在动物中可能更多。虽然每一种 ABC 转运器只转运一种或一类底物，但是其蛋白家族中具有能转运离子、氨基酸、核苷酸、多糖、多肽，甚至蛋白质的成员。ABC 转运器还可催化脂双层的脂类在两层之间翻转，这在膜的发生和功能维护过程中具有重要意义。

第一个被发现的真核细胞的 ABC 转运器是多药抗性蛋白（multidrug resistance protein，MDR），该基因通常在肝癌患者的癌细胞中过度表达，降低了化学治疗的疗效。约 40% 的患者的癌细胞内该基因过度表达。

ABC 转运器还与病原体对药物的抗性有关，如临床常用的抗真菌药物有氟康唑、酮康唑、伊曲康唑等，真菌对这些药物产生耐药性的一个重要机制是通过 MDR 蛋白降低了细胞内的药物浓度。

5. 协同运输

协同运输（cotransport）是一类靠间接提供能量完成的主动运输方式。物质跨膜运动所需要的能量来自膜两侧离子的电化学浓度梯度，而维持这种电化学势的是钠钾泵或质子泵。动物细胞中常常利用膜两侧 Na⁺ 浓度梯度来驱动，植物细胞和细菌常利用 H⁺（质子）浓度梯度来驱动。根据物质运输方向与离子沿浓度梯度的转移方向，协同运输又可分为同向协同与反向协同。

（1）同向协同（symport）指物质运输方向与离子转移方向相同。如动物小肠细胞对葡萄糖的吸收就是伴随着 Na⁺ 的进入，细胞内的 Na⁺ 离子又被钠钾泵泵出细胞外,细胞内始终保持较低的钠离子浓度,形成电化学梯度(图1.9)。在某些细菌中,乳糖的吸收伴随着 H^+ 的进入,每转移一个 H^+,吸收一个乳糖分子。

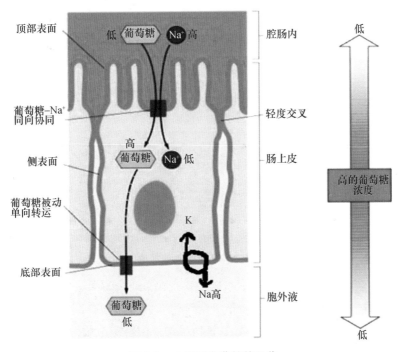

图 1.9 小肠对葡萄糖的吸收

(2)反向协同(antiport)指物质跨膜运动的方向与离子转移的方向相反(图1.10),如动物细胞常通过 Na^+/H^+ 反向协同运输的方式来转运 H^+ 以调节细胞内的 pH,即 Na^+ 进入胞内伴随 H^+ 的排出。此外,质子泵可直接利用 ATP 运输 H^+ 来调节细胞 pH。

还有一种机制是 Na^+ 驱动的 Cl^--HCO_3^- 交换,即 Na^+ 与 HCO_3^- 的进入伴随着 Cl^- 和 H^+ 的外流,如红细胞膜上的带3蛋白。

1.2.3.4 受体分子

受体分子是一种蛋白质分子。现在已经发现的受体不仅有跨膜的,也有在细胞内的。我们重点考虑的仍然是跨膜的受体。对跨膜受体来说,分子进入细胞的方式除了扩散外,物质分子进入细胞的主要方式是和在细胞膜上的受体特异性结合。因此,受体理论和受体技术是药物开发的基础。受体是一种特殊的蛋白质,它具有让外来分子识别的明显标志和识别外来分子的能力;某些受体还为进入细胞之后的分子找到它的最终目的地,称为引导分子,是亚细胞靶物质的"信使"。既然所有的受体都是特殊结构的蛋白质,能够通过特定受体进入细胞的分子和受体分

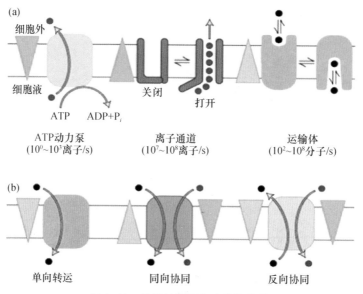

图 1.10   几类转运蛋白功能的比较

子在结构上应该具有某种相似性。受体连接细胞和亚细胞组分中的一种分子,可以识别并特异性地与有生物活性的化学信号物质(配体)结合(图 1.11),从而激活或启动一系列生物化学反应,最后导致该信号物质的特定生物效应。

通常受体具有两个功能:① 识别特异的信号物质——配体,就是体现两者之间的特异性结合。配体,是指这样一些信号物质,除了与受体结合外本身并无其他功能,它不能参加代谢而产生有用产物,也不直接诱导任何细胞活性,更无酶的特点,它唯一的功能就是通知细胞在环境中存在一种特殊信号或刺激因素。配体与受体的结合是分子水平的识别过程,它靠氢键、离子键或范德华力的作用,随着两种分子空间结构适配程度的增加,各自的功能基团之间距离会缩短,作用力就会按照与距离平方成反比的方式增加,因此分子空间结构的互补性是特异性结合的主要因素。同一配体可能有两种或两种以上的不同受体,例如乙酰胆碱有烟碱型和毒蕈型两种受体。同一配体与不同类型受体结合,会产生不同的细胞反应。如Ach 可以使骨骼肌兴奋,但对心肌则是抑制的。② 把识别和接收的信号准确无误地放大并传递到细胞内部,启动一系列细胞内生化反应,最后导致特定的细胞反应,使得胞间信号转换为胞内信号。

受体分类:现在已知的受体分类方法非常多,这里介绍的是最常用的分类方法。第一种分法是把受体分为跨膜受体和细胞内激素的受体。第二种分法是按照结构划分为糖蛋白、脂蛋白、糖脂蛋白受体等。

在第一种分法中,跨膜受体占主导,它还可以进一步细分。跨膜受体的分类与脂溶性的化学信号不同,亲水性信号分子(所有的肽类激素、神经递质和各种细胞因子等)均不能进入细胞,它们的受体位于细胞表面。这些受体与信号分子结合后,可以诱导细胞内发生一系列生物化学变化,从而使细胞的功能如生长、分化及细胞内化学物质的分布等发生改变,以适应微环境的变化和机体整体需要。这一过程可以称为跨膜信号转导。在这一信号转导过程中,信号分子不进入细胞。虽然有些信号分子与受体结合后可以发生内化(internalization),但这不是主要的作用方式。这种位于膜表面的受体所介导的信号传递主要表现为参与信号传递的信号分子的构象、浓度或分布发生的变化,各种信号分子之间发生相互识别和相互作用。

随着越来越多的膜表面受体被纯化,其结构及转导信号的方式逐步得以阐明。目前,按照受体的结构及其作用方式可将其分为三大类(见图 1.11):耗能离子转运、酶催化下的受体配体输运和离子转运。这三大类受体在配体种类、受体的一般结构和功能及细胞对之发生反应的方式上有所不同。

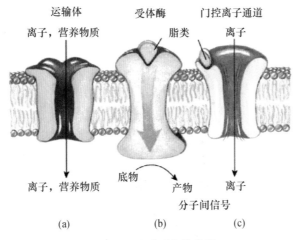

图 1.11　跨膜受体的分类

(a) 耗能离子转运;(b) 酶催化下的受体配体输运;(c) 离子转运

通过以上分析,可以把受体的主要特征归纳如下:① 受体与配体结合的特异性是受体的最基本特点,保证了信号传导的正确性。配体和受体的结合是一种分子识别过程,它依靠氢键、离子键或范德华力的作用使两者结合,配体和受体分子空间结构的互补性是特异性结合的主要因素。特异性除了可以理解为一种受体仅能与一种配体结合之外,还可以表现为在同一细胞或不同类型的细胞中,同一配体可能有两种或两种以上的不同受体;同一配体与不同类型受体结合会产生不同的细胞反应,例如肾上腺素作用于皮肤黏膜血管上的 α-受体使血管平滑肌收缩,作用于支气管平滑肌等使其舒张。② 高度的亲和力。③ 配体与受体结合的饱和性。作为例子,下面介绍两种主要的受体。

(1) G 蛋白偶联型受体:G 蛋白(GTP-binding proteins)被定义为所有能与鸟嘌呤核苷三磷酸盐(guanosine triphosphate,GTP)结合的蛋白质,但是并不是所有 G 蛋白都参与细胞的信号传递。所有的 GTP 结合蛋白都具有水解 GTP 生成二磷酸(GDP)的能力,即具有 GTP 酶的特性。

G 蛋白的分子量大约 10^5 左右,由 α、β、γ 三种亚基组成,在天然电泳中 β 与 γ 仍紧密结合在一起。G 蛋白在结构上没有跨膜蛋白的特点,它们能够固定于细胞膜内侧,主要是通过对其亚基上氨基酸残基的脂化修饰作用,而将自己锚定在细胞膜上。G 蛋白在与 ATP 和 ADP 相互作用和转化的过程中起到了信号传递者的作用,在 GTP-GDP 循环的激活-灭活环化酶中起了关键作用。

细胞内信使一般具有以下三个特点:① 多为小分子,且不位于能量代谢途径的中心;② 在细胞中的浓度或分布可以迅速地改变;③ 作为变构效应剂,可作用于相应的靶分子,已知的靶分子主要为各种蛋白激酶。

(2) T 细胞的受体:T 细胞是人体免疫系统的主要力量,其受体附着在 T 细胞的膜上,形成跨膜结构(图 1.12)。当生物体的细胞受到感染发出求助信号时,会在细胞表面展现抗原肽小分子。免疫系统发现这些抗原肽后,便会很快杀死这些被感染的细胞连同里面的病毒。这里介绍的是 T 细胞受体,是识别 MHC(major histocompatibility complex)提呈的抗原肽的蛋白质。

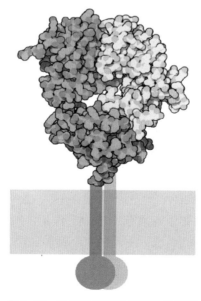

图 1.12 T 细胞及其受体结构示意图

T 细胞是在体内巡逻并寻找感染细胞的"警察"细胞,是保护我们不受病毒感染的人体免疫系统的主力。T 细胞表面的受体和由主要组织相容性复合体 MHC 提呈的抗原肽紧密接触。每一个 T 细胞表面有特定的受体来识别特定的抗原肽。免疫系统产生了一群各不相同的 T 细胞,每一种 T 细胞有不同的 T 细胞受体,所以我们才能抵抗不同类型的感染。这里所说的不同类型的 T 细胞是指成熟的 T 细胞。但是在它成熟之前,它只是在特定基因的指导下形成随机的 T 细胞受体。然后,在胸腺里经过选择,T 细胞开始认识人体自身的已破坏的正常蛋白,仅留下可以识别异己物质的特异性 T 细胞。这里的 T 细胞受体和抗体十分相似。它们由两条和抗体一样的长链组成,结合位点在分子的顶端,此位点由几个环状多肽链形成。组成环状多肽链的氨基酸在不同的 T 细胞受体中有很大的区别,所以称为高变区。每一条链的末端有一个能够跨膜的区域,用来把受体锚定在细胞表面。

艾滋病(AIDS)病毒 HIV 是专门攻击 T 细胞的一种病毒。如果得不到治疗,该病毒会持续消灭 T 细胞,直到把免疫系统消耗殆尽。人体一旦免疫系统不再有力量对抗侵略者,就非常容易感染许多传染病。T 细胞与被感染细胞的完美结合意味着宣判被感染细胞的死刑。目前我们已经知道 T 细胞受体和 MHC 多肽复合体之间相互作用的几种结构了。

1.2.4 抗体

高等哺乳动物的生物体内存在免疫防御系统,当外界的病原体入侵时,生物体便产生一种特异性蛋白质与它们对抗,使之解体,这种特异性蛋白就是抗体。人体的免疫系统是人体协调一致对付外来侵入的一个体系。这是已知的最精妙、最复杂的生物体抵御外部侵入的系统,只在高等脊椎动物中才有。入侵物称作抗原或者免疫原(immunogen)。蛋白质和糖类等物质都可以成为抗原,因此抗原的形式是无限的。抗体是免疫球蛋白的一种,与抗原选择性结合的是仅含有 20 个氨基酸的短链蛋白质,由重链和轻链构成 V 型核心区域。由于 DNA 中的遗传信息控制蛋白质合成,通过 RNA 的表达才能实现对蛋白质的合成。下面介绍抗体-抗原特异性结构的工作原理。

抗体是一种称为免疫球蛋白(Ig)的蛋白质,被分为 G、A、M、E、D 等几类。最典型的抗体是 IgG,有 Y 型三维结构(图 1.13),包含两套重链和轻链,分子量约 1.5×10^5。抗原结合片段(Fab),就是识别抗原的特异性结构所在的位置,在抗体的末端;桥型部分称作晶化片段(Fc)。抗原结合位含 108 个氨基酸,有三个片段,称作 V 区(可变区)、D 区(差异区)和 J 区(连接区)。换句话说,它是各种不同的 V-D-J 组合,一个是 V 区变化(V1,V2,V3,…,V250),一个是 D 区变化(D1,D2,D3,…,D15),一个是 J 区变化(J1,J2,J3,…,J5)。因此,总组合的个数是 $250 \times 15 \times$

5＝18 750，但这只适用于重链。轻链有 V-J 组合但没有 D 区，这样就是 250(V)×4(J)＝1000 种选择。所以，总的重链和轻链个数是 18 750×1000＝18 750 000。另外，因为 D-J 和 V-J 之间相位桥的不匹配所导致的选择拼接可以产生额外的多样性，约为这个数值的 3 倍。V-D-K 遗传信息按照这种组合产生的抗体称为胚系抗体(germline antibody)。尽管很多种不同的抗原入侵，但仅有几种抗体和抗原的结合相对紧密。18 750 000×3 的组合，还没有包括所有的组合。由于结合位点含有 10^8 个氨基酸，每个又可能是 20 种氨基酸中的一种，理论上说可产生 $20×10^8$ 种抗体。大自然在这一点上又要了个花招，在胚系抗体中 B 淋巴细胞(一种体细胞)可产生一种与抗原紧密结合的前导抗体。B 淋巴细胞通过部分突变不断产生新修饰的抗体群，这称为体细胞突变。体细胞突变可以产生新的抗体的多样性，用以选出优化后的与抗原结合得更加紧密的抗体。

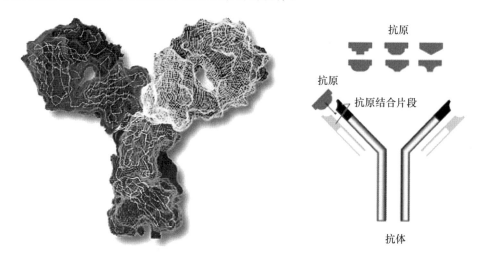

图 1.13 抗体分子的结构和功能分析示意图

关于抗体-抗原和酶-底物键合有两种互为竞争的模型：锁钥模型和诱导契合模型。锁钥模型解释了结构互补、电荷相异的抗原与抗体在特定位置特异性结合的基础；诱导契合模型解释了相对较大的抗体通过改变结合位形状与抗原的几种构象匹配。根据胚系抗体和体细胞突变的最新研究结果，胚系抗体通过改变形状与抗原结合符合诱导契合模型。另一方面，体细胞突变符合锁钥模型。这时，突变的氨基酸能够协助形成抗体非结合位的特定形状。因此，一旦抗原被识别，胚系抗体就被选出来柔韧地抓住抗原，然后体细胞的突触用于加强构象，从而增强对抗原的结合。

T、B 细胞，巨噬细胞(在血液中称为单核细胞)，树突状细胞，Langerhans 细胞，肥大细胞和粒细胞都是免疫细胞。在 T 淋巴细胞中有辅助性 T 细胞和杀伤性

T 细胞,而 B 细胞与抗原成键并表达抗体。免疫反应可分为通过抗体的体液免疫和通过杀伤性 T 细胞的细胞中介免疫。主要识别系统是 T 淋巴细胞、B 淋巴细胞和免疫系统中的 MHC,而且据推测,T 细胞免疫发生在第一次产生抗体前。在产生 T 细胞受体和抗体的 B 细胞中,DNA 重组并增加了多样性。重组过程包括 DNA 限制,通过 mRNA 步骤中的附加限制在众多可能性中仅产生一个受体或抗体。

从应用的角度看,抗体是人类对抗疾病的药物。21 世纪,生物技术将与信息技术一道为全球经济发展提供强大的动力,因此,生物技术可能成为全社会最重要并可能改变未来工业和经济格局的技术。抗体工程技术随着现代生物技术的发展而不断完善,并且是生物技术产业化的主力军,尤其在生物技术制药领域占有重要地位。

抗体作为疾病预防、诊断和治疗的制剂已有上百年的发展历史。早期制备抗体的方法是将某种天然抗原经各种途径形成免疫动物,成熟的 B 细胞克隆受到抗原刺激后,将抗体分泌到血清和体液中。实际上血清中的抗体是多种单克隆抗体的混合物,因此称之为多克隆抗体。多克隆抗体是人类有目的利用抗体的第一步。多克隆抗体的不均一性,限制了对抗体结构和功能的进一步研究和应用。1975年,Köhler 和 Milstein 首次用 B 淋巴细胞杂交瘤技术制备出均一性的单克隆抗体。杂交瘤单克隆抗体又称细胞工程抗体。杂交瘤技术的诞生被认为是抗体工程发展的第一次质的飞跃,也是现代生物技术发展的一个里程碑。利用这种技术制备的单克隆抗体在疾病诊断、治疗和科学研究中得到广泛的应用。这种单克隆抗体多是由鼠 B 细胞与鼠骨髓瘤细胞经细胞融合形成的杂交瘤细胞分泌的,具有鼠源性,进入人体会引起机体的排异反应;完整抗体分子的分子量较大,在体内穿透血管的能力较差;生产成本太高,不适合大规模工业化生产。20 世纪 80 年代初,抗体基因结构和功能的研究成果与重组 DNA 技术相结合,产生了基因工程抗体技术。基因工程抗体即将抗体的基因按不同需要进行加工、改造和重新装配,然后导入适当的受体细胞进行表达,形成新的抗体分子。与单克隆抗体相比,基因工程抗体具有如下优点:① 通过基因工程技术的改造,可以降低甚至消除人体对抗体的排斥反应;② 基因工程抗体的分子量较小,可以部分降低抗体的鼠源性,更有利于穿透血管壁,进入病灶的核心部位;③ 根据治疗的需要,制备新型抗体;④ 可以采用原核细胞、真核细胞和植物等多种表达方式,大量表达抗体分子,大大降低生产成本。

以上的技术,目前还在试验阶段,要在医学临床得到使用还有很长的路要走。

现在,抗体分子是生物学和医学领域用途最为广泛的蛋白分子。以肿瘤特异性抗原或肿瘤相关性抗原、抗体独特型决定簇、细胞因子及其受体、激素及一些癌基因产物等均作为靶分子,利用传统的免疫方法或通过细胞工程、基因工程等技术制备的多克隆抗体、单克隆抗体、基因工程抗体广泛应用在疾病诊断、治疗及科学研究等领域,形成各种各样的试剂盒。目前正在进行开发和已经投入市场的抗体性药物主要有以下几种用途:① 器官移植排斥反应的逆转;② 肿瘤免疫诊断;③ 肿瘤免疫显像;④ 肿瘤导向治疗;⑤ 哮喘、牛皮癣、类风湿性关节炎、红斑狼疮、急性心梗、脓毒症、多发性硬化症及其他自身免疫性疾病;⑥ 抗独特型抗体作为分子疫苗治疗肿瘤;⑦ 多功能抗体(双特异抗体、三特异抗体、抗体细胞因子融合蛋白、抗体酶等)的特殊用途。

癌症是威胁人类健康的主要疾病之一,预防和治疗癌症也是研究和开发抗体药物的主要目标之一。最初抗体主要被用于肿瘤体外免疫诊断和体内免疫显像,随着抗体工程技术的不断进步,近年来人们将更多的目光集中在治疗肿瘤的抗体药物开发上。

1.2.5　激素

激素(hormone)是一类化学物质,音译为荷尔蒙。目前对各种激素的化学结构基本都搞清楚了。按化学结构,激素大体分为四类:第一类为类固醇,如肾上腺皮质激素、性激素;第二类为氨基酸衍生物,如甲状腺素、肾上腺髓质激素、松果体激素等;第三类为肽与蛋白质类激素,如下丘脑激素、垂体激素、胃肠激素、降钙素等;第四类为脂肪酸衍生物类激素,如前列腺素。

激素是细胞的内分泌产物。人体内的内分泌细胞有群居和散居两种。群居内分泌系统形成人体内的腺体,例如内分泌腺中有脑垂体、甲状腺、甲状旁腺、肾上腺、胰岛、卵巢及睾丸等。散居内分泌细胞如胃肠黏膜的胃肠激素细胞、丘脑的肽类激素细胞等。每一个内分泌细胞都是制造激素的小作坊。大量内分泌细胞制造的激素集中起来,形成了内分泌系统工作的生理学基础,这是一个非常强大的力量。各种腺体分泌的激素归纳在表 1.2 中。

表 1.2　人体内分泌激素的腺体及其分泌的主要激素

主要来源	激素	英文缩写	化学性质
下丘脑	促甲状腺激素释放激素	TRH	三肽
	促性腺激素释放激素	GnRH	十肽
	生长素释放抑制激素(生长抑素)	GHRIH	十四肽
	长征素释放激素	GHRH	四十四肽
	促肾上腺皮质激素释放激素	CRH	四十一肽
	促黑(素细胞)激素释放因子	MRF	肽
	促黑(素细胞)激素释放抑制因子	MIF	肽

（续表）

主要来源	激素	英文缩写	化学性质
	催乳素释放因子	PRF	肽
	催乳素释放抑制因子	PIF	多巴胺
	升压素（抗利尿激素）	VP(ADH)	九肽
	催产素	OXT	九肽
腺垂体	促肾上腺皮质激素	ACTH	三十九肽
	促甲状腺素皮质激素	TSH	糖蛋白
	卵泡刺激素	FSH	糖蛋白
	黄体生长素（间接细胞刺激素）	LH(ICSH)	糖蛋白
	促黑（素细胞）激素	MSH	十三肽
	生长素	GH	蛋白质
	催乳素	PRL	蛋白质
甲状腺	甲状腺素（四碘甲腺原氨酸）	T_4	胺类
	三碘甲腺原氨酸	T_3	胺类
甲状腺 C 细胞	降钙素	CT	三十二肽
甲状旁腺	甲状旁腺激素	PTH	蛋白质
胰岛	胰岛素		蛋白质
	胰高血糖素		二十九肽
	胰多肽		三十六肽
	糖皮质激素（如皮质醇）		类固醇
	盐皮质激素（如醛固酮）		类固醇
髓质	肾上腺素	E	胺类
	去甲肾上腺素	NE	胺类
睾丸:间质细胞	睾酮	T	类固醇
支持细胞	抑制素		糖蛋白
卵巢、胎盘	雌二醇	E_2	类固醇
	雌三醇	E_3	类固醇
	孕酮	P	类固醇
胎盘	绒毛膜促性腺激素	CG	糖蛋白
消化道、脑	胃泌素		十七肽
	胆囊收缩素-促胰酶素	CCK-PZ	三十三肽
	促胰液素		二十七肽
心房	心房利尿钠肽	ANP	二十一、二十三肽
松果体	褪黑素		胺类
胸腺	胸腺激素		肽

　　激素是调节机体正常活动的重要物质。它们中的任何一种都不能在体内发动一个新的代谢过程。它们也不直接参与物质或能量的转换,只是直接或间接地促进或减慢体内原有的代谢过程。如生长和发育都是人体原有的代谢过程,生长激素或其他相关激素增加,可加快这一进程,减少则使生长发育迟缓。激素对人类的繁殖、生长、发育、各种其他生理功能、行为变化以及适应内外环境等,都能发挥重要的调节作用。一旦激素分泌失衡,便会带来疾病。

　　激素只对一定的组织或细胞(称为靶组织或靶细胞)发挥特有的作用。人体的每一种组织、细胞,都可成为某激素的靶组织或靶细胞。而每一种激素,又可以选择一种或几种组织、细胞作为该激素的靶组织或靶细胞。如生长激素可以在骨骼、肌肉、结缔组织和内脏上发挥特有作用,使人体长得高大粗壮,期间肌肉也充当了雄激素、甲状腺素的靶组织。

　　为了保持机体内主要激素的平衡,在中枢神经系统的作用下,有一套复杂系统对激素进行调节。激素一般以相对恒定的速度(如甲状腺素)或一定节律(如皮质醇、性激素)释放,由传感器监测和调节激素水平,生理或病理因素可影响激素的基础性分泌。反馈调节系统是内分泌系统中的重要自我调节机制,中枢神经系统的信息经过下丘脑、垂体到达外周腺体,由靶细胞发挥生理效应,其中在整个流程的任何环节上都受正或负反馈调节的控制。

　　肽类激素在循环中主要呈游离形式,固醇激素和甲状腺激素(除醛固醇、醛固酮外)均与高亲和力的特异血浆蛋白结合,仅少量(约 $1\% \sim 10\%$)呈有生物活性的游离状态。这种结合与游离状态激素的比例是辅助性地调节腺体功能的一种方式,既可以调节生物活性,又可以调节半衰期。

　　激素需与特异的受体结合以启动其生理活性。不同激素可有不同的过程:多肽激素和儿茶酚胺与细胞表面受体结合,通过对基因的影响发挥其生物效应;胰岛素与细胞表面受体结合后共同进入细胞内形成胰体素–受体复合物,再与第二受体结合产生生物效应。激素与受体的结合为特异性的并且是可逆的,符合生化反应的质量与电荷平衡的原则。

　　因此,激素的作用可以归纳如下:

　　(1) 信息传递使用:内分泌系统与神经系统一样,是机体的生物信息传递系统,但两者的信息传递形式有所不同。神经信息在神经纤维上传输时,以电信号为信息的携带者,而内分泌的信号传导发生在突触的间隙处,传递的是化学信号,即激素依靠细胞与细胞的间隙处浓度的改变进行信息传递。任何激素,都有它对靶细胞功能增强和减弱的双向调节作用,在一定水平上达到平衡。例如,生长素促进生长发育,甲状腺激素增强代谢过程,胰岛素促进降糖功能等。

　　(2) 相互作用的特异性:细胞释放的激素进入血液后被运送到全身各个部位,

虽然它们与各处的组织、细胞有广泛接触,但特定的激素只作用于某些器官、组织和细胞,这种情况称为激素作用的特异性。被激素选为作用对象的器官、组织和细胞,分别称为靶器官、靶组织和靶细胞。有些激素专一地选择作用于某一内分泌腺体,称为激素的靶腺。激素作用的特异性与靶细胞上存在能与该激素发生特异性结合的受体有关。肽类和蛋白质激素的受体存在于靶细胞膜上,而类固醇激素与甲状腺激素的受体则位于细胞质或细胞核内。激素与受体相互识别并发生特异性结合,经过细胞内复杂的反应,从而激发出一定的生理效应。有些激素作用的特异性很强,只作用于某一靶腺,如促甲状腺激素只作用于甲状腺,促肾上腺皮质激素只作用于肾上腺皮质,而垂体促性腺激素只作用于性腺等。有些激素没有特定的靶腺,其作用比较广泛,如生长素、甲状腺激素等,它们几乎对全身的组织、细胞的代谢过程都发挥调节作用,但是,这些激素也是与细胞的相应受体结合而起作用的。

(3) 激素的高效能放大作用:激素在血液中的浓度都很低,一般在 nmol/L,甚至在 pmol/L 量级。虽然激素的含量甚微,但其作用显著,如 1 mg 的甲状腺激素可使机体增加产热量约 4 200 000 J。激素与受体结合后,在细胞内发生一系列酶促放大作用,一个接一个,逐级放大相应的效果,形成一个效能级联生物放大系统。据估计,一个分子的胰高血糖素使一个分子的腺苷酸环化酶激活后,通过 cAMP-蛋白激酶,可激发大约 10 000 个分子的磷酸化酶。另外,一个分子的促甲状腺激素,可使腺垂体释放 100 000 个分子的促甲状腺激素。0.1 μg 的促肾上腺皮质激素释放激素,可引起腺垂体释放 1 μg 促肾上腺皮质激素,后者能引起肾上腺皮质分泌 40 μg 糖皮质激素,放大了 400 倍。据此不难理解,血中的激素浓度虽低,但其作用却非常明显,所以体液中激素浓度维持相对的稳定,对发挥激素的正常调节作用极为重要。

(4) 激素间的相互作用:当多种激素共同参与某一生理活动的调节时,激素与激素之间往往存在着协同作用或拮抗作用,这对维持其功能活动的相对稳定起着重要作用。例如,生长素、肾上腺素、糖皮质激素及胰高血糖素,虽然使用的环节不同,但均能提高血糖,在升糖效应上有协同作用;相反,胰岛素则降低血糖,与上述激素的升糖效应有拮抗作用。甲状旁腺激素与 1,12-二羟维生素 D_3 对血钙的调节是相辅相成的,而降钙素则有拮抗作用。激素之间的协同作用与拮抗作用的机制比较复杂,可以发生在受体水平,也可以发生在受体后信息传递过程,或者是细胞内酶促反应的某一环节。例如,甲状腺激素可使许多组织(如心、脑等)β-肾上腺素受体增加,提高对儿茶酚胺的敏感性,增强其效应。孕酮与醛固酮在受体水平存在着拮抗作用,虽然孕酮与醛固酮受体的亲和性较小,但当孕酮浓度升高时,则可与醛固酮竞争同一受体,从而减弱醛固酮调节水盐代谢的作用。前列环素(PGI2)可使血小板内 cAMP 增多,从而抑制血小板聚集;相反,血栓素 A2(TXA2)却能使血小板内 cAMP 减少,促进血小板的聚集。另外,有的激素本身并不能直接对某些器官、组织或细胞产生生理效应,然而在它存在的条件下,可使另一种激素的作用明显增强,即对另一种激素有支持性调节作用。这种现象称为允许作用(permissive action)。糖皮质激素的允许作用是最明显的,它对心肌和血管平滑肌并无收缩作用,但是,如果糖皮质激素存在,儿茶酚胺就能很好地对心血管发挥调节作用。关于允许作用的机制,至今尚未完全清楚。过去认为,允许作用是由于糖皮质激素抑制儿茶酚-O-甲基移位酶,使儿茶酚胺降解速率减慢,导致儿茶酚胺作用增强。现在通过对受体和受体水平的研究,也可以调节受体介导的细胞内外传递过程,如影响腺苷酸环化酶的活性以及 cAMP 的生成等。

因为激素都已经能够在体外合成,所以也是一种药源,植物、动物有相应的药源。合成的纯度比较高的激素已经是临床治疗药物,也是生理功能有效调节剂。被运动员服用称为兴奋剂,是违禁药。

1.2.6 神经递质

神经递质是神经细胞内传递信息的一类化学物质。如果激素在神经元之间传递信息,那么这类激素也属于神经递质范畴。神经递质在人脑功能形成和发展中起重要作用。

神经递质是通过动作电位作用于神经终端,使得神经元选择性地释放出某些化学物质,通过突触间隙,能与突触间隙后的神经元受体起相互作用,而且如果数量充足,可以引出特殊的生理反应。作为一个神经递质,被释放的化学物质必须存在于神经元的胞体内,当动作电位到达时,这类物质就从胞体的小泡内被释放出来,当它们施加于受体时总能产生同一生理作用。有许多化学物质能起到神经递质的作用。目前至少已知有 50 种主要的神经递质,功能比较清楚的是其中的 18 种,其中若干递质还具备稍有不同的几种形式。

谷氨酸与天门冬氨酸是两种中枢神经系统主要的兴奋性神经递质,其化学成分是氨基酸。它们可在大脑皮层、小脑与脊髓中检测到。

γ-氨基丁酸(GABA)是脑内主要的抑制性神经递质。GABA 是由谷氨酸经过谷氨酸脱羧酶的作用合成的。在与其受体相互作用之后,GABA 被主动地泵回神经突触的胞体中,并被代谢过程降解。甘氨酸的作用与 GABA 相似,它主要存在于脊髓的中间神经元内。甘氨酸可能是由丝氨酸经过代谢降解而得到的。

5-羟色胺(5-HT)由脑桥与上脑干附近的一些特定的核团和神经元生产。色氨酸通过色氨酸水解酶的作用被水解为 5-羟色氨酸,然后再经过脱羧成为 5-HT。5-HT 的浓度水平受色氨酸的摄取与神经元内的单胺氧化酶所调控。

乙酰胆碱是延髓脊髓运动神经元、自主神经系统神经节前纤维、神经节后胆碱能(副交感神经)纤维,以及中枢神经系统内许多神经元(例如基底节、大脑运动区皮层)的主要神经递质。它是通过胆碱乙酰转移酶的作用,由胆碱与来自线粒体的乙酰辅酶 A 所合成。在获得释放后,乙酰胆碱刺激特殊的胆碱能受体,这种相互作用很快被局部的胆碱酯酶所终止,后者使乙酰胆碱被水解为胆碱与乙酸盐。乙酰胆碱的水平由胆碱乙酰转移酶和胆碱的摄取所调控。

多巴胺是某些周围神经纤维以及许多中枢神经元(例如,黑质、中脑、腹侧盖区、下丘脑)生产的神经递质。多巴胺神经元能在摄取酪氨酸后,通过酪氨酸羟化酶的作用将其转化为 3,4-双羟苯丙氨酸(多巴),然后又通过多巴脱羧酶的作用生成多巴胺。经释放后,多巴胺与多巴胺能受体起相互作用,剩余的多巴胺被主动重摄取,进入突触前神经元的胞体。酪氨酸羟化酶与单胺氧化酶对神经突触内的多巴胺水平起着调节作用。

去甲肾上腺素(NE)是大多数神经节后交感神经纤维和许多中枢神经元(如蓝斑与下丘脑)生产的神经递质。它的前体物质是酪氨酸,酪氨酸在转化为多巴胺后,又经多巴胺-β-羟化酶的作用生成 NE。经释放后,NE 与肾上腺素能和受体发生相互作用,作用过程的终止是通过 NE 被重摄取,进入突触前神经元,继而被单胺氧化酶所降解,也可以被主要位于神经元外的儿茶酚-O-甲基转移酶(COMT)所降解。酪氨酸羟化酶与单胺氧化酶调节神经元内 NE 的水平。

β-内啡肽与其他的内啡肽都是一些多肽,它们能激活许多中枢神经元(例如,下丘脑、杏仁核、丘脑与蓝斑)。这些神经元的细胞体内含有一个大的多肽,称为阿黑皮原(proopiomelanocortin, POMC),后者是若干神经肽(例如,α-、β-与 γ-内啡肽)的前体物质。POMC 被沿着轴索向下转运,然后被分解为一些特殊的片段,其中之一就是含有 31 个氨基酸的 β-内啡肽。在经过释放并与阿片受体发生相互作用后,β-内啡肽被一些肽酶水解为更小的失活的肽与氨基酸。

甲硫氨酸-脑啡肽和亮氨酸-脑啡肽是在许多中枢(例如,苍白球、丘脑、尾核与中枢灰质)神经元中都可找到的较小的肽。它们的前体是脑啡肽原,是在细胞体内形成,然后被特殊的肽酶分裂为一些较小的肽。其中包括两个脑啡肽,各含有 5 个氨基酸,有一个的终端是甲硫氨酸,而另一个的终端是亮氨酸。经释放并与肽能受体相互作用后,脑啡肽被水解为更小的失活的肽与氨基酸,这和强啡肽及 P 物质相似。

强啡肽是一组由 7 个肽构成的物质,各自的氨基酸序列相似。在生理分布上它们与脑啡肽共存。P 物质也是一个肽,见于中枢(缰、黑质、基底节、延髓与下丘脑)神经元,在后根神经节内含量相当高。强烈的传入性疼痛刺激引起 P 物质的释放。

另有一些神经递质的作用还未十分确立,例如组胺、血管紧张素、血管活性肠肽、肌肽(carnosine)、缓激肽、缩胆囊肽、蛙皮素、生长抑制素、促皮质素释放因子、神经降压素以及腺苷等或许可以列在其中。

主要神经递质受体:神经递质受体都是跨越细胞膜的蛋白质复合体。与第二信使偶联的受体通常都是单体结构,有三个组成部分:细胞外部分,是糖基化的发生部位;串膜部分,呈袋形,一般认为是神经递质起作用的部位;胞浆内部分,是 G 蛋白结合或磷酸化,对受体调节的部位。离子通道受体也都是复体结构。在某些情况下,受体的激活引起离子通道通透性的改变。在另一些情况下,第二信使的激活引起通道传导的变化。

连续不断受到神经递质或药物(激动剂)刺激的受体其敏感性会降低(下调);而未受到神经递质刺激,或被药物(拮抗剂)慢性阻滞的受体则出现超敏感性(上调)。受体的上调或下调强烈地影响耐受性与躯体依赖性。戒断症状通常是一种反跳现象,是由于受体亲和力和密度发生改变引起的一种应急反应。在器官或组织移植中,掌握这些概念特别重要,因为失去神经支配的受体,就丧失了其生理性的神经递质作用。

大多数神经递质主要与突触后受体起相互作用,但某些受体位于突触前神经元上,为神经递质的释放提供精细的调控。

胆碱能受体可区分为烟碱 N1 受体(位于肾上腺髓质及自主神经节内)、烟碱 N2 受体(在骨骼肌内)、毒蕈碱 M1 受体(在自主神经系统、纹状体、大脑皮层与海马内),以及毒蕈碱 M2 受体(在自主神经系统、心脏、肠平滑肌、后脑与小脑内)。

肾上腺素的受体分为 α_1(交感神经系统的突触后)、α_2(交感神经系统的突触前,以及脑部神经元的突触后)、β_1(心脏),以及 β_2(由其他交感神经支配的受体结构)。多巴胺能受体可以分为 D_1、D_2、D_3、D_4 与 D_5。其中 D_3、D_4 受体在思维控制中起重要作用,对精神分裂症的阴性症状起限制作用,而 D_2 受体的激活则控制锥体外系统。

其他神经递质的分类也有类似的情况,这里不再详细介绍。

1.2.7　人类的遗传物质分子——核酸

人体内的遗传物质分很多层次,首先是染色体,其次是核酸。从分子水平的研究来说,主要考虑核酸,组成核酸的元素有 C、H、O、N、P 等。与一般的蛋白质分子比,核酸根据组成可分为两类:第一类为不含 S 元素的核酸;第二类为磷元素 P 含量(占 9%~10%)较多并且恒定的核酸。因此,核酸定量测定的经典方法,是以测定 P 含量多少代表核酸量。

作为生物体内的高分子化合物,核酸主要分为 DNA 和 RNA 两大类。DNA

是双螺旋结构的脱氧核糖核酸分子;RNA 是核糖核酸分子。核酸经水解可得到很多核苷酸,因此核苷酸是核酸的基本单位。核酸就是由很多单核苷酸聚合形成的多聚核苷酸。核苷酸可被水解产生核苷和磷酸,核苷还可再进一步水解,产生戊糖和含氮碱基。

在遗传分子 DNA 和 RNA 的合成、复制和转录的过程中,还有大量的酶参与其中。DNA、RNA 及它们的细分类物质均与人的遗传物质有关。

DNA:脱氧核糖核酸(deoxyribonucleic acid),是一种在细胞中带有基因信息的核酸,能够自行复制并合成核糖核酸 RNA。DNA 由两个核苷酸长链组成,这两个核苷酸链交结成一个双螺旋体结构。

RNA:核糖核酸(ribonucleic acid),由一条长的、通常是单线的、相互交替的磷酸盐和核糖单位组成。核糖核酸的结构及基本顺序是蛋白质的合成及遗传信息的决定因素。为了标志 RNA 表达蛋白质过程中的功能,定义了 mRNA 和 tRNA 两个核糖核酸分子。RNA 是所有活细胞和许多病毒聚合成形的组成要素。

(1) mRNA:信使核糖核酸,它的任务是把遗传信息传达至蛋白质分子。DNA 分子中一条链的脱氧核苷酸排列顺序可以严格地指导 mRNA 分子中的特定核苷酸排列顺序。这样 DNA 分子中的遗传信息就准确无误地传递至 mRNA 分子中,这一过程被称为转录。mRNA 分子也由 4 种核苷酸(但是与 DNA 中的 4 种脱氧核苷酸完全不同),也以不同的排列顺序表达遗传信息。

(2) tRNA:转运核糖核酸,它把一个特定基因的 DNA 片段,通过转录将遗传信息传至 mRNA 分子的核苷酸排列顺序中。mRNA 分子中 3 个相邻核苷酸的排列顺序被称为密码子,每个密码子是 1 种氨基酸的代码,人体内主要的 20 种氨基酸都有各自的密码子。因此,mRNA 分子中的遗传信息(即密码子的排列顺序)可严格地指导 20 种氨基酸的排列顺序。也就是说,mRNA 上携带的遗传密码使氨基酸依次排列,连接为蛋白质,这一过程称为翻译。

核酸水解形成的基本单位核苷酸中的碱基均为含氮杂环化合物,它们分别属于嘌呤衍生物和嘧啶衍生物。核苷酸中的嘌呤碱(purine)主要是鸟嘌呤(guanine,G)和腺嘌呤(adenine,A);嘧啶碱(pyrimidine)主要是胞嘧啶(cytosine,C)、尿嘧啶(uracil,U)和胸腺嘧啶(thymine,T)。DNA 和 RNA 都含有鸟嘌呤(G)、腺嘌呤(A)和胞嘧啶(C);胸腺嘧啶(T)一般只存在于 DNA 中,不存在于 RNA 中;而尿嘧啶(U)只存在于 RNA 中,不存在于 DNA 中。它们的化学结构见图 1.14。

核酸的五种碱基中的酮基和氨基,均位于碱基环中氮原子的邻位,可以发生酮式-烯醇式或氨基-亚氨基之间的结构互变。这种互变异构在基因的突变和生物的进化中具有重要作用(图 1.15)。

有些核酸中还含有修饰碱基(modified component)或稀有碱基(unusual com-

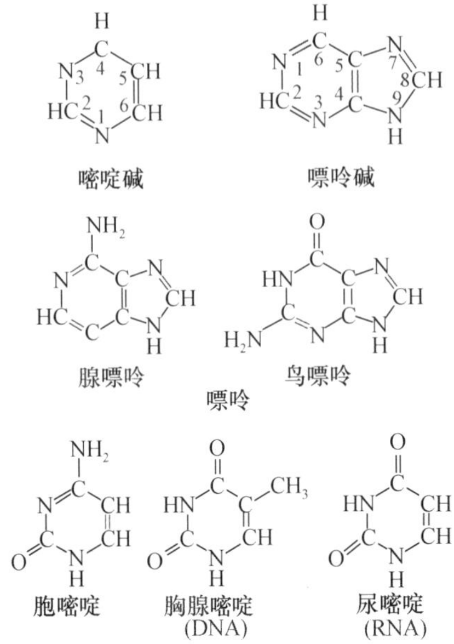

图 1.14   人体遗传物质中嘌呤衍生物和嘧啶衍生物结构图

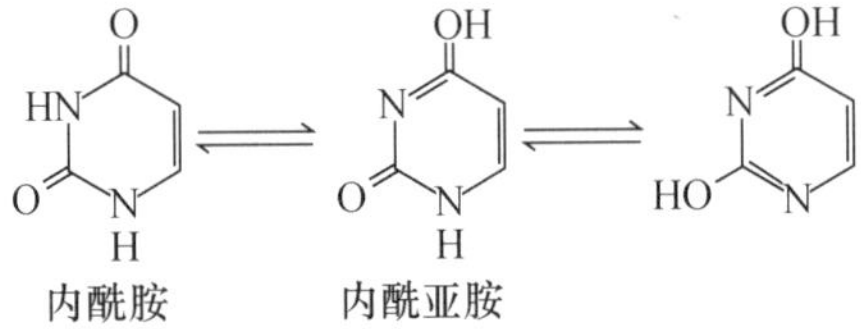

图 1.15   碱基中的酮基和氨基结构互变示意图

ponent),这些碱基大多是在上述嘌呤或嘧啶碱的不同部位实现甲基化(methyla-tion)或进行其他的化学修饰而形成的新的衍生物。一般这些碱基在核酸中的含量稀少,在各种类型核酸中的分布也不均一。DNA 中的修饰碱基主要见于噬菌体DNA,如 5-甲基胞嘧啶、5-羟甲基胞嘧啶;RNA 中以 tRNA 含修饰碱基最多,如1-甲基腺嘌呤(m^1A)、2,2-二甲基鸟嘌呤($m^{22}G$)和 5,6-二氢尿嘧啶(DHU)等(图 1.16)。

嘌呤和嘧啶环中含有共轭双键,对 260 nm 左右波长的紫外光有较强的吸收。碱基的这一特性常被用来对碱基、核苷、核苷酸和核酸进行定性和定量分析。

核酸是由很多单核苷酸聚合形成的多聚核苷酸(polynucleotide),DNA 的一级结构是指四种核苷酸(dAMP、dCMP、dGMP、dTMP)按照一定的排列顺序,通过磷酸二酯键连接形成多核苷酸,由于核苷酸之间的差异仅仅是碱基的不同,故又可称为碱基顺序。核苷酸之间的连接方式是:一个核苷酸的 $5'$ 位磷酸与下一个核苷酸的 $3'$-OH 形成 $3',5'$-磷酸二酯键,构成不分支的线性大分子,其中磷酸基和戊糖基

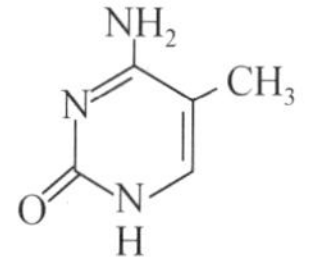

5-甲基胞嘧啶(m⁵C)　　　　5-羟甲基胞嘧啶(hm⁵C)

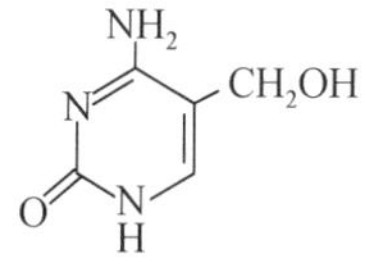

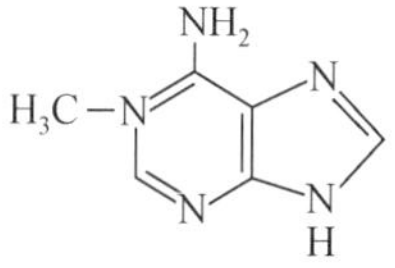

1-甲基腺嘌呤(m³A)　　2,2-二甲基鸟嘌呤(m₂²G)　　5,6-二氢尿嘧啶(DHU)

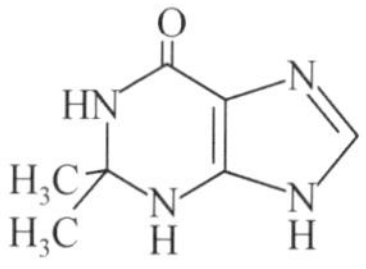

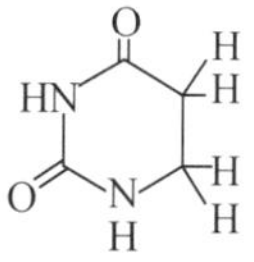

图 1.16　各种修饰碱基的结构

构成 DNA 链的骨架,可变部分是碱基排列顺序。核酸是有方向性的分子,即核苷酸的戊糖基的 $5'$ 位不再与其他核苷酸的 $5'$ 末端相连,以及核苷酸的戊糖基的 $3'$ 位不再连有其他核苷酸的 $3'$ 末端,不同位置上相同末端的生物学特性也有差异。

寡核苷酸(oligonucleotide)是 2～10 个甚至更多个核苷酸残基以磷酸二酯键连接而成的线性多核苷酸片段,目前多由仪器自动合成,而用作 DNA 合成的引物(primer)、基因探针(probe)等,在现代分子生物学研究中具有广泛的用途。

和有机化学中的规律相同,核酸分子结构由繁至简也有许多种。由于核酸分子结构除了两端和碱基排列顺序不同外,其他的均相同,因此,在核酸分子结构的简式表示方法中,仅须注明一个核酸分子的哪一端是 $5'$ 末端,哪一端是 $3'$ 末端,末端有无磷酸基,以及核酸分子中的碱基顺序即可。如未特别注明 $5'$ 和 $3'$ 末端,一般约定,碱基序列的书写是由左向右书写,左侧是 $5'$ 末端,右侧为 $3'$ 末端。

自然界绝大多数生物体的遗传信息都储存在 DNA 的核苷酸排列顺序中。DNA 是巨大的生物大分子,一般将细胞内遗传信息的携带者染色体所包含的 DNA 总体称为基因组(genome)。同一物种的基因组 DNA 含量总是恒定的,不同物种间基因组的大小和复杂程度则有差异,一般讲,进化程度越高的生物体其基因组构成越大、越复杂,但是差异比原来估计的要小。

DNA 分子中不同排列顺序的 DNA 区段构成特定的功能单位,即基因(gene)。基因的功能取决于 DNA 的一级结构。一个 DNA 分子能携带多少基因呢? 如果以 1000～1500 bp(base pair)编码一个基因计算,猿猴病毒 SV40 基因组 DNA 有 5000 碱基对(bp),可编码 5 种基因;人类基因组的 DNA 含 3×10^9 bp,理论上可编码 200 万以上的基因。然而,由于哺乳动物的基因含有内含子(intron),因而每个基因可长达 5000～8000 bp,少数可达 20 000 bp。按这样大小的基因进行推算,人类基因组相当于 40～60 万个基因。这可能吗? 虽然现在还不知道确切数字,但利用核酸杂交已测得哺乳动物含 50 000～100 000 种 mRNA,由此推论整个基因组所含基因不会超过 10 万个,另外 5%～10% 为 rRNA 等重复基因,其余 80%～90%属于非编码区,没有直接的遗传学功能。DNA 的动力学研究发现,这些非编码区往往都是一些大量重复的序列,这些重复序列或集中成簇,或分散在基因之间,可能在 DNA 复制、调控中具有重要意义,并与生物进化、种族特异性有关。可见,原核细胞由于 DNA 分子较小,必须充分利用有限的核苷酸序列,这是真核基因组与原核基因组显著不同之处。经过上述分析之后,人体基因组所含的碱基对最后可能只有 2 万多个。现代生物是距今约 19 亿年前出现的。原核生物大多是单细胞生物,细胞的结构也比较简单,而只有真核生物的出现才标志着生命细胞结构的完善。因此,真核细胞对人类更有意义。

真核生物基因组的特点归纳如下:

(1) 真核生物基因组的 DNA 与蛋白质凝聚后形成染色体,储存于细胞核内。除配子细胞外,体细胞内的基因组是双份的(即双倍体,diploid),即有两份同源的基因组。

(2) 真核细胞基因转录产物为单顺反子(monocistron),即一个结构基因转录、翻译成一个 mRNA 分子,一条多肽链。

(3) 存在大量重复序列,即在整个 DNA 中有许多重复出现的核苷酸顺序。重复序列长度可长可短,短的仅含两个核苷酸,长的多达数百,乃至上千。重复频率也不尽相同:高度重复序列重复频率可达 10^6 次,包括卫星 DNA、反向重复序列和较复杂的重复单位组成的重复序列;中度重复序列可达 $10^3～10^4$ 次,如为数众多的 Alu 家族序列、KpnI 家族序列、Hinf 家族序列,以及一些编码区序列,如 rRNA 基因、tRNA 基因、组蛋白基因等;单拷贝或低度重复序列,指在整个基因组中只出现一次或很少几次的核苷酸序列,主要是编码蛋白质的结构基因,在人类基因组中约占 60%～65%,因此所含信息量最大。

(4) 基因组中不编码的区域多于编码区域。

(5) 基因是不连续的,在真核生物结构基因的内部存在许多不编码蛋白质的间隔序列(intervening sequences),称为内含子(intron),编码区则称为外显子(exon)。内含子与外显子相间排列,转录时一起被转录下来,然后 RNA 中的内含子被切掉,外显子连接在一起成为成熟的 mRNA,作为指导蛋白质合成的模板。

(6) 人体基因组远大于原核生物的基因组,具有许多复制起点,而每个复制子的长度较小。

DNA 的一级结构决定了基因的功能,要想解释基因的生物学含义,首先必须知道其 DNA 顺序。因此,DNA 序列分析是分子遗传学中一项重要和基本的课题。

核酸的核苷酸序列测定方法已经过近 20 年的发展,形成了五花八门、种类繁多的测序方法。但是究其所依据的基本原理,不外乎核酸链合成终止法及化学降解法两大类。虽然原理不同,但这两种方法都同样生成互相独立的若干组带放射性标记的寡核苷酸,每组寡核苷酸都有固定的起点,但却随机终止于特定的一种或多种残基上。由于 DNA 链上每一个碱基出现在可变终止端的机会均等,因而上述每一组产物都是一些寡核苷酸的混合物,这些寡核苷酸的长度由某一种特定碱基在原 DNA 片段上的位置所决定。然后,在可以区分长度仅相差一个核苷酸的不同 DNA 分子的条件下,对各组寡核苷酸进行电泳分析。

人类对自身遗传基因分子的最大研究进展是在最近的 10 年内完成的。为了搞清楚人体内的遗传信息,20 世纪 80 年代中期一些科学家萌生了开展"人类基因组计划(HGP)"的构想。该计划在各国政府和民间同时于 1990 年开始实施,目标是在 2005 年前完成人体细胞 23 对染色体的遗传图谱、物理图谱,并测定出总长 30 多亿位点(bp)的全部 DNA 序列。这个任务已提前完成了,而且很多精细的信息目前也已经基本上搞清楚。

从分子遗传学的角度看,遗传基因的表达是代谢产物间的相互作用,也包括基因产物(如蛋白质)间的相互作用。而遗传和性是紧密联系在一起的。对人类而言,男性的性染色体组合为 XY,因 Y 染色体短小,缺乏 X 染色体上的等位基因,故常把 XY 叫半合子(hemizygote)。为了说清楚人类遗传方面的一些问题,需要解释一些专用名词。

性连锁分类:① X 连锁显性遗传,指控制某性状的基因位于 X 染色体上且为显性。② X 连锁隐性遗传,指位于 X 染色体上控制某性状的基因是隐性基因。根据遗传学说,X 连锁隐性遗传的规律可以归纳如下:有病的人大都为男性;男性患者的子女都正常,代与代之间有明显的不连续性;男性患者的女儿表型正常,但是可能是致病基因携带者,生出来的外孙可能是患病者。③ Y 连锁遗传,是指控制某种性状或某种疾病的基因位于 Y 染色体上,随 Y 染色体传递并表现出相应的性状。其规律是:父传子,子传孙;女性不会出现相应的遗传性状和遗传病,也不传递有关基因。故 Y 连锁遗传又叫全男性遗传。

分子生物学对基因的定义是:一个基因是编码一条多肽链或功能 RNA 所必需的全部核苷酸序列。从不同角度对基因进行分类,可以分成结构基因(structural genes)与调节基因(regulatory genes)两大类,这两类基因不仅可转录成 mRNA,而且可翻译成多肽链。调节基因的作用是调控其他基因的活性,转录成 mRNA,可以翻译成蛋白质或激活蛋白质。基因还可以分为核糖体 RNA 基因(ribosomal RNA genes, rRNA 基因)与转运 RNA 基因(transfer RNA genes, tRNA 基因),tRNA 只转录产生相应的 RNA 而不翻译成多肽链。

DNA 的半保留复制(semiconservative replication):DNA 进行复制时,首先要让碱基间的氢键断裂,双螺旋主链分开,每条链分别作模板合成新链,每个子代

DNA 链来自亲代,另一条则是新合成的,故称之为半保留式复制。

DNA 复制的起始、方向和速度:DNA 在复制时,双链 DNA 解旋成两股,然后分别进行。其复制过程的复制起点呈现叉子的形式,故称复制叉。以复制叉向前移动的方向为标准,一条模板链为 $3'→5'$ 走向,在其上 DNA 能以 $5'→3'$ 方向连续合成,称为前导链(leading strand);另一条模板链为 $5'→3'$ 走向,在其上 DNA 也是以 $5'→3'$ 方向合成,但与复制叉移动的方向正好相反,故随着复制叉的移动形成许多不连续的片段,最后连成一条完整的 DNA 链,该链称为后随链(lagging strand)。实验证明,DNA 的复制是由一个固定的起始点开始的。一般把生物体的单个复制单位称为复制子。一个复制子只含一个复制起点。一般来说,细菌、病毒(即线粒体 DNA 分子)均作为单个复制子完成其复制,真核生物基因组可以同时在多个复制起点上进行双向复制,即它们的基因组包括多个复制子。多方面的实验结果表明,大多数生物内 DNA 的复制都是从固定的起始点以双向等速方式进行的。复制叉以 DNA 分子上某一特定顺序为起始点,向两个方向等速生长前进(图 1.17)。

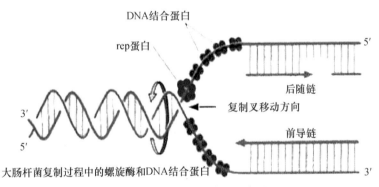

图 1.17　DNA 复制过程示意图

遗传基因复制的中心法则:基因是能够自我复制、永远保存的单位,它的生理功能是以蛋白质的碱基对顺序的形式表达出来的。所以,DNA 核苷酸序列是遗传信息的储存者,它通过自主复制得以永存,通过转录生成信使 RNA——mRNA,进而翻译成蛋白质的过程来控制生命现象,即储存在核酸中的遗传信息通过转录、翻译成为蛋白质,体现为丰富多彩的生物界,这就是生物学中的中心法则(central dogma)。该法则表明,信息流的方向是由 DNA→RNA→蛋白质。在该信息流中,RNA 病毒及某些动物细胞能够以 RNA 为模板复制出 RNA,然后再由 RNA 直接合成出蛋白质;同时某些病毒、某些癌细胞及动物胚胎细胞可以由 RNA 转录出 DNA,即发生反转录(reverse transcription)(图 1.18)。

由中心法则可知,DNA(基因)控制着蛋白质的合成。蛋白质的生物合成比 DNA 复制复杂,该过程包括转录、翻译、蛋白质合成,因此需要很多条件才能顺利完成。

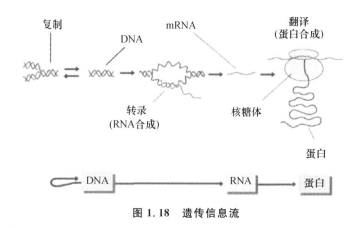

图 1.18 遗传信息流

遗传密码的定义：DNA 的核苷酸序列是遗传信息的储存形式，通过转录的方式合成 mRNA。通常把与 mRNA 序列互补的那条 DNA 链称为编码链（coding strand）或有意义链；另一条不被转录、只能通过碱基互补合成的 DNA，称为反义链（anticoding strand）或无意义链。只有 mRNA 携带的遗传信息才被用于指导蛋白质的生物合成，即决定蛋白质中氨基酸的排列顺序。故一般用 U、C、A、G 四种核苷酸，不用 T、C、A、G 的组合来表示遗传信息。

由上述可知，DNA 的编码链核苷酸序列决定 mRNA 中的核苷酸序列，mRNA 的核苷酸序列又决定着蛋白质中的氨基酸序列。实验证明，mRNA 上每 3 个核苷酸翻译成蛋白质链上的一个氨基酸，把这 3 个核苷酸称作遗传密码，也叫三联体密码。

遗传密码的破译：遗传密码的破译就是确定每种氨基酸的具体密码。遗传密码有如下特点：① 密码的简并性：64 种密码决定 20 种氨基酸，必然同一个氨基酸有多个密码。把由一种以上密码编码同一种氨基酸的现象称为简并性（degeneracy），对应于同一氨基酸的密码称为同义密码（synonymous codon）。② 密码的普遍性与特殊性：遗传密码不论在体外还是在体内，对绝大多数病毒、原核生物、真菌、植物和动物都是适用的。科学家在比较了大量的核酸和蛋白质序列后发现了密码的这种普遍性。据现有生物资料，只有极个别的例外。在蛋白质生物合成过程中，tRNA 的反密码子在核糖体蛋白体内是通过碱基的反向（互补）配对的 mRNA 的密码相互作用实现的。1966 年 Crick 根据立体化学原理提出了摆动假说，解释了反密码中的某些稀有碱基成分的配对，以及许多氨基酸有 2 个以上密码的问题。据摆动假说，在密码与反密码配对中，前两对碱基严格遵守碱基配对原则，第三对碱基有一定的自由度，可以"摆动"，因而使某些 tRNA 可以识别 1 个以上的密码，究竟能识别多少个密码是由反密码的第一个碱基的性质决定的。第一位碱基为 A 或 C 者,只能识别 1 种密码;第一位碱基为 G 或 U 者,可以识别 2 种密码;第一位碱基为 I 者,可识别 3 种密码。对于某些密码,反密码的第一个碱基可识别 4 种密码,表明 3 对碱基中的第三位无关紧要,这就是所谓的"三中配二"原则。③ 密码无逗号及不重叠性:密码与密码之间没有逗号,即密码与密码间没有任何不编的核苷酸。翻译从起始密码开始,然后按连续的码组沿 mRNA 多核苷酸链由 5′至 3′方向进行,直到终止密码处,翻译自然停止。在多核苷酸链上任何两个相邻的密码不共用任何核苷酸。④ 密码的使用规律:原核生物中大部分以 AUG 为起始密码,少数使用 GUG;真核生物全部使用 AUG 为起始密码,终止密码 UAA、UAG、UGA 全部被使用,有时连续用两个终止密码,以保证肽链合成的终止。

搞清人的遗传信息的转录与加工过程是这个研究工作的重要进展,这方面的工作,在人类基因组成果的基础上,又取得了很大进展。

转录(transcription):活细胞内蛋白质氨基酸排列顺序由 DNA 所带的遗传信息控制,DNA 中遗传信息的表达必须经过中介产物,即转移到 mRNA 上,这个过程叫转录。由 mRNA 再将这些信息转移到蛋白质合成系统中,合成蛋白质的过程称为翻译(translation)(图 1.19)。

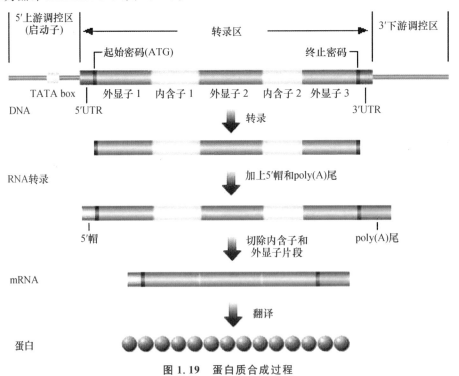

图 1.19　蛋白质合成过程

mRNA 复制中酶的催化：从 DNA 合成 RNA 的酶称 RNA 聚合酶（RNA polymerase）。真核细胞 mRNA 转录需要 RNA 聚合酶Ⅱ。DNA 双链分子转录成 RNA 的过程是全保留式的，即转录的结果产生一条单链 RNA，DNA 仍保留原来的双链结构。转录的第一步是 RNA 聚合酶Ⅱ和启动子（promotor）结合。启动子是 DNA 链上的一段特定的核苷酸序列，转录起点即位于其中。然而 RNA 聚合酶Ⅱ本身不能和启动子结合，只有在另一种称为转录因子的蛋白质与启动子结合后，RNA 聚合酶才能识别并结合到启动子上，使 DNA 分子的双链解开，转录就从此起点开始。解开的 DNA 双链中只有一条链可以充当转录模板的任务，RNA 聚合酶Ⅱ沿着这一条模板链由 $3'$ 端向 $5'$ 端移行，一方面使 DNA 链陆续解开，同时将和模板 DNA 上的核苷酸互补的核苷酸序列连接起来形成 $5'{\to}3'$ 的 RNA，RNA 聚合酶只能在 DNA 的 $3'$ 端连接新的核苷酸，即 mRNA 分子按 $5'{\to}3'$ 方向延长，这就说明了为什么 DNA 两条链中只有一条可作为模板。当 RNA 聚合酶沿模板链移行到 DNA 上的终点序列后，RNA 聚合酶即停止工作，新合成的 RNA 陆续脱离模板 DNA 而游离于细胞核中。

密码复制后的加工：转录出来的 RNA 必须经过加工方能变为成熟的 mRNA。mRNA 的前体是分子较大的 hnRNA（heterogeneous nuclear RNA，核内不均一 RNA）。真核细胞中的 hnRNA $5'$ 端要连上一个甲基化的鸟嘌呤，这就是 mRNA 的 $5'$ 端帽子。$5'$ 端帽子有下述功能：① 使 mRNA 免遭核酸酶的破坏；② 使 mRNA 能与核糖体小亚基结合并开始合成蛋白质；③ 被蛋白质合成的起始因子所识别，从而促进蛋白质合成。

在 mRNA $3'$ 端需要加上 poly(A) 序列的尾巴，其长度因 mRNA 种类不同而不同，一般为 40～200 个左右的碱基，有两个功能：① 它是 mRNA 由细胞核进入细胞质所必需的；② 提高 mRNA 在细胞质中的稳定性。hnRNA 链上还含有不编码氨基酸的内含子和编码氨基酸的外显子。mRNA 戴上甲基鸟苷"帽子"，加上 poly(A)"尾巴"，并且在切除内含子后把所有外显子连接起来才能成为成熟的 mRNA。

遗传信息指导下的蛋白质合成机制是进一步深入研究如何应用这些信息指导蛋白质工作的关键。

蛋白质的加工：新生的多肽链大多数是没有功能的，必须加工修饰才能转变为有活性的蛋白质。首先要切除 N 端的 fMet 或 Met，还要形成二硫键，进行磷酸化、糖基化等修饰并切除新生肽链中非功能片段，然后经过剪接成为有功能的蛋白质，最后还要把该蛋白质从细胞质中转运到需要该蛋白质的场所。

从 DNA 到蛋白质的过程称为基因表达（gene expression），对这个过程的调节即为基因表达调控（regulation of gene expression or gene control）。基因调控是现代分子生物学研究的中心课题之一。因为要了解动植物生长发育规律、形态结构特征及生物学功能,就必须搞清楚基因表达调控的时间和空间概念。掌握了基因调控机制,就等于掌握了一把揭示生物学奥秘的钥匙。基因表达调控主要表现在以下几个方面:① 转录水平上的调控;② mRNA 加工、成熟水平上的调控;③ 翻译水平上的调控。

基因表达调控的指挥系统有很多种,不同生物使用不同的信号来指挥基因调控。原核生物和真核生物之间存在着相当大的差异。原核生物中,营养状况、环境因素对基因表达起着十分重要的作用;而真核生物尤其是高等真核生物中,激素水平、发育阶段等是基因表达调控的主要手段,营养和环境因素的影响则为次要因素。

1.2.8　人体分子生化检测及其在诊疗中的应用

1.2.8.1　引言

人类对人体内分子的了解,在最近 10 年内获得了突飞猛进的发展,这是人类集中精力于生命科学领域并不断努力的结果。但是目前,人类对如此复杂的人体内有机分子的了解,还处于非常肤浅的阶段。为了便于理解,我们已把浩瀚的人体分子分成若干类进行了介绍和分析。但是,实际的人体内各种分子都在各司其职地工作,参与人体应对外界刺激的各种响应,这种互动关系是非常复杂的。有些分子在前述的分类中同时有多方面的作用,承担多方面的责任。所以,仔细研究人体分子在体内的行为,是彻底搞清解剖、生化生理、心理等人类各种状况的最本质的基础。现在人类对人的分子水平的信息了解还刚刚开始,这种情况可以用参天大树刚萌芽时的幼苗来比喻。

在分子诊断方面,新的技术主要体现在芯片技术在分子诊断方面的应用上。诊断对象分为遗传物质分子的检测方法和特征蛋白质分子的检测方法两大类。它们的共同特点是每次检测的参数和样品都非常多,可以节省宝贵的试剂,提高检测的可靠性,减少系统误差。芯片技术是现在生化分析仪未来的发展方向,主要由医院的检验室承担。在大医院或者医学院的实验室内,也有关于这些分子方面测量的研究工作。

生物芯片测量遗传物质是人类基因组计划的产物,已成为后基因组时代生物技术平台的最佳代表之一。它是分子生物学和 IT 行业成功融合的结果。它的特点是在固态芯片或玻璃上布下高密度的核酸探针,使芯片上的每个坐标点代表一个基因。利用芯片,研究者可以通过一个实验对多个基因的表达情况进行分析。

和分子诊断相比,分子成像从核素标记的核医学成像开始算起已经有几十年的历史。但是,由于能够被放射性核素标记的分子非常有限,人们通过放射性物质标记的载体分子被注射到人体之后与人体内特定的靶分子结合,才能把经放射性核素标记后的靶分子在体内的宏观分布情况测量出来,使用的范围受到限制。即使对这样的数据,也要通过动态测量的数据进行动力学分析,才能扣除各种干扰因素,实现能够被临床接受的分子成像技术。这不是单个分子和单个细胞的成像,而是一种分子在比分子和细胞尺寸大得多的体素内的平均值。所以,一方面,本章中所介绍的人体内的分子水平成像,近 10 年来的进步是巨大的;另一方面,我们目前能做的事情还非常有限,现在了解的只是参天大树处于幼苗阶段的情况。后面的路还很长,很多工作还在进一步探索之中。

1.2.8.2　人体分子诊断微阵列分析技术

高通量分析的微阵列技术已经在核酸研究领域中得到了长足的发展。使用基因阵列研究样品 mRNA 表型是大规模分析蛋白质组的前序,而 mRNA 的丰度和相应蛋白质浓度之间的关系不是线性的,同时很多蛋白质的功能随翻译后修饰的不同而变化。使用蛋白质阵列对这些修饰后的产物进行检测,可以报告整个生化过程中的有关参数,可以直接反映机体的状态,比测定 mRNA 的丰度更有意义。

由于特定的蛋白质和其他物质混合在一起,浓度很低,在不同时期其丰度变化可达 5 个数量级,要求检测手段具有非常高的灵敏度、特异性和大的动态响应范围。与核酸不同,蛋白质是高度复杂和精巧的分子,任何导致其构象变化的步骤都将极大地影响其生物学功能。蛋白质检测技术中,保持蛋白分子的活性是测量技术的关键。

蛋白质阵列技术利用编码的微量探针,对样品中蛋白质分子进行高灵敏度的并行分析。在名词的使用上,本书采用微阵列分析技术(microarray technology,MAT),不用国内仍在使用的"芯片"技术。微阵列分析技术的关键技术包括:微阵列的构建、表面化学、蛋白质的固定、与样品的反应、探针分子的制备、信号的检测等。

MAT 的原理:可以把本书介绍的技术称为"高通量的微量蛋白质识别技术",技术实现的基础是探针分子和样品中靶蛋白分子的特异性结合,从而实现对微量探针分子的精确定量测量。在 MAT 中,探针分子和样品中被测量的蛋白质分子的浓度都很小,探针点所处的微环境特殊,测量这些微量分子的存在必须符合高灵敏化学反应的条件。即使集中在很小面积上的探针分子数量有限,它与样品中靶蛋白的特异性结合所获得的信号,也比传统生化分析得到的信号更强、更准确,这是该技术实现的关键。

阵列的类别:根据蛋白阵列实现的功能,阵列可分为检测阵列和功能阵列两大类;按照分析对象,可以分为基因阵列和蛋白质阵列。基因阵列是在面积不大的基质表面,如玻片、硅、尼龙膜等的上面有序、高密度地排列、固定上大量的靶基因片段或寡核苷酸片段(分子探针),形成高密度的 DNA 微阵列,主要目的是用于测定特定的基因表达。蛋白质阵列是在与基因阵列大致相同大小的载体上,即在固相或半固相支持物表面按照预先设计的方法固定大量探针蛋白,形成高密度的探针蛋白点的微阵列,主要目的是研究蛋白质和蛋白质之间,或者蛋白质与其他分子之间的相互作用。蛋白质检测阵列以检测样品中特定蛋白质的存在与否及其浓度为目标,在大规模地检测蛋白表达方面具有巨大的潜力。临床中蛋白质阵列用于检测各种生物标志物、细胞因子。蛋白质是生命体内功能的直接执行者。基因阵列检测出来的结果是一种"潜在"的可能,蛋白阵列则直接标识出状况的变化。蛋白质阵列的高灵敏度可以检测出微量的生物信号,并行地检测出多种信号,利于生物体状况的总体监测,可以同时观测到基因转录的多种特异性蛋白质,能够省时省力地一次进行多种标记物蛋白质的测量,减少了分次测量之间的相对误差。据报道,现在已经达到的检测灵敏度达 10 fmol/L。蛋白质功能阵列测量的是某个系列的蛋白质,甚至整个蛋白质组,用于分析包括生化通路在内的很大范围内的生化活动产生的蛋白质,有利于弄清楚细胞间信息通路、细胞外微环境、血浆等大环境的信息情况,从外环境信号的变化了解组织的生物学功能情况。固定标本内含物组分的芯片构建方法称反相芯片,它对样品的全部组分进行分析,从而得到全局综合信息。下面简单介绍其中的两个关键技术。

探针分子(probe):可以是抗原/抗体、蛋白质、糖类、核酸、药物、重组蛋白或多肽等,用于检测抗原-抗体、蛋白质-蛋白质、蛋白质-核酸、蛋白质-糖类、蛋白质-脂类、蛋白质-多肽、蛋白质-药物分子等之间的相互作用。构建芯片时,需要根据待检物质的种类和特异的亲和反应选择探针。

蛋白质的固定技术:蛋白质阵列技术中很关键的步骤是如何将蛋白质固定到基质上,并且不丧失其生物学活性。对于固相基质,需要它有良好的惰性、稳定性以及生物兼容性,并适合于特定的检测方法。研究人员采用的材料有滤膜、尼龙材料、玻璃片/石英玻璃片、凝胶层、金膜和它们的衍生物等,不同的材质决定蛋白质的固定方式和检测方式。蛋白质固定到固相基质上有物理吸附和化学键作用两种方式,前者难以提供稳定的蛋白质固定,而后者受到蛋白质本身结构的制约。物理吸附是蛋白质固定中最简单的方式,主要作用力是难于控制的疏水作用力、离子键和氢键。在溶液里,吸附表面有可能跟溶液交换所吸附的蛋白质分子,强烈的冲刷也会使吸附了的蛋白质解离下来。吸附在疏水表面、吸附作用力太强,或蛋白质和固相基质间作用位点过多,都可能导致蛋白的变性。蛋白质的吸附位点和活性部位间太近,会不利于配体的结合。总体上说,物理吸附在蛋白质的活性保持上有一定优势。共价连接是普遍采用的通过化学键连接的方式。对探针分子进行化学修饰,使之能与固相基质上相应的活性位点通过共价键直接或间接连接起来。共价连接的方式作用位点少,但作用力强,固定牢固,整体反应也较容易控制。如果知道蛋白质的三级结构,就可能实现定点修饰,使得蛋白质的生物活性部位向外,达到一种"定向"的效果,提高灵敏度。使用重组蛋白技术或使用特定低聚物修饰的表面都能够实现这一目的。

上述方法仍然存在一些很难克服的困难,因此发明了现在的液相微球技术代替阵列技术。

微球系统是当今发展的新方向。当所要并行分析的对象不多(少于 100 种)时,可以选择微球系统。将不同颜色的固相基质制成大小均一(数百纳米到数微米)的微球,不同颜色的微球结合不同的探针,即利用颜色进行探针编码。探针的固定、与样品之间的反应和结果的检测都是在液相环境里完成的。微球系统的检测技术类似于流式细胞术:当小球通过特定的检出管道时,受到两束不同波长激光的照射。一束检测小球的颜色,判别探针类别;另一束检测小球上所结合荧光素的多少,实现定量测定。这使得微球技术得以广泛应用。

无论是阵列技术还是微球技术,微量分析的另外一个关键技术是信号放大。

信号的放大:许多重要的生物标记物在体液中或组织中浓度太低,难以使用传统的手段检测出来。阵列技术在信号探测的灵敏度上具有天然的优势,使用强荧光素标记等放大信号的手段,能进一步提高探测的灵敏度;在捕获到分子量相等时,直径更小的点上信号更强。如果阵列上的分子不再发生解离或新的吸附,探测到的信号即可反映样品中目标分子的浓度。现在,一些极度灵敏的方法已经可以探测到 40 zmol/L(10^{-21} mol/L)的血小板衍化生长因子(platelet-derived growth factor,PDGF)。

提高检测灵敏度的另外一个技术方向是提高检测效率,现在的检测方法包括荧光标记法、放射性核素标记法和无标记法等。

荧光标记法:这个方法的技术比较成熟、操作简便、安全,灵敏度能满足绝大多数需求。可以直接用荧光素标记样品,杂交、洗涤后,检测芯片上的荧光强度,就可定量地得到样品中目标分子的浓度;也可以使用双抗夹心法标记,所固定的抗体与所检测的目标分子结合后,使用荧光标记的二抗来检测。这种技术可以应用于平板阵列技术,也可以应用于微球系统。因为存在免疫交叉反应,双抗夹心法不能在一次芯片实验中测定 75 种以上的目标蛋白。双色标记技术适合于比较不同样品中靶分子的量。

放射性核素标记法:放射性核素标记是传统检测中常用的手段之一。探测核素可以采用二次量子倍增技术,即使用核素产生的放射线来产生大量的荧光,用电荷耦合器件(charge-coupled device,CCD)测量这些荧光来探测蛋白的配体量。

无标记检测法:因为标记分子有可能会影响蛋白活性,作为直接检测法的无标记模式,在蛋白质天然活性检测方面有着特别的优势。有人将蛋白质阵列和质谱技术结合在一起,可以对复杂的多种生物分子混合样品进行质谱分析。其检测原理是,将靶分子、探针与能量吸收分子结合形成复合物,用激光脉冲激发使之气化成离子。测定该离子在电离场中的飞行速度得到质荷比(m/z),绘制出质谱图。根据质谱图可分析出蛋白质之间的作用情况。整个过程快速,简便,结果可靠,在蛋白表型的研究、生物标志物的寻找、药物研发等方面得到广泛的应用。

上述的检测方法经实验证明都是可靠的。但是,不同实验室、不同批次的产品、检测系统的稳定性均会使得数据之间差异很大,实验室之间如何互相比较、诠释数据是迫切需要解决的问题。当越来越多的工作开始交叉时,共享数据以减少重复劳动,是海量数据分析所需要解决的关键问题。

探针分子的制备:抗体是在复杂样品中识别目标蛋白的传统试剂,而多克隆抗体却常常不够特异;传统杂交瘤生产高特异性单克隆抗体的方式又非常费时费力,代价昂贵。目前无法仅根据蛋白质的一维结构就设计出其特异的亲和分子。最近发展了抗体替代技术,如噬菌体抗体展示、核糖体展示、mRNA 展示、亲和体(affibody)、SELEX(配体指数系统进化)展示等技术,加速了抗体/类抗体的生产。越来越多种类探针分子的发现是蛋白质阵列技术发展的前提与保障。因此,这个方面也是极具商业潜力的领域,很多大公司都投入了大量资金用于这方面的研发。

因为在基础研究、诊断和药物研发中表现的惊人潜力,蛋白质阵列无疑会成为大规模生物分析领域中强有力的工具,在临床应用中很可能替代目前某些正在使用的生化分析仪器。多种系列抗体试剂、从各种不同宿主细胞中获取重组蛋白、其他类型的捕获分子生产上的进步将为这一领域开拓更广阔的天地。

探针分子这种离体(in vitro)的分析技术,又是在体(in vivo)生物大分子测量的基础。因为生物大分子在人体内的作用,只能通过分子水平的无创伤成像技术来完成,前面提到的各种技术,包括探针的选择和制备技术,探针分子和被测蛋白质分子之间的特异性结合、稳定性、灵敏度和放大作用等都是目前分子成像需要研究和解决的问题。

微阵列系统同时也存在着一系列问题:不同批次试剂的稳定性、点的形态差异、点上信号的噪声问题、微阵列的拖尾效应、非特异性吸附等问题都没有得到很好解决。除此以外,使用同一类型阵列的两个实验室的数据也不具有很好的可比性,数据的重复性还存在问题。这就使得正确确认生物医学、药学研究中所表现的生物分子相互作用将变得极为艰难。需要尽快出台一种统一的协议和标准,以规范该领域的研究和商业产品,尽快实现数据共享,并从数据中挖掘有价值的信息。

1.2.8.3　分子诊断技术在肿瘤标记物测量中的应用

多年来的肿瘤细胞生物学研究已充分表明,正常细胞向癌细胞恶性转化中,均需经历多步骤、多阶段的过程,其中包括启动阶段(initiating stage)、促进阶段(promoting stage)和进展阶段(progressing stage)。细胞在启动阶段仅表现为 DNA 损伤及突变,细胞表型(phenotype)基本不变,形态学上为癌前病变;促进阶段显示细胞表型及基因型(genotype)明显改变,形态学上已属癌变的原位癌;最终的进展阶段可出现癌细胞的浸润及转移。因此,癌细胞除可出现多种细胞表型及基因型的变异外,还涉及癌旁组织甚至整体水平的改变。当今人们认为,人体正常细胞向癌细胞的转变经由增生、间变两个时期,约需 20～30 年之久。一旦癌细胞形成,即可在较短的时期内出现癌细胞的浸润及转移,以及导致患者死亡。因此,人们期望通过某些检测方法能及时地对癌前期病变、原位癌及复发转移癌作出判断,从而可推动癌的预防、早期治疗及癌细胞复发转移的控制,以期降低癌症的发病率及死亡率。

随着近十多年来的肿瘤细胞生物学及分子生物学的深入研究,以及高灵敏分子生物学检测技术的发展并渗入医学各个领域,其中尤其是肿瘤分子病理学的开创及发展,使人们充分认识到正常细胞转化成恶性细胞的整个演变过程,均涉及癌基因及相关基因的活化、抑癌基因的失活,以及某些染色体的片段的丢失。

据以上所述的癌演变过程中出现系列的细胞内表型及基因的异常,可促使人们通过检测细胞异常变异,而应用于肿瘤演变中各个不同分期的临床诊断。显然,凡能反映肿瘤细胞恶性转化过程中各个阶段的细胞表型及基因型的特性的物质,均可通称为肿瘤标志物。当今,人们可根据肿瘤标志物的生物学特征而分为生物标志(biological markers)、血清标志(serum markers)及遗传标志(genetic markers)的不同物质的测量。这些测量都可以作为癌症早期诊断的手段。

肿瘤生物标志物:肿瘤流行病学及病因学研究表明,90%左右的人体癌症的发生是由于环境因素所导致,其中以肺、肝、胃及肠癌更为突出。随着分子遗传学及肿瘤生物化学的研究进展,原有的经典流行病学以叙述性及资料统计分析的技术,已难以适用于个体或群体癌的危险性评估。近年来,由于分子流行病学的崛起及发展,使人们更深入地认识到环境致癌剂进入细胞内,必须经过两相功能互补的酶系作用。第一相酶为致癌剂的活化酶,可使前致癌剂经酶催化而形成致癌剂,以促使细胞向恶性转化;第二相酶却使外来的前致癌剂失活或解毒,从而防止细胞癌变。烟草中苯并芘、黄曲霉毒素及多环芳香族等前致癌剂在进入细胞后,均需经第一相细胞色素氧化酶(CYP)代谢,使前致癌剂转化成致癌剂并与细胞内 DNA 结合,形成 DNA 致癌剂加合物(adducts),进而激活癌基因及促使抑癌基因失活,最终导致细胞癌变。然而,最为典型的第二相酶为谷胱甘肽 S-转移酶(GST),可与前致癌剂相结合,起到解毒的作用。在正常情况下,该两相酶均处于平衡状态,前致癌剂在细胞内无法活化。一旦机体内两相酶系失去平衡,第一相酶基因出现高表达而第二相酶基因为低表达时,即可使前致癌剂活化,从而细胞恶性转化的机会增高。

现今肿瘤分子生物学的深入研究进一步提示,CYP 基因及 GST 基因均具有多态性基因型及表型的表达,不同基因型及表型的多态性均可涉及个体或人群罹患癌的危险性。例如 CYP206 及 CYP1A1 与日本人的肺癌发生的危险性存在相关性,而在高加索人群中却无此关联。反之,GSTM1 可起到防止前致癌剂对细胞遗传物的破坏,以及抑制 DNA 加合物形成的作用。最近,瞿永华等报道,中国人 CYP1A1 等位基因突变型分布为 22.3%,与日本人突变型 19.8% 的分布相似,但明显高于高加索人的 CYP1A1 等位基因的分布 3.2%~5.0%。

另外,黄曲霉毒素 B_1(AFB$_1$)进入人体内经 CYP 氧化后,活化的 AFB$_1$ 除与肝细胞 DNA 结合形成 DNA-AFB$_1$ 加合物外,还能与血清中白蛋白结合而成 AFB-alb 加合物,因此检测该类加合物在体内的含量,可作为一种生物标志物来评价机体对 AFB$_1$ 暴露的程度。

肿瘤血清标志物:肿瘤标志的血清学研究已达 150 年之久,唯有在 20 世纪 60 年代初,前苏联学者 Abelev 及加拿大学者 Freedman 分别发现,检测血清中 AFP 及 CEA 具有对人体原发性肝癌及结肠癌的诊断价值,才进一步推动了血清肿瘤标志物的广泛研究。

肿瘤生物化学及免疫学的发展使人们认识到肿瘤细胞表型的变异,可使肿瘤细胞合成及分泌某些化学分子进入人体液内,由于这类分子与肿瘤细胞的形成及发展相关,故称为肿瘤血清标志物。基于这类分子在血清中含量的测量方法,涉及这类标记物在肿瘤细胞内的合成和释放,故不可避免地使人们认为,肿瘤细胞在人体内的发展或消退可能与血清标志物在体液中的浓度高低相关。然而深入研究的结果提示,人体血清中肿瘤标志物的浓度并不一定能与瘤体的大小呈正相关,这可能是由于肿瘤的原发灶来源不同以及细胞异质性等复杂因素所致。

单克隆抗体技术的建立使抗体对抗原的识别具有一定特异性及稳定性,在此基础上相继发现一大批能识别与肿瘤相关的抗原或半抗原分子的单克隆抗体。但是,至今为止,人们仍未能发现"肿瘤特异性抗原",即仅与肿瘤相关的抗原存在。目前所知的肿瘤相关抗原基本可表现为以下四种特点:① 同一胚层来源的正常细胞分泌的抗原,可在肿瘤细胞中出现过度的表达;② 胚胎性抗原,在成年人肿瘤细胞中重新表达;③ 细胞癌变过程中出现异常糖基化,导致肿瘤细胞产生转录后变异糖蛋白、糖脂及糖肽等;④ 肿瘤细胞基因性的改变而导致某些癌基因过度表达,使得其基因产物合成的蛋白质在血清中的浓度增加。

鉴于肿瘤血清标志物可通过人体血清检测,在临床上的用途较为广泛,其中包括高危人群的普查,早期诊断,肿瘤复发转移、疗效及预后的评估等。单克隆抗体能较为特异地识别肿瘤相关抗原,因此,现今临床上常用的这类肿瘤诊断试剂盒已达数十种之多。但因尚未发现肿瘤特异性抗原的存在,上述诊断试剂或药盒在临床上的应用还仅仅局限于病程预后监视。

近年来,大量实验提示,肿瘤组织中血管形成是维持肿瘤细胞增殖、浸润及转移的主要条件,同时发现血管形成受某些分子调控,其中包括血管内皮细胞生长因子(VEGF)及碱性成纤维生长因子(bFGF)。现已观察到 VEGF 及 bFGF 基因的表达与肿瘤患者的生存率相关。由此可见,凡能刺激肿瘤组织中血管形成的各类分子,在一定程度上也可作为一种肿瘤标志物,可提示人体肿瘤的复发及转移。

肿瘤遗传标志物:这方面的研究可追溯到 1961 年,Nowell 及 Hungerford 发现慢性骨髓性白血病(CML)患者细胞中 9 号染色体长臂与 22 号染色体之间出现特异性移位 t(9:22)(q34:q11),称为费城染色体(Ph[1]),为肿瘤特异性遗传标志奠定了基础。

近 20 年来的癌基因及抑癌基因的研究,使人们进一步认识到,人体正常细胞向癌细胞演变实际上是一种分子或基因病变,故癌症也可被称为一种基因疾患。同时随着灵敏度高、特异性强的分子生物学技术的发展以及肿瘤分子病理学的崛起,现在通过检测某些分子或基因的变异来反映细胞的癌前病变、肿瘤细胞恶性程度、癌的复发及转移,以及肿瘤患者的生存期预测等工作都得到了很大的发展。

至今为止,已能被认为与肿瘤相关并可在临床应用的遗传标志物,大致可分为以下几种类型:① 染色体移位:CML 的 t(9:22),急性早幼粒白血病的 t(15:17),非霍奇金淋巴瘤的 t(14:18)(q24:q21),胃癌的 t(11:22);② 基因点突变:p53 基因突变在大多数恶性实体瘤中都能检测到,K-ras 基因点突变主要存在于肺癌、结肠癌及胰腺癌;③ 基因丢失:BRCA Ⅰ、BRCA Ⅱ 基因丢失存在于乳腺癌及卵巢癌,DCC 基因丢失存在于结肠癌,p15,p16 基因纯合性丢失存在于黑素瘤、肺癌、卵巢癌及其他癌症;④ 基因可变性剪接:CD44 基因可变性剪接存在于结肠癌及胃癌;⑤ 基因扩增:erb B2 基因扩增存在于乳腺癌、卵巢癌及肺癌,MYC 基因扩增存在于神经母细胞瘤、乳腺癌、卵巢癌及肺癌,EGFR 基因扩增存在于大多数上皮性恶性实体瘤;⑥ 基因高表达:erb B2 基因表达存在于乳腺癌及卵巢癌,突变型 p53 基因高表达存在于大多数恶性实体瘤。这些能提示肿瘤细胞演变过程中各个阶段的遗传变异的物质,均可称为遗传标志物。

随着分子病理学的深入研究及其发展,人们已期望本世纪的肿瘤诊断将有可能从传统的显微镜形态学观念转向分子水平的检测。

1.3　人类基因还在进化吗？如何进化的？

人类社会至今已经有几万年的历史,但这和整个宇宙的发展历史比,几乎可以忽略。具有非常简单的语言和文字的所谓人类文明历史还不到 5000 年,发明动力强大的机器等才 300 年的历史,而人类发明诸如神奇的芯片及互联网等技术只有几十年的历史,但是发展的势头越来越大,不可阻挡。

显然不存在人类是否还在进化的问题,进化是肯定的,而且速度越来越快。人类内部的竞争、人类和自然之间的竞争都更加激烈,比达尔文发现自然竞争时不知道强烈多少倍,而正是这些进步才是促进进化的原动力。既然人类都是如此,更不用说每个具体的个体,在人类历史中更加微不足道。有人说,现在表面上一眼就能看穿的自然规律已经没有了,必须进行非常复杂的数学推导才是发明和发现的原动力。这是科学发展的一个误区。应该说,真正的科学仍然是简单的,是能够通过创新思维从中发现并进而总结出科学定律的。如何应用这些普遍规律解决问题的路途是长远的,方兴未艾。

而且从人类发生和发展的整个历史看,任何聪明的科学家都不可能一次就看穿自然界所有的谜底。某一种自然规律也只是在一定的范围内才是科学的,超越了这个时空范畴就不再是科学。谁也不可能把所有的规律一下子都掌握,而很多重大发现往往是在前人的基础上不断累积并推陈出新的,一步一步的"拼凑"式方法也可以有重大发现,例如 DNA 双螺旋结构的发现就是这种研究方式的结果。当然,这种"拼凑"不是无知随意的折腾,而需要严谨的态度、勤奋的工作、精密的推理、合理的分析,再加上智慧的灵光一闪。

根据上述观点,那么显然:越是激烈的变化,越容易造成灭亡或者进化,而不是所谓的没有矛盾和没有斗争、只有欢乐和愉快的所谓"大同世界",这本来只是人类当中某些人的一种幻想。如果真有这一天到来,那么人类就离灭亡不远了。写作本书时人们都在谈论 2012 年的世界末日。我认为这是一种误解。首先,这里所谓的世界只是人类世界,而不是指整个宇宙,整个宇宙的寿命显然还很长,比人类的寿命长得多。其次,人类也还没有达到灭亡的程度,或许具有若干的突变事故发生,然后人类社会开始进化到发展的另一个转折点。可以假定促进这些特变事件的是一系列灾难,而且也不只发生在一个国家。但是,很多国家领导人其实不必为这个国家防止这种灾难性突变事件的发生伤脑筋,因为他们也无法阻止这些突变事件的发生和发展。如果通过这些灾变使得人类中的一部分人首先获得应对特定灾变的基因,那么将对人类社会的发展具有重要意义。因为如果这些人能够适应这种突变留下来,就为人类的生存创造了条件。即使这些连续的或者断续发展的变化达到种族灭绝的程度,经过这些突变考验的某些人类基因还会留下来,还会作为资料留给更加高级的生命去研究,正如我们现在研究已经消失的恐龙那样。现在预言有幸留存的人类或者比人更加高级的生命状态到底什么样还为时过早,但是应该相信未来高级生命肯定具有更强地应对突变和恶劣环境的能力。

基因的突变是一回事,而基因的同一化是另一个趋势。人类之间的交流更加容易了,很多人工的基因改变手段更趋完善了,因此世界基因的同一化过程也在加剧。而这也是人类应变能力减弱的一个原因,社会的多样性在减少,人类和动物之间的差别也在缩小。

种种迹象表明,越来越高级的生产力的发展,越来越聪明的人种的出现,使得世界变得越来越脆弱,而不是越来越强大,人类离灭亡的时间也越来越近。

参 考 文 献

[1] 张维铭,主编. 现代分子生物学实验手册. 北京:科学出版社,2007.

[2] 韩贻仁,主编. 分子细胞生物学. 北京:高等教育出版社,2007.

[3] 杨荣武,主编. 分子生物学. 南京:南京大学出版社,2007.

[4] 周柔丽,主编. 医学细胞生物学. 北京:北京大学医学出版社,2006.

[5] 包尚联,主编. 医学影像生物学基础. 北京:高等教育出版社,2010.

第 2 章 分 子 探 针

2.1 引 言

2.1.1 什么是分子成像中的探针

在过去的几十年内,成像仪器设备的发展呈指数增长,除了医学影像学本身的发展外,还从传统的成像领域发展到了分子成像的水平,从单模态成像发展到多模态成像。各种分子在人体内的行为和生物学特性方面的规律和性能的研究急剧增加,急需各种高灵敏的技术手段和测量方法。对这些分子的在体行为(behaviors in vivo)进行测量的社会需求旺盛,使得分子成像技术成为医学成像领域 10 年来发展的亮点和前沿领域。分子成像依赖于成像设备和标记这些在体生物大分子生理代谢和其他功能的分子探针(molecular probe)技术的进步。正是这两方面的快速进步,促进了分子影像技术的快速发展。那么,什么是分子探针呢?分子探针是一类特殊的分子,它们能够在生物体内模拟生物大分子在体行为,又不改变生物体本身的代谢规律,容易被分子成像装置在人体外探测。分子探针也称为示踪分子(tracing molecular)。人类就是利用探测到的信息,反推出这类分子的生理代谢过程、生物学功能以及在疾病诊断和治疗方面的直接诊断作用。这是一类非常广泛又有特殊要求的药物,也是药物领域的一个新领域、新方向。同时传统的药物,或者非核素标记的药物,也可以通过示踪研究其在体行为和定量化代谢过程。所有的人体分子都可以用各种能够被体外探测的生物分子标记,实现对这些人体分子的在体行为的研究,并对疾病诊断和治疗的本质原因找到一个测量的技术手段。这个大的形势和需求是 21 世纪对人体的研究深入到分子水平的标志,都可以通过分子成像技术得到快速发展。而且,从研究手段的连续性要求看,不仅针对人体成像,还要做动物成像,因为有些经过标记的分子对人体是有害的,在正式用于人体时必须经过动物成像阶段,对新药的研究也要首先做动物实验。可以想见:分子成像技术目前还在深入发展,多模态的分子成像技术,尤其多敏感性分子标记的多模态探针技术的进步,对这个事业的发展至关重要。

2.1.2 分子探针药物在分子成像中的意义

人体分子水平的信息可以揭示人体疾病发生、发展的本质原因,使医学影像技术进入分子水平并通过分子成像设备进行"望闻问切",可以提供非常准确的定量化数据,实现过去从来没有实现过的准确"诊断和治疗",使得"望闻问切"产生了新的革命,是科学发展的主要驱动力之一。因此,分子探针的药物和分子成像设备两者的结合成为推动整个分子成像事业发展的双轨列车,两者缺一不可。在分子成像及其应用方面可以归纳很多有意义的工作,下面分成三个方面给予介绍。

2.1.2.1 示踪重要疾病发生发展的规律,服务于疾病的诊断和治疗

作为传统医学成像工具的继续和发展,分子成像工具的首要应用目标仍然是探索人类疾病发生和发展的规律,以及在临床上对疾病的诊断和治疗提供更为准确、更加可靠的信息。如果说世界卫生组织定义了保障人类健康的学科为"物理、化学和信息学"的话,那么分子成像技术涉及所有这三个基础学科。仪器设备的制造和设计技术路线属于物理学的范畴;使用的生物探针技术属于化学的范畴;而成像过程是信息获取、分析和处理的过程,这是信息学的工作范畴。到目前为止,只有分子成像是这三大学科的完美结合。这种规律的探索可以在动物身上进行,也可以直接用于人体。因为安全性要求,任何新药或者新诊疗工具的使用,首先必须在动物身上做实验,根据动物实验的结果,才能用于人类疾病的临床诊疗。所以,这些规律的探索和揭示首先要在动物身上实现。这些新药和新成像设备在临床应用前在动物身上的实验结果,是国家审查和批准它们在临床使用的必要条件。

SPECT 的动物和人体成像系统,或动物和人体的 SPECT/CT 是其中一个强大的双模态分子成像工具。它们用 CT 的高空间分辨率图像作为解剖学结构的标准,指示病灶所在的脏器和在该脏器上的位置,而用 SPECT 的功能信息,揭示生物体在活体状态下发生这种生理变化的原因,揭示生理病理机制,提供它们是否存在异常的依据。不管人类或动物,做这种实验或者测量时,都必须用分子探针对这些疾病中的关键病原体进行标记,对能够揭示分子水平病因机制的分子的在体行为进行跟踪测量。应该说,极大部分的疾病通常都是从致命的突变基因的表达开始的,使得新的遗传物质在体内出现,生物体的自动防御系统会产生出新的抗体蛋白质等物质,或者相应的报告蛋白质会发出某种新的信息,使得容易被探测和捕捉到。捕捉这些新的物质及其运动的相关信息,是疾病早期探测和预防的最主要技术途径。人体的疾病常常从分子水平的物质浓度失衡开始,导致某些代谢和循环领域疾病的发生和发展,这是生化测量作为疾病诊断和治疗效果评价的科学依据。只是现在不仅依靠生化测量仪器,而且还可以用成像的方法根据直观和更高时空水平达到此目标。和生化测量相比,成像设备在分子探针的指引下获得的信息比生化测量获得的信息多得多,而且是无创伤的。因此,这正好满足了人类对疾病发生发展规律探索的渴望。从示踪某些物质浓度的失衡,可以预测可能引起的组织或器官功能的变化,并在这些组织或者脏器发生器质性变化之前被探测出来,对疾

病的早期诊断具有重大意义。

例如,对癌症发生、发展、诊断和治疗的研究始终是分子影像学的主流方向。分子影像学可以在小鼠水平上,在细胞解剖结构的背景下,观测各种探针分子示踪的物质的变化规律,使之实现可视化。可以使用这些探针分子进行细胞生理学和生物化学方面的研究,例如甚至可以观测细胞内 Ca^{2+} 的水平,特定蛋白质的位置、它们和周围物质之间的结合机制,以及它们动态迁移的情况,也可以用报告基因构造揭示特殊基因转录时活性水平的改变。分子成像还可以测量处于组织深处的活的有机体分子水平的信息、它们的位置分布和动态变化情况。从原理上看,在动物身上开展的分子成像技术也都可以在临床上开展。临床医生非常感兴趣的癌症转移方面的研究,又多了一个更加先进的对侵入性疾病的检测手段和疾病的治疗新方法,通过分子成像可以对癌症细胞生物学的理解更加深刻。

2.1.2.2 新的遗传物质和新的蛋白质分子在体性质研究及临床应用

上一节介绍了使用分子水平的动物显像和临床诊疗技术可以进行疾病机制的研究,而疾病发生发展的本质原因实际上是分子水平物质的变异,尤其是遗传物质的变异,以及由这些变异的遗传物质产生的病原体蛋白分子(例如肿瘤标记蛋白质)、与病原体蛋白分子成对出现的抗体蛋白分子,以及新物质出现时报告蛋白分子浓度的特异性表达所发出的信息,这都是最近 10 年来分子生物学前沿研究的内容。自从世界基因工程和蛋白质工程计划实施后,人类对这些物质的了解已经深刻得多,但是主要还是在体外的研究获得的知识占多数。有数据显示,在体外研究的成果,和在生物体内时的规律差别很大,尤其多功能的遗传物质和蛋白质非常依赖于所在环境的变化,而这种变化在体外是无法完全模拟的。

因此,高灵敏度和高空间分辨率的动物 SPECT/CT 是一种有效的强大工具,它们具有生物活体内药物代谢过程的动态描述能力,能够很好地跟踪造成疾病的蛋白质在动物体内和人体环境下与其他分子之间相互作用的动力学过程。动物 SPECT/CT 可提供 3D 或 4D 空间分布的、由 γ 射线事件构成的放射性核素标记的药物的空间分布信息。下面举一个 SPECT 用于细胞跟踪研究的例子。细胞移植已经是干细胞技术发展的一个必然趋势,在检测细胞水平的治疗过程及使得受损的组织得到修复方面已经显示出巨大的市场潜力,对这类疾病的治疗具有非常重要的意义。用放射性核素标记报告基因,报告基因自动浓集到被移植的细胞当中,SPECT 可探测和跟踪移植细胞的植入过程和植入之后新细胞在生物体内的生长和发育。这样,SPECT 就可以检测细胞的有效转染过程,允许重复地可视化那些报告基因稳定转染的细胞。从这些数据人们可以得知细胞的功能,并观察报告基因分子在整个过程中所起的特殊作用。这些成像技术也被用来评估非人类细胞向人体转移的过程,以及不同人之间的细胞转移的情况,这在很多情况下对疾病治疗非常有意义。因此,单模态的 SPECT 或双模态 SPECT/CT 可以承担对结果的评价任务。放射性标记的药物浓度值的精度可以通过减少报告基因探针的非特异性摄取得到提高,这个过程受到生物体内环境变化的强烈影响,是研究和发展该项技术时要考虑的问题。

2.1.2.3 新药研发的必要技术手段

用动物成像和人体成像的手段研发分子成像用的探针分子是新药开发内容的一部分,其应用不仅大大加快了新药的发明并缩短了开发的周期,而且利用示踪的原理,对即使不属于分子成像探针的药物,也可以通过敏感核素的标记技术变得可以用分子成像手段进行研究和开发。这种情况已经越来越普遍,越来越被人们所接受,因为这样做大大缩短了开发的周期,节约了开发费用。例如可以想象一个场景,当人们通过一个动物成像系统很快看到动物体内具有的特定分子靶点,通过注射药物,就可以测量药物浓度在动物体内的分布,在短短的几分钟内定量地给出药物作用的靶标及其迅速代谢的情况。这种场景在这之前几乎是不可能的,但是随着动物成像技术的快速发展、新的成像模态的产生和分子探针技术的快速发展,这些问题都得到了迅速的解决。不仅是想象,现实就是:这些以乳鼠等小动物为测量对象的成像系统的广泛使用,可以比临床便宜得多的价格找到新药的潜在靶点,并可以评估疗效及毒副作用,使得药物的安全有效性结论可以在非常短的时间内获得。这种基于无创小鼠模型的成像能力的发展对新药的发现和研发将产生革命性的影响。历史上的活体成像,主要依赖于解剖结构异常的判断,疾病的诊断和治疗情况主要看结构异常的检测能力。较高空间分辨率和对比剂的问世,虽然对解剖结构改变的判断产生影响,但是误判(假阳性和假阴性)的情况仍然非常多。

最近,动物分子成像装置已经能够对特定的分子和特定的靶点进行成像,而一个好的动物分子成像系统必须具备两个先决条件:首先,它们必须具有足够高的灵敏度和空间分辨率,前者使得它们能够在分子水平上监测分子之间的相互作用,后者能够判断小动物携带的疾病的发生和发展。其次,就是特定分子探针的应用,有了这些探针分子,并借助生化知识,使得有关研究和应用人员能够清楚地把小动物体内的生化过程描述出来。

2.1.3 探针分子设计遵循的技术路线

分子成像中的药物和仪器一起构成了分子成像的必要条件,其中分子成像的药物是一类特殊的药物,特殊性主要体现在对某种疾病的敏感性以及易于被体外探测到,加上对生物无害的要求,构成了选择或者设计这类分子探针药物的方向。这里的药物分子的主要功能是用于示踪该药物分子在动物或者人体内的生物学行为、毒副作用和药效。能够用作这类分子的药物,除了通常新药研发过程中必须做的分子设计和筛选、合成、化学和生物学特性研究、细胞实验、小动物实验、动物实验，以及第Ⅰ期、第Ⅱ期和第Ⅲ期临床试验等，在一条非常长的研发链中证明该药物在生物体内的安全性和有效性外，还要满足在价格上和原料来源方面可以接受等基本要求。因此，分子成像用的药物的设计原理应该是已知的，除毒副作用足够小等因素外，还要根据这些药物用于不同成像模态探测时的灵敏度和对比度机制，对体外能够精确测量等因素加以考察。在本书中，我们针对的分子成像探针主要是用于核医学成像装置 SPECT 和 PET，以及 MRI 的分子探针。前两种装置属于分子核医学成像模态，对探针药物的要求与一般的放射性核素标记的药物相同；而针对 MRI 的药物，必须是磁敏感性高的核素标记的分子，能够用对比度形成增强机制。下面具体说明选择这些药物或者进行设计时考虑的基本原则。

　　探测效率和探测灵敏度优化选择（selection of detection efficiency and sensitivity）：医学成像中有效物质波和人体相互作用事件的探测效率是系统性能的重要指标，与系统的灵敏度有关。在分子核医学成像中，成像记录的事件是 γ 光子和人体相互作用事件，这是最容易实现示踪技术的成像模态。因为核医学成像必须有经过合适半衰期和射线能量的放射性同位素标记的化合物作为示踪剂，由于核技术中采用时间窗和能量窗技术，可以极大地排斥干扰，提高测量的精度和可靠性。磁共振成像当中，核磁共振成像设备是一种高灵敏的磁场强度测量仪器。成像时如果选用一种含有磁性核素标记的化合物，在数据采集时跟踪采集，也可以获得示踪这些药物生物学过程的效果。MRI 对比剂中有使信号得到增强（或减弱）的物质分子或者纳米颗粒，也就是前面提到的介观水平的物质颗粒。因此，不同的成像模态对这些分子或者分子团水平的量子事件的探测灵敏度和探测效率是不同的。在 SPECT 模态中，用于成像的探针分子主要是 γ 射线发射的放射性核素标记的药物，首先要考虑的是放射性核素本身。凡是用于 SPECT 的探针分子药物都是在核反应堆中生产的，由裂变碎片发射中子和瞬发 γ 射线、接着进行 β 衰变后的剩余产物，在用作药物之前必须进行一系列的同位素分离和净化的工作，以保证该放射性核素在用于人体时的安全性。在满足安全性条件之后，接着需要考虑放射性核素中 γ 射线的单色性和能量是否适中，因为单能的 γ 射线可以减少成像计算时的复杂性，提高系统的空间分辨率。例如 SPECT 成像中目前使用最多的发射单能 γ 射线的放射性同位素是^{99m}Tc，它发射能量为 140 keV 的 γ 射线。在能量是否适中的考虑方面，主要考虑 γ 射线穿透人体被探测器接收的能力，选^{99m}Tc 作为 SPECT 主要标记药物的核素，主要是因为这种放射性同位素的单色性好，包括它的衰变在内，总的放射性只有一种能量 140 keV 的 γ 射线，这种单能的 γ 射线和更加广泛使用的体外 X 射线成像用的 X 射线能量相同，从而使得这种射线和人体相互作用时从人体发射出来时的透射率比较适合人体成像，这也保证了这种同位素在人体成像时的灵敏度和图像对比度。至于探测效率，主要看探测器本身的厚度，应该使得 ^{99m}Tc 发射的所有 γ 光子都能被探测。^{99m}Tc 作为 SPECT 药物标记的放射性核素，是美国芝加哥大学的研究人员在大量筛选和排查放射性同位素的情况下确定的，也就是病人吸收剂量和探测器探测效率之间的一个最佳平衡。比这个能量更低的 γ 射线，将在人体内部被大量吸收而衰减（attenuation），一旦透射出人体，很容易被探测器全部探测。但是被人体衰减的射线不仅不能对成像提供有用的信息，而且会形成图像对比度中的一个干扰，需要进行校正。更高能量的 γ 射线虽然可以减少在病人体内的吸收率，但却大大增加了在人体内的散射率，使得定位用的准直器孔壁的厚度增加，减少了定位的精度，增加了统计误差。另外，放射性药物中的放射性同位素应该具有适当的半衰期。半衰期太短，来不及完成对病人的扫描（一般时间不超过 20 分钟），而且使得系统探测到的有效事件数减少，增加成像时的统计误差；太长，会增加药物在病人体内的滞留时间，增加病人的吸收剂量。

相对 SPECT 用的放射性核素及以这些核素标记的放射性药物，用于 PET 的药物只能是加速器生产的正电子发射体。这些正电子发射的同位素进入人体后，通过和人体内的电子发生的湮灭反应中产生的 511 keV γ 射线对事件是 PET 成像的对比度机制，大量的 γ 射线对事件在人体内的分布是实现 PET 图像对比度的依据，也是重建算法依据的物质基础。能够用作正电子发射体的放射性同位素也很多，但是在半衰期和正电子能量方面比较合适的并不多，因此 ^{18}F 是唯一已经被批准为临床广泛采用标记 PET 药物的放射性核素，633 keV 的正电子能量使得该核素发射的正电子具有合适的正电子经过人体慢化之后具有的较小射程离散（discretting）。而通过置换反应以 ^{18}F 置换掉葡萄糖中的羟基，生产 ^{18}F 代氧葡萄糖是 PET 目前使用最为广泛的药物，因为葡萄糖是人体必需的营养物质，在代谢旺盛的脏器或者病灶处有浓集，可以用于疾病的诊断或者生理规律的研究。

高特异性浓集的要求：无论是放射性核素标记的药物，还是顺磁性核素标记的 MRI 对比剂，都存在如何用较少的物质量产生足够大的对比度的问题。使得药物形成的对比度更好更有效，是设计和选择分子探针的重要依据。更进一步，就是要使这些药物在感兴趣的人体部位或者脏器上有额外的浓集（多数是阳性浓集，也可以有阴性浓集），要求放射性药物的高比放（high radiation ratio）性能和更高磁性强度是这些药物研发的方向。满足高比放要求的药物设计，主要尽可能排除杂质的影响，同时还要考虑药物的物理、化学和生理学浓集机制。分子成像药物的特异性就是药物对某种疾病或者脏器的特殊亲和力，进入人体之后，能够被该脏器或者病灶浓集，达到容易探测某些脏器功能和疾病的目的，从而使得疾病诊断更加有效，而被临床采用。例如对癌症来说，衡量药物特异性的方法就是高 T/N 比（high ratio of lesson/normal tissue）。这里的 T 是指肿瘤组织或者病灶组织，N 是指周围正常组织。一个好的分子药物应该有高的 T/N 比。肿瘤化疗中也用 T/N 比表示化疗药物在肿瘤组织和正常组织中浓集的比例。这个指标对放射性核素标记的药物来说,主要观测在同样条件下测量每个体素内的放射性事件数;对超顺磁核标记的 MRI 对比剂来说,主要观测有无这种对比剂时信号强度的变化,以及信号强度变化和图像对比度之间的对应关系。这些测量最后都要以物质的质量进行归一。在医学成像中,体素大小的体积就是一种归一用的体积单位,但是如果同一个体素中具有超过一种主要物质,而且它们的质量不同的话,就会产生局部容积效应。从图像对比度来说,核素标记的特异性药物在病理和正常情况下在体素水平上的差别是衡量是否具有对比度的一个标志。如果这种对比度是依靠药物生理病理原理自动形成,那就说明这种药物的浓集具有特异性。分子药物的特异性指标表示该药物在病灶区域浓集的能力,是这类药物的主要技术指标之一。这个指标形成核医学成像的对比,是形成图像中"热"区或者"冷"区的主要原因,也是放射性药物研制的重要方向之一。下面是一些常用的浓集机制,使得新药更好浓集的方法还在不断地发现和发明之中。

(1) 实现特异性浓集的分割定位(compartmental location)方法:这是用物理方法形成对比度的机制之一。因为动物和人体内普遍存在生物膜,把生物学组织分割成若干自然的结构,把药物限制在体内一定的范围内,例如 ^{133}Xe 气的肺部灌注限制 ^{133}Xe 于肺泡之内,就是用核医学实现肺部成像的方法。但是这种方法已经用得比较少,主要是得到这种气体状态的放射性同位素不容易,而且由于容易泄漏,控制操作方面存在很多困难。最近核医学中采用的肺灌注方法是使用 MAA 药物,这是一种颗粒性雾状药物,一次注射大约 10 万个这种颗粒,而这些颗粒栓塞的毛细血管大约仅占毛细血管总数的几十万分之一,对肺功能不造成问题。其中,偏大的颗粒可能堵塞毛细血管前动脉。所有颗粒最后在人体内很快被降解为小分子并被人体内的免疫细胞吞噬。这种方法是物理浓集机制。类似的物理方法,还可以用毛细血管阻塞(capillary blockade)的方法实现。当特异性核素标记过的药物比毛细血管略大时,用经静脉注射进入人体血管的药物分子就有可能在非常狭窄的毛细血管处被阻塞。

(2) 特异性浓集的人体细胞对特异性分子的再吸收(cell sequestration):这是一种生物学方法。例如,从病人身上取出诸如红细胞等人体物质,用 ^{99m}Tc 标记之后在体外用水浴煮若干时间,使得被标记过的血红蛋白细胞受到某些伤害。然后再把受过伤并被标记过的血红蛋白重新注入人体,人体的脾脏细胞能重新认识这些原来属于它的细胞并企图对受伤的细胞进行修复,在这个过程中这些 ^{99m}Tc 标记细胞所在的位置得到显像,也就是经过药物浓集后的细胞得到探测,从而可观测这类细胞所在的组织是否存在病变。利用这种特性可以对脾的解剖学结构和功能进行研究,对疾病进行诊断。

(3) 利用免疫细胞对病变细胞的自动吞噬(phagocytosis)功能的特异性浓度机制:这也是一种生物学方法。例如人的网状内皮系统的细胞的 85% 分布在肝脏,10% 分布在脾脏,5% 分布在骨髓中。这些细胞能够辨认血液中的很小的外来异物并吞噬它们。硫(S)的胶体(sulfur colloid)(约 100 nm)是比细胞小的一种物质,能够被这些细胞辨认并很快被清除出循环系统。利用这种生物学特性把经过放射性标记的硫(S)的胶体注入人体,它们会自动浓集在被检测的脏器上,并通过人体内的网状内皮细胞的功能很快被清除干净,达到对这些组织显像的目的,同时可以完成对这些网状细胞分布情况和功能的测量。

(4) 利用药物的被动扩散(passive diffusion)的特异性浓集功能:这是药物在人体内的一种物理过程。大部分药物在人体内的输运是通过扩散实现的,分为顺着药物浓度但是不需要额外能量的主动扩散,以及逆着浓度梯度方向且需要消耗能量的被动扩散或者易化扩散。扩散是物质顺着或者逆着浓度梯度方向的一种物理过程。在大脑和相关的脑血管的解剖和生理过程中,允许神经递质、代谢物质(例如葡萄糖等),以及可溶性脂肪性化合物(例如脂肪酸等)在脑组织和血浆之间自由通过。但是,很多这些可溶性物质,尤其是一些大分子都被健康人体的血脑屏障(blood brain barrier, BBB)所阻止。血脑屏障是用于保护人脑处于正常工作状态的人脑的自动保护系统。如果因为某种疾病把 BBB 破坏,这些药物就能通过 BBB 进入人脑之中,所以,用这种药物就可以探测人的 BBB 是否被破坏。例如灌注用 ^{99m}Tc-DTBA 是否能够进入人脑,观测是否能够对大脑成像,就可以判断该病人的 BBB 是否被破坏,如果已经被破坏,就可以对受到感染的大脑组织进行显像。

(5) 分子探测的生理性自动浓集机制:生化过程是这类药物浓集的主要机制。例如,所有的细胞都依赖能量供应系统,其中葡萄糖是细胞最广泛使用的能源之一,通过葡萄糖的代谢或者乳酸代谢,可以探测能量代谢比较强或者比较弱的病灶并给出诊断意见。医生常常用这些代谢能力的差别对疾病进行诊断。例如人的神经细胞只消耗葡萄糖,所以用特异性核素标记的葡萄糖可以在所有消耗葡萄糖的脏器或者病灶处浓集。碘的输运是另外一个例子,因为碘是甲状腺素合成的原料,碘在甲状腺中的浓集程度是甲状腺功能好坏的标志之一,通过这一点可以对甲状腺的代谢功能性疾病进行诊断或者治疗。再一个例子是用 ^{201}Tl 对心脏灌注成像检查心肌缺损的情况进行诊断。^{201}Tl 是由人体内的钠钾泵进行调节的药物原料,因此用 ^{201}Tl 标记的药物浓度的局部非均匀性表明心脏的缺陷,就可以对心肌是否存活进行诊断。这类药物还很多,是特异性核素标记的药物用于诊疗的主要机制。

(6) 细胞的趋化性(chemotaxis)浓集机制的应用:这也是一种生物学方法,利用细胞对外来物质自动防御系统的功能。例如白细胞可以对外来的化学物质自动作出反应。把病人的血液抽取一部分白蛋白，经过特异性核素标记后重新注入病人的体内，用于检测病人的防御免疫功能是否正常，就可以使用这种方法。

（7）通过抗体-抗原（antibody-antigen）特异性结合的浓集机制：这也是一种生物学方法。抗体是一种典型的蛋白质分子，它能够和抗原结合源自它们之间的特殊的化学亲和力（affinity），亲和力越大越好。抗体常常是应某种疾病的病原蛋白质自动产生和合成的，这是人体免疫系统和防御体系的一部分，因此，某种特定抗体的存在是检查相应疾病存在的证据。

（8）利用特异性的免疫方法（immunoassay）：人体的免疫功能是人自离开母亲之后逐步形成的自动防御系统，据此已经发展成医院广泛使用的免疫分析方法。而核医学的免疫检查具有特别高的灵敏度和准确性，在医院核医学科进行。它是利用放射性标记的抗原和没有被标记的抗原之间特异性竞争反应，实现对免疫能力进行测量的一种技术。测量是在体外通过抽取血清来完成的。由于体外放射性核素标记的抗体和配体之间的结合具有极高的特异性，且经过核素标记的放射性测量具有极高的灵敏度（可达 $10^{-9} \sim 10^{-15}/g$），使得这种方法具有特异性强、精密度和准确度高的优点，是放射性免疫法在医学临床和研究中广泛使用的原因。在临床上常用的标记放射性的同位素是 ^{123}I。被放射性同位素标记过的抗原用 Ag* 表示，抗体用 Ab 表示。所谓放免（RIA）测量，就是定量地把 Ag*，Ag 和 Ab 混合在一起，然后把测量结果以定量的数量关系形成的曲线与标准曲线进行比较，对是否存在某种疾病进行诊断，这是一种定量测量。放免诊断方法在临床上用得很多。但是，最近非放射性标记的免疫方法测量已经面世，和放免方法之间具有竞争性。

（9）分子药物的质量控制：特异性分子药物的质量控制包括药物的化学纯度和特异性标记的药物分子的纯度。化学纯度通过化学分析的方法确定，包括光谱法和质谱法等，可以用物理的或者化学的测量仪器实现这种测量。特性标记的药物的特异性纯度，则根据标记药物的特异性分别用不同的方法进行测量，例如放射性核素标记的药物主要看放射性纯度的测量结果，磁性核素标记的药物主要看单位物质的磁场强度的测量结果。任何干扰和不纯都要经过严格的控制和评价。管理这方面工作的单位，在我国是国家医药总局，技术方面负责的还有国家技术监督局；在美国，这个工作由美国食品和药物管理局（Food and Drug Administration，FDA）负责。任何药物和治疗手段都与人的生命相联系，所以从事这方面工作的人要责任心很强，对分子药物的质量控制尤其如此。

2.1.4　多模态分子探针

医学成像的原理是成像物质波和人体相互作用时物质波携带的有用信息的可视化。当人们用成像工具对活体进行研究或者对疾病诊疗时，是通过图像上疾病的表征反过来寻找疾病,实现对疾病的诊断或者监督治疗过程并对治疗效果进行评价的。既然分子水平的信息可以从本质上理解疾病发生和发展的原因,可以为疾病的早期发现、准确诊断和有效治疗的全过程提供有用信息,那么它们被广泛用于生物医学领域就不足为怪了。它们在医院临床中广泛使用,是整个医疗"望闻问切"数据采集过程的革命化过程。而任何分子成像手段都是在传统成像工具的基础上,增加新的功能。能够获得人体分子水平信息的成像工具如正电子发射断层扫描(PET)、单光子发射计算机断层成像(SPECT)、磁共振成像(MRI)、光学成像等模态,都在不同的相互作用机制和信息获取的不同方法上获得人体内分子靶点的分布信息,从而在疾病诊疗过程中发挥作用。在这些分子成像工具中使用的分子探针的类别不同,能够获得的分子信息也就不同。由于个性化的疾病诊断和治疗需要尽可能完整的病人信息,而单一成像模态获得的信息总是有限的,因此,双模态和多模态分子影像学就诞生了。双模态和多模态成像工具是两个或两个以上的检测技术的协同组合,它们的优势是检测技术的优势结合,同时减少了两者的缺点。

　　然而,双模态和多模态分子成像需要相应的双模态和多模态分子探针,才能实现分子水平的多模态成像,对所成的像的综合处理才能得到相应的信息。为此,双模态和多模态分子探针的研究也是分子成像领域的一个重要内容。现实和潜在的双模态和多模态分子探针主要指:① 多模态核素标记的分子探针:同一个分子用对不同模态敏感的核素进行标记,然后用双模态或者多模态有效组合在一起的成像工具同时测量这个探针,其测量结果能够非常有效地整合在一起,用于说明不同的生理病理过程。例如,^{99m}Tc 标记的呋啉探针就是其中的一个例子,其中^{99m}Tc 是伽玛相机或者 SPECT 敏感的放射性核素,而呋啉是一种光敏剂,用于荧光成像。② 多功能标记的分子探针:在同一个大分子上连接多个功能靶点,每个功能靶点都有不同的功能,使得对比剂更加稳定,或者测量不同的生理病理因子,为分析生理病理机制提供更为细致的信息。③ 多敏感分子探针:对同一个病灶进行研究,在该分子探针上同时标记了多种敏感的核素或者官能团,实现多种成像工具的同时测量和多种功能的示踪。例如,用荧光成像指示癌细胞所在位置的病灶是否切除干净(手术),用磁敏感的分子探针观测脏器或者病灶处的生理功能(磁共振成像),用放射性核素标记研究细胞的生理过程(PET 或 SPECT 显像),使得这些研究可以在同一时间完成。

　　当前有潜在应用价值的双模态分子探针是核素标记的血呋啉。血呋啉是一种能够在可见光照射下实现量子倍增效应的光敏剂,天然的血呋啉是各种分子量的呋啉的混合物,是光动力(photo dynamical therapy,PDT)治疗癌症的增效剂,允许在临床上使用。经过^{99m}Tc 标记的血呋啉就能用于 PDT 治疗,以及治疗前对光敏剂浓度分布进行测量,这主要是借助于^{99m}Tc 发射的单能 140 keV γ 射线光子,能够被 SPECT 仪器探测,通过重建实现三维空间的分布,获得血卟啉分子在人体内的三维空间分布信息,准确而有效,为光动力治疗剂量的计算获得在体浓度分布信息作为输入数据。这里的血卟啉能够在可见光照射下达到光子倍增的效果,激光激发时能够产生更多的荧光光子,以达到治疗癌症的目的。卟啉分子已经可以用人工的方法合成,因此可以选择光子量子倍增效应最高的卟啉来合成,产生了各种 PDT 用的药物。可以说这类药物是目前 PDT 治疗时唯一允许用于人体的光敏探针分子。

由于用于多模态分子成像的探针不可能是小分子,人们在寻找新的物质的过程中,发现了一种新的硅半导体纳米颗粒,可能是未来实现多模态分子探针的非常好的对象。这些硅纳米颗粒具有非常大的表面积,因此允许连接多个官能团(moieties)到这些纳米颗粒的表面上,形成多模态的分子探针。而量子点(quantum dots,QDs)是硅纳米材料本身的一个性质,由于量子紧闭效应(quantum confinement effects)的存在,纳米材料的光学性质可以通过控制纳米颗粒的大小,而不是通过控制它们的成分来调节,这是因为硅材料的能带间隙的大小主导了发射光子的能量。正是由于硅纳米材料的这些特性,引起了生物成像学界的广泛注意。同时,它们还具有生物相容性好、荧光产额高、光产额稳定性好,以及发射光谱比较窄而且能谱范围可调等优点。目前仍然存在的问题是它们在人体内的可溶性、代谢排泄能力和毒性。因此,还需要对硅纳米颗粒表面围绕量子点连接亲水性的表面钝化配体(hydrophilic surface passivation ligands)等有关问题,进行广泛的体外(in vitro)和在体(in vivo)方法学研究。

2.2　伽玛相机使用的主要探针分子

2.2.1　伽玛相机使用的放射性同位素

适用于伽玛相机(包括平面伽玛相机和 SPECT)的放射性核素都是 γ 射线发射体(见表 2.1)。按照 γ 射线与人体相互作用的机制和穿透能力,其能量大约在 $60 \sim 500$ keV 之间比较合适。太低能量的 γ 射线在人体内的吸收太多,因此自吸收的校正量比较大,测量数据的准确性比较低,加上人体内的吸收剂量比较大,对人体具有辐射损伤。常用的伽玛相机适用的单能或者准单能 γ 射线核素见表 2.1。其中最适合的是^{99m}Tc(锝-99m),因为 140 keV 的 γ 射线能量与体外成像用的 X 射线最高能量相当,在人体内的吸收剂量比较低,但是也能产生足够的对比度,适合于人体成像。从安全的角度,化学元素锝是过渡金属元素,示踪剂的量在人体中是安全的,化学性质不是太活泼,具有足够的稳定性,能够通过络合反应等形式形成各种药物分子,被人体吸收和代谢的过程比较清晰。从表 2.1 还可以看到,适合伽玛相机的放射性核素还比较多,可以通过化学反应生成各种放射性药物,成为在核医学成像中使用最为广泛的放射性药物群。

表 2.1　核医学中常用的放射性核素的半衰期和衰变常数表

核素名称	半衰期 $T_{1/2}$	医学上使用的射线能量/keV(分支比)
Technetium-99m, ^{99m}Tc(锝-99m)	6.02 h	γ:140(90)
Iodine-123, ^{123}I(碘-123)	13 h	γ:159(83)
Molybdenum-99, ^{99}Mo(钼-99)	1.79 d	γ:181(6),740(12),780(4)
Indium-111, ^{111}In(铟-111)	1.82 d	γ:171(90),245(90)
Thallium-201, ^{201}Tl(铊-201)	3.09 d	γ:69~80(94),167(10)
Gallium-67, ^{67}Ga(镓-67)	3.25 d	γ:93(40),184(20),300(17),393(4)
Xenon-133, ^{133}Xe(氙-133)	5.31 d	γ:81(37)
Iodine-131, ^{131}I(碘-131)	8.05 d	γ:284(6),364(81),637(20)
Iodine-125, ^{125}I(碘-125)	60.2 d	γ:35(6),27(39),28(76),31(20)

2.2.1.1　核医学中放射性同位素的生产

分子核医学成像是目前已经在临床应用的分子成像模态中的主力设备,其中伽玛相机和 SPECT 仍然是所有分子核医学成像装置中使用最为广泛的设备。关于伽玛相机和 SPECT 装置本身的介绍放在后面章节中,后文中还将介绍 SPECT 技术的最新进展,尤其在动物 SPECT 方面的较大进展。

分子核医学成像的伽玛相机和 SPECT 的主要功能是从单能 γ 射线核素标记的药物的功能体现出来的,是功能影像学的基础。这是因为人体的病变开始于大分子运动的紊乱(例如某种蛋白质浓度的紊乱),长期的紊乱引起脏器功能变化,这种变化在脏器发生器质性变化之前就发生了,例如代谢紊乱、血流变化、血容积的变化等。但是,主要凭解剖学结构异常进行诊断的医学影像设备,例如 X-CT、超声波检查,以及解剖学成像的 MRI 设备都不可能进行疾病的早期诊断。这就是分子核医学影像设备得以发展的原因。人们对功能成像的认识,随着对健康需求的增加而加深。另外,从事分子核医学成像需要的学科门类比较多,涉及对开放性放射性物质的管理和操作,对防护和环境的要求比较高。但是,伽玛相机和 SPECT 可以进行功能成像、基因显像,与其他核医学仪器一起还有进一步发展的空间。伽玛相机和平面 X 光机对应,X-CT 和 SPECT 相对应,在应用方面还在发展。伽玛相机和 SPECT 使用的经过 γ 发射体标记的药物的生产问题在后面一节进行介绍。

2.2.1.2　伽玛相机使用的放射性核素的生产

这些放射性核素都是由核反应堆生产的。根据爱因斯坦质能关系式,重的原子核裂变造成的质量亏损,会转变成吸收中子后的复合核的巨大能量,这个能量通过裂变而释放出来。如果这些能量通过一次核爆炸释放出来,就是原子弹;如果这些能量在人为控制下专门用于生产某些放射性同位素,则称为同位素生产堆;专门用于发电,就是核电站的反应堆;用于产生制造氢弹的更重的裂变核,就是核燃料生产堆。这些反应堆的种类非常多,但是共同的地方就是重的裂变核吸收中子后,可以裂成质量较小的两个碎片,同时从碎片上释放中子、质子、α 粒子和瞬发 γ 射线等,自身退激。而另外一些碎片在释放上述粒子之后,仍然保留着一部分能量,慢慢释放出来,这就是进一步发生 β 衰变,β 衰变后又释放缓发 γ 射线的放射性同位素。SPECT 和伽玛相机等核医学成像中使用的放射性同位素就是这么生产出来的。重核可以自发地裂变,和平时期都是用于发电,或者作为生产应用和农用的放射性同位素。现在,为了兼顾发电和同位素生产,需要把核发电厂用完的燃料棒在水池中放置一段时间后,用称作"后处理"的方法,对这些废弃的燃料棒进行放射化学的分离、纯化,把带有大量裂变产物的燃料棒内的裂变碎片和各种 β、γ 射线源溶解到溶液当中,通过各种高放射性的化学分离方法把这些同位素分开,使之达到医用同位素的纯度,就可以获得具有不同用途的核反应堆生产的医用放射性同位素。例如,核反应堆最常使用 ^{235}U 燃料棒,它吸收一个热中子之后,以很大的反应截面发生如下核反应并产生 200 MeV 左右的能量:

$$^{235}\mathrm{U} + \mathrm{n_{thermal}} [^{236}\mathrm{U}] \Longrightarrow \begin{Bmatrix} ^{134}_{50}\mathrm{Sn} \\ ^{99}_{42}\mathrm{Mo} \end{Bmatrix} + 3\mathrm{n_{fast}} + \gamma + E(\approx 200~\mathrm{MeV}) \tag{2.1}$$

$$^{235}\mathrm{U} + \mathrm{n_{thermal}} \longrightarrow {}^{90}\mathrm{Mo} + {}^{134}\mathrm{Sn} + 3\mathrm{n} + E(= 236~\mathrm{MeV})$$

^{235}U 裂变和其他中子诱发与自发裂变核一样,可以产生范围非常宽广的裂变碎片核(见图 2.1),所以,可以通过 β$^-$ 衰变逐步达到稳定状态。人们可以用高放射性物质的后处理方法把大量裂变产物分离出来。相对于加速器生产的缺中子放射性同位素,核反应堆生产的同位素都是丰中子的。相对专门用于发电的核反应堆来说,这些同位素都是废料,价格比较便宜,因为它是核能反应堆或者核燃料生产用反应堆的副产品。这些反应堆主要是用于生产核燃料或者发电的,但是放射性废物必须进行处理,在对放射性废物处理的过程中就可以得到这些医用的放射性同位素。在这个过程中,医用的放射性同位素的化学提纯和放射性杂质的排除是一个很复杂的工作,必须非常可靠,并采取很多安全措施,经过药物管理部门批准之后才能使用。而且,使用裂变产物的放射性同位素,一般半衰期比较长。因为从已经用完的反应堆热柱内提取出来时,放射性非常高,不能马上处理,需要存放很长时间,而在存放的过程中,短寿命的放射性同位素都已经死光了。

从核反应堆的裂变产物中提取的主要用于伽玛相机和 SPECT 的医用放射性同位素为 ^{99}Mo、^{131}I 和 ^{133}Xe 等。目前 ^{133}Xe 已经用得不多,但是 ^{99}Mo 是使用最广泛的一种伽玛相机和 SPECT 用放射性同位素,可以通过一种称为"钼锝母牛"的同位

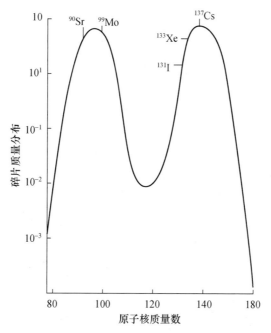

图 2.1 裂变碎片核质量分布示意图

素发生器(radionuclide generators)生产。大约在 20 世纪 60 年代，^{99m}Tc 已经在临床上广泛使用,但是由于^{99m}Tc 相对短的半衰期（6.4 小时），使得用该药进行临床成为花费非常大的事。为此,生产厂商用它的母体核^{99}Mo 进行生产,使得这个问题得到了解决。那么,厂家是如何用^{99}Mo 生产出^{99m}Tc 的呢？下面介绍它的生产过程和工艺。

　　另外一种利用核反应堆生产医用同位素的方法是事先做好某些原料,把原料放到核反应堆的中子场内照射,按照事先设计确定放进反应堆中的物质量及照射时间,利用气动装置把经过中子照射之后具有强放射性物质的原料在热室中处理,其中包括分解容器,溶解到溶液中,进行化学分离,纯化化学物质,纯化放射性物质,最后达到应有同位素的质量标准。例如,常用的反应堆生产医用放射性同位素的核反应如下:

$$^{124}\text{Xe}(\text{n},\gamma)^{125}\text{Xe} \xrightarrow{\text{EC\&}\beta^+, T_{1/2}\ 17\text{h}} {}^{125}\text{I} \tag{2.2}$$

　　最后生产的是^{125}I 放射性同位素。一般来说,这种同位素在医用前也要制作成某种稳定的化学分子状态,完全溶解在溶液中。用中子俘获方式生产的医用放射性同位素,一般是稳定同位素通过俘获一个或者几个中子之后,通过 β^- 衰变以及其他级联衰变之后,形成的丰中子的放射性同位素。在所有医用同位素之中,使用最多的是俘获中子后立即发射 γ 射线的同位素,即瞬发 γ 射线源,这些同位素比较多,例如$^{31}P(n,\gamma)^{32}P,^{50}Cr(n,\gamma)^{51}Cr$ 等。但是也有一些同位素俘获一个中子,通过
β^- 衰变后,不是立即由通过发射 γ 射线的方式退激为稳定的同位素,而是停留在原
子核的某个激发态上慢慢退激。这种具有特定半衰期的同质异能态也是医用同位素
的一种,例如$^{99}Mo(n,\gamma)^{99m}Tc$,这种同位素往往通过一种称作发生器的装置生产。

钼锝(^{99}Mo-^{99m}Tc)母牛发生器:根据^{99m}Tc 的化学性质,用锝酸根($^{99m}TcO_4^-$)
把^{99m}Tc 进行标记,这个化学过程是在一个无菌的热源环境下完成的,溶液的 pH
为 5.5(偏酸性)。这种环境非常适合放射性药物的制备。正如前面介绍的那样,
^{99}Mo 是^{235}U 裂变的碎片中丰度非常高的一种碎片,由于其化学性质,也具有很高
的放射性比度和很高的载体自由度。它以钼酸根($^{99}MoO_4^-$)形式存在于弱碱性环
境中(NH_4^+),即以钼酸铵的形式被吸附在有很多致密微孔的三氧化二铝(Al_2O_3)
的表面。以总量 3~5 g 具有这种微孔结构的三氧化二铝薄膜做成柱状物体,形成
一个很大的吸附表面(见图 2.2),这个柱状物体称为钼柱。

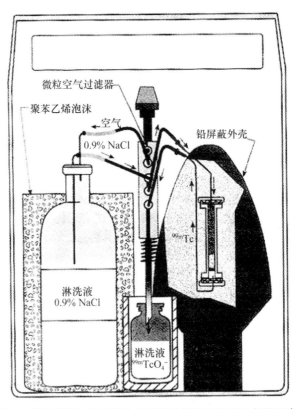

图 2.2　^{99}Mo-^{99m}Tc 同位素发生装置结构和工作原理剖面示意图

要使级联衰变过程中的子核从母核中分开,子核和母核之间必须存在某些化
学或者物理性质上的差别。^{99m}Tc 和^{99}Mo 之间的差别主要表现在吸附能力上,

^{99m}Tc比^{99}Mo的吸附能力差,可以用生理盐水(0.9％浓度)把它从钼柱上淋洗下来。

商用的钼锝母牛有两种制作方法:湿法和干法。湿法在一种所谓的"湿法"发生器中完成。湿法的钼锝母牛和一个很大的生理盐水瓶相连(见图2.2),由于整个系统是密闭的,通过空气压力造成的压力差不断地把盐水和已经有^{99m}TcO$_4^-$的溶液引出来,形成一个循环,保持钼柱始终是湿的。"干法"的发生器只是用一个很小的生理盐水容器和钼锝母牛的发生器出口相连接,使得装生理盐水的容器形成负压,把经过钼柱的溶液吸出,存放在容器里备用。当NaCl溶液流过钼柱,NaCl溶液中的Cl$^-$离子置换溶液中的^{99m}TcO$_4^-$而不是^{99}MoO$_4^-$,从而把两者分开。

被淋洗下来^{99m}Tc的放射性强度取决于:① 母核^{99}Mo的强度;② 子核的产生率(取决于母核的衰变常数);③ 子核的衰变率(取决于子核的衰变常数);④ 最后一次淋洗的时间;⑤ 淋洗的效率(约80％～90％)。

衰变平衡问题是观测钼锝母牛寿命的重点。因为母核和子核都在不断地衰变,什么时候能够达到平衡呢?平衡点是在^{99m}Tc核的累积和母核^{99}Mo的衰变过程中完成,当能够提供的子体和母体之间在数量上相等时达到平衡。对钼锝母牛来说,大约24小时就使得^{99m}Tc的浓度达到最大,母子核素的放射性强度之间达到平衡。平衡之后的放射性强度随时间的变化,就以母核的半衰期为依据并逐步下降。所以使用钼锝母牛之后,使得^{99m}Tc的供应时间延长了大约10倍以上。一般生产厂家提供给医院使用的钼锝母牛的放射性强度大约为0.25～3 Ci。这种放射性强度,大一些的核医学科用1周左右,小的核医学科可能要用2周。关于母核和子核放射性强度和时间的关系见图2.3。

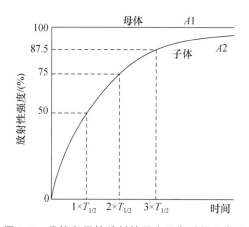

图 2.3 母核和子核放射性强度平衡时间示意图

放射性强度单位及放射性比度:度量放射性强度的实用单位是居里(Ci),标准单位是贝克(Bq)。但是,作为一种衡量放射性物质所含放射量的多少的技术指标是比放射性强度(简称放射性比度),单位是Ci/g,即单位质量物质的放射性强度。

另外一个技术是放射性同位素与裂变过程产生的一种稳定的裂变产物（常常称为自由载体，carrier free）结合，形成一种由化学物质携带的放射性同位素。具有载体的裂变放射性医用同位素，在化学分离时有很多方便，因为它在如下几点上满足医用放射性同位素的要求：① 尽可能地去除了其他化学杂质，尤其是对人体有毒的或者能量相近、对测量有干扰的其他放射性同位素；② 构成特殊的化学物质——药物分子，使之适合被人体组织吸收，对被显像的脏器或者病变组织有特异性的化学物质尤其重要；③ 这种化学物质易于把放射性同位素标记上去，而且在人体环境的代谢和输运过程中不脱落或者少脱落；④ 最小化放射性物质的质量，以便减少对病人注射时的数量（即增加放射性比度）。反应堆裂变产物医用同位素中，这种物质非常丰富。

钼锝母牛发生器及其质量控制：由于^{99}Mo 发射的 γ 射线能量分别为约 740 keV 和 780 keV，这样高能量的 γ 射线的穿透本领很强，适合测量 140 keV γ 射线的探测器对这些 γ 射线的探测效率很低，对成像几乎没有什么贡献。但是它的存在增加了人体吸收的剂量，是核医学成像的干扰本底，需要去除。美国药品局（US Pharmacopoeia，USP）和美国核监督委员会（US Nuclear Regulatory Commission，NRC）规定：每 1 mCi 的^{99m}Tc 中，^{99}Mo 的含量不能超过 0.15 μCi。也就是万分之 1.5 的水平。在对钼锝母牛进行淋洗时，难免要把^{99}Mo 带出来，所以需要对钼锝母牛生产的^{99m}Tc 的药物进行质量控制。除了无菌等基本要求外，检查的主要指标是^{99}Mo 的含量。测量方法是，首先对整个药物进行总剂量测量，然后用一个大约 6 mm 的铅容器包裹存放^{99m}Tc 的药物容器（因为这个厚度的铅已经足够过滤掉 140 keV 的 γ 射线），再测量整个容器的剂量。

2.2.1.3 伽玛相机对分子探针药物的基本要求

一个理想的伽玛相机和 SPECT 用放射性药物，应该具有如下的技术性能：

（1）低放射性玷污（low contamination dose）：这主要是要求这些放射性药物只含直接用于成像的放射性同位素，而没有别的放射性玷污。例如目前使用最为广泛的放射性核素^{99m}Tc 发射的 140 keV γ 射线是在大量筛选的情况下确定的，是病人吸收剂量和探测器探测效率之间的优化选择。

（2）合适的半衰期：半衰期描述放射性药物的寿命，一般至少要保证病人能够完成一次甚至多次扫描，使得一次扫描的时间不超过 20 分钟，太长会增加药物在病人体内的滞留时间，增加吸收剂量。

（3）高特异性要求（high speciality）：这是所有分子核医学成像对分子探针药物的共同要求，是诊断和疗效评估的依据。特异性要求使得分子探针在人体病灶位置的吸附和正常组织上吸附的比例达到最高。这里的靶物质是人体内部的病灶组织，这是形成病灶组织和正常组织之间高对比度的依据。因此，分子核医学中探针分子药物的特异性浓集的机制是图像中形成"热"区或者"冷"区的主要原因,也是放射性药物研制的重要方向之一。

(4) 安全、方便和低价格(safe, convenience and cost efficiency):这是对所有药物都适用的指导思想,有现成载体、较少分离步骤、具有高放射性比度等因素是研发和使用这些药物的方向。

(5) 放射性药物的特殊质量控制问题:放射性药物的质量控制是指药物的化学纯度和放射性纯度均满足使用中安全有效的基本要求。化学纯度通过化学分析的方法确定,包括化学方法和物理仪器测量的方法。放射性纯度依赖于对射线的测量。任何干扰和不纯都要经过严格的控制和评价。管理这方面工作的单位,在我国是国家医药总局,技术方面负责的还有国家技术监督局和防疫站;在美国,这个工作由 FDA 负责,但是,具体的技术工作实际是核管理委员会(NRC)负责的。

2.2.1.4 常用的伽玛相机分子探针药物

这里所说的伽玛相机常用的分子探针药物,就是用于伽玛相机和 SPECT 的放射性药物。这类药物要根据放射性核素不同的核性质和化学行为进行研究和临床应用。体内放射性药物分为诊断用放射性药物和治疗用放射性药物。随着放射性核素显像技术的不断提高和医用放射性核素的不断开发,放射性药物不仅可以作为有效的诊断和治疗手段,而且可以利用高比度、无载体的放射性药物(包括重要的生命物质,如糖、蛋白质、脂肪、核酸等),在分子水平上直接研究它们在正常人体(活体)内的功能和代谢过程,为生命科学的研究提供了别的方法不可替代的研究手段和工具。目前,反义核素显像、基因表达显像也已经成为分子核医学的扩展领域,反义放射性药物的研制将为肿瘤的诊断和治疗提供新的思路。因此,放射性药物的研究已成为当前应用放射化学和核医学领域最为活跃的一个分支。

伽玛相机用放射性药物是指用 ^{99m}Tc、^{123}I、^{67}Ga、^{111}In 和 ^{201}Tl 等以单光子发射核素为原料,根据放射性药物的生化特性和临床应用的需要研发的专门用于伽玛相机显像或者治疗用的药物。它们由反应堆或加速器生产,并与 SPECT 显像技术相匹配。虽然 SPECT 的分辨率一般为 8 mm 左右,但由于成本远较 PET 低,并可以在分子水平上探测到人体重要器官的形态、功能和代谢,从而成为当前核医学临床诊断中使用最广泛的手段。目前世界上有 SPECT 几万台,我国有上千台,其中,尤以 ^{99m}Tc 为最佳单光子显像核素,因此发展出锝化学为主要内容、专门研究 ^{99m}Tc 标记的放射性药物分支。它具有优良的核性质和化学性质,如 ^{99m}Tc 的半衰期为 6.02 小时,其单能 γ 射线为 140 keV,这就使得病人所受的辐射剂量较小,且它在体内脏器和测量准直器中的穿透性也较高。锝具有从 −1 价到 +7 价的各种化学价态,可以设计出对脑、心、肝、脾、肾、骨、血栓、肿瘤、炎症等脏器和部位的显像药物。^{99}Mo-^{99m}Tc 母牛发生器的研制成功,使 ^{99m}Tc 的来源易得、价格便宜。^{99m}Tc 放射性药物制备的药盒化或以"奶站"的方式(每天定时将制备好的经过质控的放射性药物送到医院,像送奶一样,直接供医院使用)供应,极大地简化了医院的临床应用。所有这些优点,促使^{99m}Tc 放射性药物在全世界的用量约占整个放射性显像药物的80%~85%,它几乎能对人体所有重要脏器进行显像,目前重点围绕脑病、心脏病和肿瘤三大疾病进行^{99m}Tc 放射性药物的研究和开发。

1. 锝(^{99m}Tc)脑放射性药物

用于脑显像的放射性药物必须具有三个生理特性:药物必须跨越脑屏障;从这些图像提取的数据必须近似均一和独立于血流量,使它们的初始分布和局部脑血流量(rCBF)成正比;这些初始分布必须在该区域内维持的时间足够长,直到获得诊断的断层图像为止。理想的情况下,示踪剂的摄取应该没有再分布,使最初的示踪剂的摄取值能够反映注射后快速达到平衡的脑血流量,而且几乎保持这个量不变。但是这也不是绝对的,药物在人体内是否再分布,要看对什么疾病的诊疗,有些疾病需要药物浓度的再分布,否则就要两次给药。当药物浓度不再重新分布时,采集和重建得到的图像是浓度不变的图像,和固定的时间段后发生的脑血流值的变化没有关系。但是,如果要观察动态变化情况,就需要药物浓度的再分布。早期的锝脑放射性药物,如^{99m}TcO$_4^-$、^{99m}Tc-DTPA 等只能通过已经损伤的血脑屏障进行脑疾病部位的阳性显像,这就是为什么脑功能性对比剂要求药物能够通过完整的血脑屏障进行脑功能的显像的原因。^{99m}Tc 脑灌注对比剂用于测定局部脑血流量,可对脑缺血性疾病、偏头痛、脑外伤等疾病进行诊断,要求在脑中有确定的区域分布、较高的脑吸取量和较长的滞留时间等。此外,研制成功的还有锝肟的硼酸加合物 BATO 类配合物,但由于它在脑中的滞留时间较短,在临床上并未得到广泛应用。

有几种已经商业化的是脑血流灌注显像药物。在欧洲,使用最广泛的脑血流灌注显像放射性药物是^{99m}Tc 标记的化合物,如乙基半胱氨酸二聚体(ECD,Neurolite)和六甲基丙烯胺肟(HMPAO,Ceretec)。商业上可用的放射性药物 ECD 和 HMPAO 包括在体外的稳定性、吸收机制、脑内的分布及剂量。在正常脑组织中,这两个药物的动力学性质非常相似。由于其亲脂特性,它们进入脑细胞并滞留在那里,符合前面介绍的理想伽玛相机对比剂的要求。对 ECD,酯化是至关重要的反应,导致亲水性转换;而对 HMPAO,由于和谷胱甘肽的相互作用而具有不稳定的亲脂性的特点。这些在机制方面的差异可能针对某些特定的疾病,如亚急性中风,ECD 的分布似乎更加接近反映代谢活性示踪剂的不同行为,而 HMPAO 是更好地与脑血流灌注相关。因此,这些示踪剂都可以在脑灌注成像过程中使用,但它们在使用中不可互换。这里需要特别提到的是,^{99m}Tc-d, l-HMPAO 是第一个被 FDA 批准用于临床的锝脑放射性药物,具有里程碑的意义。

其中^{99m}Tc 脑受体放射性显像药物是具有特异性显像能力的一类药物。脑内各类受体的放射性药物由于要穿透膜屏障和血脑屏障等,对于放射性配体的大小、电荷、脂溶性等因素均有严格的要求。而^{99m}Tc是一种金属,要标记到小分子配体上而同时又不影响受体结合的各种特性,就十分困难。尽管人们对^{99m}Tc标记的脑受体显像药物进行了大量艰苦的探索,但到目前为止,^{99m}Tc标记的脑受体对比剂成功的例子只有一个:多巴胺转运蛋白对比剂^{99m}Tc-TRODAT-1。

多巴胺转运蛋白是位于多巴胺神经元突触前膜的一种糖蛋白,它选择性地与突触间隙的多巴胺神经递质结合,将其运回突触前膜,从而终止多巴胺的作用。^{99m}Tc-TRODAT-1对多巴胺转运蛋白具有高的亲和力,而且在脑内有较高的摄取值,在脑的纹状体部位有很高的选择性浓集。这是第一个成功用于人体显像的多巴胺转运蛋白对比剂,可以对帕金森病等进行早期诊断。此外,对毒蕈碱样乙酰胆碱受体配体、5-羟色胺受体配体、多巴胺受体配体等的^{99m}Tc标记也进行了大量研究,并且取得了可喜的进展,期望能得到用于临床的^{99m}Tc标记的脑受体对比剂。

2. 锝(^{99m}Tc)心脏显像药物

^{99m}Tc心肌放射性药物在冠心病的临床诊断与心脏功能的测定方面具有重要意义,其中用途最为广泛的是^{99m}Tc心肌灌注对比剂。正常心肌细胞对某些放射性核素或放射性药物(如^{201}Tl、^{99m}Tc-MIBI等)有选择性摄取能力,其摄取量和冠状动脉血流量及心肌细胞活性直接相关,冠状动脉狭窄或阻塞致心肌缺血、梗死等,病变区摄取量减少或不摄取,显像表现为放射性稀疏或缺损。这类对比剂称心肌灌注对比剂,可对心肌缺血、心肌梗死等冠心病、原发性心肌病进行诊断,也可用于评价冠心病的疗效等。目前临床上常用的对比剂有^{201}Tl和^{99m}Tc-心肌灌注对比剂。^{99m}Tc-MIBI是临床上最常用的心肌灌注对比剂。缺点是:无再分布性质,鉴别缺血和梗死心肌时需两次给药,分别做运动和静息显像;并且它主要经肝胆系统排泄,注射后需服用脂肪餐。

^{99m}Tc-心肌灌注对比剂必须与局部心肌血流直接相关,心肌摄取高,具有快速的血清除、肺清除和肝清除作用。FDA已经批准或处于临床试验阶段的药物包括^{99m}Tc-sestamibi、^{99m}Tc-tetrofosmin、^{99m}Tc-furifosmin、^{99m}Tc-teboroxime和^{99m}TcN(NOEt)$_2$。

此外,还有专门用于心肌梗塞的^{99m}Tc对比剂。新鲜梗塞的心肌组织,如急性心肌梗塞区,可以浓集某些放射性药物。目前^{99m}Tc标记的心肌梗塞对比剂主要分三类:第一类是亲骨性对比剂,如^{99m}Tc-PYP、^{99m}Tc-MDP、^{99m}Tc-HEDP等;第二类是非亲骨性对比剂,如^{99m}Tc-GH、^{99m}Tc-DMSA和^{99m}Tc-GLA等;第三类是抗肌凝蛋白抗体片段对比剂,如^{99m}Tc-MA-Fab。第三类其实也是非亲骨性对比剂,也可用^{111}In等核素标记,用于心肌梗塞的显像。

心肌乏氧组织对比剂也是用于诊断心肌乏氧状态的锝标药物,乏氧心肌显像能直接给出心肌细胞缺血/存活和坏死/梗塞的区别的证据,也能进行正常心肌组织与缺血组织的对照,这对临床诊断和治疗具有重要意义。目前,^{99m}Tc 标记的乏氧组织对比剂有两类:^{99m}Tc 标记的 2-硝基咪唑衍生物和 ^{99m}Tc-HL91。^{99m}Tc 标记的 2-硝基咪唑衍生物能用于心、脑缺氧部位的显像。实验性的梗塞显示,该配合物能选择性地滞留于急性局部缺血的心或脑组织,但在缺血梗塞部位则没有摄取。它是第一个既可以显示局部严重缺血区(低摄取部位),又可以显示缺血部位边沿区或有梗塞危险区(高浓度摄取部位)的 SPECT 显像药物。HL91 在缺氧条件下也具有容易还原的性质,因而也能滞留在乏氧组织的细胞内。

^{99m}Tc 心血池对比剂,主要检查先天性心脏病、房或室间隔缺损及其他心脑血管系统障碍等疾病。它不仅有效,而且还是其他方法无法替代的。目前,临床上使用最普遍的心血池对比剂有 ^{99m}Tc 标记的红细胞(^{99m}Tc-RBC)、^{99m}Tc 标记的人血清白蛋白(^{99m}Tc-HSA,包括 ^{99m}Tc 直接标记的 HSA 和 ^{99m}Tc 通过双功能联接剂标记的 HSA)等。

除了心脏和冠状动脉,以及心血池对比剂外,血管内血栓或者斑块的对比剂也是近年来发展比较快的对比剂。^{99m}Tc 血栓对比剂可以检测因静脉和动脉血管内血栓的形成而导致的心肌梗塞、心绞痛、脑中风及猝死等各种疾病,因此对血栓对比剂的研制、准确无损伤地测定动脉和深部静脉的血栓就成为放射性显像药物近年来十分重要的进展。血栓是血管内纤维蛋白、血小板和红细胞凝聚而成,血栓的形成过程受纤维蛋白原的调节。纤维蛋白原通过 Arg-Gly-Asp(RGD)序列的基质(motif)与 GPⅡb/Ⅲa 受体结合,而 RGD 单元与 GPⅡb/Ⅲa 受体的拮抗剂 DMP757 具有高亲和力,因此用 ^{99m}Tc 标记 DMP757 就可以进行血栓的显像。另一种 GPⅡb/Ⅲa 受体的拮抗剂 DMP444 也显示对深部静脉血栓(DVT)有很好的显像,在注射 15 分钟后即可看到血栓。此外,P280 和 P748 也是 GPⅡb/Ⅲa 受体血栓对比剂,其中 P280 已经被 FDA 批准上市,它可在注射后 5 分钟进行静脉血栓显像,而 P748 可用于肺栓塞显像的研究。形成血栓的机制不同,所用的药物也有所不同,这些方面的研究还在进行之中。

3. ^{99m}Tc 肿瘤放射性药物

^{99m}Tc 单克隆抗体肿瘤对比剂是用 ^{99m}Tc 标记单克隆抗体、对肿瘤具有特异性显像能力的对比剂,是近年来锝放射性药物的研究热点之一。将 ^{99m}Tc 核素通过直接或间接的方法标记到单抗上,利用抗体与抗原的免疫结合,特异定位到一定抗原的肿瘤组织上进行显像,可为人类癌症的诊断提供方便、经济和有力的工具。^{99m}Tc 标记的抗体分为两类,一是 ^{99m}Tc 直接与抗体分子或抗体片段形成价键结合,二是通过双功能联接剂与抗体间接结合。FDA 批准用于临床的有 ^{99m}Tc-arcitumomab 和 ^{99m}Tc-nofetumomab merpentan 等。^{99m}Tc-抗 CEA 单抗对复发肿瘤的诊断准确率

为 90％,利用 N_2S_2 双功能联接剂的^{99m}Tc 标记抗体在诊断黑色素瘤转移灶中具有高的灵敏度和分辨率,对已知肿瘤转移灶的诊断率达到 81％。

^{99m}Tc-多肽类放射性药物是因为单克隆抗体显像药物在肿瘤诊断和治疗中存在异源性、抗体与抗原结合较弱、靶/非靶的比值较低等缺点而发展起来的一类药物。^{99m}Tc 标记的多肽受体对比剂,特别是小分子多肽对比剂,不存在抗体的异源性问题,可以人工合成,易于质量控制且具有与受体结合的高度特异性。例如,^{99m}Tc 标记的多肽不但可以用于血栓显像和感染/炎症显像,而且可以用于肿瘤显像。奥曲肽是生长激素抑制素(简称 SMS)族的一员,是由八个氨基酸组成的多肽。很多肿瘤细胞膜表面具有 SMS 受体,如胃肠道类疾病,小细胞肺癌,卵巢、宫颈、乳腺等的肿瘤,从而可对它们进行显像。如^{99m}Tc-P829 对原发性非小细胞肺癌的诊断率为 100％,转移灶的诊断率为 82％。然而 SMS 显像也有不足之处,有些肿瘤细胞的表面并没有 SMS 受体的表达,如胰腺癌等。但许多肿瘤细胞表面都对血管活性肠肽(VIP)有很高亲和力的受体表达,而且 VIP 的表达常高于 SMS 的表达,如肠道腺癌、胰腺癌、与内分泌有关的肿瘤、黑素瘤及淋巴瘤等。因此,可以用^{99m}Tc-VIP 对上述肿瘤进行显像和诊断。

肿瘤细胞多药抗药性对比剂是肿瘤细胞表面的 P 糖蛋白(Pgp),它可以将毒物(药物)排出细胞外,其过度表达是肿瘤细胞多药抗药性的最好表征。多药抗药性大的肿瘤细胞,^{99m}Tc-MIBI 排出细胞外的就多;反之就少。因此,可以用^{99m}Tc-MIBI 的显像来测定多药抗药性的大小。其他阳离子灌注对比剂如^{99m}Tc-tetrofosmin、^{99m}Tc-furifosmin,也可用来测定多药抗药性。

^{99m}Tc 标记的受体药物已取得了不同程度的成功,其中靶目标是细胞表面受体,但对于细胞内受体配体的研究,如癌细胞内通常过量表达孕甾酮、雌激素和雄激素等,尚处于初级阶段,有待积极开拓。

4. 其他放射性核素标记的药物

^{123}I 放射性药物:^{123}I 是加速器生产核素,具有优良的核性质,其性质较用其他放射性金属核素的标记物更接近前体药物的生化特性,因此碘(^{123}I)的显像药物在临床诊断的应用中仍有重要地位。众所周知,利用^{123}I 可以进行甲状腺功能的测定和甲状腺显像。此外,^{123}I-IMP 已被 FDA 批准用于脑的血流量测定;^{123}I-脂肪酸可用于心肌缺血部位的显像和心肌代谢的研究;^{123}I-MIBG 可用于肾上腺髓质显像和心肌受体显像;^{123}I 标记的 19-碘胆固醇、6-碘甲基-19-去甲基胆固醇和 6-碘胆固醇可用于肾上腺显像;^{123}I-邻碘马尿酸可用于肾功能测定和肾脏显像;^{123}I 标记的各类单克隆抗体也可用于肿瘤定位显像。当前碘放射性药物中最具特色的是神经受体放射性药物,到目前为止,^{99m}Tc 药物还无法与它抗衡。^{123}I 标记的神经受体放射性药物已广泛地用于多巴胺受体、乙酰胆碱受体、5-羟色胺受体、阿片受体和肾上

腺素受体等受体的显像,为临床的广泛应用提供了可能。可以预料,用 SPECT 测量技术与^{123}I 神经受体药物相配合,将与 PET 技术一起为活体脑化学的研究产生重大影响,它的不断改进和提高,将为 21 世纪生命科学的发展,特别是脑功能的研究提供犀利的武器。

^{67}Ga、^{111}In、^{201}Tl 等放射性药物:加速器生产的^{67}Ga、^{111}In、^{201}Tl 也是 SPECT 显像核素,这些核素标记的放射性药物已广泛地用于心肌病、肿瘤等疾病的诊断。

5. 体内治疗用放射性药物

诊断用放射性药物只是作为一种疾病诊断的手段,诊断的最终目的是为了治疗。可利用的治疗核素有^{211}At、^{212}Bi 等发射 α 粒子的核素和^{32}P、^{47}Sc、^{64}Cu、^{89}Sr、^{90}Y、^{105}Rh、^{111}Ag、^{117m}Sn、^{131}I、^{149}Pm、^{153}Sm、^{166}Ho、^{177}Lu、^{186}Re、^{188}Re 等发射 β 粒子的核素。近年来,由于发射低能俄歇电子的核素如^{67}Ga、^{123}I、^{125}I、^{201}Tl 等具有高的线性能量转换(LET)和在生物组织中射程短等优点,因此这些核素在肿瘤治疗研究中受到越来越多的重视。体内治疗用放射性药物可分为两类:一类是利用放射性药物在脏器中的选择性浓集与放射性核素的辐射效应来抑制和破坏病变组织(如肿瘤)以达到治疗目的;另一类为内介入法放射性治疗药物,如将放射性药物埋入或局部注射到肿瘤组织内,以达到杀伤癌细胞的目的。目前,利用第一类药物(如放射性标记的化学小分子、单抗或单抗碎片、小分子肽类等)进行研究治疗的疾病有肝癌、结肠癌、甲状腺癌、骨肿瘤和膀胱癌等。FDA 通过的该类常规治疗用放射性药物有用于甲亢和甲状腺癌治疗的^{131}I-NaI,用于恶性血液病治疗的^{32}P-磷酸盐,用于骨癌和骨转移癌引起的骨疼痛治疗的^{32}P-正磷酸钠、^{89}SrCl$_2$、^{153}Sm-EDT-MP 等。用于骨疼痛治疗的^{186}Re-HEDP、^{117m}Sn-DTPA 正处于临床试验阶段。用于治疗嗜铬细胞瘤、神经细胞瘤的药物有^{131}I-MIBG 等。此外,$^{64/67}$Cu 和^{90}Y 标记的治疗用放射性药物处于临床试验阶段,$^{186/188}$Re 标记的生物分子研究也十分活跃。利用第二类放射性药物进行治疗的如^{90}Y-GTMS(玻璃微球)、^{32}P-GTMS、^{153}Sm-GTMS、^{131}I-碘油、^{125}I-碘油等用于肝癌介入治疗,^{32}P、^{166}Ho 和^{90}Y(OH)$_3$胶体等用于脑胶质瘤治疗等。利用^{32}P、^{125}I、^{198}Au 和^{192}Ir 等核素研制成"种子"或"膨胀架"植入血管狭窄处,对动脉管壁上的疤痕组织平滑肌细胞增生或粥样硬化斑块进行射线"老化"处理,是治疗冠状动脉狭窄或再狭窄很有应用潜力的方法,此外^{125}I 和^{103}Pd"种子"对治疗前列腺癌也很有成效。

以上这些放射性治疗药物,在临床应用方面虽然还存在各自的问题(安全性及有效性),但从已经积累的资料来看,它们在各种危害人体健康的严重疾病的治疗中,特别是对癌症的治疗中,已经起到重要的作用。可以预期,随着世界各国对治疗用放射性药物的大力开发,将会出现一个治疗用放射性药物研制和应用的新高潮,这是当前放射性药物发展的一个新动向。

2.2.1.5　伽玛相机分子探针药物的应用

1. 肾脏疾病的诊断

肾图(renogram)的图像采集与定量分析:肾图检查通常使用^{99m}Tc-DTPA 或者^{99m}Tc-MAG$_3$作为对比剂。静脉注射 370~555 MBq ^{99m}Tc-DTPA 后,以 20 s/帧的速度连续数据采集和显像到第 20 分钟,通过图像重建和勾画肾脏感兴趣区以及本底区域,可以产生放射性活度(或者计数)-时间曲线,如图 2.4 所示。

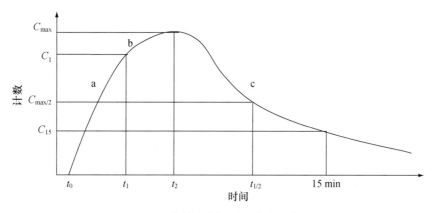

图 2.4　放射性计数 时间曲线示意图

由图 2.4 可以看到,肾图可以分为三段:a 段起始于 t_0 终止于 t_1,为放射性出现段;b 段起始于 t_1 终止于峰位 t_2,为功能段,t_1 前后曲线的上升速度有明显差别;c 段即为 t_2 后的曲线部分,为排泄段。图中其他参数的意义为:C_{max} 为峰值计数,$C_{max/2}$ 为峰值半高计数,C_{15} 为注射药物后 15 分钟残存计数,C_1 为 a 段末计数。利用以上数据可以计算以下反映肾图的参数:

① a 段持续时间 T_1:$t_1 - t_0$(min);

② a 段某计数对峰值计数的百分比:C_1/C_{max}(%);

③ 分浓缩率(斜率)$=100\% \times (C_{max} - C_1)/[C_{max} \times (t_2 - t_1)]$(%/min);

④ 峰时 $T_{max} = t_2 - t_1$(min);

⑤ 曲线降至半峰值时间 $T_{1/2} = t_{1/2} - t_2$(min);

⑥ 15 分钟残存率:$100\% \times C_{15}/C_{max}$;

⑦ 肾脏指数 RI $= 100\% \times [(C_{max} - C_1)^2 + (C_{max} - C_{15})^2]/C_{max}^2$。

临床上肾图常用于鉴别梗阻性和非梗阻性肾盂扩张、疑似尿路梗阻病人的筛选检查、肾盂和输尿管术后随访以及肾移植手术后排异反应与上尿路梗阻的鉴别。

肾有效血浆流量(effective renal plasma flow,ERPF)的图像采集和定量分析:肾脏在单位时间内能清除血浆中某一种物质的 mL 数称为血浆清除率(mL/min)。

由于对氨基酸马尿酸（PAH）和 OIH 在通过肾脏时，几乎被全部清除，故而 PAH 和 OIH 的血浆清除率相当于肾有效血浆流量，约占总肾血浆流量的 96%。通过红细胞压积计算得到正常人肾有效血浆流量为 990～1300 mL/min。

测定肾有效血浆流量常用对比剂有 PAH、OIH 和 ^{99m}Tc-MAG$_3$。静脉注射放射性药物，剂量为 185～350 MBq，以 20 s/帧的速度连续采集到第 20 分钟。注射前后测量一次针管中的放射性活度，两者相减得到注入人体的药物放射性活度。重建图像并勾画肾脏和本底的感兴趣区后，得到计数-时间曲线，如图 2.5 所示。

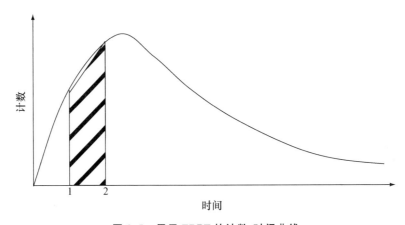

图 2.5　用于 ERPT 的计数-时间曲线

OIH 和 ^{99m}Tc-MAG$_3$ 的生物特性基本相同，注射后几乎全部被肾脏清除，所以可以取得左右肾 1～2 分钟内的计数，扣除本底影响，利用 Schleger 方法求 ERPF。下面几个参数在计算前需要确定：

病人体重：W(kg)；病人身高：H(cm)；注入人体的药物放射性活度：Dose（千计数/min）；

肾深度：Depth (cm) = $1.32 \times W/H + 0.7$；

扣除本底后的总计数率：Counts（千计数/min）= $\int_1^2 C(t)\mathrm{d}t$；

确定以上参数后，就可以利用 Schleger 方法计算出 ERPF：

$$ERPF_{total} = ERPF_{left} + ERPF_{right}$$

$$= \left(\frac{Counts_{left} \times Depth_{left}^2}{Dose} + \frac{Counts_{right} \times Depth_{right}^2}{Dose} \right) \times 100 \quad (2.3)$$

由上式可以同时确定出左、右肾各自的 ERPF 和总的 ERPF。

肾有效血浆流量 ERPF 反映肾脏血液动力学，是评价肾功能的指标之一。测定 ERPF 有助于判断各种肾脏疾病的肾功能改变和观察疗效。

2. 肾小球滤过率（glomerular filtrating rate，GFR）的图像采集和定量分析

肾小球对血浆里的小分子物质有过滤作用。单位时间内从肾小球滤过的血浆

容量(mL/min)称为 GFR。测量 GFR 的常用放射性药物为 ^{99m}Tc-DTPA,在静脉注射后能全部被肾小球滤过。药物剂量为 $111\sim148$ MBq。注射后以 15 s/帧连续采集 $24\sim64$ 帧。重建图像并勾画肾脏感兴趣区和本底后,可计算得到类似图 2.5 所示的放射性计数-时间曲线。同 ERPF 类似,在定量分析前需要确定病人体重 W、病人身高 H、注入药物的放射性活度 Dose、扣本底后肾的总计数:

$$\text{Counts}(\text{千计数 /min}) = \int_2^3 C(t)\mathrm{d}t,$$

这些参数确定后,就可以计算左肾肾小球滤过率(mL/min):

$$\text{GFR}_{\text{left}} = \frac{\text{Counts}_{\text{left}}}{\exp(-0.153 \times \text{Depth}_{\text{left}}) \times \text{Dose}} \times 100 \times 9.975621 - 6.19843$$

$$(2.4)$$

及右肾肾小球滤过率(mL/min):

$$\text{GFR}_{\text{right}} = \frac{\text{Counts}_{\text{right}}}{\exp(-0.153 \times \text{Depth}_{\text{right}}) \times \text{Dose}} \times 100 \times 9.975621 - 6.19843$$

$$(2.5)$$

则总肾小球滤过率(mL/min):

$$\text{GFR}_{\text{total}} = \text{GFR}_{\text{right}} + \text{GFR}_{\text{left}}$$

GFR 较准确地反映肾功能的改变,可作为病情判断、疗效观察以及肾移植手术后有无并发症的客观指标,与 ERPF 结合,有助于病情的诊断。

用核医学方法研究肾功能是核医学的一个长处,肾功能的药代动力学研究也可以用双核素测量的办法进行,以便区分药物在肾实质和肾盂中的含量及随时间的变化情况,从而确定肾组织的功能。

SPECT 比较有优势的成像主要是心脏、肾脏和甲状腺等,至于其他脏器的定量分析,主要涉及的是静态分析以及感兴趣区放射性强度衰减曲线,详细情况不在这里介绍。

3. 脑灌注成像

这方面的工作欧洲做得比较好,已经制定临床应用指南。根据他们的工作经验,他们给出了在临床实践中如何使用对比剂 ECD 和 HMPAO 实现脑功能 SPECT 灌注成像的操作。但是 SPECT 扫描并不提供绝对的定量化血流值,而是估计不同区域间相对的局部流量的比例(例如左/右对应区域之间的浓度比的不对称性,在相关参考区域之间的比值等)。

商业上可用的 ^{99m}Tc 标记的药物 ECD 和 HMPAO 在脑血流灌注显像时的适应证、评估方法、图像处理、结果解释和报告,主要用于对脑血管疾病的评价;对急性中风病人的扫描,SPECT 脑灌注成像结果可以提供是否有并发症、预后结果或治疗策略的选择;对慢性缺血病人的扫描,可以提供对慢性脑血管病脑血流灌注和血流储备能力的评估(例如是否采用脑血管扩张的治疗),从而为是否进行血管外科手术提供依据;还为颈动脉梗塞或者栓塞术前评估提供依据。

此外,在癫痫病的诊断和手术前定位方面,SPECT 的脑血流成像可以为术前癫痫灶单侧性判断和定位提供参考信息,用于选择优先癫痫灶。老年痴呆症诊断方面,可以为阿尔茨海默氏症、路易体痴呆的早期发现和鉴别诊断,帕金森痴呆症、血管性痴呆、额颞叶痴呆等轻度认知功能损害的疾病的痴呆前阶段,提供检测功能缺损和预后的能力。脑灌注 SPECT 显像可适应并提供有用的进行性炎症性疾病(如拉斯穆森综合征)、病毒性脑炎(如单纯疱疹病毒性脑炎)、血管炎(如系统性红斑狼疮、白塞氏病)和艾滋病病毒脑病的信息。在脑死亡评估方面,SPECT 脑灌注成像可以捕捉脑灌注图像评估的信息(即使平面成像技术,也可申请特异性的采集模式),是一种精确确认是否脑死亡的技术。除了常见的上述适应证外,脑血流灌注显像还有其他适应证,如运动障碍(帕金森氏症的另外一种诊断方法)和精神疾病(如抑郁症的后续病情)。由于篇幅限制,详细情况和病例不在这里详细介绍。

2.2.2　用于 PET 成像的探针分子

2.2.2.1　PET 用正电子发射核素

和 SPECT 用放射性核素及其诊疗药物相对应,用于正电子发射断层成像(PET)的正电子发射放射性核素见表 2.2,它们都是正电子发射体,其产品形式分为加速器生产的正电子发射体和产生器生产的正电子发射体。表中,只有 ^{18}F 是最常用的正电子发射核素;因为半寿命太短,表中其他正电子发射核素在医学临床上的应用并不多,但是在科研中有很广泛的应用。

表 2.2　PET 用正电子发射同位素表

核素名称	半衰期 $T_{1/2}$	发射的正电子能量
Fluorine-18, ^{18}F(氟-18)	109.6 min	E_{β^+}:633 keV
Carbon-11, ^{11}C(碳-11)	20.4 min	E_{β^+}:960 keV
Nitrogen-13, ^{13}N(氮-13)	10.0 min	E_{β^+}:1190 keV
Oxygen-15, ^{15}O(氧-15)	1.05 min	E_{β^+}:1725 keV
Carbon-11, ^{11}C(碳-11)	20.4 min	E_{β^+}:960 keV
Nitrogen-13, ^{13}N(氮-13)	10.0 min	E_{β^+}:1190 keV
Gallium-68, ^{68}Ga(镓-68)	68.3 min	E_{β^+}:1700 keV;发生器母核,^{68}Ge(271 d)
Copper-62, ^{62}Cu(铜-62)	9.7 min	E_{β^+}:2930 keV;发生器母核,^{62}Zn(9.2 h)
Rubidium-82, ^{82}Rb(铷-82)	76 s	E_{β^+}:3350 keV;发生器母核,^{82}Sr(25 d)

2.2.2.2 用于 PET 的正电子发射核素的生产

在医学上需要的同位素多数是用轻核的核反应完成的,被加速的粒子是质子 p (^{1}H)、氘(D)、氚(T)和 ^{4}He(α),而靶材料也主要是轻物质的元素。之所以用这些轻核,是因为重核需要更高的能量才能克服原子核本身的库仑位垒,需要的加速器比用轻核的能量高、体积大、造价高。用回旋加速器生产同位素的原因是这种类型的加速器流强比较大,体积可以做得比较小,适合在医院中使用,同时能够生产比较多的各种医用放射性同位素。

所谓加速器,是给一些粒子提供足够高的能量,使之发生有效碰撞产生次级粒子的装置。最早的医用加速器是英国教授 Cockroft 和 Walton 1930 年发展起来的,他们发展的级联静电型加速器(dynamotor),可以把粒子能量增加到几个兆伏(MeV)。而现在医院使用的大多数加速器是 1931 年美国加州大学的 E. O. Lawrence 发展起来的等时回旋加速器。Lawrence 是在加速器方面作出了巨大贡献的科学家,后来为了纪念他,美国在加州大学伯克利(Berkeley)分校组建的一个国家实验室即以他的名字命名。这个实验室全名为 Lawrence Berkeley National Laboratory,其早期的研究工作以核物理和核技术为主。现在,医学和生物基因工程方面的应用已经成为该实验室内发展最快的领域。Lawrence 设计的加速器的原理如图 2.6 所示。

任何加速器都有一个离子源,以提供被加速离子。回旋加速器加速的是正离子。在医用加速器里,通常是激发电离气体形成的离子源,用引出电压把离子引导出来并被处于负电位的孔道吸引,进入孔道内被电场加速,离子被加速而得到能量。旋转半径不断增加,孔道被置于半个圆周形的 D 形磁体当中,两个 D 形磁体组成一个圆周,其中间有一个很小的缝隙,而两个 D 形盒的电位是不同的(一个为正,另一个为负),整个 D 形盒都在高真空状态之中。根据 Lawrence 原理,在一个 D 形电极中被加速的离子,通过缝隙进入另一个相反极性的 D 形电极时,都能被加速。荷质比相同的带电离子在磁场中按照相同的半径旋转,由于加速过程使得离子能量不断增加,离子运动的半径也逐步扩大。达到预定能量时,用一个引出电压把离子引出来打靶。但是,无论能量盒旋转半径怎样变化,离子旋转一周所需要的时间不变。这就是等时回旋加速器的基本原理。用这种原理加速的离子可以达到几个 MeV 的能量,后来发展成储存环后使得生产效率进一步提高。例如,医学中常用的生产 ^{67}Ga 的核反应 ^{68}Zn(p,2n)^{67}Ga,首先要把质子(p)加速到 20 MeV 的能量,轰击处于静止状态的靶材料 ^{68}Zn,打出两个中子同时形成新的核素 ^{67}Ga。然后把这个靶材料里的 Ga 溶解并把 ^{67}Ga 同位素分离出来,这个工作由从事放射化学的工作者完成。所以生产同位素的医用加速器的运行,必须有加速器物理、放射化学和药物化学方面的人才,才能使得整个工作顺利运行。

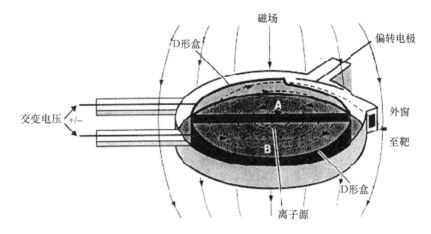

(a)移走磁体的顶视和底视

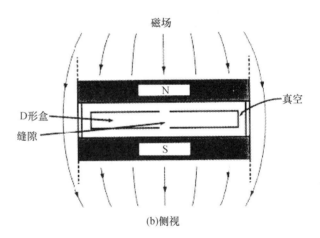

(b)侧视

图 2.6　Lawrence 研发的第一台回旋加速器示意图

医用加速器生产医用放射性同位素的核反应如下：

$$^{124}\mathrm{Xe(p,2n)}^{123}\mathrm{Cs} \xrightarrow{\mathrm{EC\&\,\beta^+},\,T_{1/2}\,1\mathrm{s}} {}^{123}\mathrm{Xe} \xrightarrow{\mathrm{EC},\,T_{1/2}\,2\mathrm{h}} {}^{123}\mathrm{I}$$

$$^{109}\mathrm{Ag(\alpha,2n)}^{111}\mathrm{In}; \quad {}^{111}\mathrm{Cd(p,n)}^{111}\mathrm{In}; \quad {}^{112}\mathrm{Cd(p,2n)}^{111}\mathrm{In}$$

$$^{60}\mathrm{Ni(p,2n)}^{57}\mathrm{Co}$$

$$^{203}\mathrm{Tl(p,3n)}^{201}\mathrm{Pb} \xrightarrow{\mathrm{EC\&\,\beta^+},\,T_{1/2}\,9.4\mathrm{h}} {}^{201}\mathrm{Tl}$$

$$^{18}\mathrm{O(p,n)}^{18}\mathrm{F} \xrightarrow{E_\mathrm{p}=11\sim17\,\mathrm{MeV}} {}^{20}\mathrm{Ne(d,\alpha)}^{18}\mathrm{F}$$

$$^{14}\mathrm{N(p,\alpha)}^{11}\mathrm{C}; \quad {}^{16}\mathrm{O(p,\alpha)}^{13}\mathrm{N}; \quad {}^{14}\mathrm{N(d,n)}^{15}\mathrm{O}$$

其中最后两行是正电子发射核素生产的主要反应式,产生这些粒子的能量基本上都用回旋加速器来实现,因为相对来说性价比比较高。

图 2.7 是用回旋加速器生产同位素的流程图,流程的每一步是回旋加速器运行时需要考虑的操作步骤和控制环节。

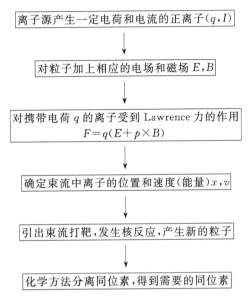

图 2.7 用回旋加速器生产医用同位素的流程图

在诸多加速器技术中,回旋加速器是技术成熟、价格合理的一种加速器,其他如静电高压型和直线加速型的加速器也都可以用于医用同位素的生产,但是其生产费用都比较高。虽然核反应堆贵,但随着应用面的提高,其成本也在下降。一般来说,一台回旋加速器可以提供 2～3 台 PET 扫描仪同时工作,加上 ^{18}F 为主的正电子发射体的寿命比较长(110 分钟),可以在近距离递送药物,为了减少成本,几台 PET 扫描仪可以共用一台回旋加速器,使得加速器生产药物的成本进一步下降。

2.2.2.3 用于 PET 成像的分子探针药物

根据 PET 成像的原理,凡是能够用正电子发射核素(表 2.3)标记的所有药物都可以用作 PET 成像的探针药物,在示踪级浓度水平上示踪药物分子在人体内的生理病理过程,从而提供研究和诊断生理病理的信息。PET 药物的生产过程中,除了上节已经介绍的正电子发射体核素的生产外,还有药物的放射性核素标记、质量控制、临床应用等若干环节。

表 2.3　加速器生产的正电子发射同位素表

核素名称	半衰期	正电子能量	生产核反应	主要化学物质
^{18}F	109.77 min	0.87 MeV	$p+^{18}O \longrightarrow ^{18}F + n$	^{18}FDG
^{15}O	122.24 s	2.9 MeV	$d+^{14}N \longrightarrow ^{15}O + n$	$NH_3 \cdot H_2O$
^{13}N	9.96 min	5.4 MeV	$p+^{16}O \longrightarrow ^{13}N + \alpha$	N_2, $NH_3 \cdot H_2O$
^{11}C	20.34 min	10.6 MeV	$p+^{14}N \longrightarrow ^{11}C + \alpha$	CO, CO_2, HCN
^{68}Ga	68 min	2.92 MeV	^{69}Ge-^{68}Ga 发生器	^{68}Ga 及其化合物

　　PET 是当前放射性药物显像技术中分辨率(4～6 mm)和灵敏度最高的显像装置,它与生产正电子发射核素的小型回旋加速器和自动化的放射化学合成仪三者相结合构成 PET 显像中心,最近也有用高能电子回旋加速器作为正电子发射体的生产工具,重点生产 ^{15}O 和 ^{11}C 正电子发射核素。前面已经介绍了 PET 显像所用的正电子核素(表 2.3),用这些正电子发射核素标记的化合物和人体内的相容性比用 ^{99m}Tc 标记的化合物更能反映机体生理、生化功能的变化。因此,PET 的分子探针药物不但可以有效地诊断癫痫、中风、肿瘤、早老性痴呆及精神分裂等疾病,还可观察到脑中由视觉、听觉、情绪刺激等引起的神经活动,也可用来研究脑的学习、记忆等功能,这是将人的思维、行为与脑的化学反应相联系的一种研究方法。人的大脑中的基础活动可以分为电磁活动和化学活动,前者以人体内的钠钾泵电脉冲为代表,在回路中形成磁场及电磁脉冲,调节人的认知功能及对外界的响应;后者以神经递质及其配体受体为代表,通过化学连接完成人脑内各种信息的传输和整合。目前全世界已建立了几千台 PET 装置或者 PET/CT 装置,主要集中在美国、日本和西欧等国。我国在这方面的发展也很迅速,在实验室内已经开始生产正电子放射性药物。

　　当前,虽然 CT 和 MRI 等以获取人体解剖学信息为主的成像技术已经能够非常准确地对人脑的解剖学形态和结构显像,满足了人类对人脑复杂性功能描述的需要,但是,许多神经性和精神性疾病的出现使得人们对人脑功能的了解更加迫切,促进了诸如 fMRI 和 PET/SPECT 等功能成像技术的发展。在这些病当中,由于神经递质的缺乏造成的疾病是比较普遍的。如帕金森综合征与多巴胺受体和多巴胺转运蛋白有关,早老性痴呆症与毒蕈碱样乙酰胆碱受体有关,早老性痴呆症、精神分裂症、抑郁症等都与 5-羟色胺受体有关。而脑内受体数量极微,受体的分布、数量和密度出现变化均不能被目前的 CT 和结构 MRI 所显示,脑受体对比剂则可在分子水平上展现脑内的生理、病理状态,这是其他显像方法无法比拟的。例如,对于某些临床症状明显的帕金森综合征病人,其脑内已经存在生化、病理方面的改变,但 CT、MRI 检查结果为阴性。若应用受体对比剂对多巴胺受体显像或对多巴胺转运蛋白显像,则可显示其病变部位。这就为测定病人脑在解剖结构发生改变之前出现的生理、生化及功能变化提供了客观依据,从而达到早期诊断与治疗的目的。因此,受体显像是神经核医学的重点研究领域之一。

自从 20 世纪 70 年代以来,随着 PET 探测技术的不断发展和应用,一系列由 ^{11}C、^{18}F 等正电子核素标记的受体放射性药物得到迅速发展,已用于多巴胺受体、乙酰胆碱受体、5-羟色胺受体、阿片受体、肾上腺素受体等的定量测定。正电子核素脑放射性药物目前正朝着脑内各类受体定量测定的方向发展,它在更高的层次上研究受体在开启脑的神经功能方面所起的作用,无疑会极大地加深人们对脑的神经中枢功能的认识。

同时,PET 放射性药物也用于心脏病和肿瘤等疾病的诊断。例如,利用 ^{13}N-NH$_3$ 或 ^{15}O-H$_2$O 和 ^{18}F-FDG(^{18}FDG)先后观察心肌血流与心肌葡萄糖摄取的方法,可以判断患者的心肌是否存活。如果前者的放射性摄取减低,而 ^{18}FDG 仍保持摄取,则表示心肌存活,应当及早考虑给病人进行冠状动脉再造术(心脏搭桥手术);但是,如果血流下降的心肌的 ^{18}FDG 摄取也减低,则该节段的心肌为梗塞心肌,有可能坏死;若灌注对比剂的放射性明显减低,而 ^{18}FDG 仅为轻度减低,则表示部分心肌存活。另外,由于快速增生的细胞具有很高的代谢率,特别是葡萄糖酵解速率高,因此,肿瘤病灶与周围正常组织相比,其葡萄糖利用率明显增高,则 ^{18}FDG 又是最常用的肿瘤对比剂。

虽然 PET 可以四维、定量、动态地观察放射性药物在活体内的生理、生化过程,又有很高的探测灵敏度和空间分辨率,但由于建立 PET 中心耗资巨大,从而限制了它的广泛使用。另外,正电子核素除 ^{11}C、^{13}N、^{15}O、^{18}F 等非金属元素外,还包括 ^{55}Co、^{60}Cu、^{61}Cu、^{62}Cu、^{64}Cu、^{66}Ga、^{68}Ga、^{82}Rb 和 ^{86}Y 等金属元素,这类 PET 放射性药物也用于脑、心脏、肺、肿瘤等疾病的诊断研究。值得一提的是,尽管放射性金属标记的 PET 放射性药物近十年来取得了较大的进展,但它们的发展还是有限的,还需要进一步开拓这方面的应用。例如在临床上,实际应用的放射性药物主要是 ^{18}FDG。

正电子发射核素标记的药物的稳定性(被标记的核素在人体内有可能脱落,在酸碱环境变化时,脱落的比例也会有些不同)是这些药物能否作为某种疾病诊断或者治疗的重要指标;其次就是需要有合适的半衰期,从而使得这些药物能够在临床允许的时间范围内完成对病人的扫描。根据这个原则,目前已经获得各国政府批准在临床广泛使用的 PET 正电子药物是 ^{18}FDG,置于无色透明、无菌、无热源的溶液中,形成 pH 在 $4.5\sim8.5$ 之间,比放射性活度达到 37×10^3 MBq/mol,放射性纯度和化学纯度都达到药物标准的一种放射性药物。生产该药物,从回旋加速器打靶开始,然后和去氧葡萄糖前体自动合成 ^{18}FDG,测量其放射性和化学纯度进行质量控制之后,再通过包装和使用过程的质量控制。现在整个流程都已经能够自动完成,质量控制的要求相对比较好掌握。

葡萄糖是人体细胞必需的营养物质,对所有的细胞都有用,但是代谢快的组织、脏器或者病灶细胞对 ^{18}FDG 的摄取量比普通细胞要高,是 PET 或者复合型 SPECT 用 ^{18}FDG 进行葡萄糖代谢率测量的对比度机制。例如,大部分肿瘤都是属于葡萄糖代谢率比正常组织代谢率高的组织,因此用 ^{18}FDG 进行肿瘤诊断时,主要观测病灶处 ^{18}FDG 浓集的程度,来判断病灶的良恶性并尽可能进行恶性肿瘤的分期。但是由于人体正常组织的增生、炎症等病变也会造成对葡萄糖的浓集,误诊仍然不可避免,还需要作进一步的鉴别才能作最后的诊断,尤其是要以活检结果作为诊断的金标准。

由于 ^{18}FDG 的生物、化学特性和葡萄糖极其相似,而所有细胞都以葡萄糖代谢形成的腺苷(ATP:6-磷酸葡萄糖)作为通用能源,所以, ^{18}FDG 已经成为 PET 药物中使用最为广泛的药物。当用 ^{18}FDG 模拟葡萄糖在人体内的代谢情形时,它们在血液内输运及从细胞外向细胞内转运的过程是完全相同的,都是被细胞膜上的 GLUT-1～GLUT-5 转运蛋白摄取。但是,它们进入细胞后的生化反应略有不同。 ^{18}FDG 在己糖激酶的催化下生成 6-PO$_4$-2-^{18}FDG,它与葡萄糖代谢生成的 6-PO$_4$-葡萄糖有差异,6-PO$_4$-葡萄糖在细胞内能够继续代谢生成 6-PO$_4$-果糖和丙酮酸,参与体内的三羧酸循环,最后生成 CO$_2$ 和 H$_2$O,并自由地排出细胞外,也不通过无氧氧化转变为乳酸。而 ^{18}FDG 在磷酸化过程中生成的 6-PO$_4$-2-^{18}FDG 带负电荷,不能通过细胞膜从细胞内排泄出去而滞留在细胞内,不再参与人体内的浓度再分布,但是在细胞内的滞留量和细胞的葡萄糖消耗量成正比,可以代表细胞的葡萄糖消耗率。虽然它们之间有这些差别,但是 ^{18}FDG 还是反映了葡萄糖在细胞内代谢的基本情况,尤其是 ^{18}FDG 可以作为能源使用的情况。因此,它可以用作脑部疾病如癫痫灶的定位、痴呆和帕金森综合征的诊断和疗效观测,心脏病如冠心病的诊断、存活心肌的判断等,以及肿瘤的良恶性鉴别、恶性分期、疗效评估和复发检查,而成为 PET 成像中最重要的药物,已经被美国 FDA 批准为药物,也已经进入我国的药典,成为临床允许使用的药物。

^{18}F 作为最重要的正电子发射核素,还可以标记在其他生化分子上,作为 PET 药物使用。

Na^{18}F 可以作为骨对比剂的一种 ^{18}F 标记的 PET 药物的例子。其中 ^{18}F 通过骨骼中羟基磷灰石晶体的羟基交换反应生成氟代磷灰石,化学吸附于骨骼中,它在骨骼中的摄取率反映了成骨活性和骨血流量,在更新快的骨骼中具有阳性浓集,因而用于骨肿瘤与骨转移癌的诊断,以及骨代谢疾病、骨关节性疾病的诊断等。

6-^{18}FDOPA 是 ^{18}F 标记的另外一种常用的神经类药物,称为 L-多巴类似物,是 L-DOPA 中 6 个氢原子被 6 个 ^{18}F 原子所替代而成,在人体内经过芳基氨基酸酶催化下通过脱羟生成含 6 个 ^{18}F 的多巴胺,模拟多巴胺在神经系统的功能,如在模拟多巴胺调节运动功能、学习和奖励等神经活动、激素分泌等神经生理活动方面具有重要意义,也在帕金森综合征、遗传性舞蹈病等疾病的诊疗方面具有广泛的应用,还对突触前多巴胺系统的功能评估方面起作用。

除了 ^{18}F 标记的药物外,在研究领域 ^{11}C、^{13}N 和 ^{15}O 标记的药物也有广泛的应用。

^{11}C-乙酸钠为 ^{11}C 标记的心肌氧化代谢对比剂。^{11}C-乙酸钠进入人体之后被心肌吸收,在酶的催化下转化为乙酰辅酶 A,进入三羧酸循环,最后生成 ^{11}C-CO$_2$ 排出心肌细胞外。因此,该药物也主要用于能量代谢过程的示踪,在心肌当中作为心肌氧化代谢的指标,用于评价冠心病、心肌病、瓣膜心脏病等心肌组织活性和心脏储备功能的疾病进程,监控治疗方案制定和疗效评估。

^{13}N-氨水是 ^{13}N 示踪药物中最常用的研究用药物,是血流示踪药物。它通过简单扩散进入细胞后,转变成带电荷的离子,在细胞中的量与血流量成正相关,用于测定心肌血流、局部脑血流和肝血流等。

^{15}O-水也是理想的血流示踪剂,能自由地通过血管壁和细胞膜,在代谢生化反应上呈惰性,因此线性地反映血流量的大小,定量计算使用的腔式模型相对简单。^{15}O-水主要用于脑、心脏和肿瘤等组织的血流和肺血管外水量测量。由于 ^{15}O 的半衰期很短,实际使用时需要边生产、边合成水、边注射的连续作业来实现,具有相当复杂的定量控制要求,需要操作的人员也比较多,使用并不广泛,目前主要用于研究。最近大基康明公司研发的 LA45 电子回旋加速器已经发展了一套便宜的生产 ^{15}O-水的方法,有望把它的使用广泛推广。下一节中专门对该对比剂进行介绍。

除了加速器生产的正电子核素标记的药物外,表 2.2 中还有三种用发生器生产的正电子核素:^{68}Ga、^{62}Cu、^{82}Rb,主要都在科学研究中使用。以 ^{82}RbCl 为例,主要用于心肌灌注成像,^{82}RbCl 中的 ^{82}Rb 在溶液中以 ^{82}Rb$^+$ 形式存在,和 K$^+$ 离子的生物化学性质类似,与钠钾泵的运行和 ATP 代谢有关,在临床应用研究中作为心肌灌注显像。其他正电子发生器在科研中(包括临床科研)的使用情况类似,可以参考有关专业书籍。

2.2.2.4 PET 对比剂的应用

PET 是以解剖学结构信息为辅、功能成像信息为主的分子成像工具,是能够在分子水平上进行代谢功能成像、受体显像和特异性病理显像的成像工具。在以功能显像技术发展为主要内容的 21 世纪,PET 将会在医学成像领域中发挥越来越大的作用。PET 显像的高灵敏度、高信噪比和相对精确的定量化功能依赖于 511 keV γ 射线对复合测量的精确度,也就是说,通过复合测量对 511 keV γ 射线事件的精确测量获得对生理和病理的准确描述。虽然由于偶然复合本底比较大,其测量精度还有待进一步提高,但是相比 MRI 的功能参数成像来说,其精确度和灵敏度都是最高的。缺点是它的对比度比较单一,非常依赖于探针药物。

作为探针分子的 PET 对比剂的种类非常多,可以用不同的方法进行分类。本书按照对比剂对生理病理测量的功能,分为代谢类对比剂、受体和神经递质类对比剂、基因对比剂、肿瘤和乏氧对比剂等几类。实际上,由于以 ^{18}F、^{11}C、^{13}N 和 ^{15}O 为代表的正电子发射核素是人体内广泛存在的核素,以这些核素标记的化合物几乎可以模拟人体内所有重要的生物大分子、中等大小分子和某些小分子的生理病理功能,因此能够用于诊断和疗效评估的对比剂非常多,但是多数仍然只是用于科学研究,在临床批准使用和适合在临床使用的探针药物并不很多。

1. 代谢类对比剂

人体代谢分为能量代谢和物质代谢两大类。能量代谢主要为人体细胞提供能量来源,实时消耗能量是活着的生物体的主要特征之一,是整个宇宙间万物都不能脱离的客观规律。物质代谢主要指物质的死亡和更新,细胞的死亡是人类物质代谢的主要形式,每时每刻都在进行之中,示踪这个过程既和能量代谢有关,又具有相对独立的功能。所以,代谢类疾病是人类存在的主要疾病之一,对代谢类疾病的诊断和治疗离不开代谢类分子探针的示踪作用。PET 使用的正电子发射体有 ^{11}C、^{13}N、^{15}O、^{18}F,而 ^{18}F 在生化性能上可以代替氧,因而 PET 成像是和人体的"有机"物质为主的本质结构具有天然亲和性的成像工具,在研究人体代谢过程中发挥重要作用。

综合上述人类两大代谢,可以把 PET 的代谢类对比剂分为糖代谢对比剂、脂肪代谢对比剂、氨基酸(蛋白质类)代谢对比剂、核酸代谢对比剂等。

(1) 糖代谢对比剂:最主要的糖分子是葡萄糖,所有其他糖分子都以葡萄糖为最小单位。因此,葡萄糖代谢是 PET 对比剂示踪的主要对象,^{18}FDG 是 PET 显像最重要的对比剂。^{18}FDG 作为 PET 对比剂的作用和生理代谢过程已经在本节开头作了介绍。但是,由于 ^{18}F 置换了葡萄糖分子中的羟基,使得 ^{18}FDG 和葡萄糖分子在代谢功能上有所差别,它只能在一定误差范围模拟葡萄糖代谢过程。更精确的定量化要求进一步搞清楚的问题是:① 多大程度 $6\text{-PO}_4\text{-}^{18}FDG$ 在细胞内的滞留量和细胞的葡萄糖消耗量一致? ② 如何进一步测定 ^{18}FDG 在肝的代谢产物中得到 6-PO_4-葡萄糖产物的代谢以及得到 $2\text{-}^{18}FDG\text{-}2$ 脱氧-6-PO_4-葡萄糖(FD-6-PG1)产物的代谢的比例数据? 从这里也可以看到,糖代谢是和葡萄糖的磷酸化过程级联进行的,对磷酸化过程和 ATP 的定量化测量方面的应用都有重要意义。

在应用领域,^{18}FDG 可用于测量肿瘤、心脏和脑中的葡萄糖代谢率,用于肿瘤、冠心病和神经及精神类疾病的早期诊断、良恶性鉴别和疗效评估。作为神经及精神类药物对比剂,^{18}FDG已经可以用于测量脑功能和糖代谢率之间的定量关系,进行诸如视觉、听觉、情感、记忆、语言等脑功能的测量和研究。这方面的测量和研究,fMRI方面的应用比PET更为广泛和有效,渐渐被fMRI所取代。但是,^{18}FDG在痴呆、癫痫、脑血管疾病、抑郁症及脑肿瘤诊断和疗效评估方面仍然在广泛使用,在心肌缺血和坏死方面的诊断比别的成像工具更为准确。由于它可以用于快速的全身扫描和数据的定量分析,在确定肿瘤是否转移方面更加具有优势。

除了^{18}FDG对比剂作为葡萄糖代谢也就是糖代谢的主要对比剂外,能够测量葡萄糖代谢率的对比剂还有:^{11}C-葡萄糖、^{11}C-脱氧葡萄糖、^{11}C-甲基-D-葡萄糖等。以^{11}C为正电子发射核素进行标记的对比剂,由于^{11}C的半衰期短,正电子能量高,引起的扩散定位误差大,使用不是很广泛。

(2) 脂肪代谢对比剂:除了碳水化合物代谢,也就是糖代谢作为生物细胞的主要能源外,脂肪是人类能量的另外一个主要来源。对脂肪代谢过程的示踪,主要用对脂肪酸代谢的示踪代替,因为脂肪酸是不同种类的脂肪代谢过程中的共同产物。除此之外,脂肪也是人体物质代谢的主要原料之一,构成细胞的必要成分。在小肠上段,脂肪经各种酶及胆汁酸盐的作用水解为甘油和脂肪酸,之后脂肪酸就在甘油酸酯乳化后被小肠吸收,在门静脉进入血液后即可为人体利用,或者作为能量,或者作为细胞再生的原料。作为直接能量提供者,脂肪酸分为直链脂肪酸和支链脂肪酸,其功能是为心肌提供能量。在直链脂肪酸的代谢中,它在细胞的线粒体内发生β-氧化,转化为能量后废物被排出细胞;支链脂肪酸则在燃烧(氧化)后直接分解为甘油储存在细胞内。目前用于脂肪酸代谢的对比剂为^{11}C-乙酸,在人体内直接参与三羧酸循环,与辅酶A结合参与氧化,由于氧化反应的生化路径清楚,可以实现定量计算,因此可用于测定心肌耗氧量。^{11}C-棕榈酸被认为是最接近脂肪代谢底物的化学分子,是脂肪酸代谢的标准中间产物。最近^{18}F氟代-6-硫代十七烷酸(^{18}F-FTHA)被认为是比较有前途的^{18}F标记的脂肪酸代谢对比剂,它也是脂肪酸心肌对比剂,在国内已经合成并在小鼠体内进行了初步评价,结果证明制备的^{18}F-FTHA放化纯度高,稳定性好,可用于临床前研究。

(3) 核酸代谢对比剂:核酸包括核糖核酸(RNA)和脱氧核糖核酸(DNA)两类,是由核苷酸或脱氧核苷酸通过$3',5'$-磷酸二酯键连接而成的一类生物大分子,具有非常重要的生物功能,主要是储存遗传信息和传递遗传信息。核酸的代谢主要指人体细胞信息复制能力和代谢的速度,可以用对比剂进行示踪和定量检测。主要对比剂有:^{18}F和^{11}C标记的$2'$-氟-5-^{11}C-甲基-1-β-D-阿糖呋喃尿嘧啶(FMAU)和^{18}F-胸苷(^{18}FLT)。^{18}F-胸苷是早期使用的核酸代谢的对比剂,它可以被增殖细胞摄取,既可以被DNA摄取,也可以被RNA摄取。^{11}C标记的胸苷用于测定核酸的合成速度,但是由于被标记的^{11}C在整个分子中的位置不同,代谢时进入的中间产物和最终产物也不同,定量估计存在一定困难。理想的对比剂应该不让放射性核素进入代谢产物,这样好控制它的定量浓度。^{18}F-FMAU 也有进入放射性产物的代谢过程,所以也不是理想的对比剂,它的功能和胸苷类似,也可以被胸苷细胞激酶的磷酸化和渗入 DNA 的过程达到细胞转运的功能。^{11}C-FMAU 的生化性质类似,但是放射性核素在代谢过程中没有转移到产物当中,因此是比较理想的核素对比剂。^{18}FLT 也是较为理想的核酸代谢对比剂,但是在肝脏中的摄取量过高,限制了在肝脏肿瘤中的应用。

(4) 氨基酸代谢对比剂:人类的 20 种氨基酸是合成蛋白质的基本原料,是人摄入蛋白质类食物经过消化后最后形成的基本原料,生物体就是利用这些原料合成人体内的各种蛋白质。氨基酸对比剂可以示踪蛋白质在人体内合成时的异常情况,从而实现对疾病(肿瘤、精神病和神经病)的诊断和对治疗效果的评价。例如氨基酸对比剂可以用于评估大脑的认知功能,判断发育、损伤修复、学习和记忆等脑功能,对神经性病变、肿瘤以及其他与蛋白质合成速度有关的疾病进行诊断,并在诊断和治疗中通过观察蛋白质的合成速度,定量地判断疾病和治疗后的情况。这类对比剂也就是用 ^{11}C 和 ^{18}F 标记的各种氨基酸,主要是左旋的各种氨基酸:L-甲基蛋氨酸、L-亮氨酸、L-酪氨酸、L-苯丙氨酸、L-蛋氨酸。也有标记到一般的氨基酸上的,例如氨基乙丙氨酸等。对观测蛋白质合成速度的对比剂来说,其要求也和核素标记的核酸的情况类似,在代谢过程中希望标记核酸不要转移到产物中去,否则定量计算存在困难,腔式模型会变得更加复杂,计算精度比较差。从这一点看,^{11}C 标记在羟基上的 L-蛋氨酸、L-酪氨酸、L-亮氨酸对检查蛋白质合成速度比较好。但是,由于蛋白质合成时间比较长,^{18}F 标记的这类对比剂要比 ^{11}C 标记的更加适用。在脑瘤的显像中,对比剂在肿瘤中的摄取反映的是氨基酸的转运速率而不是合成速率,如何充分利用这些对比剂和 PET 设备开展这类研究,仍然是一个新领域,是从 21 世纪才开始的一个全新的领域,能够做和可以做的工作非常多。

2. 受体和神经递质类对比剂

人体接受外界物质的一种重要的方式是受体-配体特异性结合。这种结合方式排除了很多对人体有毒的物质进入人体的可能性,因此也排除了药物广泛存在的毒副作用,是 PET 对比剂分子设计和制造重点考虑的方向,也已经发展了很多受体-配体特异性结合的对比剂并开始在科学研究中广泛使用,在临床使用的这类药物数量也在增加。第 1 章中介绍的分子当中有一类专门在神经元中传递化学信息的神经递质蛋白质,它们的连接方式称为化学连接方式,因为是通过受体-配体特异性结合的方式进行的,可以揭示人体生理病理机制,及其在人体内负责过程的生物学基础性研究,PET 的这类对比剂具有重要的应用价值。

关于人体内的受体和配体分子的介绍,请看本书的 1.1.1.4 和 1.1.1.5 两节。

由于受体蛋白质几乎遍布全身所有的器官,因此经过放射性核素标记的配体药物模拟人体内原来内源存在的配体物质的分子结构、化学性质和生物学功能,从而可以检测与物质输运和信息传输相关的各种疾病,这类问题涉及的面非常宽,已经初步形成一门专门的分支学科。对 PET 来说,其中 ^{18}FDG 标记的多巴胺是研究最多、使用最为广泛的对比剂。多巴胺是人体内已知的 50 多种神经递质(参见本书中 1.1.1.6 节)中的一种,也可以说是最重要的一种。多巴胺在人体内的分布和作用机制已经比较清楚,下面以多巴胺系统的对比剂为例说明受体-配体显像的机制。

内源性的神经递质多巴胺由人体内伏隔核、红核等数量不多的神经核团合成。在人体内能够合成多巴胺的神经元大约只有 2 万多个,由于神经元不能再生,随着人脑的老化及这些神经元的死亡,不少人的多巴胺分泌量会越来越少。过少的多巴胺会影响人脑的认知、学习、运动、记忆和奖励等功能。但是,实际上,内源性多巴胺的缺乏或者不足可以用外源性的多巴胺代替。外源性的多巴胺来源于神经性药物在人体内的代谢产物,例如可卡因、海洛因等阿片分子的代谢产物中的多巴胺是最有效的成分,可以补充人体内多巴胺的不足,显然可以治疗和改善由于多巴胺缺乏造成的各种疾病,例如与运动有关的帕金森综合征、亨廷顿病、Tourettte 综合征等,可以对这些疾病进行早期诊断和疗效评估。但是神经系统对这类阿片类药物具有依赖性,也就是对多巴胺缺乏具有外源依赖性,这就是"吸毒成瘾"的形成机制。目前对多巴胺的精细作用机制还不是很清楚,为什么多巴胺不足在不同的人身上会引起不同的疾病,显然不仅是多巴胺本身的分布有问题,而且多巴胺受体的浓度分布在个体的差异也是一个重要原因。而多巴胺受体的种类很多,它们的功能还有待于进一步揭示和更为精细的测量。

在正电子核素标记的多巴胺对比剂中,多巴胺能神经递质对比剂 ^{18}FDOPA($6-^{18}$F-L-3,4-二羟基苯丙氨酸)是使用最多、最为成熟的一种对比剂。与 ^{18}FDG 与葡萄糖分子之间的关系类似,^{18}FDOPA 是神经递质的前体,是 L-多巴胺的类似物,这里 L 是左旋的意思。^{18}FDOPA 能通过血脑屏障(BBB)进入大脑,被多巴脱羧酶通过脱羟反应转变成 L-$6-^{18}$F-多巴胺(多巴胺的类似物,差别仅仅是 ^{18}F 代替了羟基)。进入大脑之后的 ^{18}FDOPA 分布于纹状体,并进一步根据不同的神经生理过程通过摄取、储存、释放、转移和代谢等过程对人脑的中枢和外周神经系统的功能进行多方面的示踪。下面分别介绍它们的这些特殊功能。

受体-配体显像:这是多巴胺对比剂的主要功能之一,是本节介绍的主要内容。多巴胺受体分布于神经元突触前和突触后。分布于突触前的多巴胺受体主要用化学方法调控多巴胺的释放,当神经元受到上游神经元的电脉冲刺激后,储存于神经元突触前泡体内的多巴胺通过这些受体释放到突触间隙内,在突触前的受体分布密度决定释放的多巴胺的量,达到控制多巴胺释放量的目的。而释放到突触间隙间的多巴胺浓度受到突触后多巴胺受体密度的影响,或者通过这些突触后的受体进入下一个神经元,或者在多巴胺调节的神经功能完成后被突触前的受体在单胺氧化酶(MAO)的作用下回收。突触前后受体及其酶的共同作用控制突触间隙间多巴胺的浓度,随着突触间隙间多巴胺浓度的改变,使人出现飘飘欲仙、兴奋和沮丧等情绪的改变,并有亢奋、高潮、减退等不同时间段的存在。这些功能及其变化过程都可以用 ^{18}FDOPA 作为 PET 对比剂进行定量定时测量。现在已经知道,多巴胺的受体蛋白质的结构是有差别的,可以分为 D_1、D_2、D_3、D_4 和 D_5 五种,不同的受体具有细分的功能,使得人脑神经系统具有多样的个性化神经响应。其中,D_1 和 D_2 的功能具有刺激腺嘌呤环化酶的功能,为嘌呤代谢的指示剂;而 D_2、D_3 和 D_4 具有抑制腺嘌呤环化酶的功能,它们对嘌呤代谢形成相互拮抗的作用。D_1 和 D_2 在大脑中,尤其在纹状体中浓度最高,而 D_3、D_4 和 D_5 的浓度很低,很难测量和研究。D_1 和 D_2 的 PET 对比剂已经研制成功并已经在临床使用,其他亚型的 PET 对比剂还在研发中,尤其是 D_3 的 PET 对比剂虽然已经在实验室合成,但是还没有用于临床,它们的功能细分也不是很清楚。^{18}FDOPA 对比剂在多巴胺合成过程中用于监督多巴胺的合成过程,检测其合成能力及脑内浓度分布等。

作为受体-配体的 PET 对比剂,除了上面介绍的 ^{18}FDOPA 外,用 ^{18}F 和 ^{11}C 标记的对比剂还有:① 展示多巴胺合成过程的对比剂 β-^{11}C-DOPA 和它的代谢物的示踪剂 3-O-甲基-6-^{18}F-DOPA。这些对比剂从不同角度反映大脑多巴胺的合成能力。② 多巴胺转运对比剂,是模拟多巴胺转运体(DAT)功能的对比剂。DAT 位于突触前末端,可以作为多巴胺神经元存在的标识物,它含有可卡因阿片类配体结合的靶向位点,因此可以通过正电子核素标记的可卡因及其类似物进行 DAT 显像。比较典型的对比剂有:^{11}C-可卡因、^{11}C-诺米芬辛、^{18}FGBR13119、^{18}FGBR12909等。其中 ^{11}C 标记的 DAT 对比剂主要测量 ^{11}C 引起的湮灭反应产物 511 keV γ 射线对,其半衰期短,没有级联反应,可以用于定量分析;缺点是半衰期太短,图像质量比较差。因此,^{18}F 标记的对比剂的使用仍然是最具吸引力的。③ 多巴胺代谢对比剂。多巴胺代谢和酶的活性有关,因此多巴胺代谢对比剂就是正电子核素标记的 MAO 的抑制剂。MAO 有 MAO-A 和 MAO-B 两种亚型,在人脑中的比例为4∶1,对多巴胺具有相同的亲和力。现有的 MAO 对比剂都是 ^{11}C 标记的,例如 ^{11}C-二甲胺、^{11}C-丙炔苯丙胺等,前者是激活剂,后者是灭活剂。

(1) 神经递质对比剂:除了前面已经介绍的多巴胺作为神经递质,对多巴胺进行研究,以及把多巴胺对比剂用于临床诊疗外,还有其他神经递质的对比剂,比较典型的代表是 5-羟色胺(5-HT)系统的对比剂。5-HT 由人体背部的缝核分泌,与人的很多精神性疾病有关,例如焦虑、抑郁、睡眠障碍等疾病。5-HT 受体有 7 类

$(5\text{-}HT_{1\sim7})$14 种亚型,目前已经有对比剂的是其中的 $5\text{-}HT_{1A}$、$5\text{-}HT_{2A}$ 和 5-HT 转运体的受体对比剂。它们也是^{18}F 和^{11}C 标记的类似化合物,例如^{18}F 和^{11}C 标记的 N-甲基螺哌隆、^{18}F-阿坦色林、^{18}F-司托哌隆、^{11}C-MDL-100907。N-甲基螺哌隆和额叶的 5-HT 受体结合,同时也和纹状体的 D_2 受体结合。而^{18}F-阿坦色林、^{18}F-司托哌隆、^{11}C-MDL-100907 也能和这些部位的受体结合,而且结合率还比 N-甲基螺哌隆高。它们的缺点是有各种干扰,例如它们在代谢过程中生成亲脂性产物,或者和其他神经递质结合,以及和其他物质非特异性结合,其结合率还高,代谢的动力学过程太慢。

(2)胆碱能对比剂:胆碱能分子系统是对大脑认知和记忆具有重要意义的能量分子,能够用于诊断痴呆等疾病并用于示踪病理。内源性胆碱能是由乙酰胆碱(ACh)神经递质携带的。ACh 的合成由乙酰胆碱酶作为催化剂,由乙酰胆碱酯酶灭活。乙酰胆碱能的对比剂可以分为和毒蕈碱(muscarinic acetylcholine)能受体(M 受体)及烟碱乙酰胆碱能受体(N 受体)特异性结合的两大类对比剂。这方面的应用还不够广泛。

(3)阿片受体对比剂:阿片受体广泛分布于中枢和外周神经系统、内分泌系统以及胃肠道的嗜铬细胞。阿片受体分为 μ、δ、χ 和 ϵ 等亚型,与疼痛、呼吸、体温调节、运动、行为控制和精神活动等生理过程有关。目前特异性最好的要数^{11}C-carfentanil(卡芬太尼),它可以和 μ 亚型特异性结合,特异性比^{11}C-deprenophine(环丙羟丙吗啡)好。而^{18}F-cycrofoxy 是无选择性的一种阿片受体拮抗剂。研究表明,将 deprenophine 进行结构改造,可以合成对阿片受体有较强结合力的对比剂$^{18}FPLD$,是有前途的对比剂。它既是阿片受体对比剂,也是与雌激素具有很强亲和力的对比剂,对检查乳腺癌的预后和治疗效果非常重要。

3. 基因或者体内遗传物质对比剂

自从人类进入 21 世纪之后,人类的基因图谱测量技术及其在人类学研究、在遗传相关疾病的诊断和治疗方面的进展不断深入,大大促进了对人的基因相关物质显像以及体内遗传相关物质的测量,而且还发展了一些专门用于诱导基因表达的对比剂、反义核酸对比剂、基因表达对比剂等。下面将简要介绍这些对比剂。

(1)基因诱导受体对比剂:按照基因产生的原理,用基因工程的方法使得细胞产生新的细胞跨膜受体,然后对这些受体显像,观测效果并进行研究。例如,D54MG 人胶质瘤细胞经重组腺病毒感染可诱导人癌胚抗原,对放射性核素标记的抗原可以自动识别抗体;反过来对抗体识别之后,可以自动检测抗原是否存在,从而达到早期检测癌症的目的。类似的方法是发展基于基因技术实现癌症早期诊断的方法,只要达到 75% 的准确率即可用于临床。

(2)反义核酸对比剂:为了搞清基因片段中储存的信息,尤其是研究其在基因表达中的作用,可以通过 DNA 或者 mRNA 相互配对的结构,设计和人工合成某段基因片段,用放射性核素标记后注入人体,检测和该片段配对的反义寡核苷酸(antisense oligonucleotides,ASONs)的位置和功能,从而对该片段在生物体内的功能进行研究。通过 PET 显像显示目标 DNA 或者 mRNA 的位置和密度的方法称为反义显像。由于很多肿瘤具有特异的 DNA 或 mRNA 片段,分类并标记这些片段,可以实现早期癌症诊断。这方面的工作目前还处于研究阶段,即使研究工作也还没有广泛开展。在实际应用过程中,需要考虑片段长度的选择,放射性核素标记后的比活度,ASONs 的稳定性、特异性和清除率。

(3) 基因表达对比剂:由于开展基因和转基因研究的需要,研究人员需要用一种无创伤的手段观测生物体内基因的功能,通过对基因的表达过程的研究,对内源性基因或者外源性转入基因的在体行为进行观测。例如放射性核素标记的内源性基因对比剂在生物体内,主要是在动物体内的实验,可以测定生物体的生长、发育、衰老、外界刺激后的基因表达,以及从正常状态到病理状态的疾病状态基因表型的变化及基因治疗情况。从外源性基因技术来看,随着转基因技术的使用越来越广泛,对转基因过程进行检测就成为这项研究的重要技术手段。放射性核素标记的转基因对比剂可以用于观测基因转入细胞的过程及表达的量,从而可以用于基因表达的控制和基因治疗的情况。两者之中,内源性基因对比剂使用更为广泛,因为它可以直接对正常基因表型的细胞功能以及疾病初期的基因表达进行检测。因此,① 内源性基因表达显像可以在 DNA 转录为 mRNA 和 tRNA、翻译成蛋白质的两个阶段实现对这类变化的检测,目前更多的研究集中在转录水平的表达上。主要的技术路线是通过正电子发射体分子标记的 ASON 对 mRNA 进行显像。而把 mRNA 转录为蛋白质过程的监控中,对示踪剂具有放大作用,这是因为靶蛋白浓度高于 mRNA 浓度。如果目标靶蛋白质是受体,那么可以通过正电子核素标记的配体显像监控这个过程;如果目标靶蛋白质分子是酶,则可以用正电子核素标记的反应底物或抑制剂显像。② 外源性转基因显像主要用于基因治疗过程中对转基因情况的监测。常用的标靶是报告基因分子(PRG)作为对比剂,一般是待转入的目标基因和 PRG 连接在一起作为启动子,同时转入细胞之中,当整个过程启动时,它们的连接体一起转录成 mRNA。然后,mRNA 再翻译成蛋白质(PRP),通过对蛋白质的显像,达到监控基因转录过程的目的。目前已经有若干标志基因-标志基质体系,例如:HSV-1-tK-FGCV 体系用 I 型单纯疱疹病毒胸苷激酶基因(HSV-1-tK)作为报告基因,它的基因表达产物就是单纯疱疹病毒胸苷激酶,可以对各种基因转录情况进行测量,达到对目标基因显像的目的。

4. 肿瘤和乏氧对比剂

70% 以上的 PET 在临床的应用是检查肿瘤,包括原始诊断和复发复查,或者对肿瘤的治疗效果进行评估。因此,用于肿瘤的 PET 对比剂是所有其他对比剂中最受重视并一直在努力改善的一类对比剂。前面介绍的三大类对比剂,即基因对比剂、代谢类对比剂、神经递质对比剂,大多数也是针对肿瘤的发生、发展、诊断和治疗过程进行设计和发展的,这为它们各自的主流方向。

另外,前面介绍的配体-受体对比剂中,肿瘤受体对比剂是具有非常好特异性的一类对比剂。很多肿瘤都由密度比较高的某种受体表达,因此可以用于诊断、疗效评估和预后。这类应用包括激素抑制剂(SMS)受体对比剂,对内分泌性质的肿瘤(如神经内分泌肿瘤、小细胞肺癌、部分乳腺癌、前列腺癌和恶性淋巴癌等)有很好的显像能力;类固醇受体对比剂的受体显像(例如 ^{18}F-ES 对比剂,可用于乳腺癌诊断,在预测是否转移、检测激素治疗效果等方面具有重要意义);在结肠癌、肺癌、脑癌、乳腺癌、肾脏癌和黑色素瘤等恶性肿瘤有关的高密度 σ 受体的表达,^{18}F 标记σ 受体对比剂可以用于对这些肿瘤的诊断和疗效评估。

氧代谢是生物体重要的生理过程,^{15}O 标记的水或者其他对比剂都可以示踪氧代谢过程,而且这种示踪过程不受其他物质在体内代谢的干扰,准确性高。由于肿瘤细胞代谢旺盛,往往在恶性肿瘤实体内部发生乏氧状态,对乏氧状态的测量,对确定癌症的治疗方法和治疗时机意义重大。因此,已经发展了各种乏氧 PET 对比剂,如 ^{18}F-硝基咪唑(^{18}F-fluoromisonidazole,^{18}FMISO)是一种具有和细胞高亲和力的硝基咪唑类化合物,能选择性地和乏氧细胞结合,而且滞留于乏氧细胞内,目前它的稳定性和显像能力还在进一步改进中。乏氧对比剂对肿瘤的治疗方案的确定和治疗效果的检查意义重大。除了肿瘤外,乏氧显像还能对大脑和心肌缺氧情况进行显像,具有定量判断氧含量的能力,因此是对比剂领域的一个研究热点。

5. ^{15}O-水正电子对比剂

水是人类打交道最多、在人体内普遍存在的化合物。用 ^{15}O-水作为示踪剂开展的研究因此也是操作比较简单的工作。因为分子小,人体内的生物膜对水的阻挡能力很小,所以 ^{15}O-水在血管内、组织内的浓度很容易达到一致。这就是为什么单腔式模型就可以准确进行定量计算的原因。正电子发射体(见表 2.2)中,^{15}O 半衰期最短,以传统做法,整个流程从加速器生产、水合成、注射病人、扫描病人到处理数据需要的人力很多,价格昂贵,很难推广。

最近,45 MeV 电子回旋加速器产生的高能 X 射线,通过光核反应可以简单地把医用蒸馏水经过轰击之后直接生成 ^{15}O-水,其强度达到 60~70 mCi,一次或者分次注射到人体之后就可以用于疾病的诊断扫描。这是 ^{15}O-水正电子药物分子探针及其使用的重大突破,整套技术还在发展过程中。

2.2.3　MRI 使用的分子探针药物

2.2.3.1　MRI 药物增强对比剂的意义

核磁共振成像(MRI)也是一种分子成像模态,MRI 设备主要对液体中水分子成像。正是水中的质子在 B_0 场激化、B_1 激发和梯度场 G 定位的条件下工作,产生核磁共振信号,三维空间的核磁共振信号在被激发之后产生的回波是成像的主要信息源,是在核磁共振能量携带的射频波范围内和人体物质的相互作用的过程中获得携带了与人体物质相互作用的信息。目前 MRI 是世界上唯一能够同时获得人体内部解剖学、生理学、病理学和心理学信息的成像模态。因此,MRI 设备不论在新技术方面还是在应用方面,都还在不断发展,为获得更多、更加准确的动物和人体的解剖学、生理学、病理学信息而获得高速发展,而心理学成像主要针对人类,也有对灵长类动物进行研究的。由于 MRI 设备具有多种对比度机制,能够同时进行解剖学结构成像、生理参数成像和心理参数成像,并解决相对应的病理诊断问题,以及可用于影像导引的介入治疗、手术导航、治疗过程检测及疗效评估问题等。对绝大多数 MRI 设备来说,主要针对人体内的水(H_2O)分子中质子成像。人体内的水约占人体总重量的大约 65% 左右,分为自由水和束缚水两大类。人体内的自由水分布在人体的体液(血液、淋巴液和尿液等,以及占细胞重量极大部分的细胞液)中,而束缚水存在于脂肪和蛋白质等人体大分子中。由于脂肪中的水和脂肪分子的结合比较弱,核磁共振成像的主磁场 B_0 能够对脂肪中的质子极化,射频脉冲 B_1 场能够激发它们并获得脂肪分子退激过程中产生的磁共振信号。

如果 MRI 系统中用于极化和激发的频率是共振频率 ω,只要满足方程(2.6)的要求,就能够实现人体组织成像的数据采集。但是,由于层厚的选择以及实际操作方面的需要,用于激发人体内水质子的射频脉冲有一定的宽度,即其频率有一定的范围,称作带宽。MRI 设备主要对液体水分子中的质子成像,但是也能够对脂肪成像。人体内的脂肪很多,容易和自由水中的质子信号混淆,因此,把水质子产生的 MRI 信号和脂肪分子产生的 MRI 信号分开是 MRI 应用领域的重要成像任务。

$$\omega = \gamma B_0 \tag{2.6}$$

式中 γ 是磁旋比,是自旋核进动的角速度与外磁场强度之比值,为各种核的特征常数。质子的磁旋比 $\gamma = 1.68 \times 10^8 \text{ rad} \cdot \text{s}^{-1} \cdot \text{T}^{-1}$。为了直观及便于理解,磁旋比可表示为频率形式 $\gamma = 41.6 \text{ MHz/T}$。磁共振成像就是在 B_0 场对成像核激化,B_1 场激发,以及梯度场对成像位置的组织定位的情况下实现的。成像过程可以用微观的量子电动力学的方法进行定量化计算和描述;也可以从经典物理的角度,计算一群受激发的质子在激发脉冲刚停止时开始弛豫并退激的过程,从中采集相应的信息。描述自旋核磁矩和人体内物质相互作用所用的物理参数是 T_1、T_2、T_2^* 和质子

密度 ρ,它们分别表示被激发的水质子的核磁矩能量传递给同类自旋核、通过被激发的自旋核与其他微观粒子碰撞传递给对方、在 B_0 非均匀性等环境下实际的信号衰减的时间常数,以及在体素内平均的质子密度。实际的磁共振成像就是获得 T_1、T_2、T_2^* 和质子密度 ρ 等物理参数的空间分布值(成像),都是在体素水平上描述这些参数的定量值的。

上述 T_1、T_2、T_2^* 和质子密度 ρ 等物理参数的定量化是当前 MRI 物理的前沿内容和热点问题。因为 MRI 成像比其他模态复杂,因此定量化时需要考虑的因素最多,很多不完善和不准确的计算都要通过校正得到改善。MRI 物理参数定量化的过程,就是通过逐步逼近真值而获得准确物理参数的过程。

自从进入 21 世纪以来,世界上已完成人体遗传信息的采集、分析手段和数据库的建立,在遗传物质的指导下在人体内合成的蛋白质分子的结构和功能研究也获得重大进展。人类在急需建立人体内遗传物质变异和新蛋白质分子的结构和功能的强大社会需求的推动下,分子成像成为整个科学研究的重要工具,也就自然成为医学成像的学科前沿。

MRI 成像模态,极大地满足了人类在这方面发展的需求,把测量人体内源性分子的运动和代谢规律作为研究的重点,把这些描述生物大分子在体行为的信息,实现参数定量化成像作为目标,就成为合乎逻辑的必然发展趋势。因此,测准所有这些 T_1、T_2、T_2^* 和质子密度 ρ 参数等,属于 MRI 定量化的基础;把依赖于这些物理参数的生物分子在人体内的运动参数和成像参数的定量化作为发展的方向。

外源性对比剂是从体外注入人体,在示踪级水平上跟踪这些药物在人体内的生理、病理过程,从中获得有用信息的化学分子。通常人们说的 MRI 增强对比剂主要就是指这类显像对比剂。尽管 MRI 具有多功能、多序列、多对比度、多参数、多方位成像等特点,同时对占人体重量极大部分的物质——人体的软组织具有比 CT 好得多的空间分辨力和对比度,但在实际工作中人们发现,某些病变与正常组织的 T_1、T_2 弛豫时间无明显差别或差别不显著;有些病变虽有明显的异常信号,但诊断与鉴别仍较困难;还有些病灶较小,平扫不易显示出人眼可以观测到的差别等因素,促使科学家通过发展外源性对比剂来帮助解决这些问题。正是这种社会需要促进了 MRI 对比剂行业的发展,现在已经逐步形成一门独立的分支学科。

外源性对比剂是建立在内源性 MRI 成像的基础上的,使用时必须提取因为注射这些对比剂而获得的额外信号,以及在信号重建基础上表现出来的图像上灰度值增加或者减小的效应。MRI 定量化过程就是把这种额外增强或者减弱的效应估计出来,作为疾病诊断和疗效评估的依据。

因此,从广义上理解,所有的 MRI 成像可以划分为内源和外源成像两大类。

自从 20 世纪 80 年代初 MRI 技术发明以来,首先就是内源性 MRI 成像技术的实现,及其在疾病诊断中的应用。

在内源性 MRI 成像看来,现在已经取得了非常大的进步,从成像的广度和深度方面进行了极大的拓展。可以说,目前临床使用的极大部分 MRI 设备的成像原理主要是对人体内的水质子的成像,也就是内源性对比剂的成像。在这里,人体中的水分子就是内源性对比剂。人体内除了水质子及其他含氢化合物例如脂肪分子外,还有其他内源性物质也可以用于成像,例如人体内的 ^{13}C、^{31}P 元素的化合物等。除此之外,能够对水质子自旋形成的磁场产生较大影响的一类物质也属于内源性对比剂范畴,例如人体内存在的磁性、顺磁性、超顺磁性物质在 MRI 系统中对极化、激发的水质子形成的自旋磁场都会产生较大的影响。典型例子就是人体内含有二价或者三价铁离子(Fe^{2+}、Fe^{3+}),以及这些离子和某些分子结合形成的复合分子,例如含氧血红蛋白分子和去氧血红蛋白分子等,它们的存在及其动态变化都是形成 MRI 各种对比度的原因。著名的血氧水平依赖性对比度(BOLD)就是这种对比度形成的例子。目前已经在临床使用的内源性对比度剂成像可以测量诸如铁磁性物质在体内的分布,其机制也与人体内二价和三价铁离子化合物在人体内的浓度分布有关,典型的方法就是磁化率加权成像(susceptibility weighted imaging,SWI-MRI)。除此之外,水质子的扩散加权成像(diffusion weighted imaging,DWI)、扩散张量成像(diffusion tensor imaging,DTI)、灌注加权成像(perfusion weighted MRI,PW-MRI)和谱成像(spectroscopy MRI)等都属于内源性水分子成像的范畴。

其实,外源性 MRI 增强显像也在 MRI 技术发明之后不久就已经开始研发,人类最早使用的对比剂是 Gd-DTPA 对比剂(1982 年开始),已在临床上和科研上得到了广泛的推广应用。虽然从广义角度看,凡是能够在生物体内示踪生理和病理过程,实现分子和功能成像的物质都可以称为对比剂,但是习惯上人们把除了人体内水分子之外的物质,尤其是必须从体外输入并实现对这些物质分子成像,能够增强对比度的物质才称为显像对比剂。对比剂的问世,主要是满足诊断疾病的需要,让病灶看得更清楚,以掌握更多的病灶信息,便于诊断。在这些信息中,一类就是解剖学结构信息,对比剂往往具有某种特异性浓集的机制,在病灶及脏器的边界处,对比剂使得解剖学结构的边界更为清楚;另外一类信息与人的生理和生化过程有关,对这个过程成像,需要在对 MRI 敏感的物质的液体流过人体相应部位时采集动态变化的信息,通过对这些物质在人体内的代谢过程进行测量,找到异常代谢的病灶,对疾病诊断增加更多有用的信息。这类对比剂服务于当前最重要的研究和临床应用,也是人们为什么追求四维动态成像的原因。这类对比剂使用有助于搞清楚生理代谢过程,如果用于新药开发,有利于搞清楚新药在体内的生化过程,搞清楚药理和毒副作用。开展这类研究,需要对药物浓度在代谢过程中的生化参数进行刻度,使之实现定量化,其中最著名的工作就是动态药物增强磁共振成像(DCE-MRI)参数定量化工作,是最近 5 年来才逐步确立起来的成像方法,在推动癌症的诊断和疗效评估方面起到了非常大的作用。在实现 DCE-MRI 的过程中,首先是实现物理参数的定量化,然后才能实现生物参数的定量化,这类成像方法统称为参数成像。参数成像定量化是当前 MRI 研究的前沿领域之一。

2.2.3.2 MRI 的对比剂及 mMRI

MRI 对比剂的分类:有多种方法对 MRI 对比剂进行分类。按照作用机理,可分为顺磁性阳性对比剂和磁化率阴性对比剂。按照生物分布特性,可分为非特异性细胞外液间隙对比剂、由网状内皮系统清除的对比剂、由肝细胞直接作用的对比剂及血池性对比剂、胃肠道对比剂。按照对比剂所含金属元素,又可分为含钆、含铁以及含镝的对比剂;有些对比剂又分为离子型和非离子型等。尽管 MRI 对比剂种类繁多,但只要充分了解其成分、作用机理及靶器官,就能充分、合理地应用它,为疾病的早发现、早诊断和早治疗服务。当外源性对比剂从体外注入人体时,在示踪级水平上跟踪这些药物在人体内的生理、病理过程,通过对信号和图像的分析从中获得对诊断、治疗有用的信息。

MRI 的对比剂本身并不产生信号,而是在微观状态下当这些分子接近被极化和激发的氢质子后,影响这些氢质子的弛豫时间,间接地改变了这些质子所形成的信号强度。目前,大多数对比剂都是通过改变氢质子的弛豫时间 T_1 和 T_2(或者 T_2^*)来增强或降低感兴趣组织或病灶处的信号强度,达到增强对比度的目的。

从原理来看,Gd、Fe 等都是顺磁性核素,一般这些核素要标记到一些生物相容的大分子上去之后,才能被用作对比剂。化学的络合反应就是把分子加上配合物的过程。通常这些分子通过络合反应,增加了单个分子携带 Gd、Fe 等都是顺磁性核素的数目,增加单个分子增强对比度的能力。而顺磁性物质之所以能够对水质子的磁场产生影响,主要是这些核素中含有不成对电子。不成对电子与质子一样可以看成是一个磁偶极子,也只有这些核具有磁矩。对 Gd 来说,它的磁性比质子约大 675 倍。在无顺磁性物质存在的情况下,组织的弛豫时间 T_1、T_2 决定于质子之间的偶极子-偶极子相互作用的强弱,当组织中有顺磁性离子时,氢质子与其他顺磁性离子相互作用,引起电子偶极子-氢质子磁偶极子之间的相互作用,改变了水质子的弛豫效应,成为影响水质子弛豫的决定性因素。这种作用的结果主要使得质子的 T_1、T_2 缩短,使得加权成像的权重增加。在元素周期表中,过渡性元素和镧系金属,如钆、锰、铁等,其外层不成对电子数多,在外磁场作用下,磁矩较大,对氢质子的干预也强,所以,目前已开发的非特异性 MRI 对比剂均为钆的螯合物。

除了正式作为分子存在的顺磁性物质外,目前在对比剂的开发中还有一类顺磁性、铁磁性或者超顺磁性纳米颗粒性材料常用作显像对比剂。常常把这些材料制成微球形状,外面用含氢的物质组成的网作为它们的配合物。在微球中间可以存放对成像具有不同对比度机制的物质,使之成为对比剂。和前面介绍的 Gd-DTPA 机制类似,纳米材料中的对比度物质种类也很多。在 MRI 系统中凡是在 B_0、B_1 和梯度 G 场的作用下,容易改变水质子自旋引起的磁矩大小的这类对比剂又称为磁敏性对比剂或阴性对比剂。它们的磁性和磁化率远大于人体组织结构或者顺磁性化合物的磁性和磁化率,造成局部微观磁场的不均匀。当水分子通过扩散方式经过这些区域时,很快产生去相位的作用,使血管周围组织的 T_2 或 T_2^* 显著缩短,而对 T_1 影响不大,这种效应称磁化率效应。这类对比剂的典型代表就是已经被美国 FDA 批准在临床使用的超顺磁氧化铁(superparamagnetic iron oxide, SPIO)颗粒性材料,注入人体时经过乳化处理,使得颗粒能够均匀地分布在溶液中,在成像过程中在人体内滞留的时间合适,用 MRI 技术能够捕捉到这些信息,实现参数成像。

综上所述,无论是内源性还是外源性对比剂,凡是能够获取分子在人体内代谢信息的成像模态都属于分子成像的范畴,凡是能够造成 MRI 对比度改变的外源性物质都属于 MRI 对比剂。自从 21 世纪初开始分子成像以来,传统的 MRI 技术被赋予了新的概念和定义。随着人类基因组工程项目的成功和蛋白质工程项目的进展,为了研究生物大分子在人体内的功能而逐步发展起来的 MRI 成像模态已逐步发展为目前所有分子成像模态中能够广泛应用于临床诊断和治疗的一种分子成像模态。为了说明问题方便,我们把这种成像模态称作分子磁共振成像,简写为 mMRI。

对比剂是 mMRI 技术应用的关键之一,目前有不同种类的各种对比剂,但是临床使用最为广泛的对比剂仍然是 Gd-DTPA 小分子对比剂。当前,新的对比剂的研制和应用研究层出不穷。除了 Gd-DTPA 的各种新的对比剂外,还有其他对比剂,例如纳米尺度的超顺磁氧化铁(SPIO)粒子(对肝、脾等器官成像)和超微型超顺磁性氧化铁颗粒(ultrasmall superparamagnetic iron oxide, USPIO)对比剂(对淋巴结、骨髓等组织和器官成像)。这些对比剂的性质及其临床应用需要作进一步评估。但是篇幅有限,这里主要介绍 Gd-DTPA 小分子对比剂和超顺磁氧化铁粒子(SPIO)对比剂。

2.2.3.3　Gd-DTPA 对比剂

Gd-DTPA 即钆-二乙三胺五醋酸(磁显葡胺)。钆离子(Gd^{3+})具有很强的顺磁性,但由于其毒性作用而不能以离子形式注入生物体内,将 Gd^{3+} 与 DTPA 螯合后,可大大减低钆离子的毒性。Gd-DTPA 主要通过改变氢质子的磁性作用,缩短 T_1、T_2 时间而产生有效的对比作用,在低浓度(0.1～0.2 mmol/kg 体重)时主要缩短 T_1,从而获得高 MR 信号,达到影像增强效果;当浓度提高到 0.5 mmol/kg 体重时,它对 T_2 的影响趋于明显,组织的 MR 信号反而下降。Gd-DTPA 用药的常规剂量为 $0.1\sim0.2\,mmol/kg$ 体重,采用静脉内快速团注,约在 60 秒内注射完毕。对于垂体、肝脏及心脏、大血管等成像,还可采用压力注射器行双期、动态扫描,常规用 T_1 WI 序列。此外,可联合脂肪抑制或磁化传递技术等增加对比效果。

磁共振对比剂 Gd-DTPA 以团注的方式注入静脉血管后,在体内的代谢过程(图 2.8)分为以下几个方面:首先对比剂经外周静脉回流到心脏进入体循环,再经动脉输送均匀分布到达组织器官的毛细血管,不同器官和组织的毛细血管分布密度不同,其增强的(对比剂的数量)程度也不同。此外,在血管内的对比剂可以通过毛细血管上皮间隙渗出到血管外间隙(细胞外间隙),并存留一定时间,最终对比剂返回血管内经肾脏排泄。由于非正常组织(如肿瘤组织、增生组织)的毛细血管丰富,其血管的通透性也增大,含有对比剂血液的量明显增加,渗漏到细胞外间隙的对比剂也明显增加,其增强程度也明显不同于血供没有特异性的正常组织。

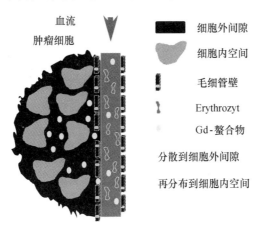

图 2.8 Gd-DTPA 在体内动力学过程的示意图

Gd-DTPA 对比剂虽然已经在临床使用几十年,但是它对人体也有不良反应,其中主要是人体对钆对比剂的基质材料有不良反应,患者发生不良反应的概率大约是正常人群的 8 倍左右。对钆对比剂基(GBCM)的第二次反应可以比第一次更为严重。有报告称,患有哮喘和其他各种过敏症的病人,包括对其他药物或食物都有过敏反应的人都会面临一定的风险,他们的不良反应发生率高达 3.7%。虽然目前还没有交叉反应,凡是对 CT 用含碘盐的对比剂有过敏反应的患者也属于这一类情况。之所以基质材料对人有毒副作用,是因为 Gd^{3+} 是有毒性的,但是经过螯合化学反应处理之后的 Gd-DTPA 对比剂在药物稳定性、黏度和渗透压等基础生化性质方面都很好,具有毒副作用的概率小。

Gd-DTPA 对比剂的不良反应在该对比剂发展的初期就已经得到证实,例如

20 世纪 80 年代后期,临床已经证实 Gd-DTPA 钆螯合物对胃肠道使用时某些病人具有不良反应。之后,各种不良反应的情况陆续报道出来。但是,对注射 Gd-DTPA 钆螯合物药物的病人,其中绝大多数没有这个问题,一般对这种对比剂都有很好的耐受性。遇到的急性不良反应比以碘化盐为主要成分的 CT 对比剂出现的次数低得多。这里所指的急性不良事件的频率是所有在注射 0.1 或 0.2mmol/kg 体重,其浓度范围从 0.07% 至 1.4% 的钆螯合物后出现的不良事件。绝大多数反应是轻微的,包括注射部位感觉异常、恶心呕吐、头痛、发热或疼痛、头晕和瘙痒等。反应类似"过敏"反应是非常不寻常的,其发生的频率从 0.004% 至 0.7% 不等。皮疹、荨麻疹是实验不良反应中最频繁的症状,很少的还包括支气管痉挛。严重的、危及生命的过敏性或极度过敏性反应是极其罕见的(0.001% ~ 0.01%)。早期的研究者,在较长时间内累积的 687 000 病例中,只有 5 个有严重反应。在控制下完成的 20 万剂量例的研究中,有 55 例严重反应。发生钆螯合物剂致命反应的情况,极为罕见。总体来说,该药物的使用是安全的。

2.2.3.4　SPIO 纳米对比剂

超顺磁氧化铁(SPIO)是由超顺磁材料组成的混合物,是一类物质的总称。这类物质的共性是具有强磁性并能够极大地增强 MRI 影像,因为它能够极大地提升质子弛豫效应,增强影像。但是,如果要把这种材料作为临床可用的对比增强剂,需要解决很多难题。现在,已经有几个 SPIO 物质被美国为首的国家批准在临床应用,但是极大部分还在临床实验或者物质材料的实验室测量阶段。极大部分 SPIO 品种需要产品化,还需要走很长一段路。SPIO 是第 1 章中介绍的介观物质,介绍了如何使得这类物质能够在医学中应用。

实际上,SPIO 这类超顺磁的纳米颗粒在医学成像,尤其在 MRI 领域已被广泛应用,作为分子成像的一种模态,具有非常美好的应用前景和非常广泛的潜在应用能力。除此之外,这类物质还在诸如存储超强磁能量、化学催化和分离、干细胞示踪、细胞和 DNA 排序、药物递送和细胞机制研究等领域也有着广泛的应用。

上述极大部分应用都要求 SPIO 物质具有溶于水、稳定和颗粒大小的单分散性(monodispersed)。最近十多年来,不断增长的兴趣是把它发展为多功能、多对比度的磁共振成像纳米探针,用于分子和细胞成像。分子和细胞的成像对 SPIO 的要求是高度均匀性,其尺寸和靶蛋白分子与核酸(尺寸在 2~15 nm 范围内)具有可比性。

到目前为止,还未能在这个尺寸范围内找到合适的磁性纳米粒子,或者这方面的研究还不够成熟。这使得这些粒子需要在细胞内对分子水平物质性质进行研究,其中关键技术是要实现纳米粒子和磁共振成像中使用的物理参数之间的定量关系,使之能够用于细胞内分子成像,使之定量化。为了保证分子间的相互作用能够实现,在纳米颗粒球的表面进行这样的相互作用是一种合适的选择。把纳米球的尺寸做得和这些分子的尺寸差不多,就是为了在细胞内部把这些分子送达纳米颗粒球的外表面上并和已经在那里的靶分子靠得足够近,使得它们之间能够发生相互作用。对 MRI 来说,这些纳米颗粒探针应该是多功能的,包括把物质自动递送到组织的深部,和特定的细胞类型结合并形成具有特异性结合的靶分子簇,或者形成具有某种开关功能的分子簇。例如,用于探测细胞内基因的纳米颗粒就是其中的一个例子。实现这个目标的关键性一步是使得具有生物相容性涂层的纳米颗粒功能化。

现在制作这些纳米颗粒涂层的材料很多,例如单层配体、特定的聚合物和硅原子涂层等,主要研究工作就是使它们功能化。单层配体涂料依靠有效的吸附或化学吸附的方法和配体连接,在纳米粒子球的表面上完成这个过程。这些涂料往往有低的胶体稳定性、有限的活性,功能不是很强,并具有残留表面活性剂的倾向;聚合物和硅为基质材料的涂层的难度在于工艺过程的控制,往往导致多层膜和在相同位置封装多个纳米粒子(堆垒效应),例如用原位涂层的方法,使得葡聚糖有多层膜涂层的倾向,可以导致异构的分布,并限制了各种功能的实现。

为了能够用成像的方法测量人体内的这些纳米颗粒,以及实现对附着在纳米颗粒上的各种分子在体成像,要求这些被涂层的磁性纳米粒子溶于水,具有单分散性、生物相容性,并容易适应多功能生物耦合,尤其是容易促成探针分子和配体的结合。在深部组织的基因表达方面,SPIO 纳米粒子在临床已经有很好的表现。其他,如多配体技术、配体和核酸探针同时接枝的技术等也都在发展之中。

在 MRI 的应用方面,目前已经知道可以在临床应用的部分对比剂增强药物见表 2.4。除了继续进行物理化学性质的测量和研究外,重点是做生物学分布规律测量和临床应用工作。应用的脏器包括肠道、肝脾和淋巴结等,应用范围还在不断扩大。成像的对比度包括骨髓成像、灌注成像和血管造影等领域,对比度和成像方法也在快速发展。

表 2.4　目前部分 SPIO MRI 对比剂药物

药物名称	应用分类	成像对象	粒子尺寸范围	研发阶段	使用管理
AMI-12	口服 SPIO	胃肠道管腔	300 nm	商业许可	口服
OMP	口服 SPIO	胃肠道管腔	$3.5\,\mu m$	商业许可	口服
AMI-25	SSPIO	肝脾	$80\sim150\,nm$	商业许可	慢注射
SHU-555A	SSPIO	肝脾灌注造影	$80\sim150\,nm$	商业许可	弹丸注射
AMI-227	USPIO	肝脾灌注造影	$80\sim150\,nm$	商业许可	弹丸注射
AMI-227	USPIO	淋巴结造影	$20\sim40\,nm$	商业许可	慢注射
NC100150	USPIO	灌注造影	20 nm	商业许可	弹丸注射

注:本表并没有把以美国为代表的西方国家批准上市的 MRI 纳米药物都包括在内。

用 SPIO 类药物增强对肠胃道内壁的显像使这类显像剂首先应用于临床,采用口服方式输入人体,因此包括的纳米颗粒可以比较大,常常用非生物降解和不溶性的纳米颗粒涂层,和普通食物例如淀粉和纤维素一起通过口服悬浮在黏性不断增加的胃肠道内壁上,这有利于防止通过胃肠道内壁把铁吸入人体,使得纳米颗粒得到浓集并改善对比剂分布的均匀性。如果 SPIO 非病理性浓集的情况发生,那么就使得 MRI 过程容易产生伪影,尤其在超高场和高梯度的 MRI 系统中尤其如此。口服的 SPIO 是一种阴性的对比显像增强剂,在 T_2 加权的图像中信号降低。例如,AMI-121 有大约 10 nm 的晶粒组成,动态成像期间的运动范围大约为 300 nm。OMP 由小于 50 nm 的晶粒组成,吸附其他分子之后的颗粒大小大约为 3.5 μm,颗粒内部含有 25% 的氧化铁(质量百分比),其浓度大约是 0.5 g/L。口服 SPIO 正常情况下在 30~60 分钟内排泄出去,整个腹部用 900 mL,上腹部用 400 mL。因为病人不吸收铁,对胃肠黏膜没有刺激,故一般病人对口服 SPIO 悬浊液有很好的耐受性。

标准的 SPIO 药物很容易被静脉给药,并与肝脾中的网状内皮细胞(RES cells)螯合,对这些细胞具有显著的显像增强效应。但是由于没有采用静脉给药的方式,对淋巴结成像的增强效果不好,因此常用 SSPIO 药物,并通过间质组织给药的方式实现增强显像,因为它可以在 T_1/T_2 加权的图像中得到增强。SSPIO 药物具有很高的 T_2 弛豫/T_1 弛豫比,因而有显著的 T_2 弛豫效应,对 T_2 加权的 MRI 具有增强效果。

下面以 SPIO 作为肝、胆、脾等上腹部脏器对比增强剂为例,在应用方面举例说明。

已经开发出针对上腹部脏器,主要是肝、胆、脾等脏器的具有特异性结合能力的 SPIO 类型的对比度增强显像剂,它们已经被批准在临床使用(见表 2.4)。发展这些对比度增强显像剂的目的是为了克服 Pd-DEPA 在腹部显像对比度增强方面没有特异性并考虑某些病人对 Gd-DEPA 具有不良反应的问题。这两种具有肝特异性结合(liver specific)能力的 SPIO 对比剂增强剂药物是通过网状内皮细胞(RES)(胆、肝、脾)摄取的 SPIO 和适应可变胆汁排泄的肝胆对比剂。

经过一段时间的临床应用,已经表现出这两种药物在诊断疾病能力方面的不同特点。因为肿瘤和正常组织之间在血管分布和血流供应方面的差异形成图像上不同时相之间的差异,差异的出现主要依赖于肿瘤的血管分布和供血情况,而具有细胞特异性摄取的延迟增强成像使得正常组织和肿瘤之间的差异比较明显,还可以区分显像剂是在细胞外还是细胞内。因此,肝胆对比度增强特征能够用于对肝肿瘤的良恶性鉴别和早期诊断(分化与否及分化程度),这方面的情况已经在最近几年的研究中获得新的进展,但是进一步的药物代谢动力学方面的研究和参数定量化方面的研究尚在继续之中。

总之,无论是 SPIO 或者它的变种,例如加上别的元素,如 Mn 的(Mn-SPIO)

纳米晶粒,作为 MRI 的对比度增强显像剂均具有非常广阔的应用前景,目前尚在发展阶段。一般的步骤是首先制作尺寸均匀的单散性(单一尺寸但是有统计学分散性的晶粒)或者多散性(一定尺寸范围内具有统计分散性的纳米晶粒)乳化溶液,在溶液状态下把相关的生物大分子接枝到纳米颗粒表面上,在一定条件下形成尺寸单散性或者多散性的携带生物学信息的磁敏感晶粒,再经过各种电镜或者其他技术手段验证这些纳米晶粒的物理、化学性质,最重要的是作为药物的安全性和作为显像对比度增强剂的有效性。和普通药物研究一样,先从动物成像开始,检验在体外合成和分析得到的结果,在动物体内进行验证。通常 SPIO 类纳米药物可极大地改善小病灶和正常组织之间的对比度,对疾病(主要是肿瘤)实现早期诊断,而对癌症的治疗具有关键性意义。

2.3　医学成像中使用的其他探针分子和示踪技术

医学成像当中还有其他的成像模态,也可以进行分子成像或者类似分子成像的研究工作或者临床应用工作。已经开展这方面工作的成像模态是光学成像模态、X 射线成像模态和超声波成像模态。

回溯到本章最前面对分子成像的定义,很容易理解前面提到的各种成像模态,例如核医学成像模态(SPECT 和 PET)使用的物质波源是 γ 射线,γ 射线有极强的穿透人体的能力,适合在人体外探测,而所有 SPECT 或 PET 的对比剂都参与人体的代谢或者和人体蛋白质特异性结合,达到对人体内物质的增强显像。因此,核医学成像最符合分子成像的定义,是典型的分子成像模态。到目前为止,仍然有很多分子成像的研究工作或者临床应用工作,只有核医学成像模态才能完成。

磁共振成像使用的物质波是电磁波,通过电磁波激发内源或者外源的自旋核的磁矩,退激时也发射电磁波,可以从人体外探测到。磁共振成像的对比剂也参与人体内的代谢,因敏感核素往往都是金属元素,往往很难在蛋白质上标记;通过络合化学反应可以携带足够多的敏感性金属元素,但是这样做,很容易改变原来分子的生化性质。所以,磁共振成像对比剂,可以用于对诸如肿瘤的诊断和治疗,但是比较难以作为神经系统的特异性对比剂。

X 射线也是具有很强穿透人体能力的射线,因此,X 射线成像无论是平面成像还是立体成像,都具有最好的空间分布率。这种射线从人体外产生,通过穿透人体的方式实现成像,携带 X 射线的物质不参与人体的代谢,因此通常情况下不能用于分子成像。X 射线成像时也有显像增强的对比剂。实际上最早的对比剂增强的概念是从 X 射线成像开始的,这是因为人体内的软组织,包括血液的密度差不多,CT 值非常接近,在图像上很难分开。为了解决这个问题,人们发明了很多增强对比剂的药物,一般都是密度比较大的碘盐。这些碘盐的溶液能够在短时间内局部提高物质的密度,尤其适合改变血管内血液的密度,形成新的对比度,使得血管和周围的软组织能够在图像上被分开、被看清楚。这就是著名的 X 射线血管造影技术。但是,X 射线血管造影技术不属于分子成像技术的范畴,它不提供分子水平的物质在人体内进一步相互作用的信息。凡事都有例外,X 射线成像用于分子水平信息的获取,可以有两种途径:① 把重的核素,例如碘(I)同位素,通过化学反应标记到各种靶分子上,特异性地和靶目标结合。I 和 F 同属非常活泼的卤族元素,很容易标记到各种化合物上,参与人体的各种化学过程并代谢出人体,在应用方面可以开拓很宽的一个面。但是,作为 X 射线成像的示踪剂,要改变局部的物质密度需要的物质量比较大,能否在非常短的时间内携带足够改变对比度的物质进入到靶器官或者病灶位置,是选择这种对比剂需主要考虑的。② 大于 10 MeV 的 X 射线就有可能和人体物质发生核反应,一般大于 20 MeV 的 X 射线就可以通过光核反应在人体内产生足以造成可探测的剩余放射性。这种通过外源性的核反应生成的内源放射性物质,能够示踪人体的各种物理和化学状态,相当于示踪的探针分子。上述两种情况都已经开展了很多科研工作,但是临床推广还需要一定的时间。

超声成像的物质波是超声波,主要的机制是超声波在人体组织上的反射波强度的差别,达到区分图像上物质密度的目的。因此,扩大反射面积可以增强局部对比度。超声波成像的增强对比剂是血管注射的微气泡溶液,通过激发在成像时打破这些气泡,可以大大地增强反射波的强度。作为研究内容,也有人把这些微泡内嵌入一些药物,在微泡达到靶目标时,被激光打破后释放到治疗部位,达到增强图像又能提高治疗效果的目的。这些工作类似分子成像,但是不属于分子成像的范畴,也没有在临床上推广开来。

参 考 文 献

[1] 包尚联. 现代医学影像物理学. 北京:北京大学医学出版社,2004;第 10 章.

[2] Jian Lu, Shuli Ma, Jiayu Sun, et al. Manganese ferrite nanoparticle micellar nanocomposites as MRI contrast agent for liver imaging. Biomaterials,2009,30: 2919—2928.

第3章 药物代谢动力学

3.1 引　　言

　　分子探针也可以称为示踪分子,在人体研究或者临床诊疗中应用的主要作用是通过示踪分子在人体内的功能,揭示人体的生理和病理规律。如果是一种潜在的新药,其研究结果可以揭示新药的药效和毒副作用,是新药研究中必须解决的问题。在动、植物领域,也有通过示踪研究动物和植物生理过程的工作。无论什么情况,为了准确描述生理病理过程,实现物理参数或者生物学参数的定量化,必须完成药物代谢生理过程的建模。为此,本章把内容分解为三个方面:药物代谢动力学的基本概念;对不同模态的医学影像的动态数据进行药物代谢动力学分析的技术路线和流程;在新药开发及其生理病理研究中的应用举例。

3.1.1　什么是药物代谢动力学

　　药物代谢动力学(pharmacokinetics)简称药动学,是根据生化原理,用数学模型定量地描述药物在人体代谢过程中药物浓度在人体内的分布及其随时间变化的规律。药动学解决从药物进入人体(注射、静脉滴注、口服等)之后的药物浓度分布(distribution)随时间变化的定量化关系,可以为药效和药物毒性提供定量的、经过校正后的数据;对于已经进入临床试验的药物,作为确定药物剂量及进行个性化治疗制订方案的依据。药物进入人体的主要方法是血管内注射,而排出体外的主要路径是代谢(metabolism)和排泄(elimination)。无论进入还是排出,人体中药物的准确信息都通过动力学方程的解来描述,解出药物浓度在人体空间及在时间轴上的分布,然后就能分析出药物的功效和毒副作用。如果采用参数成像的方法建立某种生理参数和药物浓度之间的定量关系,就能直接用于疾病诊断和疗效评估。但是,一般来说,这个过程比较长,对环节的控制比较多,而且个体差异比较大,即使同一个人的情况在不同时间也会有差别,这些差别正反映了病情的变化,也就是疗效的情况。只要药物代谢动力学方程的解是稳定的,每个步骤上质量控制是严格的,那么,价值也就体现出来了。在做这个工作时,有一个假定:药物注入人体之后,其浓度能够达到或者很快能够达到平衡,这样抽样检测的数据才是可靠的,方程才是有解的。药动学研究内容包括但是不仅仅是方程的构造、解方程的方法、对解的物理意义和生物学意义的解释,整个过程就是如何使得药动学方程的解变成能够描述生理病理过程的参数(即建立物理参数、化学参数与生物学参数之间的定量关系),参数定量化是其在疾病诊疗中应用的基础。

药动学并不是一个全新的学科,因为世界上自从开始有药物以来,就存在药物代谢动力学问题。即使证明药物是安全有效的,也要考虑剂量大小、用药时间以及和其他治疗的配合问题,药物之间的相互作用问题要做很多测量和实验,才能拿到药证。因此西方国家,以美国为例,一个合成新药的诞生往往平均需要 15 年时间、20 多亿美金和大量劳动。在整个新药开发的所有环节中,药物代谢动力学是核心步骤之一,用于确定药物的疗效、毒副作用、剂量,据此可以获得人类对某种疾病的规律性认识,而确定药物的治疗周期、用药量,这是对一种新药的最基本的要求。药物在具体个体内部的浓度分布是有差异的,代谢速率也是不完全一样的,但是有基本规律可循。药物在人体内的浓度分布源自人体内的生物膜,以及很多化学、生物学的壁垒。很多药物分子是进入不了人体细胞内部的,或者进去的速度很不一样。而只有进入细胞内的药物才能发挥药效,通过药物分子和致病因素相互作用才能达到治病效果。如果要保证在一段时间内药物在人体血液中以及软组织中的浓度分布在误差范围内恒定,进入和排出的药量都要定量化,这既是治疗的需要,也是新药研发的需要。

药动学的另外一个功能,就是研究新药的药效和病理机制,通过药物代谢动力学过程以及动力学过程中依赖的生化原理,给出药物能够治疗疾病的效能机制和毒副作用。而任何药物一旦进入人体,都会和人体内已有的物质分子之间发生相互作用,有些生化产物是有毒的,增加了脏器排出这些有毒产物的负担,造成对脏器本身的毒害。所有新药,只有把药效和毒副作用都搞清楚,药物剂量定量化之后才能允许上市销售,这是各国政府审批新药上市的基本原则,也是新药在医院做临床试验时的基本做法。通过动物和人体成像可以大大缩短新药研究的周期,实现无创伤评估和检测。

所以,药动学问题是药学领域重要的方向,也是新药上市前必须做的一项基础性工作。只有有了足够的药动学数据,这些药物才能被各个国家食品和药物监管部门批准上市。

本章介绍的药动学用医学成像方法无创伤地通过体外(in vitro)测量获得分子探针分子在体(in vivo)浓度动态分布数据,再根据动力学方程进行计算和分析,获得定量化的物理学、化学或者生物学参数,这类工作也可以归入"现代药动学"(modern pharmacokinetics) 的范畴,是药物动力学研究的现代化手段。这里说的成像工具主要指无创伤地获取人体内药物浓度分布数据的用成像方法建立的测量手段,以及基于这些成像测量手段建立的各种方法学,其中核医学成像装置(PET/

SPECT)、磁共振成像(MRI)装置、光学成像装置(OI)是目前正在使用的主要手段和工具。目前临床广泛使用的 X 射线成像装置和超声成像装置,也可以使用某种具有对比度增强的人体无害物质作为探针进行人体研究,通过对这些物质敏感的测量方法,获得药动学数据。但是,这些装置在药动学方面的应用并不普遍,存在很多问题;而光学成像的物质探针大多对人体有害,加上可见光的穿透本领差,目前还主要只对小动物有效。即使在小动物成像方面,光学成像的技术也尚在发展阶段,还不具备开展药动学研究的能力。而 CT 成像的速度太快,对药物的扩散等较慢的过程,跟踪不是很好。因此,本章主要介绍用核医学成像装置(PET/SPECT)和磁共振成像(MRI)装置开展的现代药物代谢动力学工作。药物通过注射或者吞服进入人体内,在特定时间段内测量这些药物的在体浓度,再通过解药动学方程(常常用多腔室模型)获得所需要的解。从医用层面考虑,获得这些药物的在体浓度之后,还要建立药物浓度和成像参数之间的定量关系,以及成像参数与疾病分级和分类之间的定量关系,变成医生诊断和评价治疗效果时容易理解的参数,把这些参数和某种疾病的状态关联起来,从而实现对这些疾病的诊断和治疗,并进行疗效评估。这是最近 20 年来才获得迅速发展的现代药动学的新领域,也是药动学研究的发展方向。

药动学作为分析药物体内浓度动态分布的数学分析工具,具有重大的理论和实用价值,它的基本分析方法已经渗透到药物研究和用药物治疗疾病的各个领域,例如对药物的疗效评价、新药的设计、改进药物剂型、提高药物疗效、减低毒副作用、指导合理用药等。在药物疗效评估方面,即使不是用药物进行治疗的技术手段,例如对影像对比度增强的过程,如果跟踪的药物不仅在血管内运动,还能研究从血管壁渗透到血管壁外的空间和细胞空间的话,也可以用药动学方法进行进一步的生化作用;如果药物很快从血管流走了,那么只能对血流增强显像,对判断血管是否堵塞有评估的价值。

3.1.2 药物在人体内的生化过程

3.1.2.1 生物膜对药物的转运

药物在体内的转运需要通过细胞外膜进入细胞,通过外膜进入细胞后还要通过细胞表面的超微结构(如内质网等或者内皮细胞网络)才能完全进入细胞内部。在细胞内部,根据作用的靶点不同,有些还要进入细胞器,细胞器表面往往也有各种膜,如线粒体膜等。药物分子穿过这些生物膜的方式很多。细胞膜主要由液态的脂质构成,脂溶性药物容易通过;由于细胞膜还具有孔道,水和不溶于脂质的小分子药物也能通过。生物膜对药物的转运方式,根据是否耗能分为主动转运和被动转运两类。因此,需要对药物通过生物膜进入细胞内的生化过程进行简要介绍。

1. 主动转运

在消耗能量（例如 ADP 参与情况）的条件下，药物分子有选择性地通过生物膜实现跨膜蛋白转运，这种过程称为主动转运。主动转运具有特异性选择的特性，根据被转运物质分子的结构和转运蛋白在结构上的互补性作为适配关系的相似性测度，在生物学上被转运的蛋白质称为"配体"，作为通道的跨膜蛋白质结构称为"受体"。通过配体和受体之间特异性结合，达到转运某种特定药物的过程称为特异性蛋白主动转运。对新药来说，这是一种最主要的转运方式，因为通过这种方法转运的蛋白质分子或者新药，必须具有特定的结构和功能，排除了其他分子进入，也有效地排除了对该药进行干扰的可能性；其次，主动转运的蛋白质或者药物分子转运过程的可逆性差，即进入细胞或者某种细胞器之后，返回的概率小，保证了转运效率；再次，这种具有特异性结构的转运过程，相似性分子之间竞争性抑制，即当某种药物浓度比较高的时候，抑制了类似的体内其他分子进入细胞或者细胞器的可能性。属于这类转运的分子很多，例如葡萄糖自肾小管的再吸收；弱酸、弱碱性药物自肾小管上皮细胞向管腔的分泌等。可以说，受体和配体之间的特异性结合是新药开发的关键，也是一种新药在临床推广的关键。对新药的结构和功能要研究得非常透彻，才能把这种新药走通，使之商业化。

2. 被动转运

在不消耗能量的条件下，仅顺着浓度梯度方向实现药物的转运过程称为被动转运。被动转运包括扩散、滤过和易化扩散三种。由于不耗能，被动转运均不能在浓度梯度的相反方向进行。除易化扩散外，亦不存在竞争性抑制。

（1）扩散：穿过生物膜的双层类脂质分子的药物跨膜转运过程称为扩散转运，是被动转运的一种。影响药物扩散速度的因素除膜两侧的浓度差外，主要依赖于药物脂溶性程度。简单扩散受药物解离度的影响，大多数药物是弱酸或弱碱性的，在体液中分为解离型和非解离型两类，而且这两类往往混合存在。药物的非解离部分脂溶性较高，容易透过细胞膜；而解离部分脂溶性较低，难于通过。从药物研发的角度，针对这类转运方式的药物，需要辅助于提高解离能力的各种技术措施，保证药物通过细胞膜进入细胞的比例，使得药物在细胞内发挥作用。

（2）滤过：指直径小于膜孔的药物借助膜两侧存在的液体静压和渗透压的差，被水携带到低压侧的过程。由于生物膜上的小孔直径过小，这类输运过程只适用于分子量小于 100 的药物，如尿素、乙醇等。满足这种条件的药物通过毛细血管的吸收和浓度再分布，以及通过肾小球排泄时，滤过为主要的转运方式。

（3）易化扩散：指借助膜上特异的载体但不耗能的被动转运方式。此种方式在药物转运中极少见，主要体现在不消耗能量，又能具有特异性转运能力，如葡萄糖进入血红细胞就是通过易化扩散的方式。

3.1.2.2 药物在体内的吸收

药物在体内的吸收(absorption)是指药物从给药部位进入体循环的过程。通过血管注射方式的给药在血管内往往不存在吸收问题。药物流动通过血管壁由血管内渗透到血管外,由血管外进入细胞外,再由细胞外进入细胞内的过程统称为吸收。血管外的肌肉或者皮下注射给药时,药物主要通过肌肉处的毛细血管内皮细胞间隙,以滤过方式迅速进入血液,最后达到全身均匀分布。其吸收速度主要受注射部位血管丰富程度和药物分子大小的影响。

皮下或肌肉注射给药只通过毛细血管壁即可吸收。口服则先要通过胃肠黏膜,弱酸性药可在胃内吸收,但大部分均在肠内吸收,在胃肠内经过毛细血管,首先进入肝门静脉。某些药物在通过肠黏膜及肝脏灭活代谢后,进入体循环的药量显著减少,这种现象称为首过效应,也称"首次通过排空"(first pass elimination)或"第一关长效应"。如口服硝酸甘油,大约99%可被首过效应灭活失效,改用舌下给药可不经肝门静脉,破坏较少而作用较快。此外,影响吸收的因素还有酸碱度(pH)、溶解度、给药部位及生物可用度(剂型)等。这些因素均使吸收存在较大差异,尤其是个体差异。因此,医生还要根据个体的情况,对药量和给药时间进行合理安排。

3.1.2.3 药物在体内的分布

药物在体内的分布(distribution)是药物随血液循环输送至人体各器官、组织,并通过转运进入细胞间液、细胞及细胞器内之后形成的分布。因此,药物都有一个平衡时间。各种药物平衡的时间是不同的,有些很快(特异性结合的小分子),有些很慢(例如主要靠扩散进入细胞的药物)。而药物代谢动力学中采用的腔室模型就是指浓度达到一致的生物学空间。由于膜的存在,除了水分子外,要获得全身完全一致的浓度是很难的。必须指出,药物在体内的分布可达到动态平衡,但浓度往往并不是均匀(即不是浓度处处相等)的,不同浓度的区域定义为一个腔室,保证在这个腔室内药物浓度相等,这样就可以简化计算,保证模型的准确使用。

药物在体内的浓度分布主要受下列因素影响:① 药物的分子大小、脂溶性还是水溶性等理化性质;② 药物与血浆蛋白,例如血红蛋白相结合的能力;③ 特殊的生物屏障,如血脑屏障、膜屏障等;④ 生理性体液酸碱性(pH)的差异;⑤ 主动转运或特殊亲和力(配体-受体结合的能力等)。

3.1.2.4 药物分子在体内的生物转化

进入细胞后的药物,要和细胞内的分子相互作用,通过生物或者化学的反应对药物实现转化的过程称为生化转化。因此,腔室模型中腔室数目的多少不仅依赖于浓度分布的差别,还依赖于生物转化过程中产生的产物的多少,以及对这些产物在细胞内的作用进行分析。本章中所说的药物代谢主要指生化转化过程,分为生物转化和化学转化。说到药物的生物转化,不能不涉及酶的作用。每个人体内都有很多酶,用于对食物和药物进行转化,这些生物转化主要在肝细胞微粒体内,在混合功能氧化酶的催化下进行。不同个体内的酶的主要反应类型、酶系的组成及催化过程大同小异,都和肝细胞对内源性物质的生物转化规律相同。但是,在不同种族和不同地理分布的人群之间有较大差别。而药物分子代谢的另外一个途径就是化学反应过程,例如葡萄糖分子进入人体之后,通过磷酸化形成最终产物水和CO_2排出体外的过程,就是化学转化的例子。在人体内的药物往往通过和细胞内的有害物质之间的生化反应,降低毒性达到治疗疾病的效果,因此浓度是非常重要的,药物浓度和病理分子的浓度要适配;同时病理分子的浓度也会变化,治疗过程要适应这种变化,善于改变人体内物质浓度的不合理分布和混乱。

3.1.2.5　药物分子从体内的排泄

药物分子从人体内的排泄(excretion)是药物及其代谢产物排出体外的过程。药物的生物转化和排泄统称为排空(elimination),是药物分子从人体内逐步消散的过程。肾脏是大多数药物排泄的主要器官,肾脏排泄药物有两个机制,即肾小球滤过和肾小管分泌。药物经肾小球滤过后,可以不同程度地在肾小管重吸收。另外,尿液的酸碱度可影响药物从肾脏排泄的速度,临床上常采用碱化尿液的方法治疗酸性药物中毒,如治疗巴比妥类中毒。许多药物也通过从胆汁排入肠腔,然后随粪便排出;有些药物可从肺、汗腺、唾液腺、乳汁达到排泄的目的。药物的排泄是药物进入人体和排出体外整个循环中的最后一个环节。

3.1.3　药动学的发展历史和现状

早在 1913 年,Michaelis 和 Menten 就提出了药动学的概念;1919 年,瑞士的 Widmark 开始用数学公式对药物的动态规律进行科学分析;1924 年,Widmark 和 Tandbery 提出了开放式单腔室模型的动力学概念;1937 年,Teorell 又提出了双腔室模型,并用数学公式详细描述了双腔室模型动力学方程,但是,由于该数学公式十分繁杂,这一开创性的工作在当时未得到重视和公认。由于第二次世界大战中断了上述研究,到了 20 世纪 60 年代之后,这个领域才重新活跃起来,主要是由于计算机技术的重大发展和分析化学的重大突破(使得人们能从极少量的生物样液中定量测出痕量的药物和化学物质的浓度的技术获得了很大的进步),加上许多科学家的共同努力,才使药动学开始有了重大发展。自那时起,药动学被国际上公认为一个独立的学科。现在,药物在体浓度的分析可以采用多通道的芯片技术,使得一次可分析的化学物质数量和种类大大增加,分析误差尤其系统误差大大减少。德、美、日等国的药学家 F. H. Dost,E. Kruger-Jhiemer,J. G. Wagner,G. Levy,E. Nelson,M. Gibaldi,裙见喜一郎,花野学等著名科学家都为创建该学科作出了很大贡献。到了 20 世纪 70 年代,药动学的研究在理论、实验方法和实践应用上都有了飞速发展。但是,真正的定量化只是最近 10 年内的事情,主要引入了微观的随机和统计学的概念,分子成像技术的进步也功不可没。其中核医学成像技术和核磁共振成像技术的进步是主要的技术进步体现,它们在人类疾病诊断和治疗过程中的广泛应用,推动了药动学参数的定量化发展。

自从 20 世纪 80 年代初以来,我国科学研究工作者也开展了基于生理腔室模型的药物动力学研究。这种模型使生理过程与药物动力学模型结合起来,进而研究药物在有关脏器组织内的真正分布与变化,加深了对药物在体内生化过程的认识和理解;通过改变生理参数,可以模拟药物在病理、药理状态下的体内过程,用于研究和预测病理、药理因素对药物体内过程的影响。同时,这种模型也为采用“动物类比法”提供了可能性,从而为各类动物之间的药物资料相互比较提供了合理基础。生理学模型的提出、确认和应用,代表着一个非常卓越的研究领域的开始。Bischoff 及 Pedrick 在这一领域作出了值得称颂的贡献。从生理学模型和各种细节上说,这种药动学方法也许可用来洞察复杂的生理学过程。从效应机理出发,引入更多、更精细的生理生化参数使生理模型更为完善。复杂生理模型是为了满足实际应用中不断提高的对生物复杂性描述的需求。虽然模型比较复杂,由于可以模拟复杂的生理过程,解决特定的问题,且存在可能模拟更为复杂的系统生理过程的前景,构成了这个领域不断发展的动力。例如,宇宙航行中的失重现象导致宇航员服用的药物的动力学发生改变。在目前条件下,将所有常用药物都置于宇航失重条件下实验是不现实的。因此,在地面上,采用生理药物动力学模型加以模拟是一个可选择的办法。

笔者所在的北京大学课题组从 20 世纪 90 年代进入药物代谢动力学模型的研究领域,并建立了和美国 UCLA 黄嵩正教授及其学生周云博士(现任职于美国约翰霍普金斯大学 PET 中心)之间的紧密合作关系,尤其是和周云博士的合作,联合培养了博士生,从 2000 年开始发表了多篇文章。自从 2006 年以来,本课题组在科技部“973”项目的资助下,把核医学 PET/SPECT 领域相对成熟的药物代谢动力学方法应用于磁共振成像(MRI)领域,开展了系统的药物增强动力学磁共振成像(DCE-MRI)生物参数定量化过程的研究工作,成为世界上最早涉及这个领域的研究单位之一,并系统地用 DCE-MRI 生物参数定量化方法实现了对癌症的早期诊断、良恶性鉴别和疗效评估。

分子核医学成像和磁共振成像手段开创了现代药物动力学的主要研究内容,笔者所在北京大学课题组是我国现代药动学发展的新领域中的开拓者和推动者之一。

3.2 药物代谢动力学模型及其在不同成像模态中的应用简介

3.2.1 药物代谢动力学模型简介

前面已经介绍,药动学模型是为定量研究药物在体内代谢过程中浓度分布规律而建立的数学模型。腔室模型(compartment mode)是常用的数学模型之一,因此本章主要介绍腔室模型。这里所谓的腔室,就是由生物膜分割的人体组织空间,其主要特征是在同一个腔室中该药物的浓度相同,至少在误差范围内该药物的浓度相同。从相反的角度看,凡是药物浓度相同的人体组织,都可以划分为一个腔室。同一腔室内各部分的药物浓度处于平衡状态,因为活体组织对药物的代谢始终在进行之中,这种平衡必然是一种动态平衡。腔室仅是按药物输运的动力学特征划分的抽象概念,并不代表解剖或生理上的固定结构或成分。同一腔室可由不同的器官和组织组成,而同一器官的不同结构或组织可能分属不同的腔室。此外,不同的药物,其腔室模型及组成均可不同。运用腔室模型,可将机体视为由一个或者多个腔室组成的系统,从而将复杂的问题简单化,由于平衡使得动力学方程的解变得简单。图 3.1 是双腔室模型的示意图。

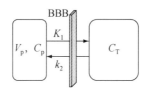

图 3.1 双腔室模型的示意图

图中 BBB 指血脑屏障,V_p 和 C_p 分别指药物的血浆容积和药物在血浆中的浓度,C_T 是组织中的药物浓度,药物从血液流入组织的渗透率常数为 K_1,药物分子返回血液的渗透率常数是 k_2

如果某药物在身体的所有部分之间均有较高输运速率,因而在短时间内在人体内即可迅速达到动态分布平衡,则单腔室模型适用于该药的动力学过程描述,例如用 ^{15}O-水进行的示踪可以用单腔室模型进行描述。属于单腔室模型的药物,在体内达到浓度分布平衡后,其血药浓度将只受吸收和排空因素的影响。由于适合单腔室模型的药物不多,多数药物至少需用双腔室模型,把血液内的药物浓度和组织中的药物浓度分成两个腔室进行描述(图 3.1)。采用双腔室以上的多腔室模型进行药物代谢动力学研究时,如果某药在体内不同部分之间的输运速率存在较大差异,则将血液及其他血液供应丰富并具有较高药物输运速率的腔室称作中央室,而把其余部分划为周边室,并可依次再分出第一周边室、第二周边室等,从而构成多腔室模型。根据划分的腔室数,形成所谓的"二腔室模型"、"三腔室模型"、"四腔室模型"等。属于多腔室模型的药物,首先在中央室范围内达到分布平衡,常常把血管内的药物浓度,尤其是动脉血管内的药物浓度作为中央室,其余的药物浓度以中央室为依据进行计算,算出药物在体浓度随时间变化的曲线。如果以体素为单位作出这种药物的代谢特征曲线,就形成了具有全身分布特征的曲线系统,和磁共振成像中基于体素的波谱学测量的情况类似,可以看出某药物在全身的浓度分布及其代谢情况,但是以中央室药物浓度作为基准。中央室是否达到平衡,平衡之后药物浓度的进一步衰减情况,是可以通过抽血方法进行测量的,也就是可以用最为准确的实验数据进行验证和校正。有了中央室药物浓度之后,就可以计算周边室间达到分布平衡时的浓度,因此,其血药浓度除受吸收和排空的影响外,在室间未达分布平衡前,还受药物浓度实际的体内分布的影响。动脉或者血液中的药物浓度数据非常重要,也不容易得到。例如用药动学方法研究 PET 药物时,就需要测量被试刚刚注射药物到药物在血液中基本衰减完全过程中的药物浓度数据。这种数据的获得是不容易的,需要被试很好地配合,需要采血非常熟练,更难的是放射性强度的绝对测量、血量的控制、测量时间的控制,因为放射性同位素具有半衰期,有些半衰期非常短。

综上所述,对于某种敏感元素标记(例如对 PET 测量需要把被研究的药物用正电子核素进行标记),其标记过程需要考虑:放射性纯度和化学纯度;被标记之后药物的稳定性,即被标记的核素在体内是否有脱落;标记之后的药物分子的化学性质和生物学性质是否和未被标记的分子有区别;这种区别是否满足对这种药物示踪的要求。从放射性核素标记的药物来看,上述化学标记工作常常是由从事放射化学的专业工作者来完成的。被标记药物的在体无创伤测量,常常用分子成像手段来做;在没有分子成像手段之前,则是用宰杀动物的方法。把脏器和局部药物浓度分布及其生化反应过程中产物浓度分布的情况通过离线方法测量,并用于腔室模型对药物的在体行为进行研究和分析,把生化问题数字化、模型化。对医学成像用于药动学的研究课题来说,必须首先建立成像系统物理信号和图像灰度之间的定量关系,以及图像灰度与药物浓度之间的定量关系。

根据上述一般性原理的描述,基于分子影像的药动学涉及三个核心功能模块及其相互关系(图 3.2~3.4):数据采集、动力学建模和计算、临床应用分析。

因此,开展分子影像学在临床的应用,需要完成图 3.2~3.4 中规定的各项任务和步骤。在这个过程中,需要解决的关键性问题包括:建立信号强度与图像灰度之间的定量关系;医学影像的灰度分布与药物浓度分布之间的定量关系;药物浓度和病理状态之间的对应关系。从这些定量关系,按照逻辑顺序和算法使得整个流程中的参数计算定量化。

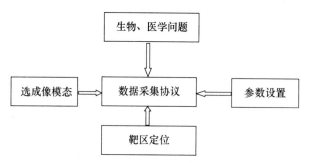

图 3.2　药动学数据采集功能实现框图

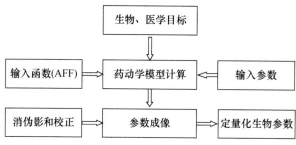

图 3.3　药动学模型计算及其相关工作相互关系示意图

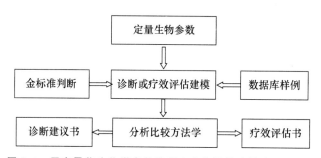

图 3.4　用定量化生物学参数诊断疾病和评估疗效流程的例子

　　从物理学的角度看,由于成像设备具有不同的灵敏度和空间分辨率,具有不同的信噪比,因此影像中存在噪声、伪影和畸变。在定量化过程中必须根据具体的成像模态,把所有这些不确定的因素估计出来,达到对生理病理过程的准确描述。做好这个过程,并在癌症的诊疗和康复中推广,是笔者对攻克癌症毕生所作的努力。这个工作也是现代药动学研究的主流方向。

　　从化学和生物学的角度看,由于生物机体(尤其人体)的复杂性和多样性、药物本身功能的多样性及药物在体内生化过程的复杂性,使得用于描述药物及其产物的生化也是非常复杂的,尤其是其中的毒副作用和疗效评估仍然是一个非常具有挑战性的问题,使得药动学研究成为药物制造和应用不可或缺的内容,但是我国这方面的投入还很不够。

从数学的角度看,药动学方程是在理想状态下建立的(主要是药物浓度平衡的条件),真实情况和理想状态之间存在较大差异,而且都是近似情况下获得的解,也就是用这个方程解出来的定量化的生物学参数存在误差。带有不同误差的生物学参数用于个体情况时,必然有很多不完全适合的地方,通过临床检验获得可靠性数据是今后进一步努力的方向。

在医学临床应用的时候,把病理状态和病人真实情况进行比较时,对病人真实情况的描述也存在差异,金标准往往并不是完全准确的。

综上所述,我们的研究目标和方向是减少上面提到的各个领域及整个流程中引进的各种误差,提高精度。根据因人而异的情况并结合医生自己的经验以及医生对病人的判断,药动学可以提供某种客观的、可以量化的数据,成为医生临床诊断和疗效评估中的辅助意见,实现对整个医疗健康事业的推动。在应用的过程中,任何细致的观察以及和其他测试方法的科学比较和分析,都可以提高应用的水平和能力,这是一个有待开发的新领域。

3.2.2 核医学成像方法的药动学模型简介

3.2.2.1 基于 PET 影像学数据的药动学简介

PET 是 positron emission tomography(正电子发射断层成像)的英文缩写,是根据正负电子湮灭反应原理设计而成的核医学成像工具,已经面世 30 多年,在临床应用也已有 20 多年的历史,它是今后分子核医学成像的主要技术手段之一。

满足药动学的 PET 影像数据采集,需要三个基本条件:

(1)一台用于生产正电子发射放射性同位素的小型回旋加速器。通过加速器上的核反应生产的放射性同位素都是缺中子同位素,如 ^{11}C、^{13}N、^{15}O、^{18}F 等,称为正电子发射体。根据人体内的生理生化反应的原理,可把正电子发射体合成为某种药物,目前已经通过国家医药局批准在临床使用的药物只有 ^{18}F 标记的 ^{18}F 氧代葡萄糖(^{18}FDG)。利用人体细胞生存都需要消耗葡萄糖能量的原理,使得这种药物在人体内代谢过程中可实现生理和病理性浓集,可用于人体生理病理研究或者作为临床诊疗中的 PET 药物。

(2)一台 PET 扫描仪。这是一套高灵敏和高精度探测正负电子湮灭反应产生的一对 $511\,keV\,\gamma$ 射线的装置,根据药物携带的正电子发射体的半衰期,使得这些正电子发射体经过人体慢化之后和人体内无处不在的电子发生湮灭反应,生成基本上 $180°$ 方向发射的 γ 射线对(图 3.5)。PET 扫描仪用围绕人体的探测器环来测量这些 γ 射线对事件,也就是测量这些湮灭事件在人体内的分布,大量湮灭事件的累积结果反映了正电子发射体的疏密分布,即形成图像,这就是 PET 图像的对比度机制。这种分布还会随着时间而改变,除了半衰期等因素外,主要是随着药物在人体内的代谢而变化,从而揭示示踪药物在人体内的生理学过程,并通过定量方法获得这些药物在人体内的浓度分布。把这些浓度分布和病理情况联系起来,可以达到诊断疾病的目的;把这种浓度分布和治疗效果联系起来,可以用于人体疾病治疗的疗效评价。

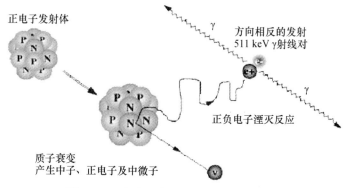

图 3.5　正负电子发生湮灭反应的示意图

　　(3) 一套复杂的计算机系统。计算机在 PET 成像系统中的作用很多,第一个功能是用于控制 PET 扫描仪对人体的扫描,获得 PET 药物在人体内的分布数据,其中包括对扫描仪本身的控制、对扫描床的控制,以及对探测器的控制,通过系统的工作和人体在数据采集过程中的自动移动,实现对病人的数据采集,这些数据称为原始数据;第二个功能就是对原始数据的处理,扣除本底,消除伪影,通过图像重建形成图像;第三个功能就是对重建后的图像进行处理,对各种误差进行校正和显示;第四个功能就是对动态测量的数据进行进一步计算和分析,满足临床诊断和治疗的需要。作为研究用的 PET 系统,可以用的正电子发射体很多,药物就更多,而不同的药物在人体内的代谢过程不一样,需要根据研究的内容,尤其是病人的病情,检测的不同目的,选择如表 3.1 所示的各种正电子发射药物,并选择这些药物的数量(毫升数或者毫居里数)。在对被试扫描前,需要先注射 PET 药物,待药物在人体内达到代谢平衡之后,通过计算机界面上人机对话的方式设置数据采集协议书(protocol)中的参数。

　　这里介绍的药动学内容不包括在构成 PET 成像必需的三个组成部分之内,而是一个单独的图像工作站,是系统以外的一个新的配套设备。通过这个图像工作站的分析结果,尤其是通过扫描和重建获得的药物浓度分布时间序列图像,经过放射性时间曲线的刻度和标定之后,获得定量描述药物浓度的生理参数数据(例如图 3.1 中的 K_1、k_2 等生理参数数据,表示药物在组织膜上的渗透率),并

建立这些生理参数数据与病理状态之间的定量关系,以达到诊断和评价疗效的
目标。

因此,开展基于 PET 的药动学分析平台的工作流程中,需要把具有正电子发
射的放射性同位素标记的药物注入人体,通过 PET 扫描仪获得这些药物参与人体
的生理代谢过程的信息。由于药物参与人体的生理和病理过程,可以通过这些药
物在人体内的动态分布,反映人体的生理代谢过程是否正常。把系统测量到的
PET 影像进行时间序列的分析计算,就可以得到能够用于对病人进行诊断的定
性、定量或者半定量的数据。这里所说的定性是针对是否有病的一种判断,根据目
前国际上的标注和疾病定义及分类学的概念,获得是病或不是病的诊断结论,做到
这一点也不容易。而这里所说的半定量和定量诊断,不仅要说明疾病,而且要说明
病的程度,准确说明疾病的状态。不同的疾病有不同的分类方法,也有不同的区分
严重程度的方法。

例如,针对上述正电子核素标记的放射性药物,经常说到放射性同位素的标记
问题。这里所说的标记,就是通过化学反应的方法把放射性同位素结合到某种化
学分子上去。一般来说,这种结合不会改变原化合物的结构和性质,而且经过标记
之后的化合物在人体内的生化过程已经非常清楚:物质在体内的生化过程,即药物
分子和靶分子的作用机制;生化反应产物中是否产生有毒的物质,这些物质排泄的
生化通道,以及对人体健康的影响。因此,一般来说,化学标记的药物性质和没有
这种正电子体标记的分子之间在生化性能上应该没有本质差别。或者说对人体是
安全的,和疾病相互作用靶点是清楚的,与靶分子作用之后的产物及其代谢规律也
是清楚的。常用的 PET 示踪剂分子及其临床价值见表 3.1。

表 3.1　PET 示踪剂的研究和临床价值小结

示踪剂	应用	在研究和临床中的价值
[18]F-deoxyglucose(氧代葡萄糖)	葡萄糖代谢	主要用于评价肿瘤的复发,有临床价值
[11]C-methionine(甲硫氨酸) ^{18}F-fluorotyrosine(氟代酪氨酸)	蛋白质合成	对肿瘤范围的划定,效果好于[18]FDG,有临床价值
[15]O_2	氧的利用	由于[15]O 的半衰期只有 2 分钟左右,因此临床上的利用价值不大
^{68}Ga-EDTA	血脑屏障损坏	临床价值有限
[82]Rb	血脑屏障损坏	PET 心脏功能显像
C[15]O H_2[15]O ^{13}N-ammonia(氨)	血容积 血流 血流	由于血流、血氧与肿瘤分级的相关性不大,再加上 fMRI 在这方面具有优势,所以临床价值有限

（续表）

示踪剂	应用	在研究和临床中的价值
[11]C-pyruvate（丙酮酸盐）	乳酸盐产品	由于研究无重复性，且质子 MRS 在这方面进行的研究工作更广泛，因而临床价值不大
[11]C-putrescin（腐胺）	聚胺代谢	处于研究阶段，未用于临床
[11]C-thymidine（胸腺嘧啶核苷）	细胞增殖	遗传物质显像
[18]F-deoxyuridine（尿嘧啶核苷）	DNA 合成	遗传物质显像
[13]N-cisplatin（顺铂）	药物动力学研究	化疗疗效评价
[11]C-BCNU	药物动力学研究	肿瘤疗效评价

3.2.2.2　药动学方程建立的基本假设

PET 的药物代谢动力学是用数理方法对 PET 药物在人体内的生理生化过程建模，用来观察、理解和预测药物分布的科学工具。这里使用的药物在 PET 成像中也称为示踪剂（tracer）或者探针（probe）。即用示踪方法研究这些分子在人体组织内的输运和发生生化反应的机制。示踪方法是测量动态过程中物质在液体中的流动速率等参数的一个简单、快速、方便和灵敏的方法。示踪剂就是前面提到的被正电子发射体标记的分子和化合物，它们遵循体内生化或生理过程中物质的运输机制，而且要在示踪剂的量非常少的情况下能够被探测到，当作研究人体生化过程的微扰源。这里介绍的示踪剂通常指化学相似物（chemical analogs），它们只是在分子的某个位置上作了修改，而不影响分子本身的化学性质。

PET 药动学的四个基本假设：

（1）进入组织的示踪剂的量正比于组织的血流/灌注的量，例如：

$$\frac{组织\ A\ 中示踪剂的量}{组织\ B\ 中示踪剂的量} = \frac{组织\ A\ 中的血流量}{组织\ B\ 中的血流量}$$

如果组织 B 是已知血流的参考组织，那么组织 A 中的血流就可以通过测量组织 A 相对于组织 B 中的示踪剂的量来确定。[13]N-氨水 PET 成像测心肌采用的相对血流方法就是依据这个原理。

（2）质量守恒（conservation of mass）定律。即为了测量一个静态系统的液体体积，引入的示踪剂的量（Q）等于示踪剂的浓度（C）乘以液体的体积（V），即 $Q = CV$，上述原理也通常被称为稀释定律（dilution-principle）。对于一个动态系统，假定其流速为 F，引入的示踪剂的量为 Q，则在 t 时刻的一小段时间间隔（dt）内离开系统的示踪剂的量为 $FC(t)dt$，此处 $C(t)$ 就是动态系统中时刻 t 的示踪剂的浓度，通常称为时间-活度曲线（time-activity curve，TAC）。由质量守恒，可得：

$$Q = F \int_0^\infty C(t)\,dt \tag{3.1}$$

式中 $C(t)$ 是通过 PET 测量获得的数据,因此 Q 可通过方程已知,则系统的流速 F 就可以被计算出来了。对于一个动态系统来说,开展药动学研究的基本条件就是流速的测定,这里的流速就是血流的速度,而所有血液中的物质都以相同的速度运动。

(3) 中心体积原理(central volume principle)。即对于一个简单管状系统(tubing system)来说,其内部液体流动处于稳态。例如,示踪剂在 A 点"弹丸"(bolus)式引入,那么在 B 点探测的示踪剂浓度将是被延迟和展开(spread out)的(图3.6)。则示踪剂通过系统的平均穿越时间(mean transit time)τ 就等于系统的容积(V)除于通过系统的流速(F),即 $\tau = V/F$。如果想要得到单位体积的流速,则只需要确定 $1/\tau$。

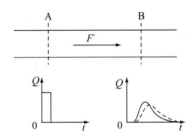

图 3.6 中心体积原理的示意图

(4) 药动学的其他假设:① 示踪剂要和涉及动态过程的人体原有物质在结构上相关(例如,代谢过程相似),或者输运特性相似;② 被测量的过程不因为示踪剂的引入而变化;③ 被研究的动态过程被假定为处于稳定状态(steady state)。

综上所述,无论是基础研究,还是临床应用或者药物开发,PET 工作的机制都是把天然的或者人工合成的各种人体相容性物质经放射性核素标记之后,注入人体,使之参与人体的物质循环和能量代谢,通过抽样的方法提取 PET 的信息,获得这些物质在体内浓度随时间变化的曲线。它们的规律的获得依赖于药物代谢动力学方程的解。

3.2.2.3 基于 PET 的药物代谢动力学

[18]FDG 在临床上使用最广泛,并被证明是探测肿瘤、肿瘤分级、预测预后、评价治疗效果及鉴别复发与坏死的有效工具。它的一大好处是可进行参数成像,对人体内的生化过程或者肿瘤病理进行定量或者半定量的分析。

例如利用[18]FDG 进行头部肿瘤研究的生物学根据是肿瘤对其摄取率的增加。葡萄糖摄取率对正在癌变的细胞相当敏感,使得这类癌细胞的葡萄糖摄取率增加的量相当大,而且头部肿瘤的葡萄糖代谢的变化已被研究了相当长的一段时间。另外,实验表明,[18]FDG 的摄取并不依赖于血脑屏障的破坏,因而它与肿瘤的分级密切相关。[18]FDG 还有一个好处是能够被用来定量测量人或动物的局部脑葡萄糖代谢,这是因为不同脑区的功能活动和脑葡萄糖利用情况密切相关。使用 ^{18} FDG 就可以观察不同生理和病理状态下局部功能活动的改变。

虽然 PET 对于脑部疾病的诊断能提供相关的功能信息,但是由于它的分辨率和信噪比较低,使得诊断结论非常依赖于医生的个人经验。因此,需要发展 PET 图像的模型分析方法,从而能客观地提供有关脑部功能的真实定量信息。通过 PET 动态采集,结合示踪剂的特性来进行数学建模(通常使用的是腔室模型),对图像数据进行进一步的数学处理得到参数图像,参数图像能够直观揭示血流量、代谢率、结合能力等传统结构成像技术所无法观察的功能图像,便于医生对疾病进行诊断。通常进行 PET 动态扫描定量分析的基本流程见图 3.7。定量计算方法是实现定量分析的基础。目前定量参数估计主要集中在两方面,一是要提高参数估计过程的计算速度,二是要提高参数估计的精度。

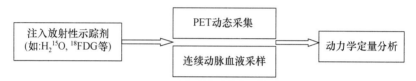

图 3.7   PET 动力学定量分析流程草图

在临床的功能图像研究中,通常通过选取感兴趣的区域(region of interest, ROI),获得某一区域平均的估计参数。但是这种方法没有考虑组织非均匀性的影响,损失了空间分辨率。基于三维数据中的每个像素的参数,如生成整个脑部的功能参数图像,将更便于临床诊断和分析。经典的非线性最小二乘法(NLS),虽然能够提供较准确的参数估计,但是由于该方法是通过不断迭代来接近真实值,导致计算特别耗时,不适合在临床生成逐像素的参数图像。为了解决这一问题,已经有多种针对 PET 数据和模型提出的快速参数估算法,如加权积分法、Patlak 和 Logan 图形法、谱分析法等。Blomqvist 在 1984 年提出采用线性方程来求解单腔室模型的脑血流,Evans 将该方法扩展到三腔室模型来测量葡萄糖的代谢率。线性最小二乘法(LLS)是 PET 定量分析中的常用方法。相对于 NLS 方法,LLS 方法计算速度快,但当线性方程组为二阶以上,其估算的参数是有偏差的。尤其当 PET 动态图像或 TAC 有较大噪声时,使用 LLS 方法所得参数的准确性会受到极大影响。

动态 PET 数据实际上是示踪剂在体内随着空间和时间的浓度变化。所以, PET 像素的 TAC 存在很大的随机噪声,会导致相应像素的参数估计偏差过大,影响到参数图像的准确性。尽管有衰减、散射等因素的影响,但同一组织区域应具有相似的 TAC。有可能按照各像素的 TAC 的形状和幅度的相似性进行聚类分析,通过求解聚类中的平均 TAC 达到抑制和降低噪声的目的,从而提高动态 PET 的信噪比。此外在聚类分析中,如果分类过多,将不能有效降低噪声;但若分类过少,又会导致定量信息的丢失。由于大脑中组织结构是有限的,聚类分析时结合生理解剖特征应能获得有限的聚类个数,从而对脑部各区域浓度变化趋势进行描述。使用聚类分析在 PET 动态定量分析方面的应用现在已有类似 K 均值聚类、基于PCA 的聚类、基于统计模型的聚类,以及周云等使用层次聚类进行的 2D 层面上基于像素水平的聚类分割等。但是现有的这些聚类方法都不太完善。基于 PCA 的聚类运用于 PET 定量分析是在类水平上使用两个主要成分来进行计算的。高斯统计模型的聚类虽然是基于体素水平,但是由于要使用迭代算法,非常耗时。同样使用层次聚类及 Wong 等的 SIME(simultaneous estimation)和 SIMEP(simultaneous estimation with post-estimation)方法中,使用的聚类在运用于 3D PET 动态数据时同样存在计算量大且耗时的问题。

笔者在对 PET 动态图像进行 3D 平滑预处理后,结合 K 均值和层次聚类方法来进行聚类分析,得到的聚类结果较好,而且重复性也比较好,处理的速度大大提高。将聚类的 TAC 作为约束结合 LLS 算法进行参数估计[我们定义为 cLLS (clustering based linear least square)方法],逐像素计算 PET 3D 空间的参数,与未经过聚类分析的传统 LLS 方法相比,可明显降低图像中的噪声影响,提高参数估计的质量,缩短计算时间,能够为医学诊断和研究提供更为可靠的信息。通过模拟数据和临床 FDG 数据,验证了该方法的可行性和有效性。

3.3　FDG 三腔室模型

目前三腔室模型最普遍的应用就是使用 ^{18}FDG PET 定量测量局部脑葡萄糖代谢。^{18}FDG 的动力学模型(图 3.8)最初是由 [^{14}C]deoxyglucose (^{14}CDG) 放射性自显影方法测量动物的局部脑葡萄糖代谢的方法发展而来的。

由图 3.8 可知,葡萄糖在组织中的吸收和代谢动力学过程与 ^{18}FDG 相同,不同的是葡萄糖-6-磷酸不会被组织"捕获",而是继续进行糖分解,最终变为 CO_2 和 H_2O。^{18}FDG 一旦由血浆进入组织,它要么是由组织再反输运回血浆,要么磷酸化为 ^{18}FDG-6-P([^{18}F]fluorodeoxyglucose-6-phosphate),该过程也满足 Michaelis-Menten 方程。当脑葡萄糖的摄入和消耗处于稳态,脑中葡萄糖的浓度将为常数。^{18}FDG 的向外输运和磷酸化作用都可被看成一阶微商的过程。因而,组织中 ^{18}FDG 的改变率就可以用下述方程来描述:

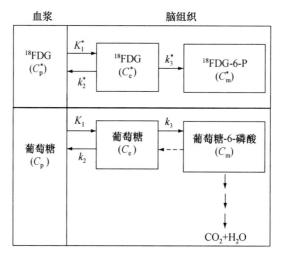

图 3.8 ^{18}**FDG 体内动力学过程满足的三腔室模型**

$$\begin{cases} \dfrac{\mathrm{d}C_e}{\mathrm{d}t} = K_1 C_p - k_2 C_e - k_3 C_e \\[2mm] \dfrac{\mathrm{d}C_m}{\mathrm{d}t} = k_3 C_e \\[2mm] C_t = C_e + C_m \\[2mm] C_{pet} = (1 - V_B)C_t + V_B C_p \end{cases} \tag{3.2}$$

其中 C_e 和 C_m 分别为组织中游离的^{18}FDG 分子和磷酸化后^{18}FDG-6-P 的放射性浓度；C_p 为血浆中的放射性浓度；C_t 为组织中的放射性浓度；C_{pet} 为 PET 仪测量到的整个视野（FOV）中的放射性浓度；K_1、k_2、k_3 为输运速率常数；V_B 为血液所占的体积分数（$0 \leqslant V_B \leqslant 1$），在人脑的灰质和白质中大约分别为 4% 和 2%。通常应用中可根据情况忽略血液容积效应（同一体素中不仅包含血液，还有别的组织的情况）的影响。当测量时间在 1 小时左右时，^{18}FDG-6-P 去磷酸化变成^{18}FDG 的量很少，所以假定这个值为 0。则定义：

$$\mathrm{MR(Glc)} = \frac{K_1 k_3}{k_2 + k_3} \cdot \frac{[\mathrm{Glc}]}{\mathrm{LC}} = K_i \cdot \frac{[\mathrm{Glc}]}{\mathrm{LC}} \tag{3.3}$$

式中葡萄糖消耗率单位为 mg/(100g · min) 或者 mmol/(100g · min)，根据[Glc]的单位决定；[Glc]为血浆葡萄糖浓度，单位为 mg 或 mmol；LC(a lumped constant)为集总常数，是一个无单位的物理常数。人在正常生理条件下全脑的^{18}FDG 的集总常数的直接测量值为 0.52。除了葡萄糖代谢极度改变的情况，一般来说集总常数的改变较小。所以，计算葡萄糖消耗率主要是计算吸收率常数（K_i）：

$$K_i = \frac{K_1 k_3}{k_2 + k_3} = \frac{K_1^* k_3^*}{k_2^* + k_3^*} \tag{3.4}$$

3.3.1 参数估计方法

目前计算葡萄糖代谢率的定量计算方法主要包括:放射自显影方法、非线性最小二乘方法(NLS)、图形法(也称 Patlak 方法)、线性最小二乘方法(LLS)、广义线性最小二乘方法(GLLS)和加权积分方法(WI)。下面对 NLS 方法、Patlak 方法、LLS 方法分别加以介绍。

3.3.1.1 Patlak 图形法

由方程(3.2)可得:

$$C_t(t) = \kappa \int_0^t C_p(\tau)\mathrm{d}\tau + \frac{K_1 k_2}{(k_2 + k_3)^2} C_p(t) \tag{3.5}$$

$$\frac{C_t(t)}{C_p(t)} = \kappa \frac{\int_0^t C_p(\tau)\mathrm{d}\tau}{C_p(t)} + \frac{K_1 k_2}{(k_2 + k_3)^2} \quad (t > t^*) \tag{3.6}$$

按式(3.6)作图,得图 3.9 所示曲线,其斜率的均值为 $\left(\dfrac{K_1^* k_3^*}{k_2^* + k_3^*}\right)$,因而可以计算出葡萄糖代谢率。

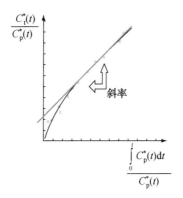

图 3.9 Patlak 图形法示意图

3.3.1.2 非线性最小二乘法(NLS 或 WNLS)

不可逆[18]FDG 三腔室模型方程(3.2)的解析解表达式为:

$$C_t(t) = \frac{K_1}{k_2 + k_3}\left[k_3 + k_2 \mathrm{e}^{-(k_2+k_3)}\right] \otimes C_p(t) \tag{3.7}$$

利用连续动脉血液采样和 PET 动态扫描得到 $C_p(t)$ 和 $C_i(t)$ 后,采用非线性最小二乘法(NLS),可以求出模型中的输运速率常数。在现有各种参数估计方法中,NLS 方法能够提供最准确的参数估计值。但是这种方法在曲线拟合时,易收敛到局部最小值,因此在计算中需要预先提供合适的初始值,才能获得较为准确的结果。使用 Levenberg-Marquardt 优化算法,逐步改变估计参数的值,直到残差平方和达到要求的极小值,最后的估计参数值即是要求的参数值。

3.3.1.3　线性最小二乘法(LLS)

将上述模型方程(3.7)作一系列数学积分变换后,可得其线性表达:

$$\begin{cases} C_{t}(t) = K_1 \int_0^t C_p(\tau)\mathrm{d}\tau + K_1 k_3 \int_0^t \int_0^t C_p(\tau)\mathrm{d}^2\tau - (k_2+k_3)\int_0^t C_t(\tau)\mathrm{d}\tau + \varepsilon \\ C_t(t) = \dfrac{C_{pet}(t) - V_B C_p}{1 - V_B} \end{cases}$$

$$(3.8)$$

根据最小二乘理论,由于上述线性化后的方程中的噪声项是互相关联的白色噪声(可用协方差理论进行估计),利用 LLS 方法估计出的参数值将是参数的有偏估计值,所以当测量噪声较大时,LLS 估计的偏差也较大。

3.3.1.4　使用聚类分析改进的线性最小二乘法(cLLS)

鉴于传统 LLS 方法存在上述不足(估计的偏差较大),我们使用聚类分析方法进行了改进。由以上线性化后的方程(3.8)可以看出,在使用 LLS 进行[18]FDG 三腔室模型参数估计的过程中,要用到输入和输出函数的积分。由 PET 动态采集得到的输出函数其图像像素的 TAC 存在很大的随机噪声,会导致相应像素的参数估计偏差过大,影响到参数图像的准确性。使用聚类分析后,采用聚类中的平均TAC 来约束 LLS 方法中输出函数积分部分,可以降低组织 TAC 的噪声影响,提高 LLS 方法估计的准确性。

$$C_t(t) = K_1 \int_0^t C_p(\tau)\mathrm{d}\tau + K_1 k_3 \int_0^t \int_0^t C_p(\tau)\mathrm{d}^2\tau - (k_2+k_3)\int_0^t C_{t\_cluster}(\tau)\mathrm{d}\tau + \varepsilon$$

$$(3.9)$$

其中

$$C_t(t) = \frac{C_{pet}(t) - V_{B\_cluster} C_p}{1 - V_{B\_cluster}} \quad \text{和} \quad C_{t\_cluster}(t) = \frac{C_{pet\_cluster}(t) - V_{B\_cluster} C_p}{1 - V_{B\_cluster}}$$

$C_{pet\_cluster}$ 为每个类的平均 TAC,$V_{B\_cluster}$ 为每个类的血管容积,通过 V_B 校正可以有效减少"溢出"(spillover)现象的影响。

传统方法中 K_i 由 $\dfrac{K_1 k_3}{k_2+k_3}$ 求得,但是这种做除法的方法会造成误差传递。为了得到更好的 K_i,我们将方程(3.9)作适当数学变换,得:

$$\int_0^t C_t(\tau)\mathrm{d}\tau = \frac{K_1}{k_2+k_3}\int_0^t C_p(\tau)\mathrm{d}\tau + K_i \int_0^t \int_0^t C_p(\tau)\mathrm{d}^2\tau - \frac{1}{k_2+k_3}C_t(t) + \varepsilon$$

$$(3.10)$$

结合聚类分析,则可能抑制单个像素 TAC 带来的噪声,从而得到更好的 K_i:

$$\int_0^t C_t(\tau)\mathrm{d}\tau = \frac{K_1}{k_2+k_3}\int_0^t C_p(\tau)\mathrm{d}\tau + K_i \int_0^t \int_0^t C_p(\tau)\mathrm{d}^2\tau - \frac{1}{k_2+k_3}C_{t\_cluster} + \varepsilon$$

$$(3.11)$$

3.3.2 聚类分析

聚类分析(cluster analysis)实质上是寻找一种能客观反映元素之间亲疏关系的统计分析方法,然后根据该统计计算结果把目标数据放入少数相对同源的"类"(cluster)里。这些"类"之间的离散度尽可能大,而"类"自己本身组内的离散度尽可能小,聚类结果的好坏取决于该聚类方法采用的相似性评估方法以及该方法的具体实现。常用的聚类统计量有距离系数和相似系数两类。对距离的定义也很多,如极端距离、明考斯基距离、欧氏距离、切比雪夫距离等。相似系数有相关系数、夹角余弦、列联系数等。聚类方法大致有划分方法(例如 K 均值聚类算法和自适应算法)、层次的方法、基于密度的方法、基于网格的方法和基于模型的方法等。下面主要介绍 K 均值聚类算法和层次聚类法。

3.3.2.1 K 均值聚类算法

K 均值聚类法(K-means clustering,又称为 Forgy's algorithm)是在所有的划分聚类方法中最基本的方法。在使用划分方法(partitional clustering)时,必须先指定类的数目,然后借着反复迭代运算,逐次降低目标函数中误差的值,直到目标函数不再变化,就达到聚类的最后结果。其主要目标是要在大量高维的资料点中找出具有代表性的数据点,这些数据点可以称为类中心(cluster centers)、代表点(prototypes)、码字(code words)等,然后再根据这些类中心进行后续的处理。这些处理可以包含:① 数据压缩:以少数的数据点来代表大量的数据,达到数据压缩的功能,减少处理的数据量,加快处理速度。② 资料分类:以类内的典型点来代表特定类别的数据(抽样),可以降低处理的数据量及计算量,同时也减少了噪声的影响。

聚类中实施划分方法的目的是,希望尽量减小每个类中每一点与类中心的距离平方差(square error)。假设我们现在有一组包含 c 个类的数据,其中第 k 类可以用集合 G_k 来表示,假设 G_k 包含 n_k 笔资料 $\{x_1, x_2, \cdots, x_{n_k}\}$,此类中心为 y_k,则该类的平方差 e_k 可以定义为:

$$e_k = \sum_i |x_i - y_k|^2, \tag{3.12}$$

其中 x_i 是属于第 k 类的资料点。按照误差理论,而 c 个类的总和的平方差 E 等于每个类的平方差之和:

$$E = \sum_{k=1\sim c} e_k \tag{3.13}$$

因此,把聚类问题变成是误差求极小的最佳化问题,即要选取 c 个类以及相关的类中心,使得 E 的值为最小。

所以,K 均值聚类法就是一种固定 K 的聚类方法,是根据最小距离准则对样品进行分类。给定类的个数 $K(K<n)$,将 n 个对象分到 K 个类中去,使得类内对象之间的相似性最大,而类之间的相似性最小,同时满足如下的要求:每个类至少包含一个对象;每个对象必须属于且只属于一个类。因此,在边界上的像素需要制定选类判决规则,使得每个像素都有归属。经过聚类分析之后的数据具有更加明确的生物学意义。

3.3.2.2　层次聚类算法

层次方法就是通过分解原始数据集来创建一个层次,该方法分为自下而上和自上而下两种类型。自下而上的层次从容易独立出来的单独数据组开始,逐步将这些(对象)组进行合并,直到组合成的层达到数据集的顶端或满足终止条件为止。自上而下的层次方法把所有的数据都归属于一个组开始,每一次循环将其(组)分解为更小的组,直到每个像素都被分解到每个组或满足终止条件为止。层次方法存在的缺陷就是,在进行(组)分解或合并之后无法回溯。这一特点也是有用的,因为在进行分解或合并时无须考虑不同选择所造成的数据层组合数目的无限爆炸问题。

层次聚类方法描述如下:设有 n 个样品,计算它们两两之间的距离 $d_{ij}(i,j=1,2,\cdots,n)$,得到距离矩阵。首先将这 n 个样品各看成一类,然后在距离矩阵中找出最小值,将这个最小值所对应的两类合成一个新类,再计算合并后的新类与其余各类的距离,得到一个新的距离矩阵,再从新距离矩阵中取出最小数值,并将其所对应的两类合成一个新类。这样每次减少一类,直到将 n 个样品合并成一个类为止。如 d_{ij} 采用欧式距离:

$$d_{ij}=\sqrt{\sum_{t=1}^{m}(x_{it}-x_{jt})^2}\quad(i,j=1,2,\cdots,n)\tag{3.14}$$

m 为样品的指标个数。

聚类的方法有多种,包括最短距离法、最长距离法、类平均法、重心法、中间距离法、可变类平均法、离差平方和法与可变法。它们的聚类方法与步骤大体上是一样的,所不同的只是类与类之间的距离定义不同,从而导致了各种聚类方法所规定的类与类距离的递推公式的不同,是研究人员根据自己数据集的特点进行选择和做文章的地方。Lance 和 Williams 于 1967 年给出了一个统一的公式,将这些递推公式统一起来。这个统一的公式为:

$$D_{rk}^2=\alpha_p D_{pk}^2+\alpha_q D_{qk}^2+\beta D_{pq}^2+\gamma\mid D_{pk}^2-D_{qk}^2\mid\tag{3.15}$$

其中 α_p、α_q、β、γ 是参数,对于不同的系统聚类,它们取不同的值,见表 3.2;n_p、n_q、n_r、n_k 分别为类 G_p、G_q、G_r、G_k 的样品数;D_{pq}^2 为类内离差平方和,D_{pk}^2、D_{qk}^2、D_{rk}^2 为类间离差平方和。

表 3.2 层次聚类法参数取值表

方法	α_p	α_q	β	γ
最短距离法	$\dfrac{1}{2}$	$\dfrac{1}{2}$	0	$\dfrac{1}{2}$
最长距离法	$\dfrac{1}{2}$	$\dfrac{1}{2}$	0	$-\dfrac{1}{2}$
类平均法	$\dfrac{n_p}{n_r}$	$\dfrac{n_q}{n_r}$	0	0
重心法	$\dfrac{n_p}{n_r}$	$\dfrac{n_q}{n_r}$	$-\alpha_p \cdot \alpha_q$	0
中间距离法	$\dfrac{1}{2}$	$\dfrac{1}{2}$	$-\dfrac{1}{4} \leqslant \beta \leqslant 0$	0
可变类平均法	$(1-\beta) \cdot \dfrac{n_p}{n_r}$	$(1-\beta) \cdot \dfrac{n_q}{n_r}$	<1	0
离差平方和法	$\dfrac{n_k+n_p}{n_k+n_r}$	$\dfrac{n_k+n_q}{n_k+n_r}$	$-\dfrac{n_k}{n_k+n_r}$	0
可变法	$\dfrac{1}{2}(1-\beta)$	$\dfrac{1}{2}(1-\beta)$	<1	0

笔者的研究中,通过对 3D PET 动态数据空间平滑后,结合 K 均值和层次聚类方法对 3D PET 动态数据进行聚类:首先使用 K 均值方法将大量 PET 动态数据聚为较少的类(10~30 个类),然后根据[18]FDG 在体内的动力学过程,使用平均层次聚类方法将 K 均值聚类得到的平均 TAC 最终聚为 4 类,从而达到对整个 3D PET 动态数据进行分类的目的。此方法极大限度地降低了通常 K 均值聚类结果不太准确和层次聚类中需要配对比较进行归类的繁琐计算过程,减少了计算量,提高了计算速度,改善了聚类分割结果。

3.3.3 数据验证

3.3.3.1 模拟数据验证

模拟产生一个具有 100 个像素的感兴趣区(ROI),通过模拟的每个像素的动力学过程评估不同噪声水平对传统 LLS 和 cLLS 方法估计参数的影响。其中模拟使用的输入函数为临床血液采样测得的血浆输入函数。模拟用 PET 动态扫描时间序列,与临床试验所用时间序列相同(4×0.5 min,4×2 min,10×5 min)。模拟中使用的参数:$K_1 = 0.13$ mL/(min·g),$k_2 = 0.08$ (1/min),$k_3 = 0.05$ (1/min)。

由于 PET 测量的放射性计数为每帧扫描时间内放射性计数的平均值,所以测量噪声的方差,就正比于放射性浓度,反比于每帧扫描所用的时间。所以,PET 真实测量值的方差可表示为:

$$\sigma^2(t_i) = \frac{\alpha \times C_t(t_i)}{\Delta t_i} \tag{3.16}$$

其中 $\sigma^2(t_i)$ 为第 i 帧数据在该帧扫描的中间时间 t_i 的相应方差,α 为噪声水平。根据上述方差,给模拟的理想值添加上相应的高斯噪声,就得到模拟所需的真实测量值。

对于模拟数据,分别采用传统 LLS 和 cLLS 方法进行参数估计。感兴趣区(ROI)在某一噪声水平下的参数估计值为其中 100 个像素在该噪声水平下对模拟的像素 TAC 估计的参数的平均值。其中 cLLS 方法中聚类 TAC 使用 ROI 中 100 个像素 TAC 的平均 TAC 来代替。

为观察不同噪声水平下两种方法估计参数的准确性,说明 cLLS 方法的可靠性,使用 RMSE(root of mean square error)和 bias 两个指标进行评价。RMSE 越小,说明参数估计得越准确;bias 的绝对值越小,说明参数估计得越准确,即可反映参数估计值与给定值之间的差别。其中 RMSE 和 bias 分别定义为:

$$\mathrm{RMSE} = \frac{1}{p} \sqrt{\frac{\sum_{i=1}^{N} (p_i - p)^2}{N-1}} \times 100\% \qquad (3.17)$$

$$\mathrm{bias} = \frac{1}{p} \sum_{i=1}^{N} \frac{(p_i - p)}{N} \times 100\% \qquad (3.18)$$

其中 p_i 为在某一噪声水平下 ROI 中第 i 个像素的参数估计值;p 为用来模拟该像素动力学过程的"真实"参数值;N 为 ROI 中所含像素数目,此处 $N=100$。

3.3.3.2　临床数据验证

来自临床实验的 FDG PET 动态扫描数据被用来验证新方法。数据使用 UCLA 的 ECAT EXACT HR+PET 扫描仪(CTI/Siemens, Knoxville, TN)获得。轴向视野为 15.5 cm,中心半高宽(FWHM)为 4.3 mm。采集过程中使用 3D 采集模式。支架口处放置 9 mm 厚的铅环以降低外部散射。使用 ^{68}Ge 线源在 2D 模式下测定衰减因子。将被试进行静脉"弹丸"式注射 155 MBq FDG 开始扫描,动态扫描的时间序列为 4×0.5 min,4×2 min,10×5 min。对于每次 PET 扫描数据,选用 Hanning 滤波器(截止频率为 0.3)使用滤波背投影算法进行重建,重建图像为 63 层,图像大小为 128×128,像素大小为 1.471 mm,层间距为 2.425 mm。所以,层间空间分辨率约为 8 mm FWHM。同时进行死时间、散射和衰减的校正。动态扫描的同时将导管插入动脉进行动脉血液采样,并测定血样放射性值。

分析处理临床数据的步骤为:

(1) 将所有帧的 PET 图像相加,所得均值图像使用 SPM99 进行平滑处理(三维高斯核为 6 mm FWHM),得到 mask 后的图像,根据头部以外没有放射线事件的基本原则扣除随机事件本底的影响。

(2) 对 3D PET 动态数据进行聚类:① 对 mask 后的 3D PET 动态图像的每一帧数据进行空间平滑;② 使用 K 均值聚类方法将经①处理后的 3D PET 数据聚成

15 类;③ 对②中得到的 15 个类的平均 TAC 使用平均层次聚类方法聚成 4 类,从而达到将整个 3D PET 动态数据分为 4 类的目的(白质、灰质、头皮和血管)。

（3）每个类的 TAC 为类中所有像素 TAC 的平均值。通过使用 Levenberg-Marquardt 算法的 NLS 拟合类的 TAC,就可以得到每个类的动力学参数(K_1, k_2, k_3, V_B)。

（4）在使用每个类的参数 $V_{B\_cluster}$ 对真实 PET 测量动态数据和类平均 TAC 进行校正后,使用方程(3.9)和(3.10)求得图像参数(K_1, k_2 和 k_3)。对于图像参数 K_i,传统 LLS 方法中使用 $\dfrac{K_1 k_3}{k_2 + k_3}$ 来求得,cLLS 方法中通过方程(3.11)求得。

（5）为了说明 cLLS 方法的有效性,将 cLLS 方法得到的参数估计结果与传统 LLS 方法以及 Patlak 图形分析方法得到的结果进行比较。

3.4　磁共振造影剂 Gd-DTPA 的体内动力学过程

在人类发明 MRI 技术并用于人体成像以来,就开始了研究从体外注入人体的外源性对比增强剂,有大量的物质可以用作外源性对比剂。对这类物质的基本要求可以归纳为:① 能够使得磁共振成像的对比度发生较大改变,因此包括磁性核、顺磁核或者超顺磁核的各种可溶性物质,它们的存在可以局部改变磁共振成像的对比度,这种改变越大,对比剂的增强引起的信号幅度改变越大。② 对人体无毒。实际上,世界上任何物质,量太大都会对人体产生毒性。因此,关键是控制使用的量,通常磁性核、顺磁性核或者超顺磁性核和所在的各种化合物属于金属离子化合物,量大了之后对人体都有毒性,控制在示踪水平上大多都可以使用。为了安全起见,国家的药物管理机构要逐个审查,符合要求之后才能使用。因此,这类示踪剂也是一类新药,和其他药物分子一样,需要做大量的实验,得到肯定结果并获得政府有关部门批准之后才能用于人体成像。从需求来说,毒性越小越好。③ 易于从人体代谢。活着的人体对物质都有代谢功能,其中包括在人体内的生化反应、物理输运和排泄。因此,外源性对比剂也必须能够顺利地代谢出人体,而代谢的速度与物质的生化性质和分子大小有关。外源性对比剂的输运速度决定了成像速度的要求,跟踪这些物质在人体内的浓度分布,MRI 的速度足够快,而代谢生化速度一般比较慢,是最后排出体外,进行下一次实验的依据。因此,外源性对比剂的输运速度要适中,现有的 MR 成像技术要能够跟踪这些药物在人体内的输运过程。代谢速度则要求越快越好。④ 具有靶向性。和前面介绍的核医学显像剂类似,有些磁共振成像对比增强剂也具有在某种脏器或者病灶上浓集的生理学机制,使得对疾病的诊断和疗效评估更加灵敏和有效。同时,这些对比剂也常常以溶液或者乳浊液的形式,通过高压注射器,例如用高压注射器以弹丸(bullet)注射的方式注入人体。因为液体药物在血液中的浓度很快能够达到一致,便于进行药物代谢动力学计算,易于控制剂量。进一步发展具有特异性浓集机制的外源性显像增强对比剂,是 mMRI 领域的重要方向。

磁共振成像仪是当前最先进的医学成像设备之一,是 20 世纪医学成像最重要的进展之一,也是世界上最先进的大型医学诊断设备。它没有 X 射线辐射,可进行人体任何部位、任意层面的成像,成像参数多,反映人体组织的病理、生理信息多,能发现早期人体生理生化及病理方面的变化,是一种无创伤影像学检查方法。随着硬件、软件的飞速发展,会大大加速 MRI 的开发及临床应用的开拓。20 世纪 80年代,MRI 在临床推广应用的同时,溶于人体组织的无毒顺磁性大分子可以增强磁共振成像对比度的机制就已经被发现,并通过开发成为新的显像剂。这些显像剂先后在诸如美国 FDA 和中国 SFDA 机构获得批准并在临床推广应用,其中最典型的代表是 Gd-DTPA。

自从 21 世纪世界上开始分子影像技术的研究和临床推广以来,原来只是增强对比度的各种显像剂,很快就被用作分子成像的探针。作为分子探针的分子成像技术和增强图像对比度的显像剂之间的最大差别就在于,这些探针分子必须从血管进入被成像的组织中去,研究这些分子在组织中的生化过程,为揭示病理规律、疾病的诊断和疗效评估提供了依据。

最近 5 年来,基于 MRI 设备的分子成像技术(是临床已经在使用的技术)是动态增强磁共振成像技术(DCE-MRI)。而最常用的分子探针是 Gd-DTPA。一般来说,能够用作 MRI 分子探针的药物需要具备以下条件:① 毒副作用低,在人体内稳定且易排出体外;② 弛豫效能高,一定的探针分子溶度产生较大的弛豫时间改变;③ 水溶性好;④ 尽可能有一定的靶向性,即探针分子进入人体内后能选择性分布,在靶组织富集并停留一段时间,使靶区组织的弛豫时间比其他部位有更大的改变,从而增加正常组织与病变组织的对比度。现有的 DCE-MRI 的对比剂分为以下三种:① 小分子对比剂。小分子对比剂在成像器件能够很快地从血管内扩散到血管外。例如 Gd-DTPA 就是这类探针分子,加上它已经作为显像剂在临床使用了 30 多年,是最为成熟的一种探针分子。② 大分子对比剂。由于其可延迟对比剂在血管内的滞留时间,使其有利于观察微血管中的生物学特性改变,可以在体观测血管内各种生物学过程。目前,大分子对比剂还属于临床试验研究阶段,没有非常成熟的已经在临床广泛推广的分子探针。③ 靶向浓集机制。分子探针的靶向特异性是它的重要特性,有利于疾病的诊断和对疗效的观察。增强的对比度显著提高肿瘤和正常组织的对比度及边界刻画,提高对微小转移灶的检出率。有研究表明,大分子对比剂不一定都能反映血管生成的过程,通过比较白蛋白-Gd-DTPA复合物、MS325、右旋糖苷-Gd-DTPA、病毒颗粒、脂质体、树形大分子和铁氧化物等七种大分子对比剂发现,只有铁氧化物和树形大分子才是观测血管生成过程的理想分子探针。

由于分子探针是 DCE-MRI 技术中的一个关键组成部分,对比剂的种类选择、注射的方式和浓度的大小都会影响 DCE-MRI 的测量结果。以目前临床广泛使用的对比剂 Gd-DTPA 为例,在临床的注射方式可以分为手工静脉注射和团注注射。一般认为,团注分子探针能够保证 DCE-MRI 测量的重复性和分析结果的定量化。对 DCE-MRI 来说,分子探针药物的注射方式需要综合考虑采集的脉冲序列和对比剂对 T_1 和 T_2^* 的敏感性。最近的研究表明,在使用小分子对比剂评估肿瘤区域血管生成密集时,注射时间最好选择 10 s 左右。这种速度的时间间隔,必须采用团注的方法。而当 DCE-MRI 的数据采集的时间分辨率不高的时候,可以使用慢注的方法,相对比较容易操作。现在的成像设备上都已经配备各种团注的高压注射器。

分子探针溶液浓度就是分子探针的数量,对 T_2^* 和 T_1 加权 DCE-MRI 的测量都有影响。据研究报道,在 T_2^* 和 T_1 加权 DCE-MRI 中,对浓度从 0.1 mmol/kg 提高到 0.2 mmol/kg 时,动脉内的 T_2^* 加权 DCE-MRI 信号的下降速率是原来的 2 倍,但是脑组织的信号下降速率却小于 2 倍。总体上,对比剂的剂量为 0.2 mmol/kg 的测量反而低估了血容积(cerebral blood volume,CBV)和血流速度(cerebral blood flow,CBF)。在低血供区域,当分子探针浓度从 0.1 mmol/kg 变为 0.2 mmol/kg 时,会高估血容积和血流速度参数的值。而探针分子浓度为 0.1 mmol/kg 的测量数据会高估中风病人的缺血面积。因此,对 Gd-DTPA 来说,分子探针浓度一般选择 0.1 mmol/kg 的浓度,但是也要根据不同病种有所调整。例如,有研究表明,使用 0.16 mmol/kg 的注射浓度能够提高乳腺癌检测的准确性。但是,定量化的过程中,还要考虑 MRI 设备场强大小和层厚等因素对最后结果的影响。

综上所述,DCE-MRI 对比剂的选择和注射方式的选择需要考虑探针分子的大小和研究对象的渗透率特性(permeability)等情况、不同种类分子探针对 T_1 和 T_2^* 的敏感性,以及采集的脉冲序列的参数(包括空间和时间分辨率,成像时的加权对比度的选择)。

在使用 DCE-MRI 开展分子成像定量化研究时,如用 Gd-DTPA 作为分子探针,以团注的方式注入静脉血管后,在体内的代谢过程分为以下几个阶段:首先,造影剂经外周静脉回流到心脏进入体循环;然后,经动脉输送均匀分布到组织器官的毛细血管,不同器官和组织的毛细血管分布密度不同,对图像的增强程度也不同;在血管内的分子可以通过毛细血管上皮间隙渗出到血管外间隙(细胞外间隙),并存留一定时间;最终造影剂返回血管内经肾脏排泄。由于非正常组织(如肿瘤组织、增生组织)的毛细血管丰富,其血管的通透性也增大,含有这些分子探针时的血液的量明显增加,渗漏到细胞外间隙的造影剂也明显增加,其增强程度也明显不同于正常组织,这是可

用 DCE-MRI 提高对比度、实现定量化、进行肿瘤良恶性鉴别和治疗效果评价的生物
学基础。

参 考 文 献

［1］ Ivan A Nestorow, Leon J Aarons, Phillip A, et al. Lumping of whole body physiologically based pharmacokinetic models. J Pharmacokin Biopharm, 1998, 26: 21—46.

［2］ 陈小全，周鲁，周秀艳. 生理药物动力学的研究进展. 西南民族学院学报（自然科学版），2002, 28(3): 319—323.

［3］ Bischoff K B, et al. Preliminary model for methotrexate pharmacokinetics. J Pharm Sci, 1970, 59: 149—154.

［4］ 黄新瑞，包尚联，周云，等. ^{68}Ga-EDTA PET 定量评估血脑屏障渗透. 中国医学影像技术，2004, 20(6): 944—948.

［5］ 黄新瑞，包尚联，周云，等. PET 两腔室模型参数估计的新方法. 中国生物医学工程学会第六次学术会议，武汉，2004 年 4 月，187.

［6］ Xinrui Huang, Yun Zhou, Shangliang Bao, et al. Clustering-based linear least square fitting method for generation of parametric images in dynamic FDG PET studies. International Journal of Biomedical Imaging, 2007, 65641.

［7］ Jun Li, Yanming Yu, Yibao Zhang, et al. A clinically feasible method to estimate pharmacokinetic parameters in breast cancer. Med Phys, 2009, 36(8): 3786—3794.

［8］ Yu Y, Jiang Q, Miao Y, et al. Quantitative analysis of clinical dynamic contrast-enhanced magnetic resonance imaging (DCE-MRI) to evaluate treatment response in human breast cancer. Radiology, 2010, 257(1): 47—55.

［9］ Kun Zhou, Maxim Zaitsev, Shanglian Bao. Reliable two-dimensional phase unwrapping method using region growing and local linear estimation. Magn Reson Med, 2009, 62: 1085-1090.

［10］ Kaining Si, Russell Low, Ken-Pin Hwang, et al. Flow compensation for the fast spin echo triple echo dixon (FTED) sequence reference. Magn Reson Imaging, 2011, 29: 293—299.

［11］ Kaining Shi, Kun Zhou, Xueming Niu, et al. Investigation of motion artifacts associated with fat saturation technique in 3D flash imaging. Medical Physics, 2011, 38(3): 4556—4562.

［12］ Haoyu Wang, Yanwei Miao, Kun Zhou, et al. Feasibility of high temporal resolution breast DCE-MRI using compressed sensing theory. Medical Physics, 2010, 37(9): 4971—4981.

［13］ 包尚联. 现代医学影像物理学. 北京：北京大学医学出版社，2004：第 10 章.

第4章　单模态医学成像及其装置简介

4.1　引　言

理论上各种可以携带人体内部信息的物质波都可以用于医学成像,不同的物质波对应不同的医学成像模态,现在用于医学成像并广泛应用于临床的物质波主要包括各种射线、电磁波、可见光波和超声波等。早期用于医学成像的物质波只有 X 射线,由于 X 射线具有电离辐射的特点,所以与之相关的医学影像学科被称为放射学(radiology)。虽然现在磁共振、超声波等成像物质波与电离辐射没有关系,但放射学的概念的扩展已经被包括在放射学范畴之内。

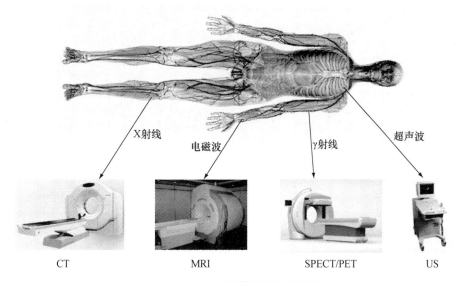

图 4.1　四大成像模态的物理实质

由于物质波与人体相互作用的机制上的差别,物质波源的制造和使用形式上的差别,构成了现在医学影像学各种成像模态的不同特点,它们都还在快速发展,因为它们各自都有长处,不能相互替代。为了得到更全面的人体内解剖学、生理学和病理学信息,有一种方式就是把单个模态各自获得的信息通过图像后处理的方式整合在一起,也可以把不同模态的成像装置通过硬件整合在一起,形成多模态成像装置。即使已经是多模态成像装置,多数仍然是分别对人体进行信息采集,采集之后再把各种模态的信息在统一的坐标系在同一个尺度下进行显示和表达,而获得这种统一表达方式的多模态图像都需要通过图像处理的方法来实现。因此,单模态成像是多模态成像的基础。为了知识的完整性,本章先简要介绍各种常用医学成像模态,以为第5~7章介绍的多模态医学成像装置打基础,而如何通过图像处理获得在统一坐标系和同一尺度下的多模态成像的过程,将在第8章中给予介绍。

4.2　X 射线断层成像 (CT)

　　1895 年世界上第一位诺贝尔物理学奖获得者、德国著名科学家伦琴得到人类历史上第一张手掌骨骼的 X 射线照片,引发了世界医学界的一场革命。至今这种 X 射线平面成像技术还在广泛使用。平面 X 射线成像是 X 射线穿过人体时的积分影像,由于前后物体的影像叠加在一起,丢失 X 射线入射方向上物体的深度信息,但是这些深度信息有重要的诊断价值,正是人体深度信息的临床需要导致了 X 射线 CT(X-CT)的出现,并推动了 CT 工业的发展。平面 X 射线成像由于一次成像面积大,价格便宜,获得方便,对比度大的病灶(例如骨骼)可以凸显出来,因此仍然广泛使用。

　　目前,世界上 X-CT 已经发展到多层面同时采集的体成像 CT 的水平,而且采集速度非常快,快速 X-CT 成像不仅可以用于解剖学结构的高分辨率成像,由于空间分辨率高,已经成为其他模态图像在解剖学结构方面的基准,并作为解剖学结构定位的最佳选择;而且由于高时间分辨率的原因,还可以用于对各种脏器实现动态成像,例如 X-CT 对心脏的成像已经成为冠心病检查的重要临床诊断手段。当前的研究前沿之一是用单能量的 X 射线实现的 CT 成像,可在微米甚至纳米空间分辨率的层面上表达物体的几何结构,对生物学微观领域的应用具有重要意义,这种分辨率的 CT 技术显然不适合对人体成像,主要是因为这样剂量非常大。用普通平面 X 射线成像光源实现准单能 X 射线成像的研究一直在进行之中,其主要优点是解决连续谱 X 射线成像中的低能端 X 射线吸收、整个 X 射线光谱经过人体后硬化的问题。这种硬化过程,造成了图像上的伪影。同时,低能端 X 射线在没有到达成像的层面时就被吸收了,增加了人体内不必要的吸收剂量,对成像的对比度的形成没有贡献。

　　目前 CT 的诊断已经扩展到非常广泛的领域,甚至心脏病的诊断方面。在这方面主要测量血流量和心肌缺血等等工作。

4.2.1　CT 的发展简史

　　1967—1970 年间,英国工程师 Hounsfield 运用美国物理学家 Cormack 提出的图像重建数学模型研制成功世界上第一台 CT,并于 1971 年 9 月正式安装在伦敦的 Atkinson Morley 医院。1972 年利用第一台 CT 首次为一位妇女诊断出脑部的囊肿,并取得了世界上第一张 CT 照片。同年,Hounsfield 与医生 Ambrose 在英国放射学会上发表了第一篇关于 CT 的论文。CT 的问世在放射学界引起了爆炸性的轰动,被认为是继伦琴发现 X 射线之后,医学物理学界和生物医学工程学界对放射学诊断的又一划时代的贡献。1979 年的诺贝尔生理学与医学奖破例地授予给两位没有专门医学经历的科学家 Hounsfield 与 Cormack。以此为起点,医学影像学进入了 CT 时代。

第一代 CT 采取旋转加平移方式(rotate/translate mode)对人体进行扫描和信息收集(图 4.2)。因为采用笔形 X 射线束且只有 1~2 个探测器,所以每个断层图像需要大概 45 分钟左右的采集时间和 1.5 分钟的重建时间,采集到的数据较少,重建图像质量较差,但是图像散射噪声很小。

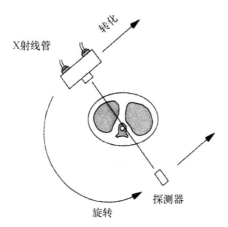

图 4.2 第一代 CT

第二代 CT 机是在第一代 CT 的基础上发展而来的(图 4.3)。X 射线束改为扇形,探测器增多至 30 个左右,扩大了扫描范围,增多了采集的数据量,缩短了扫描时间,图像质量有所提高,但不能避免患者生理运动所引起的伪影。

第三代 CT 机的主要特点是探测器的数目增至 300~800 个,并和 X 射线球管一起围绕病人作旋转运动(rotate/rotate mode)(图 4.4),X 射线经过准直器形成一个扇形束。这一代 CT 采集的数据量大,扫描时间在 5 秒以内,伪影大幅度减少,图像质量明显提高。若有个别探测器出现故障,则会产生星状伪影,需要更换探测器或者对原始数据进行插值等预处理之后再进行重建。

第四代 CT 机的特点是探测器的数量进一步增加,高达 1000~2400 个,探测器分布在静止的 360° 圆环上,X 射线光源环绕固定轴旋转,采用旋转/固定式(rotate/stationary mode)扫描方式(图 4.5)。为了提高效率,探测器大多数用闪烁

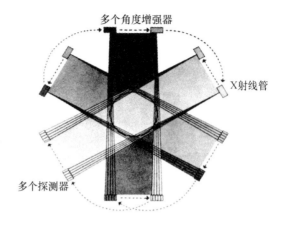

图 4.3　第二代 CT

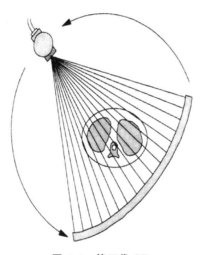

图 4.4　第三代 CT

固体探测器。

　　第五代 CT 的特点是扫描时间缩短到 50 毫秒,可以对心脏作动态成像(图 4.6)。其关键技术是采用扫描电子束 X 射线源。电子束由阴极电子枪发射,并沿着 X 射线管的轴线加速与聚焦。一组偏转线圈将电子束引导到 210°弧面上分布的阳极靶面,由这些靶依次发射 X 射线。准直器保证发射的 X 射线呈 30°扇束,取消了传统 CT 的机械旋转,利用环形排列的探测器收集信息。这类产品因为价格太高,加上随即有螺旋 CT 技术出现,并没有在市场上得到广泛推广。因此,很多人认为这不能算作一代 CT。

　　第六代 CT 被称为螺旋扫描 CT,这种 CT 的 X 射线光源和探测器改变不大,

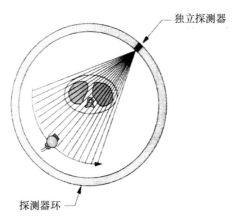

图 4.5　第四代 CT

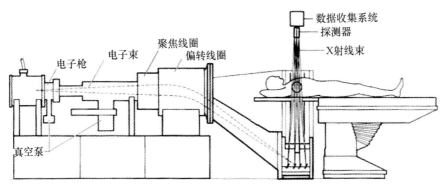

图 4.6　第五代 CT

而是改进了对床的运动控制,并发展了电源、信号传输的滑动环的技术,把电缆去掉了,安全性大大提高。用滑动的电刷代替原来的大电缆,提高了运动速度,减少了机械损坏,加之 X 射线球管、探测器、计算机的性能都在不断改进,CT 的整体性能也在不断提高。这一代 CT 在 X 射线光源旋转的同时,病人在床上缓慢运动,所以形成对病人的连续螺旋扫描。这一代 CT 后来在临床得到了最为广泛的推广,后面几代 CT 都是在这个基础上发展起来的。

　　第七代 CT 被称为多层螺旋 CT,其中的关键技术是探测器阵列技术。新的探测器阵列由稀土氧化物多层探测器组成,探测器的数量大大增加,数据采集的速度大大提高,缩短了扫描时间,探测器的余辉也大大减少,探测器上接收到的散射光子也随之增加,量子噪声加大,减小了影像的对比度,但是速度提高得到的好处是成为发展的主流方向。这代 CT 的探测器环数已经从单排发展到 256 排,但是最常用的多排系统是 64 排 CT 系统,已经满足心脏动态成像的需要。

4.2.2　锥束 CT(CBCT)

当前的 CT 技术已经发展到空间各向同性的真三维 CT,即第八代 CT,也被称为锥束 CT(cone beam CT, CBCT)。由于微电子技术的发展,用高空间分辨率的像素排列而成的平板探测器的出现,大型平板探测器已经可以做到有效面积达 $45\,cm \times 45\,cm$ 的大小,像素容量最小达到 $50\,\mu m$。这就大大提高了 CT 成像的空间分辨率,通过三维重建可以实现真三维空间各向同性的图像,加上数据读出系统的现代化和快速并行读取等技术的应用,动态能力也有很大提高。因此,CBCT 已经可以真实地记录人体在四维空间的变化。它是以大面积平板探测器和高性能计算机的出现为技术基础的。相对于多层螺旋 CT 来说,CBCT 虽然解决了一次采集多层人体图像的问题,但是层与层之间的间距比层内探测器之间的间距大得多,因此,重建之后的图像不是各向同性的,在层厚方向上需要通过内插才能获得三维空间各向同性的物质分布图像。现在 CBCT 的探测器大约 $0.67\,mm$ 大小,常用的 CT 层厚大约 $2\,mm$ 以上。通常要得到 $1\,mm^3$ 的病灶,是否因为内插漏掉病灶的问题是值得注意的。另外一个限制就是剂量问题。探测器容量和层厚进一步减小,以致达到相同的统计误差,需要延长记录光子的时间或者减慢速度,这增加了病人受照剂量。从探测的角度看,螺旋 CT 的探测器本质上是一维的,而平板探测器是二维的,微电子的光刻技术的进步保证了像素单位之间的一致性,而二维空间数据的同时采集,以及变换角度之后的逐角度采集,使得最后的各向同性分布图像更加真实地反映出物体内部的结构。目前对 CT 的要求是,解决三维空间的完全数据采集时的速度问题。因为像素太小,对一个像素累积足够的数据需要的时间较长,加上逐角度的采集满足重建算法的要求,使得 CBCT 的剂量问题比螺旋 CT 更为严重。作为医用 CT,是否追求空间分辨率越高越好? 显然不是这样的,是各种因素的综合结果。但是,对于工业成像和动物成像,因为要探测的对象更小、更加精细,而数据采集的时间可允许一些增加等原因,追求各向同性分布的物质密度的精确三维图像是 CT 的一个发展方向,于是 CBCT 应运而生。CBCT 可以一次性覆盖较大的感兴趣区,投影数据具有各向同性的特点,经过对重建算法的改进,可以重建出高分辨率的各向同性的三维图像。但是,以 CBCT 代替螺旋 CT 的问题,目前条件还不够。像素的大小或许在 $0.5\,mm$ 就可以了。

CBCT 技术克服了多层螺旋 CT 由于分层造成的层与层图像必须内插的问题。CBCT 可以很好地显示脏器尤其是病变位置在三维空间的分布,解决了在真三维空间的完全数据采集问题。这方面的研究工作已经开始,在人体成像方面由于成像时间和巨大的海量数据不能很快处理完,保证临床应用等方面的问题还没有完全解决,但是基于平板探测器的静态和动态 DR 平面成像技术已经得到推广。

今后把用于透视的平板探测器和用于 CBCT 的探测器一致起来,使平面成像和真三维立体成像在一个系统中实现的目标还需要相当长的发展时间,需要解决的问题仍然是探测器技术、数据采集的速度、灵敏度和海量数据的处理速度等基本问题。这些问题的解决有助于一体化 CT 成像技术在临床的实现和推广。现在的工业成像和小动物成像都已经能够实现 50 μm 真三维图像水平。

由于数据量太大,加上探测器仍然需要围绕病人旋转,所以 CBCT 目前还不是医疗临床的主流产品,但是在小动物成像方面,已经成为主要机型。进行小动物成像方面的应用研究是分子影像学的主流方向,也是 CBCT 成像的主要应用领域。2004 年,韩国 Kyung Hee 大学设计了小动物 X 射线 CT 成像系统,如图 4.7 所示。光源到探测器的距离是 509 mm。利用牛津 Ultra Bright X 射线光源,在 360°范围内采集 900 个投影数据,每帧数据的采集时间为 250 ms。

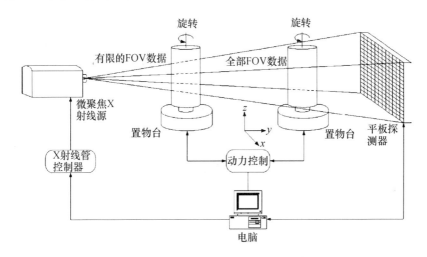

图 4.7　小动物 X 射线 CT 成像系统

2006 年,W. Ross 等人建造了一台基于平板探测器的 CBCT 样机,介绍了该样机各个部件的特性以及系统最后达到的性能指标,并进行了相关体模的研究。2006 年,R. Ning 等人采用 GE 公司的机械装置,选择双焦斑光源和 Varian PaxScan 4030CB 平板探测器,开发了一套主要用于人体相关组织动态成像的 CBCT 成像系统。2007 年,笔者所在北京大学医学物理与工程实验室研制了一套基于平板探测器的 CBCT 成像系统,我们研发的 CBCT 系统主要用于工业成像和小动物成像。

4.2.3　工业 CT

CT 设备在工业领域的应用起步晚于医用 CT。20 世纪 70 年代中期,美国劳伦斯利弗莫尔实验室(LLL)和洛斯阿拉莫斯科学实验室(LASL)开始研究工业 CT

成像系统,其目的是利用 CT 技术进行闪光 X 射线照相和中子射线照相,解决动态和静态无损探伤的检测技术。这项技术在 80 年代已取得一些进展。美国 IDM 公司于 1987 年成功研制了无缝钢管生产线上质量自动检测的 γ-CT 系统,取得了明显的经济效益。工业应用中 X 射线能量范围通常高于医用,从数十到数百千伏。而且工业上通常采用恒压和横流 X 射线管,较少采用医用的脉冲式 X 射线管。对于更大的工件,有时还必须采用直线加速器,产生数百万电子伏的 X 射线。工业 CT 最常用的扫描方式为扇形束扫描,射线源及探测器系统保持静止,被测物体在转台上作旋转运动。射线源经前准直器形成一个薄的扇形束,把被检物的横断面全部覆盖,并对该截面进行扫描。射线透过被检物后再经过后准直器以降低散射影响,并入射到探测器阵列的各个探测器单元上,经探测器得到透射过物体后的射线强度,如图 4.8 所示。将不同角度采集得到的投影数据信息经过必要的校正后,即可按照一定的图像重建算法进行图像重建,得到被扫描物体横断面的二维平面图像。对于工业 CT 而言,更多的系统属于特殊用途的无损检测装备,这方面的信息和研制情况都具有一定的保密需要,公开信息较少。

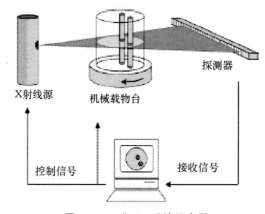

图 4.8 工业 CT 系统示意图

4.2.4 CT 图像重建算法

重建算法中,多少角度、每个角度上采集多少数据(统计误差问题)是需要优化的参数。用误差平方和的全局极小作为优化目标函数,可以得到一个最佳结果。而压缩传感理论可以在保证图像重建精度和对比度的情况下,推导出重建物体所需要的最少的角度和每个角度上最少的投影数据量,这是最近几年重建算法方面的最新进展。这个领域中,X 射线 CT 的图像重建往往是其他模态图像重建算法的基础,很多方法以及对重建中噪声的分析都从 X 射线 CT 开始,逐步扩展到其他成像模态。

CT算法的基本原理是,利用不同物质对 X 射线的吸收率不同来进行计算。当强度为 I_0 的 X 射线通过吸收率为 $f(x)$ 的均匀物质时,由于是均匀吸收,则 I 呈指数下降。则有:

$$I = I_0 \exp\left[-\int_a^b f(x) \cdot \mathrm{d}x\right] \tag{4.1}$$

基于上述知识,可以得到二维投影,如图 4.9 所示。

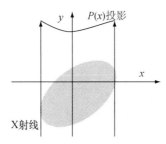

图 4.9 二维投影示意图

对于二维的不均匀物体,其二维吸收系数为 $f(x,y)$,在固定坐标系中的投影即在某一方向上的线积分可以表示为:

$$P(x) = \ln\left[-\frac{I(x)}{I_0}\right] = \int_s f(x,y) \cdot \mathrm{d}y \tag{4.2}$$

其中 s 表示射线经过体内的距离长度,I_0 表示射线的强度。

完成这样一次扫描后,将 γ 射线旋转(在核医学显像中,是将探测器旋转)一个小角度 θ,然后进行重复扫描。如此旋转 $180°$ 或 $360°$,把全部投影数据都记录下来,再送入计算机,用图像重建算法进行图像重建,便可得到所求的断层图像。

对于旋转坐标系 (t,s),它相对于固定坐标系旋转 θ 角。旋转坐标系 (t,s) 与固定坐标系 (x,y) 之间的关系可以表示为:

$$\begin{cases} t = \cos\theta \cdot x + \sin\theta \cdot y \\ s = -\sin\theta \cdot x + \cos\theta \cdot y \end{cases} \tag{4.3}$$

或

$$\begin{cases} x = \cos\theta \cdot t - \sin\theta \cdot s \\ y = \sin\theta \cdot t + \cos\theta \cdot s \end{cases} \tag{4.4}$$

其投影 $p_\theta(t)$ 的表达式为:

$$p_\theta(t) = \int_s f(x,y) \cdot \mathrm{d}s = \ln\left[\frac{I_0}{I(x)}\right] \tag{4.5}$$

旋转坐标系中的二维投影如图 4.10 所示。

4.2.4.1 傅里叶(Fourier)切片定理

傅里叶切片定理也称为中心切片定理(central slice theorem)、投影定理,给出了物体投影的傅里叶变换与其自身傅里叶变换的解析关系,在图像重建解析类算

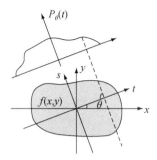

图 4.10 旋转坐标系中的二维投影示意图

法中起着重要的作用。具体推导过程如下：

物体 $f(x,y)$ 的二维傅里叶变换为：

$$F(u,v) = \int_{-\infty}^{\infty} \int_{-\infty}^{\infty} f(x,y)\exp[-\mathrm{j}2\pi(ux+vy)]\mathrm{d}x\mathrm{d}y \qquad (4.6)$$

由前面的内容，当旋转坐标系 (t,s) 相对于固定坐标系 (x,y) 转动 θ 角时，所形成的投影为式 (4.3)，(4.4)，其投影的傅里叶变换为：

$$
\begin{aligned}
S_\theta(w) &= \int_{-\infty}^{\infty} p_\theta(t)\exp(-\mathrm{j}2\pi wt)\mathrm{d}t \\
&= \int_{-\infty}^{\infty}\left[\int_{-\infty}^{\infty} f(t,s)\mathrm{d}s\right]\exp(-\mathrm{j}2\pi wt)\mathrm{d}t \\
&= \int_{-\infty}^{\infty}\int_{-\infty}^{\infty} f(x,y)\exp[-\mathrm{j}2\pi w(x\cos\theta + y\sin\theta)]\mathrm{d}x\mathrm{d}y \\
&= F(w\cos\theta, w\sin\theta)
\end{aligned}
\qquad (4.7)
$$

这就是傅里叶切片定理。它表明，二维物体 $f(x,y)$ 在角度 θ 下的投影的一维傅里叶变换等于二维物体的二维傅里叶变换在直线 L 上的取值，见图 4.11。

根据傅里叶切片定理，可以直接用傅里叶逆变换来进行图像重建。求得各角度下物体投影的傅里叶变化后，即得到 $F(u,v)$ 在一系列呈辐射状分布的直线上的取值，如图 4.12 所示，再用傅里叶逆变换求重建图像。这种方法需要在频域中进行插值，通常会导致重建质量差，所以此法现在很少使用。

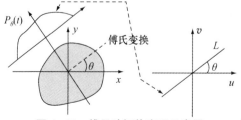

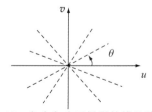

图 4.11 傅里叶切片定理示意图　　　**图 4.12 各个角度下投影的傅里叶变换**

4.2.4.2 Radon 变换与 Radon 逆变换

实际上，当人们在处理二维或三维投影数据时，真正有效的重建算法都是以 Radon 变换和 Radon 逆变换作为数学基础的。因此，对这种变换算法和快速算法的研究在医学影像中有着特殊的意义。

在建立重建算法的理论时，实际上作了简化假设：① 所有 X 射线是相互平行的，且与光源和探测器对在相同的直线上；② 切片（断层）是无限薄的，这样就使"体素"与"像素"之间的区别消失。由于切片无限薄，我们认为，一幅图像在任意点 (x, y) 上的灰度值正比于那个点的相对线性衰减系数（也可以称之为吸收系数）$f(x, y)$，这就是我们把以重建算法为基础的理论称为"由投影重建图像"的理由。

所谓 Radon 变换式，实际上就是投影表达式。由旋转坐标系 (t, s) 与固定坐标系 (x, y) 之间的关系可得：

$$f(x, y) = f(t \cos\theta - s \sin\theta, \ t \sin\theta + s \cos\theta)$$

它的 Radon 变换即其投影定义为：

$$Rf(t, \theta) = p_\theta(t) = \int_{-\infty}^{\infty} f(t \cos\theta - s \sin\theta, t \sin\theta + s \cos\theta) \mathrm{d}s \quad (4.8)$$

其中，θ 描述投影方向，t 表示射线的位置，s 表示射线穿过的距离。

由此可见，Radon 变换是从图像到投影的过程，而图像重建是从投影 $p_\theta(t)$ 到图像 $f(x, y)$ 的过程，即 Radon 逆变换。Radon 逆变换公式为：

$$f(x, y) = \frac{1}{(2\pi)^2} \int_0^\pi \int_{-\infty}^{\infty} \frac{\partial p(t, \theta)/\partial t}{x \cos\theta + y \sin\theta} \mathrm{d}t \mathrm{d}\theta \quad (4.9)$$

在研究重建算法时，我们无需追究这个公式的精确数学细节，只需明白：在一个无限薄的切片内相对线性衰减系数的分布，是由它的所有线积分的集合 $p_\theta(t)$ 唯一确定的。

4.2.4.3 带衰减的 Radon 变换

以上理论是对 X 射线而言的，在 X 射线成像过程中，衰减系数分布即为物体的吸收系数分布。而在 SPECT 成像过程中存在两种分布：γ 光子分布和衰减系数分布。γ 光子分布是指物体吸收 γ 光子后所呈现的 γ 光子浓度的分布，而衰减系数分布是指人体放射出的 γ 光子从各个角度传输到探测器上的这个过程所产生的对 γ 光子浓度衰减的系数分布。

在 SPECT 成像中，人体放射出的 γ 光子从各个角度传输到探测器所经历的衰减过程是不可忽略的，所以其投影数据需在上述 Radon 变换的基础上有所改变，它应该遵循带衰减的 Radon 变换。衰减 Radon 变换的一般形式为：

$$Rf(t, \theta) = p_\theta(t) = \int_{-\infty}^{\infty} f(t, s) \exp\left[-\int_{-\infty}^{\infty} \mu(t, s) \mathrm{d}s\right] \mathrm{d}s \quad (4.10)$$

其中，(t, s) 是相对于固定坐标系 (x, y) 旋转了 θ 角度后的旋转坐标系，$f(t, s)$ 是放射性分布,$\mu(t,s)$是衰减系数分布,$p_\theta(t)$是θ角方向的投影。

由于人体内衰减物质的结构分布因人而异,故衰减系数 $\mu(t,s)$ 不确定,所以无法对 SPECT 提出一个普遍适用的衰减校正公式,即 SPECT 没有一个精确的带衰减校正的图像重建方法。

4.2.4.4　滤波反投影法(FBP)

FBP 法是基于傅里叶切片定理的,也可以说是基于 Radon 逆变换。它是一种被广泛使用的图像重建算法,其优点是实现方法简单、重建速度快。对于没有噪声的投影数据,利用这种方法能够获得精度很高的重建图像。当采集到的投影数据受噪声影响较大时,这种方法重建出的图像中就会含有较多的噪声,图像的质量随之下降。尽管如此,FBP 算法仍然是最常用的图像重建算法之一。

对于二维物体 $f(x,y)$,其傅里叶逆变换为:

$$f(x,y) = \int_{-\infty}^{\infty} \int_{-\infty}^{\infty} F(u,v)\exp[\mathrm{j}2\pi(ux+vy)]\mathrm{d}x\mathrm{d}y \tag{4.11}$$

将频域直角坐标系(u,v)转化为频域极坐标系(w,θ),即 $u = w\cos\theta, v = w\sin\theta$,$\mathrm{d}u\mathrm{d}v = w\mathrm{d}w\mathrm{d}\theta$,并且利用 $t = x\cos\theta + y\sin\theta, F(w,\theta+\pi) = F(-w,\theta)$,则上式可化为:

$$
\begin{aligned}
f(x,y) &= \int_0^{2\pi} \int_0^{\infty} F(\omega,\theta)\exp[\mathrm{j}2\pi w(x\cos\theta + y\sin\theta)]w\mathrm{d}w\mathrm{d}\theta \\
&= \int_0^{\pi} \int_0^{\infty} F(\omega,\theta)\exp[\mathrm{j}2\pi w(x\cos\theta + y\sin\theta)]w\mathrm{d}w\mathrm{d}\theta \\
&\quad + \int_0^{\pi} \int_0^{\infty} F(\omega,\theta+\pi)\exp\{\mathrm{j}2\pi w[x\cos(\theta+\pi) + y\sin(\theta+\pi)]\}w\mathrm{d}w\mathrm{d}\theta \\
&= \int_0^{\pi}\left[\int_{-\infty}^{\infty} F(w,\theta)\mid w\mid \exp(\mathrm{j}2\pi wt)\mathrm{d}w\right]\mathrm{d}\theta
\end{aligned}
\tag{4.12}
$$

由傅里叶切片定理,上式等价为:

$$f(x,y) = \int_0^{\pi}\left[\int_{-\infty}^{\infty} S_\theta(w)\mid w\mid \exp(\mathrm{j}2\pi wt)\mathrm{d}w\right]\mathrm{d}\theta \tag{4.13}$$

式(4.13)即 FBP 法的解析表达式,可分为两步进行:

第一步:滤波

$$Q_\theta(t) = \int_{-\infty}^{\infty} S_\theta(w)\mid w\mid \exp(\mathrm{j}2\pi wt)\mathrm{d}w \tag{4.14}$$

第二步:反投影

$$f(x,y) = \int_0^{\pi} Q_\theta(x\cos\theta + y\sin\theta)\mathrm{d}\theta \tag{4.15}$$

其物理意义是:首先对投影数据进行滤波处理,然后以滤波后的值进行反投影重建。常用滤波器有:Ram-Lak 滤波器、Shepp-Logan 滤波器和广义 Hamming 滤波器等。一旦选好滤波器,实际的图像重建过程就有三个主要步骤:① 对每个 θ 角度下得到的投影值用频域响应为 $W(w)$［或者冲激响应为 $w(w)$］的滤波器进行滤波；② 对滤波后的投影进行线性内插；③ 对插值后的投影数据进行反投影，反投影积分均采用差分近似。

在核医学图像中，多数图像信号是低频的，高频成分很少，而噪声信号均匀地分布在所有频道上。当滤波器对高频信号不作抑制时，其空间分辨最好，但所重建的图像不平滑，易产生振荡；反之，过多压抑高频成分的低通滤波器会造成重建图像的模糊。故在使用 FBP 法进行图像重建时，低噪声和高分辨对滤波器的要求是矛盾的，需折中选择，因而针对具体情况选择一个合适的低通滤波器是十分必要的，这也是医学断层影像设备的软件结构中的一个关键部分。

图 4.13 所示为 Shepp-Logan 的数字体模（矩阵 256×256），该体模常常被应用在断层重建算法的研究中，它反映了真实世界的很多对比，每个椭圆可以用不同的 CT 值填充（其内部是均匀的），验证重建后的结果和数字体模的差别。

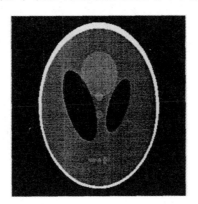

图 4.13　Shepp-Logan 的大脑模型

对 Shepp-Logan 体模采集数据，进行图像重建的数值模拟，获得不同角度及不同角度间隔下的投影数据，旋转 $180°$ 采集。图 4.14 中(a)、(b)、(c)所示是角度间隔分别为 $10°$、$5°$ 和 $2°$ 时的 Radon 变换（投影），也称为投影数据的正弦图。

FBP 重建方法就是用这些投影值进行图像重建。在图 4.15 中，图(a)从左至右依次是角度间隔分别为 $10°$、$5°$ 和 $2°$ 时，未经滤波去噪的重建结果；图(b)从左至右依次是角度间隔分别为 $10°$、$5°$ 和 $2°$ 时，经 Hamming 滤波器去除噪声后的重建结果。

Hamming 滤波器的定义如下：

$$\begin{cases} W(v) = \alpha + (1-\alpha)\cos \pi v/v_{\max}, & |v| \leqslant |v_{\max}| \\ W(v) = 0, & \text{其他} \end{cases} \quad (4.16)$$

从重建结果中我们可以得到如下结论：

横向比较得到：在角度间隔大、投影值较少的采集模式下，其重建结果质量较

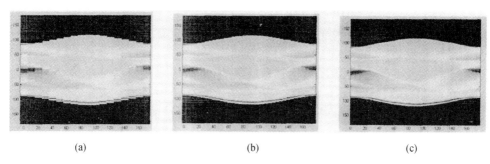

(a)   (b)   (c)

图 4.14   Shepp-Logan 大脑模型不同角度间隔的 Radon 变换:(a) 10°, (b) 5°, (c) 2°

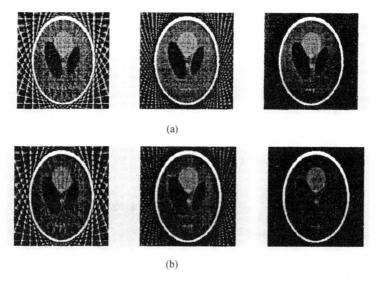

(a)

(b)

图 4.15   FBP 重建结果,从左至右角度间隔分别为 10°、5°和 2°

(a) 未加滤波器的重建结果;(b) 加 Hamming 滤波器的重建结果

差,在重建的图像中出现了很多虚假点;而在角度间隔小、投影值多的采集模式下,其重建结果质量较高。因此,要想得到较理想的重建图像,增加投影的数目就可以了。

纵向比较得到:添加滤波器去除噪声后的重建结果比没有滤波的重建结果质量高(角度间隔为 5°时看得较为明显)。

解析法的优点是速度快,可用于临床进行实时断层重建。但当采集到的投影数据含有较大的噪声或数据不充分时,这类算法的成像效果不是很理想,尤其是在核医学断层图像重建中对小容量病变组织的成像效果更差。为了适应更复杂的情况,得到更精确的结果,各种迭代算法相继诞生了。

4.2.5　CT 图像的 FDK 重建算法

　　图像重建算法已经发展到今天,虽然已经出现更加精确、更加快速的算法,且随着计算机技术的不断进步,计算速度的进一步提高,加上硬件和软件结合的并行技术的发展,直接迭代算法都已经能够在商用设备上采用,但是 FDK 算法仍然是所有成像模态中使用最多的一种算法。而中心切片理论是 FDK 的基础。

　　中心切片定理:物体 $f(x,y)$ 在角度 θ 得到的平行投影 $p(t,\theta)$ 的傅里叶变换 $P(\omega,\theta)$,等于 $f(x,y)$ 的二维傅里叶变换 $F(u,v)$ 中在同一角度下一条通过零频中心的直线 $F(\omega\cos\theta,\omega\sin\theta)$。定理的内容如图 4.16 所示。

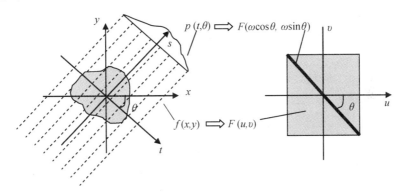

图 4.16　中心切片定理

　　二维图像函数 $f(x,y)$ 可以通过傅里叶逆变换从它的傅里叶变换 $F(u,v)$ 中恢复。

$$f(x,y) = \int_{-\infty}^{\infty}\int_{-\infty}^{\infty} F(u,v)\,\mathrm{e}^{\mathrm{j}2\pi(ux+vy)}\,\mathrm{d}u\mathrm{d}v \tag{4.17}$$

将上式从笛卡儿坐标系 (u,v) 转换到极坐标系 (ω,θ),并利用之前的方程,可以得到:

$$f(x,y) = \int_0^{\pi}\mathrm{d}\theta\int_{-\infty}^{\infty} P(\omega,\theta)\cdot|\omega|\cdot\mathrm{e}^{\mathrm{j}2\pi\omega t}\,\mathrm{d}\omega \tag{4.18}$$

　　式(4.18)就是平行束滤波背投影的基本公式。$P(\omega,\theta)$ 是在角度 θ 投影的傅里叶变换,内部积分是数值 $P(\omega,\theta)|\omega|$ 的傅里叶变换。在空间域,它代表一个经频域响应为 $|\omega|$ 的函数滤波后的投影,称之为"滤波投影"。事实上,背投影重建的过程就是某个滤波投影的采样值反向沿着射线路径被"涂抹"或"叠加"到重建图像的过程。为了利用计算机实现上述过程,需要给频域积分加上一个有限带宽 $(-\varGamma,\varGamma)$,这个过程中有两个因素需要考虑,一个是被截断的滤波核的离散化,另一个是环状卷积的性质。在计算机实现时,还有一个重要的问题就是背投影,也就是对 θ 的积分。滤波后的投影和待重建物体的矩阵都是离散的,如图 4.17 所示。对于背投影

过程,插值是必要的,根据不同的插值方式,可以分为射线驱动的背投影和像素驱动的背投影。图 4.18 则给出了计算机实现滤波背投影重建的过程。

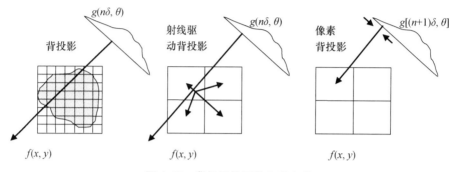

图 4.17　背投影的两种实现方式

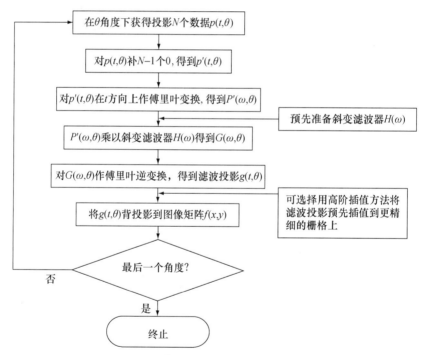

图 4.18　计算机实现滤波背投影重建的过程

本节的最后给出平行束滤波背投影的基本流程,以供编程时参考。

FDK 算法是一种近似算法,在各种三维锥束 CT 重建算法当中,近似算法由于数学形式简单、实现起来容易而在实际应用当中被广泛采用。在各种基于滤波背投影的近似重建算法当中,FDK 算法一直是主流,也就是现在大部分商用机中采用的重建方式。它的优点是重建速度快;缺点是在大锥角的情况下,由于 Radon 空间数据无法填满,FDK 算法会引入较大伪影。

　　FDK 算法是由 Feldkamp,Davis 和 Kress 于 1984 年提出的。它实际上是一种基于滤波背投影算法,由二维投影实现三维重建的近似方法。它最初解决的问题只是圆轨道扫描数据的重建。这种方法虽然说是近似的,但在很多实际应用情况下还是能够给出较为精确的结果。实际上,在圆扫描轨迹下,当我们考察垂直于旋转轴的那个平面时,FDK 算法将退化成扇形束的滤波背投影重建(FBP)问题。

　　因此,FDK 算法可以看作是二维扇形束 FBP 重建在锥束 CT 中的扩展。FDK 算法包括计算投影数据的预加权项、对投影图像作一维滤波以及反投影等步骤。

　　首先,要利用类似于余弦函数的预加权项对投影数据进行修正。这主要是考虑到在锥束和平板探测器的条件下,需要对体素到光源的距离和角度差进行修正。其次,要对不同投影角度的投影数据进行水平方向上的一维滤波。最后,对滤波后的投影图像进行反投影。FDK 系统几何关系如图 4.19 所示。

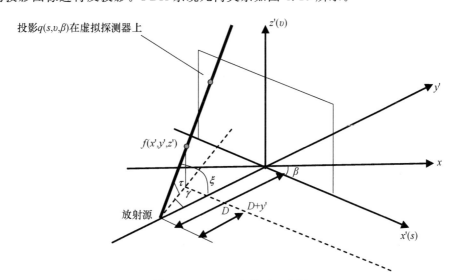

图 4.19　FDK 几何关系示意图

　　图 4.19 中 x-y-z 为实验室直角坐标系,x'-y'-z' 为旋转直角坐标系,两个坐标系的原点都位于圆轨迹扫描的旋转中心,且 z 轴与 z' 轴重合,x 轴与 x' 轴之间的夹角为 β。s-v 为一个二维直角坐标系,其原点也在旋转中心,这个坐标系用以描述虚拟探测器,且 s 轴与 x' 轴重合,v 轴与 z' 轴重合。图中粗实线表示从放射原点(放射源)出发通过物体内一点 (x',y',z') 的射线,这条射线与虚拟探测器相交于 $q(s,v,\theta)$。τ 表示该射线与 x'-y' 平面之间的角度,γ 表示该射线在 x'-y' 平面上的投影与 y' 轴之间的角度,ξ 表示该射线与 y' 轴之间的角度,D 表示从放射源到旋转中心的距离。

FDK 算法的公式可以表示如下：

$$
\begin{cases}
f(x,y,z) = \dfrac{1}{2}\displaystyle\int_0^{2\pi}\left(\dfrac{D}{U}\right)^2 \mathrm{d}\beta\int_{-s_m}^{s_m} q(s,v,\beta)h(s'-s)\cos\xi\,\mathrm{d}s \\[2mm]
\cos\xi = \dfrac{D}{\sqrt{D^2 + s^2 + v^2}} \\[2mm]
U = D + y'
\end{cases}
\tag{4.19}
$$

平方项 $\left(\dfrac{D}{U}\right)^2$ 为前面所说的背投影加权因子，分子为放射源到旋转中心的距离，分母为放射源到待重建点的距离在 y' 轴上的投影；而后面的卷积则代表了对投影图像在行方向上的一维滤波，$\cos\xi$ 为卷积修正项；最外层的积分，上下限是 $[0,2\pi]$，事实上代表了在整个圆周的背投影过程。

FDK 重建算法有如下特点：① 对中心平面的重建是精确的。这是因为在中心平面，重建将演化成为二维扇束重建，当锥角增大时，重建的误差也就越大。② 对纵轴方向一致的物体（即在 z 方向上体素值没有跳变的情况），FDK 的重建结果是精确的。因为投影数据经过 FDK 算法中与锥角有关的因子加权之后，得到的就是正确的扇束数据。③ z 方向上对体素的积分将保持不变或者只有轻微的变化。

图 4.20 显示了计算机实现 FDK 重建算法的过程。

FDK 算法虽然比较方便易行，但是仍有显而易见的不足之处。主要的两个不足：一是要求被重建物体必须包含在一个球形区域中；二是要求 X 射线源的扫描轨迹为圆。因此，在实际应用当中 FDK 算法受到很大的限制。针对这些不足，很多研究者又提出了各种改进算法。

4.2.6　FDK 算法的 CUDA 实现

从前面的讨论知道，FDK 算法可以概括为滤波和反投影两个主要过程。滤波是对投影图像进行处理，该过程中将光子计数转换为吸收系数、预修正等处理，针对的都是每个像素，各像素之间相互独立。对投影执行快速傅里叶变换（FFT）和快速傅里叶逆变换（iFFT）时，是按垂直于旋转轴方向进行的一维变换，即 FFT 和 iFFT 在旋转轴方向是独立的，可利用 CUDA 的 CUFFT 库批量并行地执行。对于反投影过程，处理对象是每个重建体素，各个体素之间也是相互独立的。因此，FDK 算法可以分解为大量的细粒度计算任务，非常适合利用 CUDA 来大规模地并行实现。

基于 CUDA 实现 FDK 重建算法，主要分为以下步骤：

（1）对图像进行预修正处理。即，对读入的投影图像结合空扫的背景投影，逐像素求对数，以便将光子计数转换为吸收系数的信息，并将得到的像素值乘以各自经几何校正的 $\cos\xi$，得到经预修正的投影图像。

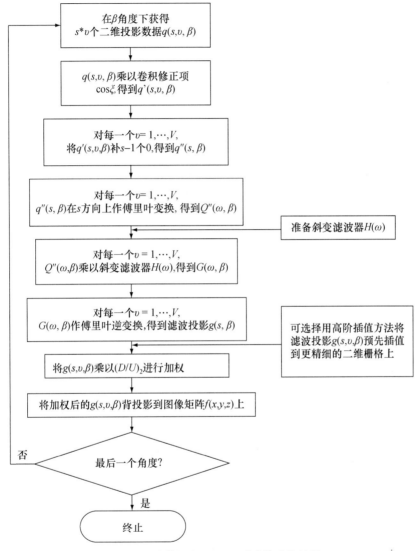

图 4.20 计算机实现 FDK 重建算法的过程

（2）将修正后的投影数据重排，构造复数投影。由于我们采集的实验数据中，投影图像的行方向与旋转轴方向一致，因此，FFT 需要按投影的列方向进行。先对投影的每一列数据补一定数量的零，以满足 FFT 和不产生卷绕伪影的条件，然后将补零后的每一列数据依次填充到一个一维复数行向量的实部，该复数行向量所有元素的虚部都为零。这样重排的目的是为了利用 CUFFT 库批量实现一维傅里叶变换。

（3）得到滤波投影。首先，对前面得到的一维复数向量原地批量进行 FFT；然后,对变换后的复数行向量进行滤波,即,将每个一维 FFT(即补零后的一列数据)的结果的每个复数元素分别乘以给定滤波器的相应元素;最后,对滤波后的复数行向量原地进行批量 iFFT,将结果的实部按列重新赋给投影图像(将补零位置的数据排除),得到滤波投影。

(4) 进行反投影,得到重建图像。对重建空间划分的每一个体素计算其空间坐标,引入几何校正参数进行坐标变换,计算其在投影上的坐标位置,将前面得到的滤波投影在该坐标位置上经线性插值的像素值累加到该体素。

(5) 对每个投影采集角度得到的投影图像重复以上步骤,直到所有角度的投影数据都处理完毕,便得到了最后的重建结果。

对于以上步骤的实现,针对重排数据的 FFT 和滤波后数据的 iFFT,可以利用 CUFFT 函数库来实现,算法的其余部分主要分为 4 个在 GPU 上执行的核函数(kernel)去完成。首先,投影图像预修正以及数据重排针对的都是投影图像的每个像素,可以在一个核函数中执行。实验采集的投影图像矩阵大小为 1536×1920,确定每个数据块(Block)的容量为 16×16,让 Block 中每个线程(thread)处理一个像素,那么每个网格点(Grid)的容量为 96×120。其次,对 FFT 后数据的滤波用一个核函数实现,依然让每个 thread 处理一个元素,每个 Block 的容量为 16×16,投影补零后矩阵大小变为 1536×2048,那么 Grid 的容量为 128×96(注意数据已重排,相当于作了矩阵的转置处理)。然后,需要将经 iFFT 的数据拷贝回投影矩阵,得到滤波投影,可以利用一个核函数来实现,每个 thread 完成一个像素的数据拷贝,Grid 和 Block 的划分跟预处理时一致。最后,利用一个核函数来实现反投影过程,根据实际重建的情况进行任务划分,可以让一个 thread 处理单个体素,也可以让一个 thread 处理一批体素,反投影核函数的具体实现将在很大程度上决定程序的整体性能,这将在后面具体讨论。

接下来考虑算法的优化问题。首先,考虑一些算法实现中的基本优化。从前面的讨论不难发现,反投影过程中,每个体素读取滤波投影的像素值属于随机的只读访问,而且需要进行线性插值。因此,考虑使用纹理拾取,即把得到的滤波投影拷贝到二维 CUDA 数组后再绑定到纹理,并且利用纹理的滤波模式属性来进行线性插值,几乎可不占计算资源地实现插值计算,可以极大地提高反投影计算的效率。其次,由于 CT 重建对精度的要求不是特别高,进行坐标变换时可以采用带"__"前缀的三角函数的快速版本。再次,程序中一些对常数的除法运算转化为乘以其倒数,需要进行整数除法的地方转化为位运算,以提高算术指令的吞吐量。对于重建矩阵,利用 cudaMalloc3D( )来分配显存,以满足合并访问。

下面重点考虑对算法实现中的具体优化。我们将重建的容量设定为 $512\times512\times512$,以最直接的方式来实现反投影核函数,如图 4.21 所示。在 y-z 平面内每一个体素为一个 Block，即 Grid 的容量为 512×512，每一个 thread 沿 x 方向处理一个体素，即 Block 的容量为 512×1。对于这样的任务划分方式，对 180 个角度采集的投影进行重建，利用 CUDA profiler 进行性能分析，得到各个核函数在总 GPU 时间中占用的百分比，如图 4.22 所示。可以看到，整个程序 86％的 GPU 时间都耗在了背投影上，在背投影核函数没有得到大幅优化之前，其他部分的优化将不会对程序的整体性能有大的改善。因此，程序的优化将重点放在对背投影核函数的优化上。

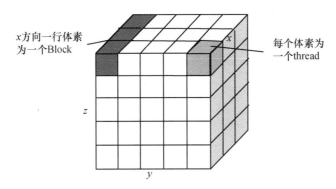

图 4.21　背投影核函数简单任务划分

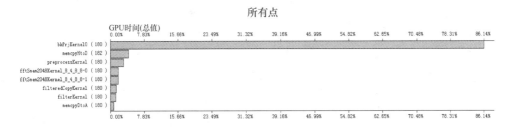

图 4.22　背投影核函数未优化时各个核函数所占 GPU 时间百分比

首先，在进行坐标变换时，可以看到在 x 轴方向上的一行体素，y、z 坐标是一样的，只有 x 坐标发生变化。因此，可以将 x 方向上一行体素分配到一个线程（thread）里计算，若干个通道可以同时承载不同的行的计算，实现并行化，从而可以避免重复计算只与 y、z 有关的量，以减少计算量，加快整体速度。一个背投影的核函数划分如图 4.23 所示，在 y-z 平面内进行 Grid 的划分，每个 Block 处理一个子块，Block 中每个 thread 处理 x 方向一行数据。这里需要注意，对重建矩阵分配的 3D 数组和坐标系的三个维度方向是不一致的，即数组的第一个维度是 y 方向，第二个维度是 z 方向，第三个维度是 x 方向（这样做的目的是为了显示的方便）。因此，同一个 warp 中不同 thread 对重建矩阵的数据访问是 y 方向相邻数据元素，

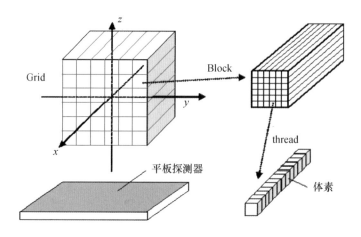

图 4.23　根据重建体素进行任务划分

是满足合并访问条件的。为确定 Block 容量对性能的影响,我们选择了不同的划分方式对同一组数据进行测试,不同 Block 组合下程序的运行时间如图 4.24 所示。根据测试结果,Block 容量为 32×8 时可以使重建时间为最短,因此,确定的 Grid 容量为 16×64。在这种划分模式下,DPU 最终的加速倍数还与专门用于并行计算的 GDU 板的通道数及运算速度有关。

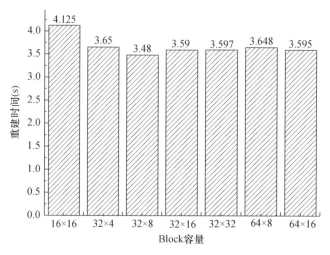

图 4.24　不同 Block 容量下重建时间对照

　　利用 GPU 加速重建的一个基本前提是要首先保证重建结果的正确性,否则再高的加速比也没有意义。因此,我们将同样的算法在 CPU 上实现,并将 CUDA 加速重建的结果和 CPU 上重建的结果进行比较,结果如图 4.25 所示。其中,A 为 CPU 重建结果的中间断层图像,B 为 GPU 重建结果的相同断层图像,从图像上几乎看不出二者的差别。C 为 CPU 与 GPU 重建结果相同体素位置（即 A、B 中红线位置）的轮廓图，可以看出，相同体素的值的差别很小，几乎可以忽略。为定量二者结果的区别，对 A、B 图像作差，求其均值结果为 0.00045，与实验所用体模吸收系数大约 0.07 相比，可以认为结果没有变化。两幅图像相似度计算公式为：

$$\mathrm{Sim}(A,B)=\frac{1}{N}\sum_{i=1}^{N}\left[1-\frac{\mid A_i-B_i\mid}{\max(A_i,B_i)}\right] \tag{2.20}$$

得到 A、B 两幅图像的相似度为 0.92，对于 CT 重建来说没有太大差别。因此，可以认为 GPU 重建的结果与 CPU 所得结果一致。

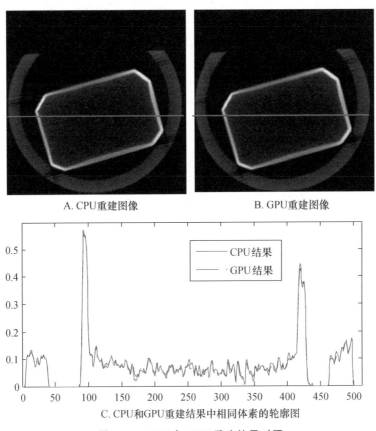

图 4.25 GPU 与 CPU 重建结果对照

在确保结果的正确性后，接下来讨论 GPU 加速重建获得的加速比。利用相同的实验数据，分别测试了 CPU 下串行重建、利用 OpenMP 进行多核并行重建和利用 CUDA 加速重建的时间。测试平台为 Core i7-920，6G 内存，GTX480，测试结果见表 4.1。

表 4.1 不同平台下 FDK 重建时间对照

平台	投影数据	重建数据	时间(s)	加速比
CPU	$1536 \times 1920 \times 180$	$512 \times 512 \times 512$	3551.29	1
OpenMP	$1536 \times 1920 \times 180$	$512 \times 512 \times 512$	685.38	5.18
CUDA	$1536 \times 1920 \times 180$	$512 \times 512 \times 512$	3.52	1008.89

从上面的讨论可见,利用 CUDA 来实现 FDK 重建中的几何校正,能够在保证足够重建精度的前提下,相对于 CPU 有 1000 倍以上的加速。相对于利用 OpenMP 来进行多核 CPU 的并行,CUDA 显然具有更高的性价比。同时,需要指出的是,前面的讨论并没有对算法进行全面优化,只是 4 秒左右的重建时间已经完全满足临床等多数情况的需要,相信如果对程序再深入优化,可以使软件性能进一步提高。

4.3 单光子发射计算机断层成像 (SPECT)

单光子发射计算机断层成像(single photon emission computerized tomography,SPECT)是核医学 CT 技术,其特点在于能够研究动态的人体功能。在 SPECT 检测过程中,放射性探针分子被注入病人体内,SPECT 可以重建出放射性探针分子在人体内的分布图,该图可以反映人体组织结构及其功能,如血流状态和新陈代谢情况。中国国内 SPECT 的技术发展的速度比较缓慢,在临床应用中也没有诸如美国那么普及,在技术上的进步主要体现在数字化水平、多探测器系统,以及复合型的 SPECT 用于测量[18]FDG 的分布,代替 PET 的一些功能。由于 SPECT 使用的收费标准低,在中国越来越多的地区已经把 SPECT 扫描的费用列入基本医疗保险报销,这些都使得 SPECT 的临床应用范围越来越广泛。

4.3.1 SPECT 的发展简史

1956 年 Anger 在实验中发现,γ 射线照射 NaI(Tl)晶体时产生光闪烁效应。这是放射性探测的重大发现,为 γ 照相机的研制奠定了基础。为了纪念 Anger 发明单晶体照相机的功绩,至今标准型 γ 照相机仍称 Anger 照相机。之后的十几年间又有延迟线矩阵型 γ 照相机和多晶体 γ 照相机等相继问世。20 世纪 80 年代起随着计算机技术的发展,使得 γ 照相机的性能不断得到改进,主要表现为大晶体探头、数字化和计算机化,功能上也日益丰富完善;多角度采集以及重建算法的实现,使得平面 γ 照相机全面发展为 SPECT。

早在 20 世纪 50 年代,X 射线学从平面 X 射线成像技术发展起来,通过聚焦到不同平面上的办法,实现层析成像,是一种平面断层技术。它通过连在一根长臂两端的 X 射线球管和片匣向相反方向移动的办法，通过长臂支点的调节来任意选择患者的某一层面。装有聚焦型准直器的扫描仪则通过调节焦点的深度获得不同层面的平面断层效果。同样，在 γ 照相机上配置旋转斜孔准直器，亦可得到类似的断层影像。但是，所有的这些断层方式都是纵向断层成像。

1963 年，Kulh 和 Edwards 在扫描机上加上一个积木式功率驱动器和示波器，建立了立体扫描机，实现了纵向扫描和横断扫描。1968 年他们又成功地运用计算机技术进行数据采集和数据处理，并首先使用卷积积分和傅里叶分析处理反投影数据，通过具有频率特性的空间滤波器消除噪声，准确地进行了断层影像的复原。MarkⅢ 断层扫描机的原理和脑断层像的成果，引起了广泛关注。

1976 年，Kulh 和 Edwards 对 MarkⅢ 型扫描机作了大量的改进，研制出 Mark Ⅵ 型扫描机。在这一时期，γ 照相机的性能得到完善，于是科学家们根据 CT 的成像原理，采用旋转 γ 照相机探头采集数据和计算机影像重建的技术，实现了今天我们常见到的 SPECT 显像系统。

4.3.2 SPECT 的优势

SPECT 是医学研究和临床诊断的重要方法，特别是与 X 射线 CT、MRI、超声等其他影像技术相比有其固有的优势：① SPECT 不仅显示脏器和病变的位置、形态、大小等解剖结构，更重要的是同时提供脏器和病变的血流、功能和引流等方面的信息，这有助于疾病的早期诊断；② 具有多种动态显像方式，使脏器和病变的血流和功能情况得以动态而定量地显示，能给出许多功能参数；③ SPECT 多因脏器或病变特异性聚集某一种显像剂而显影，因此影像常具有较高的特异性，在许多方面具有独特的价值。例如，脑灌注显像反映脑血流灌注和脑神经细胞功能，对早期诊断脑梗塞、痴呆，定位癫痫灶以及评价脑部疾病治疗前后血流灌注与功能恢复情况具有重要临床价值。心肌显像可鉴别心绞痛和心肌梗塞，对早期诊断冠心病有很高的价值。全身骨显像以反映骨盐代谢为特点，对骨骼疾病诊断的灵敏度大大高于 CT 和 MRI，适于恶性肿瘤骨转移、股骨头无菌性坏死，以及许多骨关节疾病的诊断和鉴别。此外，它在内分泌系统、消化系统、泌尿生殖系统、呼吸系统、造血系统等的疾病诊断与功能评价上，以及肿瘤定位显像等方面均具有较高的临床应用价值。

4.3.3 SPECT 的基本原理

SPECT 成像的基本原理（图 4.26）与 X 射线 CT 的断层重建方法相类似。不同的是，CT 的对比度是 X 射线束穿过人体时对射线的吸收多少的不同形成的；而 SPECT 探测是从被成像人体内部放射性探针分子发射的单能 γ 射线，围绕人体组织测量得到数据,再经过重建之后获得描述放射性探针分子所发出的射线在人体内的分布。SPECT 重建是通过不同角度上测量得到的数据反演出放射性探针分子在人体内的对比度分布图(图 4.26)。该图同时反映人体组织结构及其活动功能,如血流状态和该探针分子药物在人体内的新陈代谢过程。正是这些血流、血氧和代谢功能的异常与否可作为疾病诊断的依据。那些能吸收放射性药物的器官会在图像中呈现增强的阳性对比度或者减弱的阴性对比度,表明人体器官有可能处于不健康的状态。医生即根据图像提示的结果,结合病人的其他生理检查结果,再加上医生本人的经验对病人作出诊断。放射性探针分子就是分子探针,是分子成像信息的携带者。打到探测器上的射线和探测器发生相互作用产生电信号,作为放射性事件被测量系统记录。当射线穿过人体时一部分光子被人体组织吸收(自吸收),另外一些被人体组织散射,它们都不是我们要记录的从病人病灶处发射的 γ 射线。这是两个需要校正的物理量,这种校正量的大小具有个体依赖性,需要针对每个人单独进行。所以,SPECT 校正需要人体组织的相同能量 X 射线 CT 值的分布,作为计算校正量的依据,通过 CT 测量来获得,这就是后面重点介绍的SPECT/CT 双模态设备产生的原因之一。同时,在 SPECT 中,准直器被用来限制和规范光子进入的方向,满足图像重建的需要。由于平行孔准直器的大小和壁的厚度是有限的,在测量中会有少数事件在准直器上散射造成图像模糊,这些效应决定了 SPECT 图像的清晰度和空间分辨率不如 CT,但是它的测量结果是人体组织的功能信息,是诊断疾病所需要的信息。

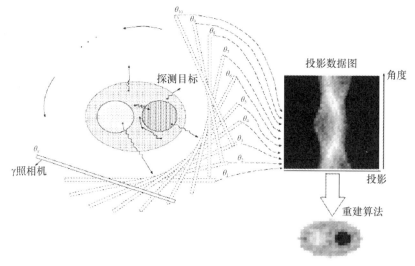

图 4.26　SPECT 的基本原理

一个 γ 相机围绕目标物体等角度间距旋转,得到各个角度下的投影数据,然后利用各种重建算法从投影数据重建出原物体

SPECT 就是根据上述原理，选择发射单能 γ 射线的富中子同位素，这种同位素由核反应堆裂变产物中提取。各种单能 γ 射线同位素用化学方法标记到符合诊断各种疾病要求的生物探针分子上，达到满足药物市场准入的要求并被批准后，成为 SPECT 广泛临床应用的探针分子。

SPECT 测量系统和 SPECT 药物探针分子，加上各种校正算法、重建算法、定位算法和显示技术等，形成了在某种硬件和软件条件下的配套计算机软件系统。

4.3.4 SPECT 的基本结构

从基本结构上看，SPECT 多少年来并没有特别大的变化，即由围绕病人旋转采集的 γ 照相机构成。其结构由探头、机架、病人检查床、核电子学线路与计算机组成。按照探头的数量可分为单探头、双探头和三探头等不同的产品类型，探头的形状有圆形和矩形之分，现在多数已经是方形探头。探头被安装在由计算机控制的环形机架上，机架带动探头以尽可能贴近人体的方式，沿病人体表作水平或旋转扫描，不仅可用于全身扫描，而且可用于断层扫描，既方便了图像采集又节省了占地空间。探头将检测到的 γ 射线通过光电相互作用换成为电脉冲信号，经过核电子学电路对脉冲波形的分析判别后送入计算机存储、处理、成像并显示。

4.3.4.1 探头

探头是 SPECT 的关键部件，由准直器、晶体、光导、光电倍增管、前置放大器和计算电路等组成，如图 4.27 所示。根据数字化的程度和小型化的要求，已经可以组成集成度非常高的系统，但是按照基本和功能，以上组成部件的功能必须实现。准直器一般由铅钨合金制成，最常用的准直器是平行多孔型，孔数约为 5～15 万

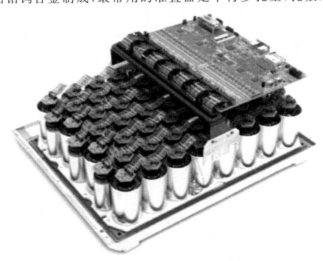

图 4.27 SPECT 探头内部结构图

个,每个准直器做出六面柱体的形状,孔的大小决定了 SPECT 的空间分辨率。准直器的作用是只允许 γ 射线沿着孔内的空间按照直线传播的原则照射在探测器晶体上,而其他方向的 γ 射线则因被准直器的铅壁吸收而不能到达晶体不予探测。因为性价比的问题,商用的 SPECT 探头最常采用的晶体是 NaI(Tl)晶体。大型 NaI(Tl)晶体根据探头的形状,切割成矩形或者圆形,其面积为 $500\,\mathrm{mm} \times 600\,\mathrm{mm}$,按照探头的大小,考虑边缘效应需要的额外面积,四周大约 10 mm 或者 12 mm 的面积是额外的。对晶体的要求是,厚度适合于被探测 γ 射线的能量,商用设备都采用 3/8 英寸,即 9.5 mm 厚,是探测器效率和空间分辨率选择的折中结果。晶体是无色透明均匀性的,为防止潮解被真空密封在玻璃内,晶体的一边和准直器贴近,另外一边通过光导和光电倍增管(或者固定 PMT)。PMT 也有圆形和方形两类,大小不同,布满晶体的表面。光导一般都用硅油作为光的耦合剂,以提高光的透过率和探测器效率。每个光电倍增管输出的信号经前置放大器放大后均进入到相应位置的定位网络电路中。

4.3.4.2　电子学线路

根据采用的技术路线不同,SPECT 电子学有很多选择。如果探测器上光电倍增管(PMT)输出信号在前置放大器之后立即数字化,之后所有的其他电子学功能模块,主要包括放大、成形、能量校正、非线性校正和非均匀性校正等都可以用软件实时完成,这种 SPECT 称为全数字化系统。如果探头信号经前置放大器放大之后,输出的仍然是模拟信号,那么必须有专门的放大、脉冲成形、波形分析并最终通过模数转换(ADC)达到数字化的目标。这种电路称为模拟电路,采用模拟电路的方案时,也需要用相应的电路实时校正采集的信号。由于集成电路技术的提高,这些电子学电路已经可以集成化,因而微型化,加上大规模集成电路 DSP 和 FPGA 等的广泛应用,各种实时校正和分析都已经可以非常方便地实现。因此,现代的 SPECT 可以有非常多的选择方案。总之,数据采集方式的控制和数据采集、数据处理和图像重建、分析和显示均可以用硬件或者软件的方法实现,或者达到最佳的信噪比。最近,也有不用前置放大器直接数字化的方案在实验,但是还未见推出产品。无论如何变化,下述功能都是要有的。

(1)信号放大和分析电路:信号放大主要包括前置放大电路、主放大器;分析电路包括脉冲成形、阈值控制定位电路、脉冲高度分析电路和模数转换(ADC)。SPECT 探头输出的信号经过放大和成形之后,分析电路主要完成位置分析功能,由 x、y 方向的脉冲幅度信号组成,通过加权算法计算出 γ 射线打在探头上的坐标位置(x,y);然后通过 x、y 方向的脉冲相加得到总脉冲信号幅度值,即能量信号,常常用 z 表示。因此,每个 γ 射线事件需要由(x,y,z,t)四个参数表征,其中 t 是事件发生的时间。对 z 信号要设置下阈值,扣除系统热噪声;也可以设置上阈值,扣除饱和脉冲和对垒脉冲。总之，无论数字电路内的分析软件还是用硬件实现的放大分析功能，目标都是尽可能把真实和需要的 γ 射线记录下来，将干扰和本底排除。

（2）断层扫描控制电路：SPECT 的扫描控制电路主要实现断层与全身扫描两种控制。断层扫描控制根据预置的采集参数发出控制信号，启动探头或机架扫描电机，使探头沿着圆形、椭圆形轨迹，按照尽可能贴近人体表面、提高探测器效率的原则设置运动，在伺服控制下使得探头边运动边采集数据。运动速度与系统采集数据的效率有关，需保证足够的数据以满足统计学误差要求，驱动机架或扫描床运动，完成全身视野的扫描工作。这方面的校正，主要是旋转圆形度要求，即不同角度上采集数据的效率不能改变。凡是有距离改变的运动都要作距离校正，对半衰期短的放射性核素要作半衰期校正。

（3）计算机影像处理系统：和 SPECT 配套的计算机工作站，其配置和稳定性要满足上面对数据采集和处理的要求，达到在临床使用时不能增加额外计算时间的要求，实现相应配置。把校正和重建都做到系统软件之中，完成采集和校正之后立即进行重建，完成重建图像的必要处理后，显示在屏幕上。

（4）显示记录装置：种类很多，常用的方法有三种。① 用 Polaroid 照相机直接拍摄示波器荧光屏上的影像，不需冲洗胶片，10～15 秒即可获得影像的正片；② 用多幅照相机记录影像，这种照相机使用单面 CT 胶片，影像大而清晰，是目前使用较多的显示记录方法；③ 激光打印或热升华打印记录。

4.3.5 事件定位算法

4.3.5.1 质心法

质心法是由 H. O. Anger 最早提出和实现的。设光电倍增管数目为 N，第 i 个光电倍增管的输出为 M_i，第 i 个光电倍增管的中心位置坐标为 (x_i, y_i)，则对应的位置 (x, y) 为：

$$x = \frac{\sum_i M_i \cdot x_i}{\sum_i M_i} \tag{4.21}$$

$$y = \frac{\sum_i M_i \cdot y_i}{\sum_i M_i} \tag{4.22}$$

然而在实际应用中，基本上不会使用单纯的质心法，而是要加上非线性校正。由于非线性的原因，质心法的位置计算结果 (x, y)，与入射 γ 射线的真实位置会有一定的偏差。设 x、y 的偏差分别为 Δx、Δy，Δx、Δy 是 x 和 y 的函数，一般通过标定实验或者 Monte Carlo 模拟来确定 $\Delta x(x, y)$ 和 $\Delta y(x, y)$。将 x、y 和 $\Delta x(x, y)$、

$\Delta y(x,y)$对应地以表的形式存储在只读存储器中,建立称为查找表(lookup table)的数据集,采用 x、y 值进行寻址。为降低对只读存储器读出时间的要求,常采用线性内插法确定更精确的偏移值。

需要说明的是,线性校正依赖于假设偏移值 Δx、Δy 对某一入射位置来说是唯一的变化量。考虑到光电倍增管信号的统计涨落、光电倍增管响应的非线性,以及边缘效应,这个假设在严格的意义上是不成立的。所以,这种方法是一种有偏估计。虽然非线性校正的使用减少了图像的非线性误差,改善了均匀性,但其空间分辨率只能达到 3 mm 左右。

此外,一个 γ 光子激发晶体产生的荧光分布具有统计展宽的问题。因此,在整个 PMT 中,搜索出输出最大的 PMT,再选取该 PMT 及周边 6 个共 7 个 PMT 的输出信号作为加权平均的信号来源。光电倍增管的分布如图 4.28 所示,图中给每个光电倍增管一个数字作为标号。

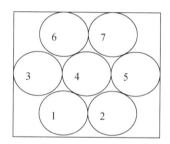

图 4.28   圆形排布的光电倍增管分布示意图

4.3.5.2   线性相关系数法

两个随机变量 x,y 的线相关系数定义如下:

$$\rho = \frac{\mathrm{COV}[x,y]}{\sigma_x \sigma_y} \tag{4.23}$$

$$\rho(x,y) = \frac{\mathrm{E}[M \cdot S(x,y)] - \mathrm{E}[M] \cdot \mathrm{E}[S(x,y)]}{\sigma_M \sigma_{S_i(x,y)}} \tag{4.24}$$

其中,M 和 $S(x,y)$ 分别代表测量数据和光响应函数。$\mathrm{E}[\ ]$ 是期望值运算符。事件的坐标 x 和 y 的期望值可由下式计算:

$$(\hat{x},\hat{y}) = \underset{\forall (x,y)}{\arg} \{ \max_{x=\hat{x}, y=\hat{y}} [\rho(x,y)] \} \tag{4.25}$$

4.3.5.3 χ^2 误差法

线性相关系数法考察的是测量值与光响应函数的相关性,χ^2 误差法则寻找二者之间 χ^2 最小的点。光响应函数是入射位置的函数,可通过实验测量,测量结果通过三次方样条插值技术处理,可获得光响应函数的平滑的一级近似值和连续的二级导数值。J. Joung 等人的实验结果表明,两种方法在线性方面都比质心法好,在有效视野中都可认为是无偏估计。χ^2 误差法的空间分辨率比质心法有很大改进,而线性相关系数法则与质心法区别不大。

χ^2误差法是一个求极值的过程，例如用两者之间相距的最小距离法来估计误差，用χ^2误差法理论来求得这个极值。但是因为光子测量值在其平均值附近涨落造成误差，估算这类误差，多数采用符合泊松分布的方法估计它的分布。χ^2误差法不仅考察估计函数与实际函数的不一致性，而且同时考察它们的背离程度。真函数与测量函数的χ^2误差定义如下：

$$\varepsilon(x,y) = \sum_{i=1}^{N} \frac{[M_i - S_i(x,y)]^2}{\sigma_{S_i(x,y)}^2} \tag{4.26}$$

一维光响应函数符合泊松分布，所以上式可写为：

$$\varepsilon(x,y) = \sum_{i=1}^{N} \frac{[M_i - S_i(x,y)]^2}{S_i(x,y)} \tag{4.27}$$

从概念上来说，χ^2误差法与线性相关系数法是相同的，只是用不同的衡量标准来估计事件的位置。事件的位置由下式定义：

$$(\hat{x}, \hat{y}) = \underset{\forall (x,y)}{\arg} \{ \underset{x=\hat{x}, y=\hat{y}}{\max} [\varepsilon(x,y)] \} \tag{4.28}$$

4.3.5.4 最大似然法

1. 基于泊松分布的最大似然法

最大似然法的基本思想是，一个随机试验如有若干个可能的结果 A，B，C，$\cdots$，如果在某一次试验中出现的结果是 A，则认为 A 出现的概率最大。最大似然法的做法就是，选择参数使观测结果出现的概率最大。针对定位问题可以表述为：一个入射事件，使光电倍增管有一组输出值，最大似然法对入射位置进行估计，该估计值使该组输出值的出现概率最大。

以一维的情况进行说明，假设光电倍增管的光响应符合泊松分布，设光电倍增管数目为 N，x 为入射光子的位置，光电倍增管的输出分别为 M_1，M_2，$\cdots$，M_N，其联合分布概率 P_r 为：

$$P_r[M_1, M_2, \cdots, M_N \mid x] = \prod_{i=1}^{N} \frac{S_i(x)^{M_i} e^{-S_i(x)}}{M_i!} \tag{4.29}$$

其中，$S_i(x)$ 是第 i 个光电倍增管输出的平均值，它是入射光子位置 x 的函数，被称为光响应函数（LRF）。实际上，$S_i(x)$ 可以通过计算位置 x 对第 i 个 PMT 所张的立体角或者通过在 x 方向移动点源并测量 PMT 的输出得到。

x 的估计值 $\hat{x}$ 应使联合分布概率最大，即：

$$\prod_{i=1}^{n} P_r(\hat{x}) = \max \left[\prod_{i=1}^{n} P_{r_i}(X) \right] \tag{4.30}$$

其中 X 为 x 的域值。对 $\prod_{i=1}^{n} P_{r_i}(X)$ 的对数求导，令其为零，可求得估算值 $\hat{x}$。

$$\frac{\partial}{\partial x} \ln P_r[M_i \mid x]_{x=\hat{x}} = 0 \tag{4.31}$$

$$\sum_{i=1}^{n} M_i \frac{\partial S_i(x)/\partial x}{S_i(x)} - \frac{\partial}{\partial x} \sum_{i=1}^{n} S_i(x) = 0 \tag{4.32}$$

为了实施的方便,利用关系式 $E[M_i|x] = S_i(x)$ 可得:

$$\frac{\partial}{\partial x} \ln P_r[M_i \mid x]_{x=\hat{x}} = \sum_{i=1}^{N} M_i \omega(x) = 0 \tag{4.33}$$

其中,

$$\omega(x) = \left[\frac{\partial S_i(x)/\partial x}{S_i(x)} - \frac{\sum\limits_{i=1}^{N} \partial S_i(x)/\partial x}{\sum\limits_{i=1}^{N} S_i(x)} \right] \tag{4.34}$$

如果估计值是无偏的,克拉默-拉奥下限可表达为:

$$\sigma^2(x) = \left[\sum_{i=1}^{N} \frac{\partial S_i(x)/\partial x}{S_i(x)} \right]^{-1} \tag{4.35}$$

一维最大似然法把位置估计分离为两个一维问题。可是,只有当光响应函数是对称的、可分的情况下,这样做才合理。另外一个重要的限制是,把二维投影到一维时,用一维来代表二维中所有的光电倍增管的过程应不丢失信息。光扩散函数是可分的,这个假设在其中一个轴的方向上是不成立的。一维最大似然法的一个严重问题是,在估计位置时,许多光电倍增管的响应被排除了。

其实,不采用二维最大似然法的方法,主要是因为存储空间和运算时间的限制。为了突破这个限制,Jinhun Joung 等人提出了一种局部估计技术,根据克拉默-拉奥结果,选择一个六角形的光电倍增管群来完成局部估计。

在二维的情况下,式(4.32)推广为:

$$\begin{cases} \sum_{i=1}^{N} \left[\frac{\frac{\partial}{\partial x} S_i(x,y)}{S_i(x,y)} \right] M_i = \sum_{i=1}^{N} \frac{\partial}{\partial x} S_i(x,y) \\ \sum_{i=1}^{N} \left[\frac{\frac{\partial}{\partial y} S_i(x,y)}{S_i(x,y)} \right] M_i = \sum_{i=1}^{N} \frac{\partial}{\partial y} S_i(x,y) \end{cases} \tag{4.36}$$

事先计算好最大似然法的权重 $\omega(x)$。每个光电倍增管都有自己的存储器,单独存储它自己和周围光电倍增管的权重(7 个光电倍增管一组)。当一个事件被限定到一个光电倍增管上时,取出对应的权重,根据最显著信号光电倍增管的位置圈定一个方形区域,在该区域内计算 $\sum\limits_{i=1}^{N} M_i \omega(x)$,最接近零的点就是最大似然法对闪烁事件位置的估计。

局部定位的方法很重要:① 它从计算中去掉了噪声最大的光电倍增管信号(就是远离事件发生地点的光电倍增管,它们的输出信号幅度很小,所以它们的信噪比较差）；② 它降低了对存储器和运算时间的要求，这对二维最大似然法很重要；③ 在高计数率情况下，它在一定程度上降低了脉冲堆积引起的定位错误。

2. 基于高斯分布的最大似然法

上述的一维或二维最大似然法，均假设光电倍增管的光响应函数符合泊松分布。Yong Hyun Chung 等人假设光电倍增管的光响应函数符合高斯分布，取得了更好的实验结果。

但是需要说明的是，到底用哪一种分布去估计误差得到的结果最好？这要和物理问题联系起来，要和系统每个像素中测量获得的放射性事件数相关。这是一个非常复杂而又非常现实的问题，很可能泊松分布和高斯分布都不是最佳的误差分布，还有很多种描述统计误差的分布函数，但是科学界用得最多的还是这两种分布，研究相对更为透彻并相对比较简单，其他分布更为复杂。并不是高斯分布估计误差一定比泊松分布好。

与泊松分布的最大似然法相似，光电倍增管的输出分别为 $M_1, M_2, \cdots, M_N$ 的联合分布概率 P_r 可写为：

$$P_r[M_1, M_2, \cdots, M_N \mid x] = \prod_{i=1}^{n} \frac{1}{\sqrt{2\pi}\sigma_i(x)} \exp\left\{-\frac{[M_i - S_i(x)]^2}{2\sigma_i^2(x)}\right\} \quad (4.37)$$

取对数可得：

$$\ln P_r[M_1, M_2, \cdots, M_N \mid x] = -\sum_{i=1}^{n}\left\{\frac{[M_i - S_i(x)]^2}{2\sigma_i^2(x)} + \ln\sigma_i(x)\right\} \quad (4.38)$$

对上式的值进行最大化。实验结果表明，基于高斯分布的最大似然法与基于泊松分布的方法相比，更容易实施，抗噪能力更强，可以给出更好的线性和均匀性，运算速度更快，但没发现对空间分辨率有改善。

光扩散函数是通过试验训练确定的：准直的 ^{99m}Tc 源被放置在计算机控制的可在 x,y 方向运动的支架上。对每个入射点，每个光电倍增管的光响应函数都被记录下来，然后用高斯拟合方法获得确切的均值 $S_i(x,y)$ 和方差 $\sigma_i(x,y)$。三次方的样条内插方法与高斯拟合相比更平滑，光响应函数更好。

3. 三维最大似然法

N. Pouliot 等人很早就提出了考虑作用深度的三维最大似然位置算法。同一 (x,y) 坐标的入射事件，作用深度会影响每个光电倍增管的输出。不考虑作用深度而对事件能量和位置进行估计是不精确的。用立体角反推作用深度，可确定不能被光电倍增管收集的能量。为降低对存储器的要求、提高运算速度，在三维搜索中使用 van Wijngaarden-Dekker-Brent 方法。使用该方法经 6～7 次迭代，就可在三维空间完成搜索。模拟结果表明，三维最大似然法比二维最大似然法在能量分辨率上有很大改善。

4. 质心导引的最大似然法

综合考虑质心算法和最大似然算法,可采用质心导引的最大似然位置算法。在采用虚拟光电倍增管增加质心法的有效视野的基础上,运用质心法计算事件位置,并对其进行非线性校正;然后在定位误差范围内,以最大似然法估计事件发生的位置。

质心导引的最大似然算法可以进一步缩小使用最大似然算法的范围,可以更大程度上体现局部定位方法的优点,并且可在保持最大似然法计算高精度的同时,进一步减少运算时间。

统计学方法都是求极值的过程,因此计算量比较大,但是随着计算机技术的进步,在临床使用迭代重建算法求极值以寻找更为精确的定位值已经不是问题。

4.3.6　SPECT 图像重建迭代算法

解析类重建算法是以傅里叶中心切片定理为理论基础来重建图像的一种方法,根据具体计算过程的不同,又可以分为滤波反投影法(filtered back-projection,FBP)、反投影滤波法(back-projection filtered,BPF)、卷积反投影法(convolution back-projection,CBP)等。它们的原理基本相同,只是 FBP 法和 BPF 法是在频域进行,而 CBP 法是通过时域卷积获得的。其中 FBP 法最早由 Bracewell 和 Riddle 在 1967 年、Ramachandran 和 Lakshminarayanan 在 1971 年根据 Radon 和 Cormack 的理论提出来并用于 X-CT 中,该方法中的滤波是一维的,因其运算速度快而为大多数 X-CT、SPECT 和 PET 系统的重建算法所采用。但是该算法受噪声影响较大,在噪声严重的情况下难以给出满意的重建结果。在实际情况中,噪声是客观存在的,因此在滤波反投影算法的原理和基本思路上,研究具有抗噪声能力的重建算法具有重要意义。

与解析重建法截然不同的另一种图像重建方法是迭代法。随着计算机运算速度的飞速发展,以前只是被看成一种研究方法的迭代算法在图像重建中越来越引起人们的重视,并且已经在科研、工业和医学领域中得到实际应用。

FBP 法是以中心切片定理为理论基础的求逆过程,这种算法通常假设得到的投影数据是确定的,并且是扫描断层的完全投影,即将其假设为确定模型。对于 X-CT 来说,这种假设是合理的。当投影数据不完全或投影数据不是均匀分布时,用 FBP 法将得不到较理想的重建结果,因此现有的 FBP 法大都是针对 CT 图像。对于 ECT 图像来说,由于探测器检测的是来自人体内部发出的 γ 光子,投影的检测过程实际上是一个计数过程。因为 γ 光子在人体组织内传播时会发生散射和衰减,并且探测器中闪烁晶体阵列的晶体单元的容量也不可能非常小,所以 ECT 图像采集的数据是不确定的(可将其定义为随机模型或统计模型),也不是人体内放射性同位素分布的完全投影。又因为 ECT 图像分辨率比 CT 图像的低，所以在 ECT 系统中用迭代法重建图像将会得到比使用解析法更好的效果。各种迭代重建方法已成为当前 ECT 图像重建的主要方法。迭代法重建图像需要的计算量大、系统资源多，因而研究快速迭代算法是当今图像重建领域里备受关注的一个热点。

迭代法重建图像的思想是从一幅假设的初始图像出发，采用不断迭代的方法，将理论投影值同实测投影值进行比较，在某种最优化准则的指导下寻找最优解。该类方法的最大优点之一是，可以根据具体成像条件，引入与空间几何有关的或与测量值大小有关的约束和条件因子，如可进行对空间分辨不均匀性的校正、散射和衰减校正、物体几何形状约束、平滑性约束等控制迭代的操作。目前迭代法的缺点主要是运算时间长，缺少有效的停步规则以防止迭代解的"老化"，甚至发散。

常见的迭代法有代数重建法（algebraic reconstruction technique，ART）、同时迭代技术（simultaneous iterative reconstruction technique，SIRT）、共轭梯度法（conjugate gradient method，CGM）、加权最小平方法（weighted-least square，iterative least-square technique，ILST）、最大似然法（maximum likelihood-expectation maximization，MLEM）、有序子集期望值最大化算法（ordered subjects-expectation maximization，OSEM）等。其中 ART 法是提出最早并最为人们熟悉的算法，而 OSEM 法是目前研究最多的算法。

4.3.6.1 迭代算法原理

为便于理解，首先阐述图像采样与处理时的离散化分析过程。图像数字化是把图像分割为若干尺度相同的小方块：像素（pixel），它们按行、列排列成一帧图像。每个像素的值是落入该像素的光子数，它反映了患者相应部位放射性药物的总量用不同灰度标识像素的计数值。核医学中一般采用 $64\times64,128\times128$ 或 256×256 的矩阵来显示其断层图像。矩阵越大，马赛克现象越轻，图像的分辨率越好，同时计算量也越大。目前，临床中最常用的矩阵大小是 64×64。

由于患者所用的放射性药物剂量有限，数据采集时间不能太长，所以一帧图像所包含的 γ 光子总计数有限。若使用过大的矩阵，每个像素的折合计数很少，统计涨落将很严重，图像的信噪比变差。有时为了更好地显示断层图像，采用图像插值放大、平滑等手段，但这并不能从本质上提高图像的分辨率。

投影数据的离散形式为：

$$d(n,m) = \sum_{i,j} f(i,j) P(n,m,i,j) \tag{4.39}$$

其中，(i,j) 为像素坐标，$f(i,j)$ 为该像素的像素值，表示像素内的放射性浓度大小，若待重建物体切片被划分为 $N\times N$ 的矩阵，则 i，j 的求和范围为 $i,j=1,2,3,\cdots,$ N；正整数 (n,m) 为探测器空间坐标，(n,m) 的取值由探测器的几何运动和旋转动决定，$d(n,m)$ 为在观测角 θ 为 n 时以平行束的方式落入到第 m 个探测单元

(bin)的投影光子数；$P(n,m,i,j)$ 为第 (i,j) 个像素在观测角 θ 为 n 时落入第 m 个探测单元的概率,即像素 (i,j) 作为一个放射源对 $d(n,m)$ 的贡献,需要通过计算得到。

假设一个物体切片被划分为 $N\times N$ 的矩阵,其内部的线性衰减系数可写成:

$$\begin{bmatrix} f_{11} & f_{12} & \cdots & f_{1n} \\ f_{21} & f_{22} & \cdots & f_{2n} \\ \vdots & \vdots & \ddots & \vdots \\ f_{N1} & f_{N2} & \cdots & f_{NN} \end{bmatrix} \tag{4.40}$$

若已知水平方向上的投影为 $P_{11},P_{12},\cdots,P_{NN}$,则可写出:

$$\begin{cases} f_{11} + f_{12} + \cdots + f_{1N} = P_{11} \\ f_{21} + f_{22} + \cdots + f_{2N} = P_{12} \\ \quad\quad\quad\quad \vdots \\ f_{N1} + f_{N2} + \cdots + f_{NN} = P_{1N} \end{cases} \tag{4.41}$$

同理,如果各个 θ 角度的投影 $P_{\theta 1},P_{\theta 2},\cdots,P_{\theta N}$ 均为已知,可得到同样的方程,把所有的方程联立求解即可。

下面举一个简单的例子来说明。用一个 2×2 的矩阵代表一断层面,其四个像素的待求值分别记作 c_1、c_2、c_3、c_4,探测器在三个方向测得的投影值如图 4.29 所示。

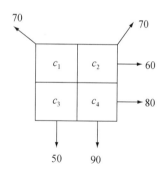

图 4.29 物体的投影示意图

由此可以列出三组方程:

水平方向：

$$c_1 + c_2 = 60, \quad c_3 + c_4 = 80$$

垂直方向：

$$c_1 + c_3 = 50, \quad c_2 + c_4 = 90$$

对角方向：

$$c_1 + c_4 = 70, \quad c_2 + c_3 = 70$$

解之得：$c_1=20,c_2=40,c_3=30,c_4=50$。

在此例中，方程个数大于未知数个数，实际上只有四个是独立的。仅由水平和垂直方向的投影是无法严格求解的，因为此时独立方程个数仅三个，这便是欠定（underdetermined）求解问题。当方程个数很多时，如 64×64 个，从算法上很难实现严格求解。考虑到实际测量总是有误差的，此时由式（4.41）给出的线性方程组是矛盾方程组，任何严格求解的企图都将无法实现，纵使方程的个数多于未知数个数。然而，即使在高度欠定性情况下，求出一个近似解，即在某种意义下的"最佳解"却是可以实现的。为此，人们针对这种巨大数目的线性方程组的求解（即图像重建），提出了多种多样的近似的、实用的迭代求解方法。

迭代求解方法的基本流程如图 4.30 所示。图中，实现"同实际测量得到的投影 P' 比较"的方法有很多种，"计算校正系数并更新图像 F"的方法也有很多种，各种不同的迭代算法都是从这两个方面出发的。

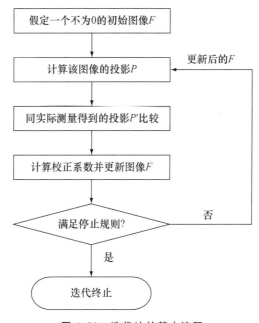

图 4.30 迭代法的基本流程

4.3.6.2 代数迭代法（ART）

ART 法是经典图像重建方法之一，早于 20 世纪 70 年代即为人们提出。根据不同的校正更新方法，又可以分成加法迭代法和乘法迭代法。

ART 的基本原理为：在一次迭代过程中，图像投影中的每一个值都被访问一次，每次访问可得到相关像素的一次校正，其中第 (i,j) 个像素对应的校正系数为：

$$\varepsilon_{i,j,n,m}^{k} = P(i,j,n,m)\big[d(n,m) - \hat{d}(n,m)\big]\Big/ \sum_{i,j} P^2(i,j,n,m) \qquad (4.42)$$

式中 k 表示迭代次数序号，$\hat{d}(n,m)$ 是由当前图像按式 (4.39) 计算得到的图像投影值，$d(n,m)$ 是实际测量得到的投影值。经第 (n,m) 个投影校正后的第 (i,j) 个像素的像素值为：

$$f_{(n,m)}^{k+1} = f_{(n,m)-1}^{k}(i,j) + \varepsilon_{i,j,n,m}^{k} \qquad (4.43)$$

其中，$f_{(n,m)-1}^{k}(i,j)$ 是上一次校正后的值。全部投影访问完之后，迭代序号 k 就增加 1。方程 (4.43) 称为加法迭代法。

为了提升迭代的速度，出现了乘法迭代法：

$$f_{(n,m)}^{k} = f_{(n,m)-1}^{k}(i,j) \cdot \big[d(n,m)/\hat{d}(n,m)\big] \qquad (4.43a)$$

其优点是：一旦某一像素被赋值为零，它就永远为零，如此可使最初的物体轮廓得以保持。目前，ART 的各种改进算法也已为人们广泛研究。

4.3.6.3　最大似然期望值最大化法(MLEM)

Rockmore 和 Macovski 最早提出了基于统计模型的重建发射断层成像。目前，统计 ECT 图像重建算法已成为 ECT 图像重建研究领域里的热点，现已提出了多种基于统计模型的算法。在各种基于统计模型的算法中，首先由 Shepp、Vardi 以及 Snyder 提出的最大似然 (maximum likelihood, ML) 算法是一种公认的重建图像质量较好的算法，并由 Miller 等将该算法应用到 SPECT 图像重建算法中。这种算法根据最大期望 (expectation maximum, EM) 求解断层重建图像的最大似然估计，因此这种算法常被称为 MLEM 算法——最大似然期望法，也叫最大似然法，也可以写成 EMML。此算法稳定，收敛性好，因而受到广大研究者的青睐。

MLEM 算法与 ART 算法都属于迭代算法，它们的区别在于：ART 法是直接使用测量投影值和估计投影值的比值或差值来更新像素值；而 MLEM 法则是使用最大似然估计法更新像素值。在 ECT 图像采集过程中，核素衰减及投影计数是遵从泊松分布的随机变量。因此，建立在概率统计模型基础上的 MLEM 算法从理论上讲更适合，这也是 MLEM 法与早期的迭代法及 FBP 法相比所具有的理论优势。

1. 理论依据

最大似然原理的基本思想是，一个随机实验如有若干个可能的结果 A、B、C 等，若在一次实验中结果是 A，那么可以认为实验条件对 A 出现有利，即 A 出现的概率最大。

似然函数 (likelihood function) 的定义：若总集 X 属离散型，其概率分布 $P\{X=x\} = p(x,\theta)$，$\theta \in \Theta$ 的形式是已知的，θ 为待估计参数，Θ 是 θ 可能取值的范围。设 $X_1, X_2, \cdots, X_n$ 是来自 X 的样本，则 $X_1, X_2, \cdots, X_n$ 的联合概率分布为 $\prod_{i=1}^{n} p(x_i, \theta)$。设 $x_1, x_2, \cdots, x_n$ 是与样本 $X_1, X_2, \cdots, X_n$ 相应的一个样本，因此事件

$\{X_1=x_1, X_2=x_2, \cdots, X_n=x_n\}$ 发生的概率为：

$$L(\theta) = L(x_1, x_2, \cdots, x_n; \theta) = \prod_{i=1}^{n} p(x_i, \theta), \quad \theta \in \Theta \qquad (4.44)$$

这一概率随 θ 的取值而变换。$L(\theta)$ 是 θ 的函数，称为似然函数。

2. MLEM 的理论推导

根据 ECT 中的投影探测事件服从泊松分布，其间的数据关系可用下式表示：

$$Y \sim \text{Poisson}\{C \cdot X + R\} \qquad (4.45)$$

其中：$Y = [y_1, y_2, \cdots, y_M]^T$ 是 $M \times 1$ 的矩阵，称为投影矩阵，M 是总投影数；$X = [x_1, x_2, \cdots, x_N]^T$ 是 $N \times 1$ 的活度分布图像矩阵，N 是总像素数；C 是矩阵大小为 $M \times N$ 的系统矩阵，矩阵中的元素 c_{ij} 表示第 i 个像素内的核素发射的 γ 光子被第 j 个探测单元探测到的概率；R 是大小为 $M \times 1$ 的随机噪声矩阵。

测量到的投影矩阵 Y 服从泊松分布，其期望值 λ 为：

$$\lambda = \mathrm{E}[Y] = C \cdot X \qquad (4.46)$$

其中，λ 表示正弦图中真实的像素平均值，X 表示真实的图像像素平均值，第 j 个探测单元得到的投影值 y_j 也单独地服从泊松分布，其期望值为：

$$\lambda_j = c_{ij} \cdot x_i \qquad (4.47)$$

由于投影事件符合泊松分布，根据似然函数的定义，当图像矩阵为 X 时，测量到的投影矩阵为 Y 的概率为：

$$L(Y \mid X) = \prod_{j=1}^{M} \frac{\lambda_j^{y_j}}{y_j!} \mathrm{e}^{-\lambda_j} \qquad (4.48)$$

对上式取自然对数，可将上式转化为：

$$\ln L(Y \mid X) = \sum_{j=1}^{M} (y_j \ln \lambda_j - \lambda_j) \qquad (4.49)$$

上式中只有 $X = [x_1, x_2, \cdots, x_N]^T$ 是未知的，如何由似然函数求出各个参数 x_i，则是最大似然估计算法要解决的问题。

期望值最大化（EM）算法就是其中一种求最大似然估计的方法，它是另外一种迭代方法。EM 算法是 1977 年由 A. P. Dempster、N. M. Laird 和 D. B. Rubin 首次提出的，被广泛应用于研究不完全数据的极大似然估计。1994 年，EM 算法被成功地应用于图像重建领域。EM 算法由于收敛解非负，迭代形式便于在计算机上实现，在一定的迭代次数内具有较强的抑制噪声的能力等优点，已成为随机图像重建的有力工具。

最大期望值就是使重建的图像和原始图像之间的误差最小。要能够达到重建后的图像和原始图像之间的误差最小，最准确的方法是能够知道原始图像，但在核医学图像重建过程前后我们是无法知道原始图像的。可是，我们能够将重建后的图像进行再投影，用再投影后的投影和原始图像的投影进行比较，就能够知道重建后的图像和原始图像之间的差异。当这个差异满足迭代法的停步规则时,就可以结束迭代过程。

EM 算法在具体操作上分为两个步骤:求期望值和求最大化期望值。

(1) 对最大似然函数求期望值:

$$\mathrm{E}[\ln L(Y \mid X)] = \mathrm{E}\Big[\sum_{j=1}^{M} (y_j \ln \lambda_j - \lambda_j)\Big] = \sum_{j=1}^{M} (-\lambda_j + \mathrm{E}[y_j \mid x_i^k, \lambda_j] \cdot \ln \lambda_j) \tag{4.50}$$

$$\mathrm{E}[\ln L(Y \mid X)] = \mathrm{E}\Big[\sum_{j=1}^{M} (y_j \ln \lambda_j - \lambda_j)\Big]$$
$$= \sum_{j=1}^{M} (-\lambda_j + \mathrm{E}[y_j \mid x_i^k, \lambda_j] \cdot \ln \lambda_j) \tag{4.50a}$$

其中,

$$\mathrm{E}[y_j \mid x_i^k, \lambda_j] = \frac{y_j \mathrm{E}[y_j \mid x_i^k]}{\sum_{i=1}^{N} c_{ij} x_i^k} \tag{4.51}$$

根据 y_i 的期望值的定义,用当前的第 k 次估计的值 x_i^k 代入期望值的表达式,可得:

$$\mathrm{E}[y_j \mid x_i^k] = c_{ij} \cdot x_i^k \tag{4.52}$$

则最大似然函数的期望值用 $Q_E(x_i \mid x_i^k)$ 来表示,其表达式为:

$$Q_E(x_i \mid x_i^k) = \sum_{j=1}^{M} \Big[-c_{ij} \cdot x_i + \frac{y_j \cdot c_{ij} \cdot x_i^k}{\sum_{i=1}^{N} c_{ij} \cdot x_i^k} \cdot \ln(c_{ij} \cdot x_i) \Big] \tag{4.53}$$

(2) 求最大化期望值:为了求取函数的极值,一般采用求导等于零的方法,故对 $Q_E(x_i \mid x_i^k)$ 求导即可。

$$\frac{\partial Q_E(x_i \mid x_i^k)}{\partial x_i} = \partial \sum_{j=1}^{M} \Big[-c_{ij} \cdot x_i + \frac{y_j \cdot c_{ij} \cdot x_i^k}{\sum_{i=1}^{N} c_{ij} \cdot x_i^k} \cdot \ln(c_{ij} \cdot x_i) \Big] \Big/ \partial x_i$$
$$= \sum_{j=1}^{M} \Big(-c_{ij} + \frac{y_j \cdot c_{ij} \cdot x_i^k}{\sum_{i=1}^{N} c_{ij} \cdot x_i^k} \cdot \frac{1}{x_i} \Big) = 0 \tag{4.54}$$

由上式可得:

$$x_i \cdot \sum_{j=1}^{M} c_{ij} = x_i^k \sum_{j=1}^{M} \frac{y_j \cdot c_{ij}}{\sum_{i=1}^{N} c_{ij} \cdot x_i^k} \tag{4.55}$$

用 x_i^{k+1} 表示第 $(k+1)$ 次迭代得到的估计值,则上式可以转换成:

$$x_i^{k+1} = \frac{x_i^k}{\sum\limits_{j=1}^{M} c_{ij}} \sum_{j=1}^{M} \frac{y_j \cdot c_{ij}}{\sum\limits_{i=1}^{N} c_{ij} \cdot x_i^k} \tag{4.56}$$

3. MLEM 的实现

ECT 的成像方程式见式（4.39）。在成像方程和 EM 算法的基础上，最大似然期望值最大化算法（MLEM）的计算公式为：

$$f^{k+1}(i,j) = \frac{f^k(i,j)}{\sum\limits_{n,m} P(i,j,n,m)} \sum_{n,m} \frac{\hat{d}(n,m) \cdot P(i,j,n,m)}{\sum\limits_{i,j} P(i,j,n,m) f^k(i,j)} \tag{4.57}$$

其中，$\hat{d}(n,m)$ 为实际测得的投影值。

由于是以统计规律为基础，MLEM 重建法具有很好的抗噪声能力（在一定的迭代次数内），尤其是在处理统计性较差的数据时，更能显示出它相对于解析法的优越性，许多改进迭代算法都是以此为基础的。

MLEM 算法尚存在的问题是：收敛速度慢，运算量相对较大；当迭代超过一定阶段后图像质量反而变差，且这个迭代次数的界限随着具体情况（不同的投影数据）而变化，即不稳定等。

4.3.6.4　有序子集期望值最大化算法（OSEM）

由式（4.57）中的求和符号可以看出，在 MLEM 算法中，对于每一个像素 $f(i,j)$ 进行更新时都要用到所有的投影数据，因此 MLEM 算法的收敛速度慢，这个缺点使其难以满足临床快速重建的要求。

为了加快收敛速度、减少运算时间、提高图像质量，人们提出了很多快速算法，如线性搜索算法、共轭梯度法和截断牛顿法等等，但是这些算法对于收敛速度的提高都是非常有限的。1994 年，由 H. M. Hudson 等提出的 OSEM 算法是其中一种很有应用前景的快速迭代重建算法，它是在 MLEM 的基础上发展起来的。这种算法通过引入有序子集，实现了加速收敛。由这种算法获得的重建图像的质量优于用 FBP 法重建出的图像，同时其运算速度高于传统的 MLEM 算法的运算速度。目前，OSEM 算法已逐渐在临床 SPECT 和 PET 图像重建中采用。

OSEM 算法的基本思路是：将全部投影数据划分为 n 个子集（subset），定义子集的数目为 L，也被称为子集的阶数（level）。用每一个子集中的投影数据对被重建图像中各像素值校正一次后，被重建图像便被更新一次，称为一次子迭代（sub iterative）。所有子集轮流使用一遍，称为完成了一次迭代过程。可见在一次迭代中，图像就被更新了 L 次。

MLEM 算法在每一次迭代过程中，使用所有的投影数据对重建图像的每一个像素点的值进行校正，重建图像只被更新一次；而在 OSEM 算法中，所有的投影数据使用一次后，重建图像却被更新 L 次，由此可以看出 OSEM 算法具有加快收敛的作用。

MLEM 和 OSEM 的区别可以用图 4.31 形象地描述。

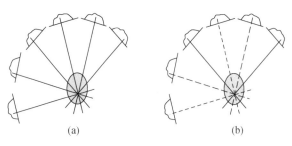

图 4.31　MLEM(a)和 OSEM(b)算法在利用投影数据时的区别

图 4.31(a)为 MLEM 使用投影数据的情况,是按次序逐个使用完全部投影;(b)为 OSEM 使用投影数据的情况,不同线型为一个子集,按子集使用投影数据。

无论投影数据被划分为多少个子集,只要子集划分个数与迭代次数的乘积确定,重建所需的时间也就一定。从图像重建质量来看,相同迭代次数下,子集划分个数增加,图像质量明显改善;若要得到近似同质量的重建图像,子集划分个数增加,则迭代次数减少。子集划分个数增加,迭代收敛速度增加,迭代次数减少,但子集划分个数并不是越多越好,它和图像重建质量之间存在均衡关系。在临床应用中必须选取合适的子集个数,才能在提高运算速度的同时确保重建图像的质量。

子集划分也有一定的规则,首先要注意子集平衡,即每一个子集都含有尽量相同的图像放射性计数信息,也即每一个子集中的投影计数之和尽量相等。在不考虑衰减时,无论怎样划分子集都会满足平衡。但因为不同方向衰减的程度不同,所以当子集只含一两个投影方向时,难于满足平衡条件。一般在子集含 4 个以上投影方向且对称分散时,可满足平衡条件。其次要考虑子集排序,理论上对子集的排列顺序没有特殊要求,但若子集的顺序能为每次子迭代提供最大可能的新信息,则有可能使图像重建的质量较好。故子集排序一般遵从"相邻子集中的投影方向间隔最大"的原则。

对于 ECT 图像重建来说,使用有序子集是非常自然的,因为投影数据本身就是分别在每个投影角度得到的,利用这些角度就可以形成连续的子集。

OSEM 算法在实现时采用 MLEM 算法的迭代思想,只是增加了划分子集的过程。

设 $\hat{f}^0$ 为初始图像,$\hat{f}^k$ 为 k 次迭代后的图像,$d^1, d^2, \cdots, d^l$ 为投影数据 d 按照一定顺序划分的有序子集,f^l 为一次迭代过程中经单个子集投影数据修正后的图像,具体算法流程如下:

(1) $k=0$,初始化 $\hat{f}^k$。

(2) 重复下面的步骤直到满足停步规则:

(a) $f^l = \hat{f}^k$；

(b) 对子集 $l=1,2,\cdots,L$。

投影：计算重建图像在每个子集 d^l 对应的投影角度为 n 时，第 m 个探测单元上期望得到的投影累积计数 $d^l(n,m)$ 为：

$$d^l(n,m) = \sum_{i,j} P(i,j,n,m) f^l(i,j) \tag{4.58}$$

反投影：对每个像素计算

$$f^{l+1}(i,j) = \frac{f^l(i,j)}{\sum\limits_{n,m \in d^l} P(i,j,n,m)} \sum_{n,m \in d^l} \frac{\dot{d}(n,m) \cdot P(i,j,n,m)}{d^l(n,m)} \tag{4.59}$$

其中，$\hat{d}(n,m)$ 为实际测得的投影值。

(c) $f^k = f^{l+1}$，$k=k+1$，当 $\hat{f}^k$ 满足迭代的停步规则时结束运算。

OSEM 算法实现的上述流程可以表示为：

$$f^{(k,l+1)}(i,j) = \frac{f^{(k,l)}(i,j)}{\sum\limits_{n,m \in d^l} P(i,j,n,m)} \sum_{n,m \in d^l} \frac{\hat{d}(n,m) \cdot P(i,j,n,m)}{d^l(n,m)} \tag{4.60}$$

其中，k 为迭代次数，l 为用于计算的子集。

在第 k 次迭代结束时，计算数值参数：

$$\varepsilon(k) - \sum_{n,m} \left[\sum_{i,j} P(i,j,n,m) f^k(i,j) - \hat{d}(n,m) \right]^2 \tag{4.61}$$

其中，$\sum\limits_{i,j} P(i,j,n,m) f^k(i,j)$ 表示对第 k 次迭代的结果进行投影，然后用其与真实的投影测量值 $\hat{d}(n,m)$ 进行最小二乘运算，由此来构造迭代的停步规则。当 $\varepsilon(k)$ 趋向一个较小的常数时，我们认为此迭代过程趋于收敛，可以结束迭代。

4.3.6.5 系统矩阵的计算

根据 OSEM 算法的迭代公式可知，实现 OSEM 算法的关键在于精确计算出系统矩阵。根据系统矩阵的定义可知，系统矩阵 C 只和 SPECT 系统的参数相关，与被查物体无关，比如：准直器模型参数、探测平面到旋转中心距离等。精确计算系统传输矩阵的方法是 Monte Carlo(蒙特卡洛，MC) 模拟，但是蒙特卡罗模拟非常耗时。另一种方法就是利用 C++编程计算，但是计算精确度和数学模型联系密切，George K. Loudos, N. Matela 等人分别建立不同的模型计算了系统矩阵。出于对速度和精度的考虑，本节主要讨论微分法、解析法和基于蒙特卡洛(MC)模拟的解析法等不同的计算思想。

1. 几何建模

准直器模型是 SPECT 几何模型中最关键的因素，可以分为两类：理想平行孔准直器和张角效应平行孔准直器，两种准直器模型见图 4.32 和图 4.33。理想平行孔准直器模型的思想是：只有沿平行孔轴向的光子才能穿过准直孔被晶体探测到；

张角效应平行孔准直器的思想是：准直孔张角内的像素发射的光子都能穿过准直孔被晶体探测到。其中，张角效应准直器模型更为贴近真实情况，本节将主要研究张角效应准直器模型的系统矩阵的解析算法。

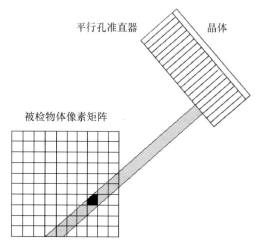

图 4.32　理想平行孔准直器模型

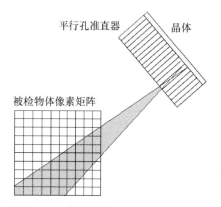

图 4.33　张角效应平行孔准直器模型

2. 微分法

根据平行孔准直器模型（图 4.34），阴影的投影带内像素发射的光子才能通过准直器被晶体探测到，可以用两条直线 A 和 B 来描述投影带的范围。微分法的思想可分为以下步骤：① 判断像素是否与两直线相交，如果像素完全落入两直线间，则 $c_{ij}=1$；如果像素在两直线外，则 $c_{ij}=0$。② 像素与两直线相交，则将单位正方形再细分为 $k×k$ 小像素，判断这些小像素中心是否落在直线 A 和 B 夹住的范围内，假如经过判断，落入的小像素个数为 t，那么 $s=t/k^2$，即可求出 $c_{ij}=s$。

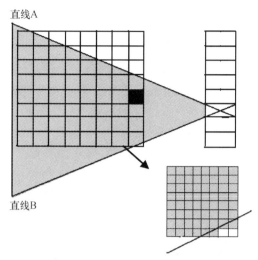

图 4.34 张角效应平行孔准直器模型

3. 解析法

解析算法的思想和微分法类似，只是在计算像素 i（正方形）被两直线所夹的面积时，采用精确求解面积的方法直接得到像素 i 被探测单元 j 探测到的概率。像素单元和两直线之间的关系如图 4.35 所示。

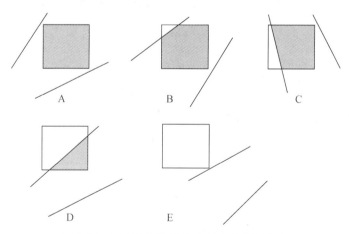

图 4.35 像素单元和直线 A、B 间关系示意图

假设直线方程 A：$a_1x+b_1y+c_1=0$，B：$a_2x+b_2y+c_2=0$，像素单元四个顶点坐标分别为：$(x_0，y_0)$、$(x_0+1，y_0)$、$(x_0+1，y_0+1)$、$(x_0，y_0+1)$，判断这四个顶点是否在两条直线之间的关系式为：

$$\text{sign} = (a_1x+b_1y+c_1) \cdot (a_2x+b_2y+c_2) \tag{4.62}$$

通过判断 sign＜0 是否成立，可以知道落入两直线间顶点的个数：四个顶点都在两直线之间,则 $s=1$;四个顶点都不在两直线之间,则 $s=0$;其他情况时,需要求出直线 A、B 和像素四条边的交点,然后求出被两条直线夹住的面积 s。其程序实现过程较微分法复杂,但原则上精度要高。

分别利用上述微分法和解析法计算的系统矩阵,采用圆形均匀泛源的数字模型进行投影,并且用 Matlab 平台中的 Radon 逆变换(FBP 重建算法)进行了图像重建。

图 4.36 为采用微分法和解析法计算的系统矩阵重建的泛源图像,图 4.37 为重建图像的剖面图。可以知道:当微分法中 k 取值较小时,计算精度没有解析法高,噪声很大,从图 4.37 可以清晰地看出。另外,在图像像素为 128×128、探测单元为 128、准直器张角为 2°的条件下,解析法耗时 12s,微分法耗时 9s($k=10$ 时)。因此,在选择用哪种方法计算系统传输矩阵时,应综合考虑运算时间、计算精度、程序的复杂性等因素。

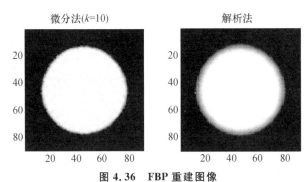

图 4.36   FBP 重建图像

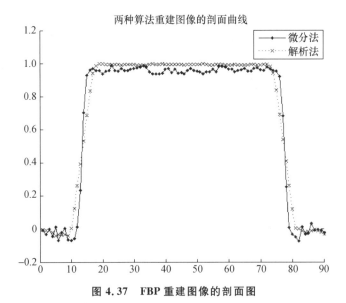

图 4.37   FBP 重建图像的剖面图

4.3.6.6 平行孔准直器的张角效应研究

平行孔准直器是 SPECT 系统中较为常用的一种准直器，在整个系统中的作用是至关重要的。因此，本节对理想平行孔准直器模型和张角效应平行孔准直器模型进行比较分析，探讨这两种模型对图像重建质量的影响。准直器模型如图 4.38 所示。

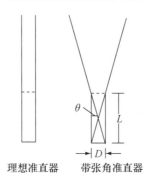

理想准直器　　　带张角准直器

图 4.38　平行孔准直器模型

D 为准直孔直径，L 为准直孔长度，2θ 为准直孔张开的角度

理想平行孔准直器模型认为，在平行线内的像素能被晶体探测。张角效应平行孔准直器模型认为，在张角内的像素能被探测，结合系统矩阵的计算方法，可以得到张角内各像素被探测到的概率。

1. θ 对重建图像的影响

我们通过改变 θ 观察重建图像的变化，探讨准直器张角参数 θ 和重建图像间的关系，重建结果如图 4.39 所示。

图 4.39 上排图像为衰减校正后图像；下排为图像的剖面图，其中线型 1 代表衰减校正图像，线型 2 为未校正图像，线型 3 为原始图像。可以看出：随着 θ 的增大，衰减校正后的图像边缘伪影逐渐严重，出现边缘过补偿现象，图像表现为边缘出现亮环。当 $\theta=0$（理想平行孔准直器）时，边缘的过补偿（overshoot）现象消失。

Donald L. Snyder 等曾研究过这种边界伪影问题，他提出：在 MLEM 算法系列中，出现边缘伪影（overshoot 或 undershoot）是算法本身引起的，是 MLEM 算法的本质缺点，主要原因在于算法并不严格收敛。本重建过程中，其他条件都相同，可见图像边缘的 overshoot 现象是由平行孔准直器张角效应模型引起。在现实情况下准直器不可能是理想情况，考虑准直器模型的张角效应是非常有必要的。因此，在实际情况下如若出现类似的问题，应该寻找办法予以解决。

2. 特定张角 θ 时准直器空间响应的研究

边界伪影问题是 SPECT 系统重建图像伪影问题中较为常见的问题，很多研究者都探讨过这个问题，Jia Li 和 Kenneth F. Koral 提出从算法上进行改进，能够有效地消除边界环状伪影。为了不增加重建算法复杂性，同时能够解决边缘伪影

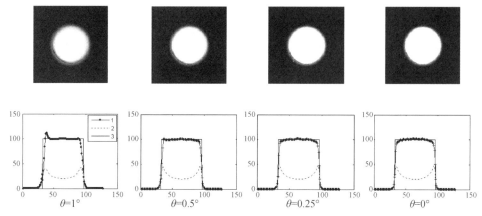

图 4.39　重建图像随 θ 的变化

(edge overshoot)问题,我们在 Yu-Lung Hsieh 的准直器模型基础上提出准直器空间响应模型,利用新的投影模型模拟了图像的投影和重建,重建后的图像显示边缘伪影问题得到了很大程度上的解决。

　　之所以考虑准直器的空间响应函数,是出于对准直器和像素矩阵之间的几何关系的研究,它们之间的几何关系模型如图 4.40 所示。

　　图 4.40 中,上排为像素矩阵,下排为准直器阵列。阴影带在准直器下表面的投影面积表示某一像素对该位置探测单元的投影贡献权重,即该像素被探测到的概率。图 4.40 左边描绘的分布曲线,为准直器的横向响应函数 $P(d_i)$;右边描绘的分布曲线,为准直器的深度响应函数 $P(h_i)$。综合考虑横向、纵向的响应,即为

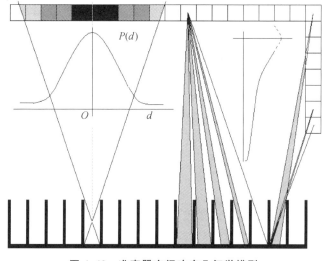

图 4.40　准直器空间响应几何学模型

准直器的空间响应函数，像素 i 被探测单元 j 探测到的概率为：

$$c_{ij} = s \cdot P(d_i)P(h_i) = s \cdot P(d_i, h_i) \qquad (4.63)$$

$$P(d_i, h_i) = \exp\left(-\frac{d_i^2}{2 \cdot \alpha^2 \cdot h_i / r_{or}}\right) \qquad (4.64)$$

笔者采用高斯函数作为空间响应函数，其中：d_i 表示像素 i 的中心到 j 探测单元准直孔轴线的距离，h_i 为像素 i 到准直器上端面的距离，r_{or} 为旋转中心到探测器上端面的距离，α 为控制高斯函数半高宽的参数。

为探讨准直器空间响应函数对重建图像的影响，在准直器张角为 2° 的情况下，通过控制 α 得到准直器空间响应函数半高宽分别为 7、5、3、2 个像素大小的重建图像，如图 4.41 所示。重建条件为：OSEM 重建，迭代 2 次，6 个子集，总投影 30 帧。

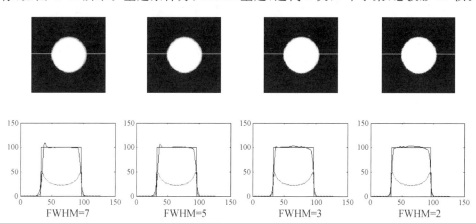

图 4.41　重建图像随准直器空间响应函数半高宽大小的变化

从图 4.41 可以看出，随着准直器空间响应函数半高宽逐渐变小，图像质量有所提高，特别是图像的边缘伪影得到了很好的抑制。表 4.2 给出了各半高宽下图像的对比度、噪声水平、信噪比。综合考虑图像的边缘伪影情况和图像的对比度等参数，控制准直器空间响应函数的半高宽在 2~3 个像素大小，可以更好地重现原始物体图像。

表 4.2　不同半高宽时图像质量参数

FWHM	对比度	噪声水平	信噪比
9	15.4174	0.0022	12.2631
7	16.1030	0.0027	12.2941
5	17.3722	0.0038	12.3162
3	20.7619	0.0059	12.5113
2	23.6644	0.0072	12.5408

另外,用充满^{99m}Tc 溶液且内含 5 个橡胶小圆柱的 Jaszczak 衰减模型来验证几种准直器模型,得到如图 4.42 所示的重建图像。重建条件:180°采集数据,步进角度 6°,OSEM 重建,迭代 5 次,15 个子集,每个子集内投影元素相隔 90°。

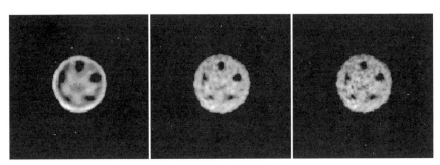

图 4.42　Jaszczak 模型重建图像

图 4.42 中:左边为张角效应平行孔准直器模型的重建图像;中间为张角效应+准直器空间响应模型的重建图像;右边为理想平行孔准直器模型的重建图像。可以看出,边缘过补偿现象在 Jaszczak 衰减模型的重建图像中也会出现,在控制了准直器空间响应函数的半高宽后,边缘伪影消失,图像质量可以和理想准直器模型相比较。

4.3.7　针孔 SPECT 成像概述

4.3.7.1　针孔 SPECT 成像系统

SPECT 具有设备成本相对较低,放射性药物容易获取和制备简单等优势,使它在以小动物为研究对象的预临床研究和新药研发中得到广泛应用。但是,SPECT 系统成像由于使用准直器,导致其光子探测效率大大降低,而且平行孔和汇聚型孔准直器极大地限制了 SPECT 系统能达到的图像分辨率。在小动物 SPECT 成像研究中,研究对象为小老鼠,它们的直径通常在 30 mm 左右,而临床 SPECT 的分辨率通常在 4～6 mm,无法满足对小动物研究的需要。为此,需要为小动物研究提供专门的 SPECT 成像工具。针孔 SPECT 利用小孔成像的物理原理,能够得到被成像物的倒立放大的图像,得到高分辨率图像,克服了传统 SPECT 分辨率不足的缺陷,见图 4.43。采用针孔准直器进行 SPECT 成像的物理过程类似于锥束 CT 的成像过程,研究对象体内的放射性药物的 3D 分布通过针孔在平板探测器上形成 2D 投影,通过围绕被扫描物体旋转探测器,得到一系列不同角度的投影,然后通过相应的图像重建算法,从系列的 2D 投影反演出放射性药物的 3D 分布。

4.3.7.2　影响针孔 SPECT 成像质量的几个关键因素

小动物 SPECT 采用针孔准直器,虽然提高了分辨率,但同时也引入了很多新的问题,主要体现在如下几个方面:

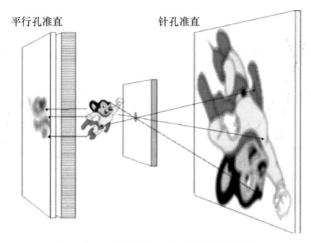

图 4.43 针孔准直与平行孔准直的区别

（1）为了获取高空间分辨率，针孔孔径非常小。针对小动物的针孔准直器，针孔孔径往往在亚毫米量级，绝大部分光子都不能通过针孔而被探测到。如果投影计数不够，导致信噪比降低，会影响重建图像的质量，延长采集时间可以提高计数，但是大多数临床环境不允许扫描时间过长。多针孔准直器可以在一定程度上解决探测效率过低的问题，但由于探测器面积的限制，来自不同针孔的投影不可避免地产生交叠，会对重建图像产生环状伪影。如何设计针孔，寻找到针孔 SPECT 系统在探测效率和空间分辨率上的折中，是关系到重建图像质量的核心问题。

（2）光子在行进的过程中，会发生多种效应。如图 4.44(a)所示，a 表示穿透针孔边缘的光子，b 表示真实事件，c 表示在针孔发生的散射事件。在针孔 SPECT 系统中，可能影响成像质量的原因包括：光子的康普顿散射、光子的衰减等。康普顿散射大多会发生在准直器上，经过康普顿散射之后，光子的路径发生改变。如果发生改变之后的光子被探测器探测到，对于图像而言，由于此信号不能以直线往回推测其发生的位置，所以产生的影响等同于噪声，会降低图像质量。对于光子的衰减，考虑到成像的小动物体型较小，产生的衰减也相对较小，一般不用重点考虑。至于光子的穿透效应，因为在靠近针孔位置时，准直器的厚度相对较薄，光子有机会穿透准直器而被探测器接收到。这种因为穿透效应而达到探测器的光子，由于它并非经过针孔而达到探测器平面，所以此光子的信号在投影图像上属于噪声信号，会降低重建图像的质量，图像重建时需要考虑。

（3）针孔采样的问题。根据 Tuy 条件，FOV 中的任意平面与扫描轨道至少相交一次，这样的采样才是完备的。很显然，采用螺旋轨道扫描是满足这样的条件的，但这在无形中增加了机械系统设计制造的难度，并且会增加采集时间。针孔 SPECT 通常采用的是圆轨道扫描。如图 4.44(b)所示，在圆轨道扫描时，绿色平

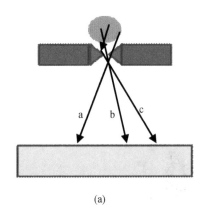
(a)

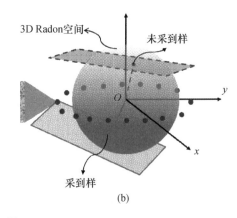
(b)

图 4.44

（a）穿过针孔被探测器记录的可能事件；（b）针孔圆轨道扫描对 Radon 空间的采样

面是被采样的，而红色平面则没有被采样。因此，圆轨道扫描时，对数据的采样是不完备的，这将造成重建图像在轴向上变得模糊。针孔 SPECT 由于针孔相应的锥角较大，轴向模糊将更严重。图 4.45 对照显示了单针孔 SPECT 分别采用螺旋轨道和圆轨道扫描重建的结果，可以看到圆轨道扫描重建的图像在轴向变得模糊。如何在保持圆轨道采集的前提下，增大针孔对 Radon 空间的断层采样率，是能否得到高质量重建图像的重要影响因素。

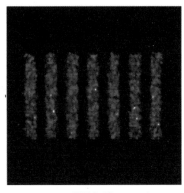
螺旋扫描

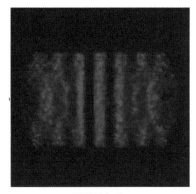
圆轨道扫描

图 4.45　不同扫描轨道下单针孔 SPECT 重建图像

（4）有限小的针孔孔径问题。如图 4.46 所示，理论上用于针孔成像的针孔是一个无限小的小孔，但是实际加工的小孔不可能无限小，一方面是因为小孔在其制造技术上的限制，不可能做到真正地无限小；另一方面则是无限小孔径的探测灵敏度会趋近于零，因为几乎没有光线可以通过针孔达到探测器。因此，使用固定孔径的针孔准直器是必然的,但是在有限小的孔径的情形下,探测器接收到的光子信号与发生的实际位置之间存在一定的非线性关系。相对于光子散射与穿透的不确定性,有限小的孔径的差异是属于硬件几何上的差异,可将其修正放进成像系统,在重建过程中加以考虑。

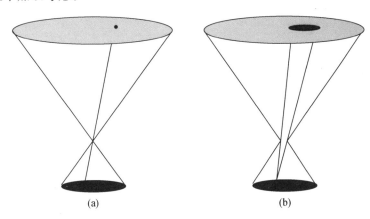

图　4.46

(a) 无限小孔径点对点路径投影；(b) 有限小孔径锥形路径投影

（5）实际机械系统的几何误差(misalignment)问题。对于一套真实的系统,由于加工工艺和精度方面的原因,最后得到的系统总和理想情况有一定的偏差,例如,转轴的倾斜、针孔的偏移、探测器的倾斜与扭曲等。尽管这样的偏差可能很小,但是由于针孔系统具有放大效应,即使很小的偏差,也会对重建的图像造成很大的影响,产生严重的伪影。为此,对任何一套针孔,SPECT 都必须要通过合理的算法来对其进行几何校准,以保证获得高质量的重建图像。图 4.47 是实际针孔 SPECT 系统采集的数据经系统校准前后重建的结果,可以看到未经校准的重建图像(左)相对于校准后的重建图像(右)存在严重的伪影。

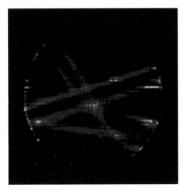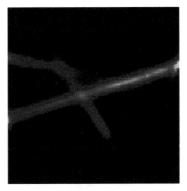

图 4.47　真实系统采集数据经系统校准前后重建结果对比

从以上讨论可以看到,除了机械系统几何误差是和制造加工以及安装的精度相关外,其他影响图像质量的因素几乎都和针孔准直器相关。因此,准直器的设计很大程度上决定了系统能达到的性能。

4.3.7.3　针孔 SPECT 图像重建简介

传统的图像重建方法可以分成两大类:解析法和迭代法。SPECT 成像记录的是放射性药物浓度的分布,即放射性药物放射出的 γ 光子的分布。在这一成像过程中有两种不同的考虑方式:如果将 γ 光子的衰减特性看作重点,而不考虑 γ 光子散射等因素的影响,在重建图像时将采用以傅里叶中心切片定理为理论基础的解析法;而如果将 γ 光子的分布看作是符合泊松分布的随机过程,这时将采用按照随机参数估计方法得出的各种迭代算法。

上述的通用重建算法对针孔 SPECT 也都是适用的,OSEM 重建是采用最多的算法,因为通过各种物理和几何的建模,能够很容易地在重建过程中引入各种校正,从而得到更高质量的重建图像,而且 OSEM 算法相对其他迭代算法收敛速度更快。但是,由于针孔 SPECT 属于真三维重建,而且需要保持高空间分辨率,相对于临床 SPECT 来说,数据量大很多,加入各种校正后计算量进一步加大,整个重建过程将非常耗时。因此,在重建算法本身相对成熟的今天,如何在重建中引入各种更精确的校正方法和对算法并行化从而加速图像重建,在针孔 SPECT 图像重建中显得更为重要,已经成为当前研究的热点。

4.4　正电子发射断层扫描(PET)

PET 是 positron emission tomography(正电子发射断层成像)的英文缩写。其成像过程包括:把具有正电子发射的放射性同位素标记的药物注入人体,这些药物参与人体的生理代谢过程。由于药物参与人体的生理和病理过程,可以通过这些药物在人体内的动态分布反映人的生理代谢是否正常。这里的核心技术包括具有特异性的 PET 药物、测量湮灭反应产生的 511 keV 的 γ 射线符合测量系统、准确反映事件发生在人体内准确位置的定位系统、图像重建和显示的图像处理系统以及对病理进行解释的临床数据分析和处理系统等。PET 的物理机制是:参与人体生理和代谢过程的正电子发射放射性同位素,在参与人体生理和代谢的过程中发射具有特定半衰期和能量的正电子,这些正电子一旦发射即被人体组织慢化,当这个慢化过程使得这些被发射的正电子的平均动能接近人体内大量存在的电子时,被电子俘获,并立即发生湮灭反应,生成基本上在 180°方向上发射的两个 511 keV 能量的 γ 射线光量子。如果在 180°方向的对称位置上放置两个具有相同探测效率的 γ 射线探测器,就可能同时探测到这个事件。很多事件的累积形成了发生湮灭反应的放射性药物在人体内的浓度分布的数据,这些分布形成的对比度就是 PET 影像。把系统测量到的 PET 影像进行分析计算,就可以得到能够用于对病人进行诊断的定量或者半定量的数据(图 4.48)。

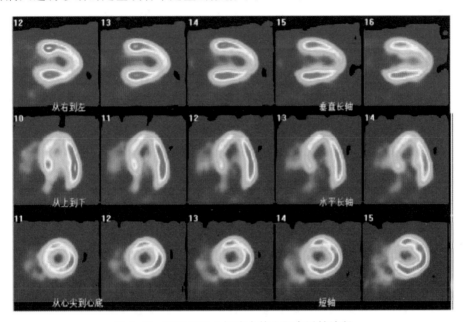

图 4.48　PET 用于心梗病人的心肌存活性诊断

4.4.1　PET 的发展历史

20 世纪五六十年代为正电子成像的初级阶段,即正电子平面成像阶段,在这个时期的末期研制了正电子 γ 相机,由于 511 keV 能量的 γ 射线在 γ 相机中属于高能范围,使用的技术和普通 γ 相机相同,只是晶体和准直器的壁更厚,成像质量没有普通 γ 相机好。而且当时计算机技术和图像重建方法比较落后,所以正电子 γ 相机的商品化并不成功。

1973 年开始研制现代意义上的第三代 PET。带复合电路的双头 SPECT,配准专门的、适合 511 keV γ 射线的准直器和相应的复合电路后,就可以当作 PET 来用,完成对正电子三维空间扫描和测量的目的。这种复合型 PET 以西门子公司 Vertex 的产品在世界上的销售和使用最为广泛,目前也还在销售和使用中。多环式的 PET 是 20 世纪 80 年代才发展起来的产品。这种产品是目前市场产品的主流。这种产品也经历了单环、多环直到 32 环和 40 环的过程。探测器也从早期的 NaI(Tl)为主发展到现在以锗酸铋(BGO)为主,最近荧光开关探测器的研制成功并推广,使得 PET 的性能指标有了进一步提高,稳定性得到很大改进。

　　但是,由于 PET 的技术复杂,使用时需要多学科人才的共同努力才能使得设备处于良好的工作状态。如果要发挥作用,还需要有一支良好的跨学科人才组成的队伍,进行以临床诊断为目标的多学科研究,配上生产放射性同位素的小回旋加速器以及合成各种放射性药物的化学工作者和相应的药物开发人员。有些放射性同位素例如 ^{15}O、^{11}C 的药物必须进行在线测量,才能在病人或者被试身上获得足够的统计数据,才能重建出高水平的 PET 影像。PET 很长时间内都只是作为人体生理、病理信息和脑功能成像的研究工具,已经有三十多年的历史,但是用于常规的临床疾病的诊断还只是最近几年的事,而且 PET 在临床上的主要用途仍然是对肿瘤的诊断。

4.4.2　PET 的优点及局限性

　　PET 是可以在分子水平上进行诊断的影像设备,由于它可以进行代谢功能方面的定量测量,可以进行早期诊断(图 4.49)。一般说来,对肿瘤,PET 的诊断可以比 SPECT 早 3～6 个月;SPECT 比结构影像设备早 3～6 个月。对很多肿瘤,早诊断 2～3 个月情况可能很不同。PET 已经成为成熟技术,可以提供可靠的数据,这是临床和研究的必要条件。下列是 PET 的优点:

　　(1) 正电子发射核素多为构成人体代谢及生物活性分子的基本元素的同位素或类似物,因此它可以准确反映出机体的代谢情况。从这个意义上讲,PET 是真

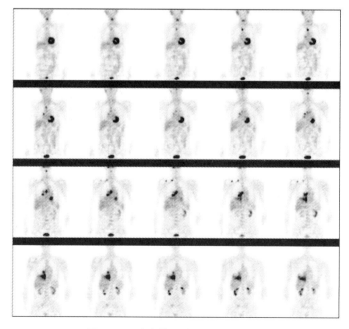

图 4.49　肺癌转移全身冠状断层图

正的活体生化显像、代谢显像、分子显像。

（2）由于通常所用正电子核素半衰期极短（2～110 min），对人体的辐射剂量甚低，需要时可在一次研究中多次重复检查。

（3）探测器采用复合线路，以电子准直取代铅准直探头，故其灵敏度高（不受探测深度限制）、对比度好。

（4）均匀度好，有利于数学重建图像，可作组织的衰减校正（attenuation correction）和时间校正，校正后数据准确可靠，便于作定量分析，获得高的探测效率。

（5）能够对一定体积的组织快速获得多达 63 层面的断层影像，这是 CT、MRI 等其他影像方法所不能的。真正的 3D 探测技术，显示全身的横断、冠状和矢状断面各方位的断层影像，获取的信息量大。

4.4.3 PET 的分辨率极限

4.4.3.1 湮灭反应非完全的 180°发射

正电子是自然界中广泛存在，具有和电子等量电荷、同样质量 m_e、同样自旋 1/2，但是电荷的极性正好相反的基本粒子。它来源于放射性同位素的 β^+ 衰变（详见第 7 章有关内容），例如 ^{18}F 就是一个正电子发射体。正电子是著名的物理学家狄拉克预言的，正电子的湮灭发射及其性质的测定是 1932 年 C. D. Anderson 在宇宙射线的研究中发现并确定的。下面就自由正电子的湮灭过程，测量正电子寿命的方法以及湮灭反应的角关联等问题进行讨论。

正电子-电子湮灭反应是一个相对论性质的物理过程。当一个正电子和物质相互作用时，很快被物质慢化并被电子俘获发生湮灭反应，其中一部分立即发生湮灭反应，另外一部分先形成称为正电子素（positronium）的物质，然后正电子素依据电荷守恒的规律以大约 10^{-7} s 的半衰期发生湮灭衰变反应，形成两个 γ 光子：$e^+ + e^- \longrightarrow 2\gamma$。这里的作用概率取决于慢化物质的平均电子密度。如果这个过程在质心系中完成，由于质心系中发生湮灭反应时的正电子束的能量只有几个电子伏特，光子能量可以被准确地认为 $m_e c^2 = 511\,\text{keV}$，并且两个光子严格地以 180°相反方向发射。但是，如果在实验室系内，由于湮灭时两个正负电子都存在动能，根据动量守恒，两个 γ 光子的方向会偏离共直线（图 4.50）。图 4.50 中 θ 是 γ 光子在实验室系内的发射方向偏离共线（180°）方向的夹角，也就是偏离质心系内正电子湮灭发射方向的角度，根据动量守恒有：

$$\sin\theta = P_T / m_e c \approx \theta \tag{4.65}$$

θ 角的大小与正负电子发生湮灭时在垂直于湮灭光子发射方向上的动量有关。电子的静止质量是常数，动量是速度和静止质量的乘积。所以，γ 光子在实验室系内的实际发射方向和正电子发生湮灭反应时的速度，也就是和正电子的动能有关。

但是,正电子俘获电子时的速度已经接近于慢化物质的电子速度,这个速度已经非常小。所有 θ 角的大小几乎是常数,其值$<1°$。在角度不变的情况下,这种误差对 PET 定位的影响与湮灭反应发生的位置到探测器的距离有关。越远,定位误差越大。所以,我们平常关于正电子的湮灭反应发射 180° 方向两个能量为 511 keV 的 γ 光子的说法,是一种近似说法。

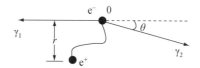

图 4.50   湮灭反应 γ 发射非共线情况的示意图

4.4.3.2   正电子平均自由程引起的定位误差

前面已经介绍了从特定的正电子发射体发射出来的正电子引起了角度展宽。引起角度展宽的原因很多,但是正电子具有一定能量,在发生湮灭反应前在人体内部的慢化过程中偏离正电子发射体的位置是引起角度展宽的主要原因,需要进一步分析。这种定位误差或许可以用正电子在人体内的慢化的平均自由程概念加以说明。例如 ^{18}F 发射的正电子能量为 0.63 MeV。当正电子从葡萄糖分子(^{18}FDG)上发射后,把动能慢化到接近室温(例如人体温度 37℃)时,才被电子俘获,这时我们用 PET 测量到的是离开药物葡萄糖一定距离之后、发生湮灭反应的位置,而不是葡萄糖分子实际的位置。这种位置上的差别是 PET 用于人体成像时在定位方面主要的物理极限。

正电子被慢化的机制和普通电子完全相同,主要是通过和人体组织中大量存在的原子核的核外电子相互碰撞中损失能量,包括那些大量存在、不损失动能,但是改变运动方向的弹性碰撞和损伤能量的非弹性碰撞(电离和激发)。从宏观角度看,正电子在碰撞的过程中动能不断减少,速度减慢,让正电子速度减慢的过程称为慢化。所以,慢化过程就是正电子和人体组织中的束缚或者自由电子之间的碰撞引起的。当正电子能量接近室温,和周围物质温度达到平衡时,会迅速被电子俘获而发生湮灭反应。所以,湮灭反应系统的总能量大于两个电子的静止能量。在分析 PET 的定位误差时,要考虑的是正电子动能大小对定位误差的影响。由于正电子的能量不同,慢化过程中和人体组织中的电子的平均碰撞次数也不同。从统计学的角度,把电子从发射时的动能慢化成和室温平衡时的速度的过程中离开发射体的平均距离,称为正电子慢化的平均自由程,常常用 $\overline{L}$ 表示(见图 4.51)。图中 O 点是正电子发射体发射正电子的位置,P 点是发射湮灭反应的位置,$\overline{L}=OP$ 的长度。

平均自由程的大小既和正电子的动能有关,也和慢化物质的密度有关。因为

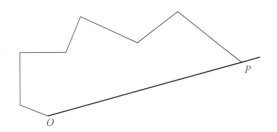

图 4.51 关于平均自由程的概念示意图

慢化迁移的规律可以用比尔定量(E 指数衰减的规律)表示。假定正电子和电子之间每次碰撞消耗的平均能量为 ε,碰撞的平均次数为 $\overline{N}$,那么正电子从能量 E_1 慢化到 E_0 的平均碰撞次数可以表示为:

$$\overline{N} = \frac{\ln E_1 - \ln E_0}{\varepsilon} \tag{4.66}$$

平均自由程 $\overline{L}$ 可以用费米年龄 τ 表示,这里的 τ 不具有时间量纲,而是面积的概念。可以知道,当正电子发射过程按照点源来处理时(湮灭辐射在整个空间各向同性,这种近似是合理的),正电子从能量 E_1 慢化到 E_0 的过程中,穿行的平均距离的均方值 $\overline{R^2}$ 可以表示为:

$$\overline{R^2} = 6\tau \tag{4.67}$$

这里的 τ 为:

$$\tau = \int \frac{\lambda_s^2}{3\varepsilon(1 - \cos\theta_L)} \frac{dE}{E} \tag{4.68}$$

式中 λ_s 为正电子和负电子之间的散射平均自由程(不包括非弹性散射在内的自由程),θ_L 为正电子和电子之间碰撞的散射角。根据上述思想,可以估算出:

$$\overline{L} = \sqrt{\tau} = \sqrt{\frac{\overline{R^2}}{6}} = \sqrt{\frac{\lambda_s^2}{\varepsilon\left(3 - \dfrac{2}{A}\right)} \ln\frac{E_1}{E_0}} \tag{4.69}$$

这里的 A 是正电子发射体原子核的质量数。从式(4.69)可以看到,当正电子的能量越大,散射平均自由程(和慢化物质的密度有关)$\overline{L}$ 的值越大,由平均自由程引起的定位误差越大。平均自由程造成的定位误差无法被探测系统区分,而且其值是一个随机数,并不是常数。这就造成了 PET 所成的影像中图像的模糊和 PET 影像的定位误差,这个误差从物理原理上客观存在,无法消除。

4.4.4 PET 常用放射性核素及药物

作为核医学成像目前最先进的成像设备,PET 使用的放射性同位素都是人体生理代谢过程中必需的核素,所以很容易根据需要制成各种能够参与人体生理过程的 PET 药物。这是 PET 被广泛接受作为临床诊断工具的重要原因。表 4.3 列出目前临床上常用的 5 个 PET 用放射性同位素的性质。

表 4.3　PET 常用放射性同位素主要性能一览表

核素名称	半衰期	正电子能量	生产核反应	主要化学物质
^{18}F	109.77 min	0.87 MeV	$p + {^{18}O} \longrightarrow {^{18}F} + n$	^{18}FDG
^{15}O	122.24 s	2.9 MeV	$d + {^{14}N} \longrightarrow {^{15}O} + n$	$NH_3 \cdot H_2O$
^{13}N	9.96 min	5.4 MeV	$p + {^{16}O} \longrightarrow {^{13}N} + \alpha$	$N_2 , NH_3 \cdot H_2O$
^{11}C	20.34 min	10.6 MeV	$p + {^{14}N} \longrightarrow {^{11}C} + \alpha$	CO, CO_2, HCN
^{68}Ga	68 min	2.92 MeV	^{69}Ge-^{68}Ga 发生器	^{68}Ga 及其化合物

用表 4.3 中所列的放射性同位素及其在人体内的生化过程,针对需要诊断的脏器或者组织疾病所提出的要求,或者根据神经活动的生理过程,在这些基本化合物的基础上,进一步合成满足诊断需要的各种 PET 药物,是 PET 发展的重要领域。在从国外购买的 PET 商品中,放射性同位素和相应的简单化合物是在和加速器靶连接在一起的放射性化合物的自动合成装置中完成的,但是特殊需要的放射性药物的合成和其他新药的合成一样,需要专门的研究和发展过程才能完成。不仅如此,由于放射性纯度、放射性比度以及半衰期等和化学稳定性之间的要求,放射性新药的研发比普通药物具有更大的难度,是今后 PET 应用需要重点发展的领域。但是,由于这些药物的使用范围有限,主要是用户不多,开发费用高,厂家不一定愿意投资开发这些新药。这是 PET 新药开发的现状。

4.4.5　PET 的图像重建

PET 的图像重建是 PET 研发和应用的重要内容,也是 PET 软件包的重要组成部分。PET 重建和其他影像设备的重建一样,关于医学图像重建的部分已经在第 3 章中作了综合介绍。这里只对和 PET 有关的问题给以说明。

由前面对 PET 的结构描述知道,PET 重建比 SPECT 从结构上看要简单,由于是左右对称的环形结构,可以从二维平面影像的重建开始讨论,解决如图 4.52 所示的结构的图像重建问题。从图像重建最基本的概念出发,也就是根据滤波背投影重建的概念,只要对符合测量得到的真符合事件进行重建就可以得到 PET 图像。但是,如果从传输输运函数的概念出发,PET 把符合测量过程中一对探测器对湮灭光子事件的响应称为线响应(line of response, LOR)函数,一对探测器随着 PET 旋转一周得到的分布称为正弦图格式(sinogram)图,它以一个轴代表投影的角度,另外一个轴代表 LOR 的位置 y_r。所以,把环上所有探测器对的线响应函数在平面或者三维空间上积分,就可以得到 PET 的 2D 或者 3D 图像。

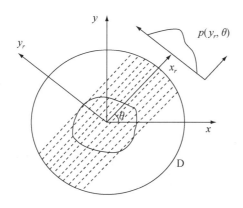

图 4.52　PET 断层线响应函数采集示意图

其中(x,y)是固定在被成像物体空间上的坐标系,(x_r,y_r)是随着物体一起旋转的坐标系

和通常的重建问题一样,先要考虑图像重建的坐标系。以 $f(x,y)$代表被成像物体固定坐标系中的物质分布;$P(y_r,\theta)$代表在旋转坐标系中的物质分布。当探测器阵列 D 在一个固定时间内沿 θ 方向采集数据时,通过 $P(y_r,\theta)$的数据把原来的物体分布求出来就是图像重建。这里采用的坐标系是笛卡儿坐标系。和其他成像装置一样,到底应该旋转多少角度才能重建出好的 PET 影像? 根据对称性原理,180°范围内的图像重建就可以完全恢复被成像物体。重建时,采用中心切片定理,先把中心切片重建出来,然后把其他切片也重建出来。按照物体本来的顺序,把所有切片叠加在一起形成的三维重建,只是准三维图像重建;只有完全在三维空间采集的数据,把整个物体的三维空间内,任意探测器对线响应函数的激发求出的过程才是真三维重建。

PET 的图像重建,可以按照解析法,通过采集的数据把图像准确地计算出来,称为解析(变换)重建法。这种方法速度比较快,如果能够找到准确表达式,实现也不难(前面说到 PET 的图像重建比 SPECT 容易,就是指解析重建法而言的),而且可以把各种修正放到重建过程中给予考虑。而根据物体形状和强度分布假定一个表示方法,然后通过迭代过程求最小二乘极值的方法,称为代数迭代法。正如前面已经反复提到的那样,滤波背投影法是解析法中最常用的重建方法,已广泛应用于各种断层扫描仪,它的优点是速度快,可以通过选择滤波器优化或者突出需要重点表达的物体信息。

迭代算法需要的计算量非常大,而且有可能遇到不能收敛或者收敛到局部极小值的问题,在临床使用时必须采用快速算法。但是这个方法的精度高,可以得到比较精确的图像,从而有利于肿瘤的早期诊断。而真三维 PET 数据采集,在三维空间更加有效地利用 PET 符合计数所采集到的数目巨大的投影数据,减少了对 γ

真符合事件的浪费,可数倍地(3~5 倍)提高 PET 的灵敏度。

4.4.5.1　解析法 PET 图像重建

前面已经提到,解析法是以中心切片定理为基础,通过求逆过程实现对图像的重建。根据具体计算过程不同,又可分为滤波背投影法(filtered back-projection, FBP)、背投影滤波法(back-projection filtered, BPF)、ρ 滤波法(ρ-filtered layergram)和卷积背投影法(convolution-back projection)等算法。从严格的数学理论可以证明,在无穷取样的极限条件下,这些方法是完全相同的,都能给出断层图像的严格解。其中 FBP 算法中的滤波被认为是一维的,因运算速度快而为大多数断层扫描系统所采用。

FBP 滤波反投影法首先在频率空间对 $P(y_r,\theta)$ 进行滤波,得到滤波后的投影数据:

$$P_f(y_r,\theta) = \int_{\infty}^{\infty} \mid \nu_{y_r} \mid W(\nu_{y_r}) P(\nu_{y_r},\theta) \mathrm{e}^{2\pi\mathrm{i}\nu_{y_r} y_r} \mathrm{d}\nu_{y_r} \tag{4.70}$$

其中 $P(\nu_{y_r},\theta)$ 是投影数据 $P(y_r,\theta)$ 的一维傅里叶变换;变量 ν_{y_r} 是与坐标 y_r 对应的在傅里叶空间的频率坐标;因子 $\mid \nu_{y_r} \mid$ 被称为斜坡函数(ramp function 或 ramp filter);而 $W(\nu_{y_r})$ 是窗函数,用于控制噪声,窗函数的形状权衡着统计噪声和空间分辨。窗函数与斜坡函数的乘积形成滤波器。当 $W(\nu_{y_r})$ 取为常数 1 的情况下,即对高频信号不作抑制,空间分辨最好,但所重建的图像不平滑,易产生振荡。反之,过多压抑高频成分的低通窗函数会造成重建图像的模糊,故在变换法中低噪声和高分辨对滤波器的要求是矛盾的,需折中选择。例如,典型的常用窗函数有 General Hamming 窗(包含 Hanning 窗与 Hamming 窗)、Butterworth 窗,以及可增强边缘和改善图像空间分辨率的 Metz 和 Wiener 窗等。各种滤波器的性能见图 4.53。各种滤波器都带有可调参数,可根据具体情况而选取不同的值。滤波器的选取标准是既抑制低频本底和高频噪声,又尽可能地保留物体原本信息,以提高信噪比。在临床中应用时,考虑医生的意见把病灶显示出来是最重要的检验。

把滤波后的投影值通过背投影 $P_f(y_r,\theta)$ 就可以实现重建,即对角度 θ 积分。即将所有经过该点的投影值 $P_f(y_r,\theta)$ 进行累加运算,将各投影值均匀(或加权)分配给投影线经过的每一个像素的运算:

$$\hat{f}(x,y) = \int_0^{\pi} P_f(y_r,\theta) \mathrm{d}\theta \tag{4.71}$$

$\hat{f}(x,y)$ 为重建后的图像。背投影滤波法 BPF 与 FBP 类似,也是在频率空间进行滤波,而卷积滤波法的滤波是在几何空间而不是傅里叶空间进行,由下式表示:

$$\hat{f}(x,y) = \int_0^{\pi} [P(y_r,\theta) \otimes h(y_r)] \mathrm{d}\theta \tag{4.72}$$

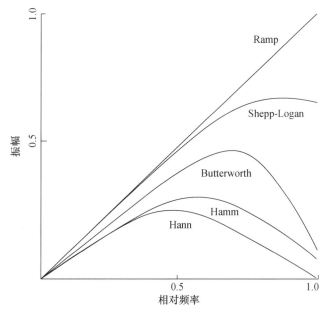

图 4.53 常用滤波器对比示意图

如果滤波器 $h(x)$ 取为 RL(Ramachandran-Lakshminarayanan)滤波器,有:

$$h^{RL}(x_i) \begin{cases} = \pi \nu_{max}^2 & i=0 \\ = -\dfrac{4}{\pi} \dfrac{\nu_{max}^2}{i^2} & i=\pm 1, \pm 3, \pm 5, \cdots \\ = 0 & i=\pm 2, \pm 4, \pm 6, \cdots \end{cases} \tag{4.73}$$

在推导时,选取 $x_i = i\Delta$,$\nu_{max} = 0.5/\Delta$,Δ 为采样间隔,它对应于频域空间中的 Rmap 滤波。Shepp-Logan 滤波器是在 RL 滤波器之上附加了一个 $\sin c(\nu/2\nu_{max})$ 旁瓣抑制滤波器,SL 滤波器的清晰程度不如 RL 滤波器,但对噪声有较强的压抑能力。

解析法缺点是在原始数据中噪声较大或采样不充分时,重建效果不理想。由于核医学成像的分辨率本来就差,像素(和体素)取得比较大,图像中的体积效应严重,对引入的各种校正和约束,必须具有解析表达式。即使这样,临床上解析计算方法仍然是主流。

4.4.5.2 迭代法 PET 图像重建

迭代法是从一个假设的初始图像出发,采用迭代的方法,将人为设定后再根据理论计算得到投影值并同实测投影值进行逐步比较逼近的过程中,按照某种最优化准则寻找最优解。所以,这种方法可以用于任何医学图像重建的过程,在重建中更为容易地把与空间几何有关的或与测量值条件有关的各种校正或修正因子包括进去。例如,在重建时比较容易实现对空间分辨不均匀性的校正、散射衰减校正、物体几何形状约束、平滑性约束等控制迭代的操作。在某些场合下,比如在相对欠采样、低计数的核医学成像中,有可能通过迭代、减少噪声提高重建后的图像分辨率。

常用的迭代重建算法包括代数重建迭代(algebraic reconstruction technique, ART)、同时迭代技术(simultaneous iterative reconstruction technique,SIRT)、共轭梯度重建法(conjugate gradient method,CGM)、加权最小二乘方法(weighted-least square,and iterative least-square technique,WLS,ILST)和最大似然法(maximum likelihood expectation-maximization,MLEM)等。上述各种算法的改进型就更多。这里介绍的只是一些例子。

由图 4.52 知,投影数据的离散形式可表达为:

$$d(n,m) = \sum_{i,j} f(i,j) P(n,m,i,j) \quad 或 \quad d(\alpha) = \sum_{\beta} f(\beta) P(\alpha,\beta) \quad (4.74)$$

这里的 (i,j) 或 β 为像素坐标;$f(i,j)$ 为该射线所代表的放射性浓度值;(n,m) 或 α 为探测器空间坐标;$d(n,m)$ 为在观测角为 θ_n 时以平行束方式落入第 m 个探测单元(bin)的投影光子数;$P(n,m,i,j)$ 为第 (i,j) 个像素在观测角为 θ_n 时落入第 m 个探测单元的概率,是已知的。式(4.74)称为成像方程(imaging equation)。求解成像方程就是由 d 通过反演算出 f。当方程个数很多时,如 30×30 个,从算法上很难实现严格求解(如用逆矩阵法)。事实上,由于实际测量总是有误差的,此时由式(4.74)给出的线性方程组往往是矛盾的或者严重病态的,任何严格求解的企图都将归于失败。然而,求出一个近似解,即在某种意义下的"最佳解",却是可以实现的。为此,人们提出了多种多样的近似的、实用的迭代求解方法。例如采用图 4.54 所示步骤实现迭代过程。

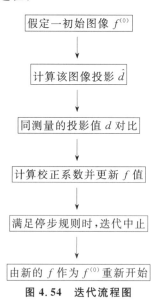

图 4.54 迭代流程图

其中实现对比的方法有多种,施加校正系数的方法也有多种,这与迭代进行的方法有关,该方法有时以优化函数的极值来体现。

在迭代重建时,如何选取初始值,是加快收敛速度的重要技术措施。由于采用或者构造迭代关系式所采用的技术,使得这个领域内的方法非常丰富。

代数重建技术的基本原理为:在一次迭代过程中,图像投影中的每一个都被访问一次,每次访问,可得到相关像素的一次校正,其中第 β 个像素对应的校正系数为:

$$\varepsilon_{\alpha\beta}^{l} = P(\alpha,\beta)\big[d(\alpha) - \hat{d}(\alpha)\big]\Big/\sum_{\beta}P^{2}(\alpha,\beta) \tag{4.75}$$

式中 l 表示迭代序号, $\hat{d}(\alpha)$ 是由当前图像按式(4.74)计算所得到的图像投影的当前值。经第 α 个投影校正后的第 β 个像素值为:

$$f_{\alpha}^{l}(\beta) = f_{\alpha-1}^{l}(\beta) + \varepsilon_{\alpha\beta}^{l} \tag{4.76}$$

$f_{\alpha-1}^{l}(\beta)$ 是经过上一次迭代得到的值。当把每个像素都经过迭代计算之后,迭代序号 l 就增加1。代替上述加法方程,也可用相乘方法实现对迭代式的构造:

$$f_{\alpha}^{l}(\beta) = f_{\alpha-1}^{l}(\beta)\big[d(\alpha)/\hat{d}(\alpha)\big] \tag{4.77}$$

其优点是,一旦某一像素被置零,它就永远为零,如此可使最初的物体轮廓得以保持。ART 有时也称为逐线(ray-by-ray)重建法。目前,ART 的各种改进已为人们广为研究和采用。

最小二乘迭代技术是基于最小二乘意义下使估计值 $\hat{d}(\alpha)$ 与真实投影值的差最小:

$$\sum_{\alpha}\frac{\big[d(\alpha) - \hat{d}(\alpha)\big]^{2}}{\sigma_{\alpha}^{2}} = \min \tag{4.78}$$

σ_{α} 与第 α 个投影的测量误差有关,并由此推出相应的迭代公式。为防止振荡发散,可引用一个相乘阻尼系数或松弛因子加以改进。

最大似然重建迭代算法的公式为:

$$f^{(k)}(i,j) = \frac{f^{(k-1)}(i,j)}{\sum_{n,m}p(n,m,i,j)}\sum_{n,m}\frac{p(n,m,i,j)d(n,m)}{\sum_{i,j}p(i,j,n,m)f^{(k-1)}(i,j)} \tag{4.79}$$

这种方法是旨在寻找与测量的投影数据具有最大似然性(ML)的一种估计算法,其迭代过程是由最大期望值算法(EM)来实现的。由于是以统计规律为基础,MLEM 重建法具有很好的抗噪声能力,尤其是在处理统计性差的数据时,更能显示出它相对于解析法的优越性。

和解析计算方法相比,迭代法也有很多缺点:① 收敛慢,运算时间长;② 重建图像会随着迭代次数的增加而趋于“老化”甚至发散,出现“硬边”现象和“checker-board”效应等高频伪影。

为加快收敛,人们提出许多方法。例如,引入超松弛(over-relaxation)因子的重建算法,该方法试图加大迭代的"步长"以加快收敛。有序子集合法(ordered subset technique)也是一种有发展前景的快速重建算法,该法将投影分解为 n 个子集合,收敛速度可近似提高 n 倍,这也相当于让每次迭代快一点。以及这两种方法的综合,给出超松弛因子法和有序子集合法能够加速收敛的机制及两者的等价关系,即迭代步长大一点与迭代步进快一点之间的关系。同时还提出了一种逐次优化的超松弛因子重建法,在每次迭代中采用不同的最佳超松弛因子,从而进一步提高了运算速度。

为消除重建图像中的高频伪影,人们引入停步规则,加入平滑约束条件和引入多目标优化等,其中有些方法还可以对 PET 偶然符合(accidental coincidence)和人体衰减效应进行有效的校正。对迭代过程中图像值范围施加简单约束,亦可明显改进重建图像的质量。常用的简单约束为 $f(\beta) \geqslant 0$,也就是说,当算得的 $f(\beta)$ 小于零时,马上令其为零。一种基于天文学中的直接解调成像技术的代数迭代图像重建方法则采用变化的下限约束,获得了高空间分辨和低噪声的重建图像,并具有较快的收敛速度。与传统的先验性常数约束不同,该方法所用的下限约束是由一种非线性拟合方法从观测的投影数据中求解得出的。上述约束条件也被用在最大似然法中,结果压抑了噪声,同时保持了最大似然法较高的空间分辨率。

4.4.5.3　三维 PET 图像重建

从算法上看,三维 PET 图像重建并没有特别的地方,主要的问题不在算法上,而是对数据预处理上。PET 采用真三维数据采集时,会产生数据过剩和数据的空间依赖性。由前文可知,二维 PET 的投影数据对图像重建是足够的、完整的。而三维采集中包括很多非共面探测器上发射的数据,我们这里称之为"多余"数据。由于这些"多余"数据的存在以及这些数据的非各向同性,使得重建造成困难。为了解决这个问题,人们提出了再投影(re-projection)或称为前投影(forward projection)的方法,已经引进和提出了多种解决方法,多数方法是从二维方法发展而来的。在三维 PET 重建的解析法中也有三维中心切片定理,可将二维情形的滤波反投影法(FBP)直接推广到三维情形,这仍然是最常用的方法。但是从理论上讲其滤波函数不再是唯一的,加上数据过剩和几何结构的特殊性,滤波函数的寻找就变得很复杂。三维 PET 迭代重建算法也为人们广泛研究。

近年来提出的几种基于重组(re-binning)技术的近似算法,由于运算快和对内存要求不高,得到了迅速的推广和应用。它们是单层重组(single slice re-binning, SSRB)、多层重组(multislice re-binning, MSRB)和傅里叶重组(Fourier re-binning, FORB)。重组的目的是将三维重建问题简化为传统的二维重建问题。

4.5 磁共振成像（MRI）

磁共振成像（MRI）科学综合了数学、物理、医学、电子学、计算机以及电工学等工程技术科学，被认为是当前最具发展潜力的一种医学成像方法。本节将着重讨论 MRI 的原理及其他医学影像学方法不能实现的 MRI 扩散成像与波谱成像。

4.5.1 磁共振成像简史

1946 年，Bloch 与 Purcell 独立发现了核磁共振（NMR）现象，在人类认识生命体和有机分子结构的历史上翻开了新的一页。1950 年，Proctor 与北京大学的虞福春教授（1946 年作为博士后在 Bloch 手下工作）共同发现了 NMR 频率化学位移现象，使 NMR 成为化学分析的重要手段。二十年后，Lauterbur 在 Damadian 工作的基础上，于 1973 年发表了第一幅二维 NMR 质子图像，开辟了医学成像领域的新纪元。Lauterbur 将自己发展的技术称为"Zeugmatography"（应用核磁共振原理取得的软组织结构的影像），"Zeugma"源自希腊语，意思是"结合起来的结果"。从此，磁共振科学分为两个主要的分支：核磁共振波谱（NMR）和磁共振成像（MRI）。1974 年，Mansfield 等人发展了通过施加垂直方向的梯度磁场，用剪裁的射频脉冲激发成像平面的选择性激发技术。1975 年，Welti 和 Ernst 利用 Ernst 较早时发展的相位编码技术实现了二维傅里叶磁共振成像。以上关键技术的开发使得 MRI 技术得到快速发展并最终获得普及。

4.5.2 磁共振基本原理

4.5.2.1 磁共振现象

原子核的自旋角动量是量子化的：

$$\boldsymbol{J} = \hbar \boldsymbol{I}, \tag{4.80}$$

其中，

$$|\boldsymbol{I}| = \sqrt{I(I+1)} \tag{4.80a}$$

式中，I 可以取整数或半整数，对于氢原子核（^{1}H），$I=1/2$。由于原子核的磁性决定于原子核的磁矩，对于质量数为偶数且原子序数为偶数的原子核，$I=0$，也即不具有磁性。磁矩与自旋角动量的关系为：

$$\boldsymbol{\mu} = \gamma \hbar \boldsymbol{I} \tag{4.81}$$

γ 称为磁旋比（magnetogyric ratio），是原子核的内禀属性。对于 ^{1}H 核，$\gamma = 2.67522 \times 10^8 \, \text{T}^{-1} \cdot \text{s}^{-1}$。

原子核自旋角动量算符 $\hat{\boldsymbol{J}}$ 在 z 方向的投影为：

$$J_z = m_I \hbar \tag{4.82}$$

其中 $m_I = -I, -I+1, \cdots, I$，称为原子核的磁量子数。对于 ^1H 而言，$m_I = \pm 1/2$。在静磁场 $\boldsymbol{B}_0$ 中，磁矩具有的能量为：

$$E = -\boldsymbol{\mu} \cdot \boldsymbol{B}_0 \tag{4.83}$$

若 $\boldsymbol{B}_0$ 施加于 z 方向，相应的哈密顿量表示为：

$$H_0 = -\gamma B_0 J_z \tag{4.84}$$

于是其能量的本征值为：

$$E_m = -\gamma \hbar B_0 m_I \tag{4.85}$$

在磁场中，原子核的磁能级不再简并，而是分裂为 $2I+1$ 个能级。这一现象被称为塞曼（Zeeman）效应。对于 $I = 1/2$ 的核，两能级之差为：

$$\Delta E = \gamma \hbar B_0 \tag{4.86}$$

通过释放或吸收频率为

$$\omega_0 = \gamma B_0 \tag{4.87}$$

的光子，原子核可以在两个能级之间跃迁，式（4.87）称为原子核的共振条件。实际应用中，常用满足共振条件式（4.87）的电磁波脉冲激发原子核系统。一般高场磁共振成像设备和核磁共振谱仪工作在 VHF（甚高频）和 UVF（特高频）波段，属于射频（RF）波的范围，因此将用于激发的电磁波脉冲称为射频脉冲，将产生和接收电磁波信号的磁共振设备子系统称为射频系统。

4.5.2.2　描述磁共振的数学物理方程

对于自旋为 $1/2$ 的粒子，磁矩为：

$$\hat{\boldsymbol{\mu}} = \mu_s \boldsymbol{\sigma} \tag{4.88}$$

其中，μ_s 为磁矩值；$\boldsymbol{\sigma} = (\sigma_1, \sigma_2, \sigma_3)$ 为泡利矩阵，为 SU(2)李代数的一组基。

$$\boldsymbol{\sigma}_1 = \begin{bmatrix} 0 & 1 \\ 1 & 0 \end{bmatrix}, \quad \boldsymbol{\sigma}_2 = \begin{bmatrix} 0 & -i \\ i & 0 \end{bmatrix}, \quad \boldsymbol{\sigma}_3 = \begin{bmatrix} 1 & 0 \\ 0 & -1 \end{bmatrix} \tag{4.89}$$

泡利矩阵按泊松括号的运算是封闭的，

$$[\boldsymbol{\sigma}_a, \boldsymbol{\sigma}_b] = 2i\varepsilon_{abc}\boldsymbol{\sigma}_c \tag{4.90}$$

这里采用了求和约定，即当式中某一项的下脚标重复出现，则表示对下脚标所有可能的值求和。ε_{abc} 称为三维全反对称张量，又称列维-西维塔密度或交错张量。交错张量的定义为：当 a、b、c 中有两个以上相同时，$\varepsilon_{abc} = 0$；当 a、b、c 按 $1 \to 2 \to 3$ 顺排时，$\varepsilon_{abc} = 1$；当 a、b、c 按 $3 \to 2 \to 1$ 逆排时，$\varepsilon_{abc} = -1$。此处的泊松括号被定义为：

$$[\hat{A}, \hat{B}] = \hat{A}\hat{B} - \hat{B}\hat{A} \tag{4.91}$$

磁场中自旋 $1/2$ 粒子的哈密顿算符为：

$$\hat{H} = -\mu_s \boldsymbol{\sigma} \cdot \boldsymbol{B} \tag{4.92}$$

若磁场与位置无关，故可单独讨论自旋状态 ψ 在磁场中的变化，于是自旋运动的薛定谔方程为：

$$i\hbar\frac{d\psi}{dt}=-\mu_s\boldsymbol{\sigma}\cdot\boldsymbol{B}\psi \tag{4.93}$$

原子核在两个能级之间跃迁所释放的光子频率为：

$$\omega_0=\frac{2\mu_sB_0}{\hbar}=\gamma B_0 \tag{4.94}$$

将 $\mu_s=\frac{\gamma\hbar}{2}$ 代入方程（4.93），可得到磁场中自旋 1/2 粒子的薛定谔方程：

$$i\frac{d\psi}{dt}=-\frac{\gamma}{2}\boldsymbol{\sigma}\cdot\boldsymbol{B}\psi \tag{4.95}$$

方程（4.95）将原子核自旋在外磁场中变化的规律表述为二维系统的标准形式，在与射频激发有关的反演问题中有重要的应用。磁场中自旋 1/2 粒子的薛定谔方程同时也是磁共振理论中的基本方程——Bloch 方程的一种表述形式。

Bloch 方程同样可以从量子力学的基本关系得出。量子力学中大多数力学量都不显含时间，例如位置算符 $\hat{r}$、角动量算符 $\hat{J}$ 等。它们的算符不随时间变化：$\frac{\partial\hat{L}}{\partial t}=0$。于是，无量纲的角动量算符 $\hat{I}$ 的平均值满足方程

$$\frac{d\langle\hat{I}\rangle}{dt}=\frac{i}{\hbar}\langle[\hat{H},\hat{I}]\rangle \tag{4.96}$$

$$\frac{d\langle\dot{\hat{I}}\rangle}{dt}=\frac{i}{\hbar}\langle[\hat{H},\hat{I}]\rangle \tag{4.97}$$

对于 $\hat{I}$ 的分量 $\hat{I}_k(k=1,2,3)$，同样有：

$$\frac{d\langle\hat{I}_k\rangle}{dt}=\frac{i}{\hbar}\langle[\hat{H},\hat{I}_k]\rangle \tag{4.98}$$

哈密顿算符应为：

$$\hat{H}=-\gamma\hbar\hat{I}\cdot\hat{B} \tag{4.99}$$

将哈密顿算符代入式（4.98）有：

$$\frac{d\langle\hat{I}_k\rangle}{dt}=-i\gamma\langle[\hat{I}\cdot\boldsymbol{B},\hat{I}_k]\rangle \tag{4.100}$$

于是，式（4.100）可化为：

$$\frac{d\langle\hat{I}_k\rangle}{dt}=-i\gamma\langle B_j(\hat{I}_j\hat{I}_k-\hat{I}_k\hat{I}_j)\rangle \tag{4.101}$$

由于角动量算符同样满足对易关系：

$$[\hat{I}_j,\hat{I}_k]=i\varepsilon_{jkl}\hat{I}_l \tag{4.102}$$

式（4.101）化为：

$$\frac{d\langle\hat{I}_k\rangle}{dt}=\gamma\left\langle\sum_j B_j\varepsilon_{jkl}\hat{I}_l\right\rangle \tag{4.103}$$

经过化简变为：

$$\frac{\mathrm{d}\langle \hat{\boldsymbol{I}} \rangle}{\mathrm{d}t} = \gamma \langle \hat{\boldsymbol{I}} \times \boldsymbol{B} \rangle \tag{4.104}$$

即

$$\frac{\mathrm{d}\langle \hat{\boldsymbol{\mu}} \rangle}{\mathrm{d}t} = \gamma \langle \hat{\boldsymbol{\mu}} \times \boldsymbol{B} \rangle \tag{4.105}$$

方程(4.105)说明,磁矩的平均值满足经典力学中刚体的转动方程。方程(4.105)描述的是单个粒子的运动规律,而实际上,单个粒子不可测量。定义某一时刻、单位体积内所有磁矩的矢量和(bulk magnetization)为磁化强度矢量 $\boldsymbol{M}$。实验观测值 $\boldsymbol{M}$ 等同于被测体积内大量磁矩的平均值,于是可得出 Bloch 方程：

$$\frac{\mathrm{d}\boldsymbol{M}}{\mathrm{d}t} = \gamma \boldsymbol{M} \times \boldsymbol{B} \tag{4.106}$$

由以上推导过程可得到如下有用信息：磁化强度矢量 $\boldsymbol{M}$ 是一个服从统计规律的宏观量,因此不再具有量子化的值；Bloch 方程给出了微观现象同宏观规律之间联系的同时,给出了描述磁共振现象的基本模型,即忽略磁矩和外界能量的交换, $\boldsymbol{M}$ 将是长度不变、在射频场的驱动下方向连续变化的矢量,因此可以将 $\boldsymbol{M}$ 作为经典力学中作定点运动的刚体看待；Bloch 方程由自旋角动量的对易关系导出,这说明 Bloch 方程描述的是欧几里得空间三维转动的规律。磁共振现象的经典解释中自旋的方向是可以连续变化的,在外磁场下进行进动和章动,实际上这种自旋模型是 $\boldsymbol{M}$ 对一个小体元积分的结果。自旋的经典解释不符合量子力学规律,但由于比较直观,因此在很多文献中都不明确区分磁化强度矢量、自旋和磁矩的概念。欧几里得空间的笛卡儿坐标系下,若外力矩的方向沿 z 轴,并且在自转中的刚体的转轴与 z 轴不重合,那么刚体将在自转的同时绕 z 轴进动。这一规律同样可用来描述磁化强度矢量,常将静磁场方向取为 z 方向, $\boldsymbol{M}$ 在静磁场中进动的角速度为 $\omega_0 = \gamma B_0$。因此,在讨论磁化强度矢量的运动时一般选取与 z 轴重合、绕 z 轴的转动角速度为 $\omega_0 = \gamma B_0$ 的旋转坐标系 $x'y'z$。下文若不特别说明,都将在旋转坐标系下讨论问题。

4.5.2.3   磁共振成像原理

由于 z 轴与主磁场的方向相同,只有 $\boldsymbol{M}$ 在 xy 平面内的分量才是可探测的,因此需要用射频场将 $\boldsymbol{M}$ 从平衡态激发到 xy 平面。假设空间存在沿 z 方向的静磁场 $\boldsymbol{B}_0$,沿 z 方向施加一个线性梯度场 G_z,于是磁场强度 $\boldsymbol{B}$ 将沿 z 方向线性变化, $B = B_0 + G_z \cdot z$,自旋的共振频率也随其在 z 轴的位置线性变化,如图 4.55 所示。

适当选择射频电磁波的频率、幅度和持续时间,可以使所需位置的磁化强度矢量被激发(图 4.56)。磁共振选择性激发理论将在后面的章节中详细讨论,这里仅说明选择性激发的基本物理图像：若 $\boldsymbol{M}$ 的纵坐标为 z,沿 z 轴的磁场梯度为 G_z,外加射频磁场的角速度满足共振条件,在旋转坐标系中看到的有效磁场 $\boldsymbol{B}_{\mathrm{eff}}$ 为：

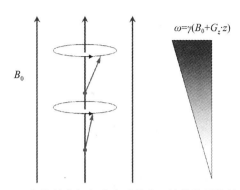

图 4.55 自旋的共振频率也随其在 z 轴的位置线性变化

$$\boldsymbol{B}_{\text{eff}} = (G_z \cdot z)\boldsymbol{k} + \boldsymbol{B}_1 \qquad (4.107)$$

对于最简单的情况，射频磁场的幅度不随时间变化，则 $\boldsymbol{B}_1$ 在旋转坐标系中也不随时间变化。这时磁化强度矢量在旋转坐标系下的运动为绕 $\boldsymbol{B}_{\text{eff}}$ 的匀速转动。若将 $\boldsymbol{M}$ 与 z 轴夹角随时间的变化称为章动，则 $\boldsymbol{M}$ 绕 $\boldsymbol{B}_{\text{eff}}$ 的运动既有进动也有章动。$\boldsymbol{B}_{\text{eff}}$ 与 z 轴的夹角 θ 为：

$$\theta = \arctan(B_1 / G_z \cdot z) \quad (z > 0) \qquad (4.108)$$

对于射频激发，$\boldsymbol{M}$ 的初始值沿 z 轴正方向，章动角 $\leqslant 2\theta$，因此 $|z|$ 越大，$\boldsymbol{M}$ 受射频场的影响越小。射频脉冲只可能把一定范围内的磁化强度矢量转过足够的角度，以提供可探测的信号。

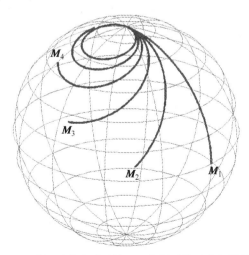

图 4.56 90°矩形脉冲对 z 轴不同位置磁化强度矢量的作用

$\boldsymbol{M}$ 的起点都为单位球的北极点，$\boldsymbol{M}_1$、$\boldsymbol{M}_2$、$\boldsymbol{M}_3$、$\boldsymbol{M}_4$ 离原点越来越远。可见，离原点越远的 $\boldsymbol{M}$ 章动的范围越小

在 $\boldsymbol{M}$ 绕 $\boldsymbol{B}_0$ 进动的同时，沿 x 方向施加一个线性梯度场 G_x，于是磁场强度将

沿 x 方向线性变化,$B = B_0 + G_x \cdot x$,处于 x 方向不同位置的自旋将有不同的共振频率

$$\omega = \gamma(B_0 + x G_x) = \omega_0 + \gamma x G_x \tag{4.109}$$

接收到的磁共振信号为 $\boldsymbol{M}$ 水平分量的积分

$$S(t) = \int \rho(x) \mathrm{e}^{-\mathrm{i}\omega t} \, \mathrm{d}x = \mathrm{e}^{-\mathrm{i}\omega_0 t} \int \rho(x) \mathrm{e}^{-\mathrm{i}\gamma x G_x t} \, \mathrm{d}x \tag{4.110}$$

其中 $\rho(x)$ 是被横向和纵向弛豫时间常数等物理参数加权的原子核自旋密度分布函数。由于在信号接收阶段施加的梯度磁场使得自旋的共振频率随位置变化,因此称这种自旋标记方式为频率编码,相应的梯度场为频率编码梯度场。经过混频后去掉载频信号 $\mathrm{e}^{-\mathrm{i}\omega_0 t}$,式(4.110)进一步变为

$$S(k_x) = \int \rho(x) \mathrm{e}^{-\mathrm{i}2\pi x k_x} \, \mathrm{d}x \tag{4.111}$$

其中 $k_x = (\gamma/2\pi) \int G_x(t) \mathrm{d}t$。方程(4.111)说明,接收信号为自旋密度分布的一维连续傅里叶变换,直接通过反傅里叶变换可以得到一维的自旋密度分布。对于二维成像,如果在施加 G_x 的同时施加 y 方向的梯度磁场 G_y,则空间频率 k_x、k_y 随时间一起变化:

$$S(t) = \int \rho(x, y) \mathrm{e}^{-\mathrm{i}2\pi[xk_x(t) + yk_y(t)]} \, \mathrm{d}x \mathrm{d}y \tag{4.112}$$

于是,二维 $\boldsymbol{k}$-空间的采样轨迹$(k_x(t), k_y(t))$不再是与坐标轴平行的直线。由于快速傅里叶变换(FFT)只能适用于等间距采样网格,因此无法用 FFT 实现图像重建。解决这一问题有两个思路:一种思路是放弃均匀采样方式,在图像重建阶段将信号重新差值到笛卡儿坐标系后再实现重建。非均匀采样方式有,使用径向采样的 Radon 编码方法、螺线轨迹采样(spiral trajectory)、玫瑰轨迹(rosette)、任意轨迹采样等。这些技术有一些有意义的特性,它们或者由于在 $\boldsymbol{k}$-空间原点附近过采样,通过对低空间频率部分数据平均的作用,减少对运动的敏感性或增加对数据不一致性等的耐受能力;或者进一步减少对运动的敏感度;或者容易实现短 TE;或者由 G_x 和 G_y 梯度对轨迹贡献同样功率,增加梯度的使用效率。这些方法各有特色,适用于特定的领域,例如径向轨迹用于肺部和腹部的成像很成功,螺旋轨迹对心脏和功能神经的成像特别有效。相应的重建方法为背投影方法、用于任意采样轨迹的网格化方法、直接傅里叶变换(FT)法、矩阵反演法等,这类算法的特点是重建计算量大,但采样时间短、自由度高。另一种思路是仍然采用均匀采样方式,在编码阶段将 x、y 方向的编码梯度作用时间错开的相位编码方案和快速切换梯度场的 EPI 技术(echo-planar imaging)。频率编码之前在 y 方向施加一个线性梯度场 G_y,作用时间为 τ。这样在信号接收阶段,y 方向不同位置的磁化强度矢量将具有不随时间变化的相位 $\gamma y G_y \tau$,称这种编码方式为相位编码。此时 $\boldsymbol{k}$-空间的采样轨

迹为一条平行于 x 轴的直线。

$$S(t) = \mathrm{e}^{-\mathrm{i}\omega_0 t} \int \rho(x) \mathrm{e}^{-\mathrm{i}\gamma(xG_x t + yG_y \tau)} \mathrm{d}x \qquad (4.113)$$

混频后可进一步将式(4.113)表示为 $\boldsymbol{k}$-空间的二维连续谱：

$$S(k_x, k_y) = \int \rho(x, y) \mathrm{e}^{-\mathrm{i}2\pi(xk_x + yk_y)} \mathrm{d}x\mathrm{d}y \qquad (4.114)$$

不断改变 τ 的长度，可以填满 $\boldsymbol{k}$-空间的笛卡儿网格，实现 FFT 重建。这种频率相位混合编码方式的优点是重建算法简单，并可借助硬件实现，重建速度快；但缺点是采样时间比较长（常规自旋回波、梯度回波）。若想减小采样时间，则需要很快的梯度场开关速度（EPI 技术）。

4.5.3 磁共振扩散加权成像

磁共振成像是利用原子核在磁场内共振所产生的信号经重建成像的一种成像技术。为了准确反映其成像基础，避免与核素成像混淆，改称为磁共振成像（MRI）。MRI 是一项多核素、多对比度机制和无创伤的医学成像方法，在医学基础研究、临床诊断和介入治疗等领域发挥着越来越大的作用，使得神经学、生理学、心理学的研究手段发生了巨大的变革，在诊断疾病中有巨大的优越性和应用潜力。20 世纪 80 年代，美国 FDA 开始批准磁共振机的商品化生产及临床应用，经过近30 年的发展，MRI 已经成为主要的医学影像手段之一。1985 年我国引进第一台磁共振机，现在已有超过 1000 台 MRI 设备在全国各地工作，目前医生们越来越认识到 MRI 在诊断各种疾病中的重要作用，其使用范围也越来越广泛。

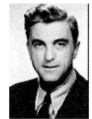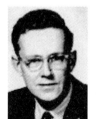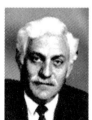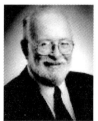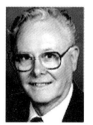

| Felix Bloch | Edward Purcell | Raymond Damadian | Paul Lauterbur | Peter Mansfield |

图 4.57　在 MRI 发展过程中作出巨大贡献的科学家

4.5.3.1　扩散对 MR 信号的影响

爱因斯坦方程将扩散系数与位移的 RMS（root mean square）联系起来。这表明，通过测量扩散粒子的条件概率分布中的方差，就能够直接推导出扩散率。使用MRI 测量该位移是切实可行的。MRI 仍然是迄今唯一能够测量水分子自扩散的方法。

在氢核 MRI 中，水分子是 MR 信号的源泉，因此，磁共振扩散成像得到的结果可以测量由于水分子的随机热运动引起的扩散。磁共振扩散成像结果反映了人体内水分子扩散的微观现象的宏观统计平均效果。

在 PGSE 方法中,扩散对 MRI 信号的影响可以用图 4.58 所示脉冲序列来说明。

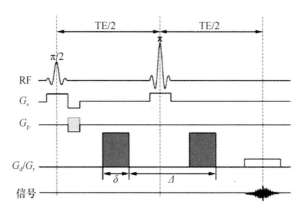

图 4.58　Stejskal-Tanner 脉冲梯度自旋回波序列

在以 ω_0 旋转的旋转坐标系中,假设扩散敏感梯度磁场沿 z 方向,某一自旋初始位置是 z_1,在第一个扩散敏感梯度期间积累的相移是:

$$\varphi_1 = \gamma \int_0^\delta \boldsymbol{G} \cdot z_1 \mathrm{d}t = \gamma \cdot G \cdot \delta \cdot z_1 \tag{4.115}$$

其中 γ 是磁旋比,单位是弧度/特斯拉。180° 激发脉冲后这个自旋的相移变为 $-\varphi_1$。

第二个扩散敏感梯度脉冲也会产生一个相移:

$$\varphi_2 = \gamma \int_\Delta^{\Delta+\delta} \boldsymbol{G} \cdot z_2 \mathrm{d}t = \gamma \cdot G \cdot \delta \cdot z_2 \tag{4.116}$$

其中 z_2 是第二个扩散敏感梯度期间自旋位置。两个扩散梯度过后自旋的净相位是:

$$\varphi = -\varphi_1 + \varphi_2 = \gamma \cdot G \cdot \delta(-z_1 + z_2) \tag{4.117}$$

对于静止的自旋,$z_1 = z_2$,那么两个扩散梯度后净相位是零(如图 4.59 所示);对于运动的自旋会产生了一个净相移 φ,它取决于两个扩散敏感梯度脉冲间隔时间 Δ 内自旋的位移,这一净相移影响了横向磁化矢量。净磁化矢量的大小等于各个分量的矢量和:

$$M = \mu \left| \sum_{j=1}^N \mathrm{e}^{\mathrm{i} \cdot \varphi_j} \right| \tag{4.118}$$

其中 μ 是单个自旋的磁化矢量,N 是样本中自旋的数目。或

$$\frac{M}{M_0} = \sum_{j=1}^N \mathrm{e}^{\mathrm{i} \cdot \varphi_j} \tag{4.119}$$

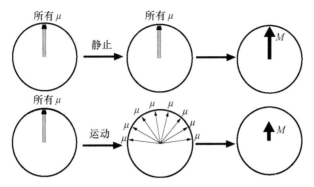

图 4.59 自旋运动引起的相散对横向磁化强度的影响

定义 $p(z_1|z_2,\Delta)$ 为初始位置在 z_1 点，经过时间间隔 Δ 后移动到位置 z_2 和 $z_2+\mathrm{d}z_2$ 之间的条件概率，那么横向磁化强度的衰减：

$$\frac{M}{M_0} = \int_{-\infty}^{\infty}\int_{-\infty}^{\infty} \mathrm{e}^{\mathrm{i}\gamma G\delta(z_2-z_1)} \times p(z_1 \mid z_2,\Delta)\mathrm{d}z_2\mathrm{d}z_1 \tag{4.120}$$

对于一维的自由扩散，根据 Fick 定律，条件概率是：

$$p(z_1 \mid z_2,\Delta) = \frac{1}{\sqrt{4\pi D\Delta}}\mathrm{e}^{\frac{-(z_2-z_1)^2}{4D\Delta}} \tag{4.121}$$

将方程（4.121）代入式（4.120），可得：

$$\frac{M}{M_0} = \mathrm{e}^{-\gamma^2 G^2 \delta^2 D\Delta} \tag{4.122}$$

其对数形式为：

$$\ln\left(\frac{M}{M_0}\right) = -\gamma^2 G^2 \delta^2 D\Delta \tag{4.123}$$

上式将测量得到的信号与扩散系数联系起来，这就是使用 NMR 测量扩散的理论基础。

以上推导过程没有考虑到两个扩散敏感梯度磁场持续期间（δ）自旋的扩散。若考虑到这一因素的影响，式（4.123）应改写为：

$$\ln\left(\frac{M}{M_0}\right) = -\gamma^2 G^2 \delta^2 D(\Delta - \delta/3) \tag{4.124}$$

为了简化式（4.124），引入 b 值：

$$b = \gamma^2 G^2 \delta^2 (\Delta - \delta/3) \tag{4.125}$$

这样，回波信号衰减表达式（4.124）可简化为

$$\ln\left(\frac{M}{M_0}\right) = -bD \tag{4.126}$$

4.5.3.2 通过 Bloch 方程研究磁共振扩散成像

Bloch 将物理量 **M** 引入核磁共振学，定义为单位体积内核磁化强度矢量。在

非平衡条件下,M 在磁场 B 中受到一个磁力矩:

$$L = M \times B \tag{4.127}$$

在此力矩作用下,运动方程是:

$$\frac{\mathrm{d}M}{\mathrm{d}t} = \gamma M \times (B_0 + B_1) \tag{4.128}$$

　　如果 B_1 加在 x 轴,其 $\omega = \omega_0$ 时,M 绕 B_1 进动,于是 M 会偏离平衡位置,出现横向分量 $M_\perp$。当 B_1 去除后 M 会向平衡状态恢复,即 $M_z \to M_0$,$M_\perp \to 0$(图 4.60)。Bloch 提出了"核弛豫"的概念:T_1 为纵向弛豫时间;又叫自旋-晶格弛豫时间;T_2 为横向弛豫时间,又叫自旋-自旋弛豫时间。Bloch 提出的"弛豫时间"概念使得对弛豫现象的描述非常简明。Bloch 假设 M 的运动受到两种力的支配:一种是磁力矩作用,另一种是弛豫力。于是,可以得到 M 的运动方程为:

$$\frac{\mathrm{d}M}{\mathrm{d}t} = \gamma(M \times B) - \frac{M_x i + M_y j}{T_2} - \frac{M_z - M_0}{T_1} k \tag{4.129}$$

　　方程(4.129)被称为 Bloch 方程,此方程提供了解释脉冲激发后 NMR 现象的最简单的模型,可以很好地解释磁化强度在磁场作用下的演化过程。

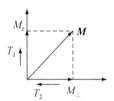

图 4.60　磁化强度的弛豫

　　Bloch 方程加入扩散项后可得:

$$\frac{\partial M}{\partial t} = \gamma(M \times B) - \frac{M_x i + M_y j}{T_2} - \frac{M_z - M_0}{T_1} k + D \nabla^2 M(r,t) \tag{4.130}$$

忽略弛豫项后得到:

$$\frac{\partial M}{\partial t} = \gamma(M \times B) + D \nabla^2 M(r,t) \tag{4.131}$$

设主磁场及梯度磁场沿 z 方向,则

$$B = G \cdot r\hat{z} \tag{4.132}$$

将 M 正交化得:

$$M_+ = M_x + \mathrm{i}M_y \tag{4.133}$$

将方程(4.132)及方程(4.133)代入方程(4.131),可得:

$$\frac{\partial M_+(r,t)}{\partial t} = -\mathrm{i}\gamma(r \cdot G)M_+(r,t) + D \nabla^2 M_+(r,t) \tag{4.134}$$

当样品的扩散系数 D 等于 0 时,方程(4.134)的解是:

$$M_+\,(\boldsymbol{r},t) = A\mathrm{e}^{-\mathrm{i}\gamma\boldsymbol{r}\int_0^t \boldsymbol{G}(t')\mathrm{d}t'} \tag{4.135}$$

当样品扩散系数 D 不等于 0 时，可令 $A \rightarrow A(t)$，将方程（4.135）代入式（4.134）可得到：

$$\frac{\partial A(t)}{\partial t} = \mathrm{e}^{-\mathrm{i}\gamma\boldsymbol{r}\int_0^t \boldsymbol{G}(t')\mathrm{d}t'} D\,\nabla^2 M_+\,(\boldsymbol{r},t) \tag{4.136}$$

可以解得：

$$\ln A(t) = -D\gamma^2 \int_0^t \mathrm{d}t'' \left[\left(\int_0^{t'} \boldsymbol{G}(t')\mathrm{d}t' \right) \cdot \left(\int_0^{t'} \boldsymbol{G}(t')\mathrm{d}t' \right) \right] + \ln A(0) \tag{4.137}$$

对于常规 Stejskal-Tanner 脉冲序列（图 4.58）可得：

$$\ln A_{\mathrm{ST}} = -D\gamma^2 G^2 \delta^2 \left(\Delta - \frac{1}{3}\delta \right) \tag{4.138}$$

一般将式（4.138）简化为：

$$\ln A_{\mathrm{ST}} = -Db \tag{4.139}$$

其中，

$$b = \gamma^2 G^2 \delta^2 \left(\Delta - \frac{1}{3}\delta \right) \tag{4.140}$$

b 值将多个实验参数整合在一起，是磁共振扩散实验中很重要的一个参数。

4.5.3.3　用 q 空间方法测量水分子的扩散

1988 年，Callaghan 等人在用 NMR 测量自旋微观运动的论文中首次提出 q 空间方法。它用位移的概率形式描述 NMR 扩散实验。$\boldsymbol{q}$ 是一个倒易空间（reciprocal spatial）矢量，其定义是

$$\boldsymbol{q} = \frac{\gamma}{2\pi}\int_0^t \boldsymbol{G}(t')\mathrm{d}t' \tag{4.141}$$

其中 γ 是质子磁旋比，$\boldsymbol{G}$ 代表产生扩散的梯度矢量。$\boldsymbol{q}$ 的国际单位为 m^{-1}，实用单位为 cm^{-1}。

Stejskal 和 Tanner 共同提出的脉冲梯度自旋回波（PGSE）法中，由扩散引起的信号衰减 $E(\boldsymbol{q},\Delta)$ 是：

$$E(\boldsymbol{q},\Delta) = \int\rho(r_0)\int P(\boldsymbol{r}_0 \mid \boldsymbol{r},\Delta)\mathrm{e}^{\mathrm{i}\gamma\delta\boldsymbol{q}\cdot(\boldsymbol{r}-\boldsymbol{r}_0)}\mathrm{d}r\mathrm{d}r_0 \tag{4.142}$$

可以引入平均传播函数：

$$\overline{P(R,\Delta)} = \overline{P(\boldsymbol{r}_0 \mid \boldsymbol{r},\Delta)} = \int\rho(r_0)P(\boldsymbol{r}_0 \mid \boldsymbol{r}_0 + R,\Delta)\mathrm{d}r_0 \tag{4.143}$$

这样式（4.142）可以改写为：

$$E(\boldsymbol{q},\Delta) = \int \overline{P(R,\Delta)}\mathrm{e}^{-\mathrm{i}2\pi\boldsymbol{q}R}\,\mathrm{d}R \tag{4.144}$$

由式（4.144）可知，在回波信号幅度与平均传播函数之间存在傅里叶逆变换关

系。这样回波信号相对于 q 空间进行傅里叶逆变换,可以得到平均传播函数 $\overline{P(R,\Delta)}$,即平均位移概率分布的轮廓(profile)。把该描述方法应用于扩散 MRI,利用信号衰减,通过计算扩散位移分布函数,就可以得到活体大脑中水质子自旋的扩散位移图(displacement imaging)。

q 空间分析结果所反映的结构信息的空间分辨率比传统 MRI 空间分别率(mm 量级)高数个量级。为保证研究结果反映自旋扩散的精度,q 空间方法要求尽量短的扩散敏感梯度持续时间 δ、尽量高的扩散敏感梯度强度 G 及尽量短的梯度磁场升高时间。所以,这一方法的临床应用较少。

4.5.4 磁共振扩散张量成像

4.5.4.1 扩散张量

水分子在生物组织中扩散会受到各种生物膜及大分子的影响,在各个方向上的表观扩散系数(ADC)是不同的,所以对各向异性的生物组织中水分子的扩散特性不能只用扩散系数 D 表示,必须引入扩散张量矩阵 $\hat{\boldsymbol{D}}$:

$$\hat{\boldsymbol{D}} = \begin{bmatrix} D_{xx} & D_{xy} & D_{xz} \\ D_{yx} & D_{yy} & D_{yz} \\ D_{zx} & D_{zy} & D_{zz} \end{bmatrix} \tag{4.145}$$

这样,Fick 第一定律可以改写为:

$$\boldsymbol{J} = -\hat{\boldsymbol{D}} \cdot \nabla C(\boldsymbol{r},t) = \begin{bmatrix} D_{xx} & D_{xy} & D_{xz} \\ D_{yx} & D_{yy} & D_{yz} \\ D_{zx} & D_{zy} & D_{zz} \end{bmatrix} \begin{bmatrix} \dfrac{\partial C}{\partial x} \\ \dfrac{\partial C}{\partial y} \\ \dfrac{\partial C}{\partial z} \end{bmatrix} \tag{4.146}$$

将扩散张量矩阵(4.145)式对角化,解方程

$$\det(\boldsymbol{D} - \lambda \boldsymbol{I}) = \begin{bmatrix} D_{xx} - \lambda & D_{xy} & D_{xz} \\ D_{yx} & D_{yy} - \lambda & D_{yz} \\ D_{zx} & D_{zy} & D_{zz} - \lambda \end{bmatrix} = 0 \tag{4.147}$$

可得到三个特征值(λ_1、λ_2 和 λ_3)和对应的特征矢量($\boldsymbol{\varepsilon}_1$、$\boldsymbol{\varepsilon}_2$ 和 $\boldsymbol{\varepsilon}_3$)。将特征值按照降序排列($\lambda_1 \geqslant \lambda_2 \geqslant \lambda_3$),$\lambda_1$ 是最大特征值。由于平行于纤维走向的扩散率比垂直于纤维的扩散率大,所以一般认为与最大特征值对应的特征矢量是神经纤维的走向。

经常用扩散椭球表示水分子扩散的各向异性,如图 4.61 所示。扩散椭球的偏心率提供了坐标原点处水分子扩散的各向异性程度和对称性的信息。

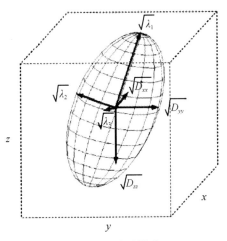

图 4.61　扩散椭球

扩散椭球的方程是：

$$\frac{x^2}{2\lambda_1 T_d} + \frac{y^2}{2\lambda_2 T_d} + \frac{z^2}{2\lambda_3 T_d} = 1 \tag{4.148}$$

从实验室坐标系看，扩散椭球描绘了纤维束走行方向；在纤维束坐标系看，沿正交方向水分子位移之间不相关。

4.5.4.2　扩散张量导出量

DTI 实验得到大量的数据，一般使用 DTI 导出量来揭示隐藏在这些数据中的信息，通过扩散张量矩阵的特征值可以得到多个导出量。

1. 扩散张量迹 TR(trace)

$$\mathrm{TR}(\hat{D}) = \lambda_1 + \lambda_2 + \lambda_3 \tag{4.149}$$

TR 是一个各向同性导出量，在一定程度上也反映了扩散椭球的大小，是旋转不变量。

2. 平均扩散率 MD(mean diffusivity)

平均扩散率是扩散椭球三个半径的平均值，也就是扩散张量矩阵三个特征矢量方向表观扩散系数的平均值，单位是 $\mathrm{mm^2/s}$。

$$\mathrm{MD} = \bar{\lambda} = \frac{D_{xx} + D_{yy} + D_{zz}}{3} = \frac{\lambda_1 + \lambda_2 + \lambda_3}{3} = \frac{\mathrm{TR}(D)}{3} \tag{4.150}$$

MD 与 DWI 得到的 ADC 类似，但 MD 是旋转不变量。当坐标系旋转时，MD 是不变量，与实验室坐标系的选择无关；而 DWI 的结果 ADC 是会随着扩散敏感梯度磁场方向变化，所以 MD 比 ADC 更准确可靠。

3. 相对各向异性 RA(relative anisotropy)

RA 是扩散张量矩阵特征值的方差与平均值的比值，或者说是三个正交方向扩散率的归一化的标准偏差。计算公式如下：

$$\text{RA} = \frac{\sqrt{(\lambda_1 - \lambda_2)^2 + (\lambda_2 - \lambda_3)^2 + (\lambda_1 - \lambda_3)^2}}{\sqrt{2}(\lambda_1 + \lambda_2 + \lambda_3)} \tag{4.151}$$

或

$$\text{RA} = \frac{\sqrt{6}}{6} \frac{\sqrt{(\lambda_1 - \bar{\lambda})^2 + (\lambda_2 - \bar{\lambda})^2 + (\lambda_3 - \bar{\lambda})^2}}{\bar{\lambda}} \tag{4.152}$$

4. 容积比 VR(volume ratio)

VR 等于扩散椭球的体积与半径为平均扩散率的球体的体积之比。

$$\text{VR} = \frac{\lambda_1 \lambda_2 \lambda_3}{\bar{\lambda}^3} = 27 \times \frac{\det(\hat{D})}{\text{TR}(\hat{D})^3} \tag{4.153}$$

5. 各向异性比值 FA(fractional anisotropy)

FA 是最常用的反映水分子扩散各向异性水平的导出量，是扩散张量的各向异性成分与整个扩散张量的比值，反映了扩散椭球的形状，或者说扩散椭球扁长的程度，是一个无量纲的量。FA 的计算公式是：

$$\text{FA} = \sqrt{\frac{3}{2}} \frac{\sqrt{(\lambda_1 - \bar{\lambda})^2 + (\lambda_2 - \bar{\lambda})^2 + (\lambda_3 - \bar{\lambda})^2}}{\sqrt{\lambda_1^2 + \lambda_2^2 + \lambda_3^2}} \tag{4.154}$$

或

$$\text{FA} = \frac{\sqrt{(\lambda_1 - \lambda_2)^2 + (\lambda_2 - \lambda_3)^2 + (\lambda_3 - \lambda_1)^2}}{\sqrt{2}\sqrt{\lambda_1^2 + \lambda_2^2 + \lambda_3^2}} \tag{4.155}$$

FA 的意义比较直观：对于各向同性扩散，$\lambda_1 = \lambda_2 = \lambda_3$，显然这时 FA=0；对于各向异性扩散，三个特征值不相等，所以 FA>0；如果一个方向的扩散比其他两个方向强得多（即 $\lambda_1 \gg \lambda_2 \approx \lambda_3$），FA 近似等于 1。FA 的取值范围是[0,1]，其值越大，表示扩散的各向异性越强。

6. 各向异性指数 AI (anisotropy index)

AI 是 VR 指标的另一种表达形式，VR 等于椭圆的体积与半径为平均扩散率(MD)的球体积之比。

$$\text{VR} = \frac{V_{\text{ellipsoid}}}{V_{\text{sphere}}} = \frac{\frac{4}{3}\pi\lambda_1\lambda_2\lambda_3}{\frac{4}{3}\pi\bar{\lambda}^3} = \frac{\lambda_1\lambda_2\lambda_3}{\bar{\lambda}^3} \tag{4.156}$$

由于 VR 是随着各向异性的增加而降低，为了使各个指标的意义具有一致性，常定义 AI=1−VR，这样 AI 就随着各向异性的增加而增加。

7. 归一化的特征值比值 ER(normalized eigenvalue ratio)

$$\text{ER} = \frac{\lambda_1 - \lambda_3}{\lambda_1} \tag{4.157}$$

8. 特征值标准偏差 SD(standard deviation)

$$\mathrm{SD} = \frac{1}{\sqrt{6\lambda}} \sum_{j=1}^{3} \sqrt{(\lambda_j - \bar{\lambda})^2} \qquad (4.158)$$

4.5.5 磁共振波谱成像

核磁共振谱（MRS）是可无创地获得活体内生化参数定量信息和诊断信息的唯一技术。例如，磷（^{31}P）谱能提供细胞能量状态、细胞内 pH 以及磷脂代谢的信息；而水抑制质子谱能提供各种代谢中间产物如氨基酸和乳酸浓度的定量信息。随着临床 MRI 设备的激增，发展 MRS 作为一个临床诊断技术愈来愈实际可行。虽然 MRI 和 MRS 都基于类似的基本原理，但毕竟是两种技术，其间有些重要差别。对临床医生来说，MRI 得到一个解剖图像，而 MRS 得到定量的化学信息。对物理学家来说，两种技术的根本差别在于，MRI 中的信号是在磁场梯度存在情况下采集的，而 MRS 中的信号是在均匀磁场中采集的。其实，磁共振谱成像（MRSI）的发展已经使两者的界限变得模糊起来。谱成像是以成像的格式提供代谢信息。

4.5.5.1 基本原理

根据核磁共振条件：$f_0 = \frac{\gamma}{2\pi} B_0 = \Gamma B_0$，可知 NMR 信号频率由原子核的磁旋比 $\frac{\gamma}{2\pi}$ 和它所在处的磁场强度确定，原子核样品处的磁场主要决定于外磁场 B_0。由于同一种核的 Γ 值都相同，因此，分子中同一种核或不同分子中的同种核都受到同样的磁场 B_0，那么就只有一个 NMR 频率，对应一条谱线。然而，实际情况并非如此。原子核所在处的磁场强度也是核周围电子的函数，并且受到近邻原子的电子的影响，如自旋-自旋耦合。即，包围原子核的电子（e^-）以及邻近原子核的电子也绕外磁场 B_0 进动（电子带负电，也有自旋磁矩 μ，在外磁场中也受磁力矩作用），结果产生一个局部磁场，叠加到 B_0 上，这样，电子与外场相互作用改变了核所在处的磁场，因而与原来的共振频率相比有微小的移动。这种共振频率的改变显然与核所处的化学环境有关，于是称其为"化学位移（chemical shift）"。

化学位移定义为：

$$\delta = \sigma_{\mathrm{ref}} - \sigma_i = \frac{B_i - B_{\mathrm{ref}}}{B_0} = \frac{f_i - f_{\mathrm{ref}}}{f_0} \qquad (4.159)$$

式中 δ 无量纲，不依赖于外场 B_0，对描述分子结构很方便，通常以 ppm 为单位。通常情况下，选择的参考物质具有最大的屏蔽常数 σ_{ref}，以使大部分化学位移值为正值。在核磁共振谱中，频率增加的方向（习惯上在谱图中向左）和屏蔽常数增加的方向正相反，如图 4.62 所示，参考频率设为 0 ppm。应当指出，化学位移并不限于质子,其他共振核都有。

化学位移的存在使得可以探测给定蛋白质中各种具体的质子信号、腺苷三磷酸(ATP)中不同的磷信号以及中间代谢产物中各种不同的碳信号。

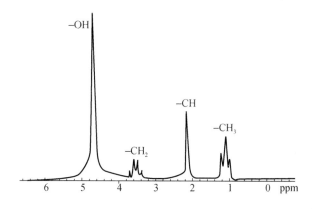

图 4.62   质子核磁共振谱

由水、乙醇、丙酮组成的混合物,用 1.5T 全身扫描器采集。质子共振谱线按其化学位移:水的[—OH]在 4.7 ppm(左边)、乙醇的[—CH$_2$]在 3.5 ppm,丙酮的[—CH]在 2.2 ppm,乙醇的[—CH$_3$]在 1.1 ppm。高度屏蔽的质子在 0 ppm。注意,乙醇的[—CH$_2$]和[—CH$_3$]分别分裂为 4 条和 3 条共振线,是自旋-自旋相互作用的结果

4.5.5.2   数据采集方式

化学位移反映物质深层次的化学信息,它产生的 MR 频率变化很小,因而,要求外磁场 B_0 的均匀度很高。否则,因场均匀度不够高时会引起 MRS 共振峰加宽,以致对应不同化学基团中同种核的峰无法区分开,从而化学位移信息会被淹没掉。与 MRS 不同,MRI 不用化学位移信息,只用水质子信号成像,且常需要抑制脂肪的化学位移信号,有时要分别探测水和脂肪信号。另一方面,MRS 要求极好的磁场均匀性,与 MRI 使用的读梯度磁场不相容。还有,为达定位目的,在 RF 激发时仍需加场梯度脉冲,当场梯度关闭后,其涡流仍持续一段时间,这也会破坏主磁场的均匀性。针对以上分析,MRS 技术要求用短 RF 脉冲激发核自旋,接着采集 FID 信号,对采得的数据进行一维傅里叶变换就得到了谱。

4.5.5.3   分析参数

(1) 待求共振峰的中心频率:用共振频率保持不变的标准物质的峰作参考;

(2) 峰高;

(3) 线宽(FWHM);

(4) 峰面积(与横轴之间包围的);

(5) 峰形状:洛伦兹形,高斯形,或两者的结合,峰是否对称;

(6) 共振的多重性:由自旋-自旋耦合引起,以致共振可能分裂为几个峰(例如

双峰或三峰等）。

4.5.5.4 常用技术与脉冲序列

1. PRESS 方法

PRESS（point-resolved spectroscopy）技术也称点分辨谱定位法，它由 90°-180°-180°脉冲和三个正交梯度组成（见图 4.63）。通常情况下，从第二个回波开始采集信号，且只采回波的后半部分。信号只由一个大体元贡献。PRESS 技术中所遇到的困难是要求 180°脉冲既要选层又要重聚，担任双重任务。这样的脉冲称为绝热脉冲，已经设计出来，并且 PRESS 技术已经成功地用于人体中定域质子 MRS。还应说明，PRESS 还须与水抑制技术结合使用。对活体定域^{1}H MRS 来说，PRESS 是基本序列，应用很广泛。

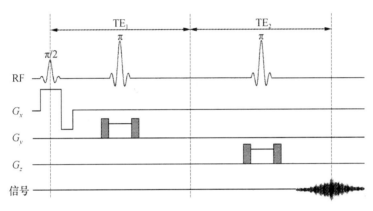

图 4.63 PRESS 序列示意图

2. STEAM 定位技术

STEAM（stimulated echo acquisition mode）定位技术即受激回波采集模式，已成功地用于质子谱。STEAM 由三个 90°选层脉冲组成，各个脉冲都是在正交梯度存在时相继加到样品上（见图 4.64）。于是，在三个层面相交处的一个体元内（VOI）产生受激回波（STE）信号。该序列有一个问题，即第三个 90°脉冲选择的整个层面内会贡献不想要的 FID 信号。STE 只产生于三个正交层面相重叠的一个小体积内，通常 STE 比上述 FID 小。为了去掉不想要的大 FID 信号并使小 STE 最大，于第三个 90°脉冲之后在 x、y 轴上分别加梯度矩形为选层梯度 G_x、G_y 之一半的梯度。这两个梯度矩形对 STE 来说起到聚相补偿作用，对 FID 来说起散相消除的作用。z 轴的聚相梯度则插在第一、二个 90°脉冲之间。这样，就可得到所选体积内的谱。

STEAM 序列产生的受激回波只有 VOI 内可能的信号的一半（即 STEAM 实验的效率只有 50%）。由于 STEAM 是回波方法，不太适合于观察短 T_2 值的核，比如^{31}P，一般来说，质子的 T_2 值比^{31}P 的 T_2 值长得多。因此，STEAM 技术主要

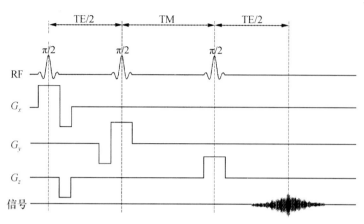

图 4.64　STEAM 定位技术示意图

用于定域的质子 MRS。

　　把 STEAM 和 PRESS 相比较,在回波时间 TE 相同时,STEAM 引起的 J 调制只有 PRESS 方法的一半。通常建议 PRESS 方法用于长回波时间 TE=135~270 ms,而 STEAM 在短 TE=10~30 ms 下显示出更大的优越性。

　　3. 抑制水峰的方法

　　活体中组织水浓度比代谢物的质子浓度大几个量级,所产生的信号也大得多。由于 MRI 的接收机增益动态范围有限,必须抑制水峰,才有可能观察到微弱的代谢信号。常用 CHESS(chemical-shift-selective)方法抑制水峰。

　　大部分 CHESS 技术是使用一个窄带频率选择性 90°RF 脉冲激发水峰,接着用一强梯度破坏掉水信号,即把水质子磁化强度饱和掉,之后可激发测量代谢物的质子 MR 谱。也可以躲开水的频率,使激发频谱中不包含水的频率成分,只激发代谢物的质子进行谱测量。绝热脉冲配合表面线圈抑制水峰的技术有 SSAP、BIRI-ANI、BISTRO 和 SWAMP,以及可用于人体的改进的 m-SWAMP。

　　4. 选择性抑制脉冲技术

　　定位后选择的谱区域边缘的锐、钝与 RF 脉冲密切相关。传统的外体积抑制(OVS)脉冲比 sinc 脉冲虽有显著改进,但仍不够理想。Le Roux 等人对 OVS 脉冲进行最佳化,提出 VSS(very selective saturation)脉冲并应用到心脏成像。由于 VSS 脉冲的通带比 OVS 脉冲宽得多,化学位移误差就大为降低,见图 4.65。

　　在 PRESS 定位序列中,通常把 VSS 脉冲插在 CHESS 脉冲和 PRESS 序列的 90°选择性脉冲之间。在脑 3D MRSI 中用 VSS 脉冲降低脂肪污染是显著的,见图 4.66(a);在前列腺癌 3D MRSI 研究中用 VSS 脉冲最小化水和脂肪污染也是显著的,见图 4.66(b)。

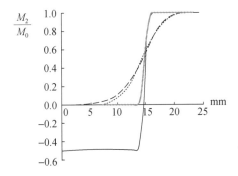

图 4.65　VSS 脉冲和其他 OVS 脉冲的比较

3ms 90° VSS 脉冲(粗线)、120° VSS 脉冲(细实线)、5ms SLR 最佳 OVS 脉冲(点虚线)和 4-叶 sinc-Gauss 脉冲(短划线)的理论抑制轮廓。VSS 脉冲能提供锐的边缘

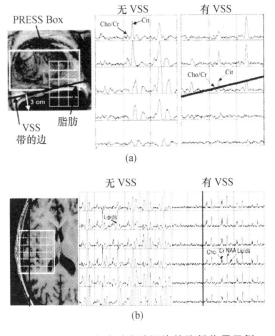

图 4.66　VSS 脉冲对脂肪污染的降低作用示例

参 考 文 献

[1] Fullerton G D,Zagzebski J A. Medical Physics of CT and Ultrasound: Tissue Imaging and Characterization. New York:American Institute of Physics,AAPM Monograph 6,1980.

[2] Ning R,Conover D,Chen B,et al. Flat panel detector-based cone beam volume CT breast

imaging：Phantom and specimen study. Proc SPIE,2002,4682:218—227.

[3] Hounsfield G N. Computerized transfers axial scanning (tomography)：Part I. British Journal of Radiology,1973,46:1006—1022.

[4] 赫尔曼 G T. 由投影重建图像——CT 的理论基础. 北京:科学出版社,1985:25—38.

[5] 田捷,等. 医学影像处理与分析. 北京:电子工业出版社,2003:10—12.

[6] 赵强. 医学影像设备. 上海:第二军医大学出版社,2000:47—56.

[7] Jiang Hsieh. Computed tomography principles design artifacts and recent advances. USA, 2003,1—13.

[8] Bai B, Li Q, Holdsworth C H,et al. Model-based normalization for iterative 3D PET image reconstruction. Phys Med Biol,2002,47(15):2773—2784.

[9] Beyer T, Townsend D W, Brun T,et al. A combined PET/CT scanner for clinical oncology. J Nuc Med,2000,41(8):1369—1379.

[10] Iwata K, Kwon S I, Hasegawa B H, et al. Description of a prototype combined CT-SPECT system with a single CdZnTe detector. Conference Record of 2000 IEEE Nuclear Science Symposium and Medical Imaging Conference, Lyon, France.

[11] Kinahan P E, Townsend D W, Beyer T, et al. Attenuation correction for a combined 3D PET/CT scanner. Med Phys,1998,25:2046—2053.

[12] Paulus M J, Sari-Sarraf H, Gleason S S, et al. A new X-ray computed tomography system for laboratory mouse imaging. IEEE Trans Nuc Sci,1999,46(3):558—564.

[13] Andrew Leonard Goertzen. Development of a combined microPET and microCT system for mouse imaging. University of California, Los Angeles, 2003.

[14] Gambhir S S. Molecular imaging of cancer with positron emission tomograph. Nature Reviews Cancer, 2002,2(9):683—693.

[15] Astrid A M, Adriaan A L. In vivo imaging as a pharmacodynamic marker. Clinical Cancer Research, 2013, 20(10):2569—2577.

[16] Alexander Vyacheslavovich Stolin. Dual modality CT/SPECT scanner for small animal imaging. A dissertation presented to the Graduate Faculty of the University of Virginia in Candidacy for the Degree of Doctor of Philosophy. University of Virginia, 2007.

[17] Gupta R, Cheung A C, Bartling S H, et al. Flat-panel volume CT：Fundamental principles technology and applications. Radio Graphics,2008,28(7):2009—2022.

[18] Ross W, Cody D D, Hazle J D. Design and performance characteristics of a digital flat-panel computed tomography system. Med Phys,2006,33(6):1888—1901.

[19] Sweency D W. Radiation gage imaging for nondestructive testing applications. University of California,1974,UCRL—51641.

[20] Kruger R P, London J R. The industrial use of filtered back projection and maximum entropy reconstruction algorithm. Mater Eval,1982,40:1285—1289.

[21] Reimers P, Gilboy W B, et al. Recent development in the industrial application of computerized tomography with ionizing radiation. NDT International,1984, 197—207.

[22] Reimers P, Gilboy W B, Goebbels J. Recent development in the industrial application of computerized tomograph with ionizing radiation. NDT International, 1984, 17(4):197—207.

[23] Wen J, Li T, Liang Z. Ray-driven analytical fan-beam SPECT reconstruction with non-uniform attenuation with variable focal-length fan-beam collimators. IEEE Intl Sym on Biomedical Imaging,2002,2:731—735.

[24] Anger H O. Scintillation camera. Rev Sci Instrum,1958,29:27—33.

[25] Gray R M, Macovski A. Maximum a posteriori estimation of position in scintillation cameras. IEEE Trans on Nucl Sci,1976,23:849—852.

[26] Regers W L, et al. Experimental evaluation of a modular scintillation camera for SPECT. IEEE Trans on Nucl Sci,1989,36:1122—1126.

[27] Joung J, et al. Implementation of ML based positioning algorithms for scintillation cameras. IEEE Trans on Nucl Sci,2000,47(3):1104—1111.

[28] Cao Wentian, et al. Centroid 3D maximum likelihood positioning algorithm for scintillation gamma camera. Chinese Journal of Medical Physics,2006,23(2):85—88.

[29] Joung J,et al. cMiCE: A high resolution animal PET using continuous LSO with a statistics based positioning scheme. Nuclear Instruments and Methods in Physics Research,2002,489 (A):584—598.

[30] Yong Hyun Chun, et al. Evaluation of maximum likelihood position estimate with Poison and Gaussian noise models in a small gamma camera. IEEE Trans on Nucl Sci,2004,51(1): 101—104.

[31] Pouliot N,et al. Maximum likelihood positioning in the scintillation camera using depth of interaction. IEEE Trans on Nucl Sci,2001,48(3):715—719.

[32] Paul Vaska,et al. Virtual PMTs: Improved centroid positioning performance near the edges of a gamma camera detector. IEEE Trans on Nucl Sci,2001,48(3): 645—649.

[33] Shepp L A,et al. Maximum likelihood estimation for emission tomography. IEEE Trans Med Imaging,1982,1:113—121.

[34] Hudson H M,Larkin R S. Accelerated image reconstruction using ordered subsets of projection data. IEEE Trans Med Imaging Dec,1994,13:601—609.

[35] Ramesh G R, Srinivasa N, Rajgopal K. An algorithm for computing the discrete Radon transform with some applications. TENCON 1989 Fourth IEEE Region 10 International Conference, 22—24 Nov,1989:78—81.

[36] Bracewell R N,Riddle A C. Inversion of fan-beam scans in radio astronomy. The Astorophys J,1967,150:427—430.

[37] Ramachandran G N,Lakshminarayanan A V. Three-dimensional reconstruction from radiographs and electron micrographs: Application of convolutions instead of Fourier transforms. Proc Nat Acad Sci,1971,68(9):2236—2240.

[38] Kim K I,et al. Inversion for the attenuated Radon transform with constant attenuation. IEEE

Trans on Nucl Sci,1984,31(1):538—542.

[39] Gabor T Herman,Lorraine B Meyer. Algebraic reconstruction techniques can be made computationally efficient. IEEE Trans Med Imag,1993,12(3):600—609.

[40] Jens Gregor,Thomas Benson. Computation analysis and improvement of SIRT. IEEE Trans Med Imag,2008,27(7):918—924.

[41] Powell M J D. Restart procedures for the conjugate gradient method. Mathematical Programming,1977,12:241—254.

[42] Anderson J M M, Mair B A, Rao M, et al. Weighted least-square reconstruction methods for positron emission tomography. IEEE Trans Med Imag,1997,16:159—165.

[43] Rockmore A J,Macovski A. A maximum likelihood approach to emission image reconstruction from projections. IEEE Trans on Nucl Sci,1976,3(4):1428—1432.

[44] 安继刚,等. 一种大型客体数字辐射成像检测装置. 中国,99110836,公开号:CN 1242519A.

[45] 庄天戈.CT 原理与算法. 上海:上海交通大学出版社,1992:31—37.

[46] 豪托贾维 P. 正电子湮灭技术. 何元金,郁伟中,译. 北京:科学出版社,1983.

[47] Eisberg R,Resnick R. Quantum Physics of Atoms Molecules Solids Nuclei and Particles. 2nd ed. New York:John Wiley & Sons,1985:43—47.

[48] 唐孝威,主编. 核医学和放射治疗技术. 北京:北京医科大学出版社,2001:60.

[49] 孟烈.PET 发展的技术现状及展望. 核电子学与探测技术,1998,18(6):460—466.

[50] 刘华锋,鲍超,渡边光男,等.PET 用新型深度编码探测器设计. 光子学报,2000,29(6):564—567.

[51] Liang Zhengrong,Bao Shanglian,You Jiangsheng,et al. Progress on the development of high special resolution imaging techniques in nuclear medicine. 中国医学物理学杂志,2000,17(4):193—196.

[52] 田嘉禾,主编. 正电子发射体层显像(PET)图谱. 北京:中国协和医科大学出版社,2002:34—46.

[53] 潘中允,主编. 临床核医学. 北京:原子能出版社,1999:86—87.

[54] 李少林,主编. 核医学. 北京:人民卫生出版社,2002:13—14.

[55] 全红,包尚联. 集成神经胶质瘤功能成像的信息于放疗计划之中. 自然科学进展,2003,13(7):673—678.

[56] 陈英茂,田嘉禾.PET 显像中的校正技术. 中华核医学杂志,2002,22(6):382—384.

[57] Frederic H,Fahey D S C. Positron emission tomography instrumentation. Radiol Clin North Am,2001,39:919—929.

[58] 陈盛祖. 医用高能正电子成像. 国外医学:放射医学核医学分册,1998,22(3):97—102.

[59] 隋帮森街,等. 神经系统磁共振诊断学. 北京:北京宇航出版社,1990.

[60] 陈星荣,等. 介入放射学. 上海:上海医科大学出版社,1989.

[61] Felix Wehrli, James R Macfall, Thomas H Newton. Parameters Determining the Appearance of NMR Images. GE Company,1993.

[62] 樊明武. 正电子发射断层照相(PET)的特色与应用. 物理,1997,26(7):424—426.

[63] 管一晖,左传涛. PET 在垂体瘤诊断中的应用. 国外医学:放射医学核医学分册,2001, 25(1): 7.

[64] 于甬华,于金明. 正电子发射型计算机断层显像在肿瘤临床中的应用. 中华肿瘤杂志, 2003,25(6):615—617.

[65] 付占立,王荣福. FDG PET 显像的定量及半定量分析. 中华核医学杂志,2004,24(5): 313—317.

[66] 俎栋林. 核磁共振成像学. 北京:北京大学医学出版社,2004.

[67] 赵喜平. 磁共振成像系统的原理及其应用. 北京:科学出版社,2000.

[68] 张启仁. 量子力学. 北京:高等教育出版社,1993.

[69] 钱勇先. 基于 K-空间任意采样轨迹的磁共振图像重建理论及其应用研究. 博士学位论文, 华中科技大学,2002.

[70] David E Rourke. Selective Pulses in NMR. St John's College and Department of Biochemistry. Cambridge University,1992.

[71] Slichter C P. Principles of Magnetic Resonance. Third Edition. Springer-Verlag, 1990.

[72] Carlson J W. Exact solutions for selective-excitation pulses. J Magn Reson, 1991,94:376— 386.

[73] Meyer C H, Hu B S, Nishimura D G, et al. Fast spiral coronary artery imaging. Magn Reson Med,1992,28(2):202—213.

[74] Stehling M K, Turner R, Mansfield P. Echo-planar imaging: Magnetic resonance imaging in a fraction of a second. Science,1991,254(5028):43—50.

[75] Mansfield P, Morris P G. NMR Imaging in Biomedicine. New York: Academic Press, 1992.

[76] Barratt C,Fackerell E D ,Rosenfeld D. The application of spinors to solving the Bloch equations. J Magn Reson,1989,85:35.

[77] Altmann S L. Rotations Quaternions and Double Groups. Oxford:Oxford University Press, 1986.

[78] Torrey H C. Bloch equations with diffusion terms. Physical Review, 1956,104:563—565.

[79] Callaghan P T, Eccles C D, Xia Y. NMR microscopy of dynamic displacement: K-space and q-space imaging. J Phys E: Sci Instrum,1988,21:820—822.

[80] Mitra P P, Halperin B J. Effects of finite gradient-pulse widths in pulsed field-gradient diffusion measurements. J Magn Reson,1995,113:94—101.

[81] Basser P J, Mattiello J, Le Bihan D. Estimation of the effective self-diffusion tenser from the NMR spin echo. J Magn Reson,1994,B103:247—254.

[82] Denis Le Bihan, Jean-Franc, et al. Diffusion tensor imaging: Concepts and applications. Journal of Magnetic Resonance Imaging,2001,13:534—546.

[83] Hahn E L. Spin echoes. Phys Rev,1950,80(4):580—594.

[84] Sara M McMurry. Quantum Mechanics. London:Addison-Wesley Publishing Company Inc, 1994.

[85] Donald W McRobbie, Elizabeth A Moore, Martin R Prince. MRI from Picture to Proton. Cambridge:Cambridge University Press,2003.

[86] Muller-Lisse U G,Vigneron D B,Hricak H,et al. Localized prostate cancer: Effect of hormone deprivation therapy measured by using combined three-dimensional ^{1}H MR spectroscopy and MR imaging: Clinicopathologic case-controlled study. Radiology,2001,221:3800.

[87] Kurhanewicz J,Vigneron D B,Hricak H,et al. Prostate cancer: Metabolic response to cryosurgery as detected with 3D H-1 MR spectroscopic imaging. Radiology,1996,200:489—496.

第 5 章　PET/CT

5.1　引　　言

　　人体的生理和脑认知成像都属于功能影像的范畴,功能区需要在高空间分辨率的解剖学结构图像上定位。PET 影像形成的对比度是正电子发射体的药物浓度的分布,它的对比度随时间的变化代表了这些药物在脏器、组织和细胞内代谢的规律,是医学影像发展史上的第一种功能成像设备。功能信息只有在解剖学影像上定位之后,才有利于对病理和生理过程进行分析。为了保证分析的准确,首先必须把事件发生的位置和对比度变化的解剖学位置搞准确,就是把功能影像配准到解剖学结构影像的过程。配准和融合是目前医学影像必不可少的工具。

　　至少有两种方法实现上述目标,即无论是两个独立的扫描仪通过病人床实现的分机扫描,还是两个设备完全连接在一起形成一个联合设备,都是在按照时间顺序先后扫描但是基本上采集连续的数据,并通过后处理的方法实现图像配准和融合;合机的联合采集,为 PET 和 CT 同时对病人扫描。但是,这是很难实现的,原因是 CT 扫描快,PET 扫描慢,不同步。而两个设备同时扫描会造成新的伪影,使图像质量下降,没有任何好处。现在世界上还没有完全相同时空上的数据采集和在这种采集条件下的数据分析。

　　最早的多模态数据采集都是分机、分时进行的。即通常首先用 CT 在一定的解剖学结构范围内扫描病人,对病灶进行定位,然后在 CT 影像确定的范围内进行 PET 扫描。因为是分机分时进行的扫描,也是分开进行图像重建,只是在同一个坐标系内,根据生理和解剖学上的信息,把两种模态的信息整合在一起。在这种层面上,病人在同一个扫描床上进行顺序扫描时,先扫 PET 还是先扫 CT 其实是无所谓的,不是本质问题,通常 CT 扫描需要的时间短,而 PET 扫描的时间长一些。至于把两个模态的设备放置在扫描床的同一端,还是放置在扫描床的两端,更不是本质上的差别,只要病人在扫描的过程中位置尽可能不动,那么这两种摆放方式都是可以的。无论哪种情况下实现的双模态扫描,除了扫描期间病人的位置尽可能不动外,后处理中根据生物学标记或者通过扫描床的特定位置上设置对双模态都敏感的标记点,在图像上作标记,对后处理中图像配准和融合的准确性都是非常重要的,对精细结构的配准和融合尤其如此。

　　在 PET/CT 双模态设备中,PET 属于发射型成像设备,图像的边缘模糊,空间分辨率差,基于像素的图像统计误差较大。误差主要来源于三个方面:① 受到物理理论的限制,PET 必然存在不可克服的误差,包括:正电子慢化过程的飞行距离及正负电子湮没发射的光子非完全 180°发射;② 探测器晶体切成的小晶体块载面不能无限小;③ 其他因素,包括光电倍增管或者其他电子信号放大器件的信噪比、晶体中事件的统计误差和事件检测的不准确性,主要是偶然符合事件不可忽略,对结果影响比较大。

　　解决 PET 空间分辨率低的技术路线之一是减小探测器元件的尺寸,每个成像单位内探测器元件至少达到 3 mm 或者 3 mm 以下,每个探测器模块中的探测器元件的数目达到 64×64 个。把探测器分成上下两层,通过延迟符合限定入射 γ 光子的方向,减少散射造成的偶然符合数量等技术的采用,已经大大提高了 PET 成像的信噪比和空间分辨率。前面说到的非完全 180°发射,以及正电子在湮灭前的慢化过程中的扩散是不可克服的两个物理极限,是进一步提高 PET 空间分辨率不可逾越的障碍。但是,由于 PET/CT 的发明,可以将 PET 与高空间分辨率的影像整合在一起,利用 CT 对 γ 射线在人体内的散射和衰减进行校正,已经显著提高了 PET 图像的对比度,改善了诊断准确率和对疗效的评估效力。2001 年世界上第一台 PET/CT 在瑞士苏黎世大学医学院建成,第二年我国便引进了第一台 PET/CT 设备。截至 2011 年,我国共有 PET/CT 设备约 130 台,与之配套的加速器 90 余台。PET/CT 不是两台设备简单地装在一个机架上,而是两台设备有机的结合(图 5.1)。

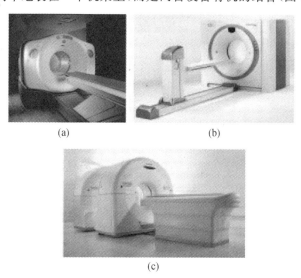

(a)　　　　　　　　　　　　(b)

(c)

图 5.1　PET/CT 机型

(a) GE 公司的 Discovery ST/LS;(b) Simens 公司的 Biograph HS/HR;

(c) Philips 公司的 Gemini,双子座

5.2 PET/CT 的优势

  PET 可以提供低分辨率的功能信息,CT 可以提供高分辨率的解剖结构图像。PET/CT 将功能信息与高分辨率的解剖图像有机地结合起来,一次检查就可以得到患者同一解剖部位的功能与解剖图像。与单独使用 PET 或 CT 比较,PET/CT 可使用 CT 与 PET 的互补信息,显著提高诊断准确率,降低单纯 CT 或 PET 检查出现的假阳性及假阴性(图 5.2)。自 2002 年引进 PET/CT 至 2011 年,我国已经积累了近百万病例,其中肿瘤的鉴别诊断占 90% 以上。

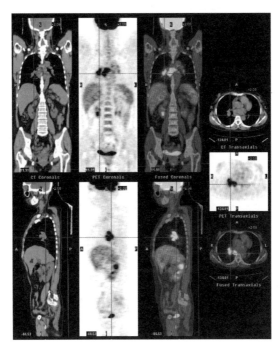

图 5.2 PET 与 CT 图像的配准与融合

  在肿瘤诊断方面,PET/CT 可以发现并准确定位早期肿瘤,鉴别肿瘤的良恶性,确定治疗计划,监控恶性肿瘤患者治疗后的反应等。PET/CT 在早期肺癌诊断方面的表现十分突出。早期肺癌多表现为肺部单发结节,对其进行准确的良恶性鉴别非常重要,CT 主要依靠形态学特点进行诊断,但相当多的形态学特征因素交叉存在于良恶性结节中,仅靠形态学手段无法进行定性诊断,多数结节通过随访排除了恶性嬗变的诊断。PET/CT 具有 PET 及 CT 的双重优势,对早期肺癌诊断灵敏度、特异性和准确性都可超过 90%。

  在肿瘤治疗方面,可以确定放疗的生物靶区,评估放化疗及手术治疗的效果。

采用 PET/CT 可以结合肿瘤组织形态学和分子生物学对肿瘤病灶定位,方法更精确科学,可更好地完成肿瘤的三维适形和调强放射治疗。使用 PET/CT 可以对放疗的效果进行监测,根据疗效改变放疗计划。

在心血管疾病诊断方面,PET/CT 可以确定心肌的存活性及相应的供血血管情况,可以完成冠状动脉软斑显像、心肌血流灌注和心肌代谢显像,为冠状动脉搭桥、支架提供诊断信息。其中 ^{18}FDG 心肌代谢显像是评价心肌细胞活力的金标准。PET/CT 检查另外通过心肌受体显像可以得到更精确的定量信息,深入分析心肌所处状态,对充血性心力衰竭及心脏移植有非常重要的意义。

在脑部疾病的诊断方面,PET/CT 对脑血流及代谢相关疾病的诊断有很大的优势,如癫痫、老年痴呆、一过性脑缺血、基底节病变等。在急性缺血性卒中方面,PET/CT 检查有助于判断缺血半暗带,制定个性化的溶栓治疗时间窗。PET/CT 可以诊断早老性痴呆,探测脑内多种受体的分布、密度及亲和力,诊断帕金森综合征和精神抑郁症,评价药物治疗效果等。

PET/CT 在医学研究方面有很大的优势。专门用于小动物的 PET 与 CT 组合可用于研究活体小动物的生理、病理、分子生化过程、遗传学和微生物学过程,还可以进一步进行基因疾病研究。小动物 PET/CT 使现代医学基础研究获得了质的飞跃。

作为核医学成像目前最先进的成像设备,PET 使用的放射性同位素都是人体生理代谢过程中必需的核素,所以很容易根据需要制成各种能够参与人体生理过程的 PET 药物(表 5.1)。这是 PET 被广泛接受作为临床诊断工具的重要原因。

表 5.1　常用的肿瘤 PET 显像剂

原理	PET 显像剂
葡萄糖代谢	^{18}FDG, ^{11}C-Glu
氨基酸代谢	^{11}C-MET, ^{11}C-TYR, ^{18}F-FET
癌基因表达	^{11}C-FLT, ^{18}F-氟脱氧尿嘧啶
乏氧	^{18}F-FMISO, ^{18}F-FAZA, ^{18}F-HX-4
血管形成	$H_2^{18}O$, ^{62}Cu-PTSM
抗原表达	^{64}Cu-抗体, ^{124}I-抗体
生长抑素受体	^{18}F-octreotide(奥曲肽)

放射性同位素及其在人体内的生化过程,可以提供需要诊断的脏器或者组织疾病或者神经活动的生理过程的信息。在这些基本化合物的基础上,进一步合成满足诊断需要的各种 PET 药物,是 PET 发展的重要领域。在从国外购买的 PET 商品中,放射性同位素和相应的简单化合物是在和加速器靶连接在一起的放射性化合物自动合成装置中合成的,但是特殊需要的放射性药物的合成和其他新药的

合成一样,需要专门的研究和发展过程才能完成。不仅如此,由于放射性纯度、放射性比度以及半衰期等的要求和化学稳定性的要求,放射性新药的研发比普通药物具有更大的难度,是 PET 应用今后需要重点发展的领域。但是,由于这些药物的使用范围有限,主要是用户不多,开发费用高,厂家不一定愿意投资开发这些新药。这是 PET 新药开发的现状。

5.3　PET/CT 的组成及工程流程

　　PET/CT 系统由分离的 PET 系统及 CT 系统组成,PET/CT 的结构与工作原理与专用型 PET 及 CT 相同。PET/CT 系统一般是 CT 在前、PET 在后,两台设备可装在同一个机架上,也可分别装在两个机架上。后者的优点是可以分别移动。

　　检查时将已经注射示踪剂(一般是[18]FDG)的病人先由检查床送入 CT,首先扫CT 定位像以确定 PET/CT 检查的部位及扫描范围,然后进行 CT 扫描得到各断层图像及 CT 衰减校正图。完成 CT 扫描之后,检查床继续前进将病人送入 PET进行扫描。CT 及 PET 得到的图像通过专用的软件配准融合在一起,就得到PET/CT 图像。PET/CT 的工作流程见图 5.3。

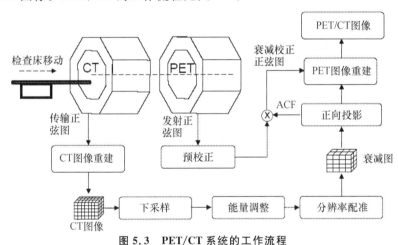

图 5.3　PET/CT 系统的工作流程

(H Zaidi. Optimisation of whole-body PET/CT scanning protocols. Biomed Imaging Interv J,2007,3(2):e36)

5.4　PET/CT 的性能指标

　　探测效率 (detector efficiency):本征探测效率是探测器记录光子的概率,与探测晶体的厚度 d 及平均吸收系数 μ 有关;系统探测效率是系统构成的立体角 Ω 与本征探测效率的乘积。

轴向视野 FOV$_{axial}$（axial filed-of-view）：是指一次扫描能够测量到的、在扫描仪的中心沿着 z 轴方向的最大范围。PET 在此范围内可以测量从人体或者体模上发射的正电子真符合事件。PET/CT 具有从头到脚的全身扫描轴的动态视野，因此，PET 和 CT 具有相同的动态视野能力，满足全身扫描的目的。

横向视野 FOV$_{trans}$（transverse filed-of-view）：是指 xy 平面内能够探测到的可重建影像范围，一般用可见影像的直径表示。与 PET 配套的大孔径 CT 常拥有多个横向视野。PET 的横向视野是指从人体或者体模上发射的正电子真符合事件覆盖的最大圆形区域，同样使用这个平面上圆形区域的直径表示它的横向视野。PET 和 CT 应该具有相同的横向视野，如果不一致，以小的作为系统的横向视野。

轴向响应函数（axial response function）：指在轴向视野内，沿 z 轴方向以小间隔增量移动点源进行测试，系统对这个测试的响应。归一化轴向响应函数是指在 z 轴方向上，用点源测量到的切面灵敏度，是把上述轴向响应函数的每个点上的数据都用这个灵敏度函数进行归一得到的结果。和归一化轴向响应函数测量的区域相对应。

畸变系数（CV$_{xxx}$）：是用于均匀性测试的物理量，表示影像矩阵数据的非均匀性，用于非均匀性校正。其中，CV$_i$ 为在一个断层切片 i 中所有感兴趣区（ROI）的畸变系数；CV$_{vol}$ 为系统活性体积范围内，确定容积内所有感兴趣区（ROI）的积分畸变系数；CV$_{sys}$ 为系统整个活性体积中所有切面的平均畸变系数。

计数（C$_{xxx}$ counts）：指系统测量的符合事件的数量。其中，C$_{ROI}$ 为二维感兴趣区（ROI）中的事件数量；C$_{TOT}$ 为事件的总计数；C$_t$ 为被记录的真符合事件的数量；C$_s$ 为被记录的散射事件的数量；C$_r$ 为被记录的随机事件的数量。

非均匀性（NU$_{xxx}$）：二维空间平均值用数据点的百分数（$+x\%,-y\%$）表示，三维空间用（$+x\%,-y\%,z\%$）来表示。其中，UN$_i$ 为切面 i 中设置的 2D 区域的非均匀性；UN$_{vol}$ 为系统的某容积内的非均匀性；UN$_{sys}$ 为系统内所有切面的平均非均匀性。

死时间百分率（PDT$_{xxx}$）：指丢失计数占总计数的百分比。其中，PDT$_{i,j}$ 为第 j 次采集、第 i 个切片数据总计数中死时间的百分比；PDT$_{sys,j}$ 为第 j 次采集中整个系统的死时间百分比。

放射性活度（A$_{xxx}$）：若以 MBq 为单位，表示放射性核素具有每秒一百万次衰变率；如果以 mCi 为单位，表示具有每秒三千七百万次衰变率。其中，A_0 为初始时间 T_0 时放射性同位素的活度，A_j 为第 j 次采集开始时的活度，$A_{ave,j}$ 为第 j 次采集的平均活度，A_{cal} 为在系统刻度时该放射源的活度，$A_{t,peak}$ 为最大真符合事件计数率时的活度，$A_{t,50\%}$ 为死时间等于 50% 时的活度，$A_{t=r}$ 为随机事件率等于真符合事件率时的活度。

采集起始时间 T_0 的初始活度 A_0 可通过源的活度 A_{cal} 按下式估算,而活度 A_{cal} 用活度计或井型计数器在时间 T_{cal} 测定。

$$A_0 = A_{cal} \exp\left[(T_{acq} - T_0)\frac{\ln 2}{T_{1/2}}\right] \tag{5.1}$$

这里 T_0 为采集起始时间,A_0 为 T_0 时的活度,$T_{1/2}$ 为核素半衰期,T_{acq} 为实际采集时间。按下式计算一次采集期间的平均活度:

$$A_{acq} = \frac{A_0}{\ln 2}(T_{1/2}/T_{acq})\left(1 - \exp\frac{-T_{acq}}{T_{1/2}\ln 2}\right) \tag{5.2}$$

可以用放射性活度计或 4π 立体角测量的井型计数器测定 A_{cal},之后第 j 次采集起始活度 A_j,是由于 T_j 引起的衰变,可以按下式计算:

$$A_j = A_{cal} \exp\left[(T_{cal} - T_j)\frac{\ln 2}{T_{1/2}}\right] \tag{5.3}$$

放射性浓度(radioactivity concentration)a_{xxx}:以 MBq/mL 为单位的单位容积的核素衰变率,其值表示为每秒每毫升一百万次衰变;相应地也可以选用 MCi/mL 为单位,表示每秒每毫升三千七百万次衰变,和前面的放射性活度的定义类似。其中,a_0 为初始时间 T_0 时的浓度,a_{ave} 为测量期间的平均浓度,$a_{t,peak}$ 为最大真符合事件率时的浓度,$a_{t,50\%}$ 系统处于 50% 死时间时的浓度,$a_{t=r}$ 为随机事件计数率等于真符合事件率时的浓度。而用放射性活度 A_{xxx} 除以容积 V,可以得到在容积 V 内均匀分布的放射性浓度:$a_{xxx} = A_{xxx}/V$,这时的平均浓度为:$a_{ave} = A_{ave}/V$。在均匀分布的情况下,$a_{xxx} = a_{ave}$。

放射性核素半衰期($T_{1/2}$)和前面的定义相同,这里可以直接应用。以此派生出来的物理量,例如计数率 R_{xxx} 是指真符合计数率,用每秒测量的符合事件数表示,定义为符合计数除以测量的时间间隔 T_{acq};而随机事件率 $R_{t=r}$ 表示真符合事件率等于偶然符合事件率的情况。

单位放射性浓度的计数率(rate per radioactivity concentration)r_{xxx}:表示单位放射性浓度的真符合事件率,即每秒单位放射性浓度具有的真符合事件,定义为在时间间隔 T_{acq} 内得到的真符合事件除以平均浓度 a_{ave}。其中,r_{ROT} 为 2D 情况下,感兴趣区内平均浓度 a_{ave} 条件下的真符合事件率;r_{TOT} 表示单位平均浓度 a_{ave} 条件下的总事件率;r_t 为单位平均浓度 a_{ave} 的总真符合事件率;r_s 为单位平均浓度 a_{ave} 条件下的散射事件率;r_r 为单位平均浓度 a_{ave} 条件下的随机事件率。

相对点源切片灵敏度(relative point slice sensitivity):定义为对放射性点源真符合事件率的测试,为点源计数率的丢失可忽略时的活度值。表示视野内测量到的点源的计数的总和,或者测量到的轴向灵敏度函数在视野范围内的积分。

残留散射分数(remnant scatter fraction)SF_{corr}:定义为经过散射校正后重建图像的误差。其中,$SF_{corr,i}$ 为第 i 个切片内的残留散射分数;$SF_{corr,sys}$ 为所有切片内的残留散射分数。而散射分数(scatter fraction)SF：定义为 xy 平面内感兴趣区中散射符合事件与真符合事件的比率。

灵敏度 S：对已知强度的放射源真符合事件率的测试，用源活度低于可忽略计数率丢失时的活度值表示。其中，S_i 为第 i 个切片的灵敏度，S_{tot} 为系统的总灵敏度。

空间分辨率 FWHM$_{xxx}$：光子从入射到探测器晶体表面再到最后脉冲信号被记录会经过一段延迟，这一段时间被称为时间响应。由于延迟原因的不确定性，所以各个光子的时间响应不同，总体上服从统计学规律。空间分辨率为脉冲响应函数的半高度处的全宽度，可以用绝对宽度或者相对值(全宽度和峰值的比值)来表示。其中 FWHM$_{rad}$ 表示 xy 平面上径向空间分辨率，FWHM$_{tan}$ 表示和径向垂直方向(切向)上的空间分辨率，FWHM$_{ax}$ 表示轴向 z 方向的空间分辨率。空间分辨率与晶体、光电倍增管、电路设计及探测系统的设计有关。

符合时间窗(coincidence time window)：虽然正负电子湮灭后光子对是同时产生的，但因飞行路线、时间响应的影响，这两个光子常不能被同时记录，有一个记录时间差。符合时间窗是为这个时间差所设的限，如果时间差小于符合时间窗，就被作为一次符合事件记录。如果探测器的响应时间快，符合电路记录时间短，符合单元的时间分辨率好，好的系统可以选择较窄的符合时间窗，从而减少散射本底。

能量分辨率(energy resolution)：探测器对 511 keV 的单能 γ 射线响应，由于统计涨落等原因导致输出脉冲能量分布有一个展宽，形成响应能谱。能量分辨率指脉冲能谱分布的半高宽与入射光子的能量之比。它表明了 PET 系统对单能 γ 射线响应的能力。利用能量窗的下限可能降低散射光子产生的偶然符合事件，而它的上阈可以卡掉双光子或者多光子事件。偶然符合计数率随脉冲能量窗下限的提高而减少，但需要注意，如果能量窗下限过高，会导致真符合计数事件的丢失。

和时间窗一样，恰到好处的窗宽和窗位的设置是保证足够高的真符合事件率、减少散射本底的基本技术措施。

空间分辨率(spatial resolution)：空间分辨率都是表达区分系统中两个点的最短距离，根据各自的点扩散函数分布(PSF)来测定空间分辨率的值。如果用线响应函数来表示，可以用每 mm 或者每 cm 的线对数来描述。在频域范围内用调制传递函数(modulation transfer function，MTF)来描述。

5.5 PET/CT 的质量控制

5.5.1 测量目的和对测量系统的相应规定

确定评价 PET 性能的步骤，并实施对 PET 的测量。一般来说，销售产品的公

司或者生产厂家都采用上述物理量和术语描述它们产品的性能指标并提供测试办
法和相应的测试仪器。这些测试对于工业生产的产品出厂时的性能测量和评价是
有用的,对验收产品是有效的,也可以用于比较不同厂家 PET 扫描仪的性能。这
里介绍的测试方法以及所用的仪器设备、放射性同位素对大多数用户都是容易实
现的。

测试对象:这里介绍的测试方法,已经尽可能地包括目前所有的 PET 产品,包
括:多环、探测器连续分布的 PET 以及采用飞行时间方法的 PET,对于 PET 可以
预期的发展也已经尽可能考虑在内。这里的测量主要是针对用于人体成像的系
统,没有包括用于动物测量的研究系统,但是动物 PET 的测量也可以参考这里介
绍的步骤和方法进行。对用于人体成像的 PET,应该具有适合人体的视野 FOV
以及至少 260 mm 的探测直径,以满足测试中规定的所有步骤。测试体模的长度
为 19.0 cm,可以满足小于 17.0 cm z 方向 FOV 断层切片的性能测试。对于 z 方向
运动大于 17.0 cm 的断层仪,也可以用这个体模进行测量,不过只能测量到离开测
量起始位置 17.0 cm 范围内的信息。

测试单位:正式的测试当中要求使用国际单位(SI)撰写 PET 性能测试的全部
报告。实用的单位,如 mCi,可在标准单位后作为辅助值用括号标出,可以用于对
整个性能指标中个别性能的描述。

测试中的一致性规定:所有的测试必须是在不改变任何仪器及其参数的情况
下进行,这些参数是有严格的相互依存关系的,除非厂家对某个性能的测试有专门
的说明,但是这种情况应该在报告中注明。这些参数包括(但不仅限于):测量系统
能窗宽、符合时间窗宽、测量的总时间、在空间采样时对源或体模的移动、影像重建
的滤波器、矩阵的大小、切片的厚度、z 方向前进的角度和求平均的范围,是否采用
图像平滑的技术,以及平滑所有的算法都应该一致。其中重建的滤波器、矩阵或者
像素的大小由厂家推荐,并在所有 NEMA 测试中保持固定,除非厂家对某一项测
试指标有专门的要求,这个要求也是符合 NEMA 规定的原则的,也可以采用。这
里特别要对图像重建的方向作明确的规定。其中包括采集立体角的规定、能量窗
和时间窗的规定。例如,大多数 PET 系统把原始数据存储为和 xy 平面平行的矩
阵。这样会导致随着半径的增加,角度分辨率变差的情况,这种变化还依赖于体模
在 z 方向上的位置信息。一些系统在进行测量时,通过调整探测器之间的准直器
改变采集数据的立体角,而另外一些系统是通过软件来改变这个角度的。这些情
况在测试时都要事先规定好并且前后要一致。对于三维采集和重建的测量来说,
也要把切片按照二维的情况分割成和 xy 平面平行的切片,切片的厚度也和二维情
况一致,用于后面的数据分析。准直器的张角可以采用厂家推荐的数据,并在所有
的测试中保持固定。散射问题主要考虑测试时周围物体离开体模的距离,测试时

应该尽可能把体模以外的物体从 PET 扫描仪周围移开。为了减少散射,用体模进行的准确测量要求把体模悬挂在视野的正中。在测试中,放射性核素规定为^{18}F 同位素。因为不同放射性同位素正电子的能量不同、活度校准等原因,测量会导致验收指标的显著差别,所以测试中不推荐使用^{18}F 以外的核素。另外,和其他标准测量工作一样,这里使用的放射性测试的活度计或者 4π 立体角测量的井型探测器系统,都应该是经过国家一级标准计量站刻度过的。

5.5.2　空间分辨率测量

PET 系统的分辨率表示系统对两个点状物体经过图像重建后能够分辨的能力。PET 的空间分辨率采用点源或线源采集数据,然后用指定的滤波器实现图像重建之后,对图像数据分析得到。尽管这种方法并不反映采集数据中所包含的散射成分,以及采集数据的统计误差、选用的重建滤波器等条件对系统空间分辨率的影响等因素,但它能够提供各种 PET 在相同测量条件下空间分辨率的比较,并且也有可能在经过严格的数据处理之后得到该系统的最高空间分辨率。这里提到的有关情况将在下面继续讨论。总之,PET 空间分辨率的测量目的是测定系统在使用点源或者线源的情况下得到点扩展函数(PSF)的宽度,或者线扩展函数(LSF)的宽度。扩展函数的宽度由其半高处的全宽度(FWHM)表示。

这里测试的 PET 空间分辨率包括长轴方向,也就是 z 方向的空间分辨率,以及 xy 平面内的空间分辨率,而且还有径向(半径方向上)和切向(和半径垂直的方向)之分。这些测试都有很具体的规定。例如,对 z 方向的空间分辨率的测试,要求采集的数据点的间隔至少小于 z 方向响应函数半高度处的全宽度值的 3 倍。而 xy 平面内的空间分辨率和切片厚度有关,通过一个点源沿 z 方向小间隔递增移动的方法进行测试,该方法适用于各种 PET。

测试使用的核素是^{18}F,源的强度选择满足如下要求:测量系统对放射源的测量中,测量的死时间使得计数的丢失或偶然符合引起的计数误差之和不超过总事件数的 5%。对点源和线源的尺寸要求都要符合标准测量中对放射源的定义。

断层面(xy 平面)上的空间分辨率测量包括用线源或者点源进行的测量。线源的测量通常把线源悬挂在空气中(减少散射)。线源长度方向置于平行于 PET 的 z 轴方向,离开原点(扫描仪内孔的几何中心)的距离作为径向 r,在径向上每隔 50 mm 测量一个点。对于 xy 平面上有效视野 FOV 直径小于 310 mm 的扫描仪,测量时线源中心的半径位置为:$r=10、50、100$ mm,即测量 3 个点;类似地,对 FOV 达到 410 mm 的扫描仪,线源的位置 $r=10、50、100、150$ mm,要测量 4 个点;对大 FOV 的扫描仪,线源被放置在 $r=10、50、100、150、200$ mm 的 5 个半径位置上。每个位置上都要测量径向和切向空间分辨率(FWHM),分别得到切片的厚度和 xy 平面上的空间分辨率之间的关系数据。用点源测量时,也把点源悬挂在空气中。让点源沿着 z 轴方向作小间隔递增移动,同时改变点源离开原点沿着径向 r 的位置,在 r 方向上的位置选择和上面线源的情况相同。所以,点源时的测量次数比线源多。点源在轴向的递增间隔应该设定为长轴方向响应函数的期望值的 1/10(也用 FWHM 表示),一般是点源以 20 mm 的间隔成像,扫描从原点开始,直到 FOV 边缘内 10 mm 的位置为止,这是因为由计算机控制的扫描床的准确位置是靠放射性点源测量的数据进行准确定位的。长轴方向采样间隔小于或等于 1/3 轴向响应函数的扫描仪,轴向空间分辨率也由点源的数据决定。测试时,在每个点上都要同时测量 xy 平面内的空间分辨率和 z 方向的空间分辨率。另外,对于 z 方向的采样小于该方向响应函数的 FWHM 3 倍的 PET 系统,应该测试其 xy 平面上的空间分辨率。测量时,横断面上的视野(FOV)和图像矩阵的大小决定了像素的尺寸。为了精确地测试扩展函数的宽度,它的 FWHM 应该至少跨越 10 个像素。但是,如果我们假定一个典型的脑成像,要求检查 260 mm 的 FOV,用 128×128 的矩阵,得到 6 mm 的空间分辨率,这样 FWHM 就只跨越 3 个像素。因此,在重建中,应该使像素的大小接近 1/10 的 FWHM 的期望值,并作为横断方向上空间分辨率测试的一个条件。

对放射源的设置确定之后,就可以进行数据采集。数据采集对上述所有放射源所在的位置进行,每个响应函数至少采集 50 000 计数,即保证每个源的每个切片内的积分计数至少达到 50 000 个。除了切片厚度的测试外,还可以使用多个放射源进行测试,求出平均值。对上述测量结果的数据处理要扣除系统测量的死时间丢失校正和偶然符合校正。放射性核素 ^{18}F 的活度的选择要保证测量系统的死时间丢失率或偶然符合率不超过总事件数的 5%。所有的空间分辨率数据采用 RAMP 滤波器重建,其截断误差根据采样定量选定,z 轴方向的切片宽度不需重建。

测量并重建得到影像之后,需要对测量结果进行分析。首先在每个断层面内进行数据处理。在每个确定的放射源位置决定的测量点上,通过计数分布找出峰值所对应的空间位置。沿着平面上两个正交方向作计数和位置的关系曲线,得到的两个一维的响应函数表示 xy 平面上两个正交方向上的空间分辨率,这是断层面上的空间分辨率。在 z 轴方向上,从最靠近点源的切片开始,通过计数的峰值位置沿 z 轴方向作计数和位置的关系曲线,得到一个一维的响应函数。在点源响应函数上计算 z 轴方向上的空间分辨率。在所有的切片上记录每个切片上的总计数,沿着 z 方向作出一维响应函数曲线,通过该响应函数确定切片厚度的 FWHM。在每个半径位置上重复上述过程。沿着半径方向作计数和位置的关系曲线,得到径向响应函数。这里的 FWHM 值是由响应函数的峰值位置、最大像素值 1/2 处对应的位置,通过相邻像素间的线性插值确定,其结果用距离(mm)表示。用像素的尺寸乘以半宽度上像素的数目,得到半高度处的全宽度值。

测量和数据处理之后,要写成报告。在各半径位置上得到的所有切片的径向和切向分辨率(FWHM)的平均值,报告为 PET 系统的空间分辨率。z 方向切片厚度为每一半径位置上、所有切片综合之后的平均值。这时,每个像素的大小(mm)和 z 方向放射源移动的递增值(mm)也应报告。对于可以进行 z 方向(轴向)分辨率测试的系统,报告中所列的 z 方向空间分辨率应为每一半径位置上所有切片的平均值。这时 xy 平面上像素的大小(mm)也应报告。如果采用体模进行测量,体模中有灌注源的情况,则可灌注放射源的尺寸也应报告。

5.5.3　PET 系统对体模内散射事件的测试

由于正电子湮灭发射的 γ 射线在人体内部和 PET 结构材料上都有散射,从而导致偶然符合事件,对人体内部的信息错误定位。而根据 PET 的设计和配置,系统对散射有不同的敏感度,需要进行单独测量。测量的目的是估计系统对散射的相对灵敏度。对于整个扫描仪散射问题的测量中,散射量都用散射分数 SF 表示;在每一切片中,用散射分数值表示。

散射问题的测量所用的放射性同位素和空间分辨率测量相同,测量用本节中开始介绍的体模,体模被置于扫描仪的几何中心,在注水(作为散射物质)的情况下进行。测试通过线源成像完成,线源放置在注水体模内三个半径位置 $r=0$、45、90 mm 处。假设散射的事件落在每个线源为中心的 40 mm 宽度内。这是因为对湮灭反应发射的 511 keV γ 射线的散射对大多数 PET 来说,很少有从放射源发射的散射事件会落入 20 mm 以外的区域。从放射源周围 40 mm 环带内的散射量估计该源在水中的散射。根据以上分析,以及线源在三个半径上的位置,就可以把整个体模中的散射分布估计出来。

数据采集:采集每一半径位置上对线源的正弦图数据。对于较小的轴向 FOV 的 PET 系统或离开测试模型中心位置 17.0 cm 的范围内,每一切面至少采集 200 000 计数。所有采集使用相同的采集时间。

数据处理:数据要进行死时间丢失和偶然符合校正,但不作散射和衰减校正。

结果分析:要对测试模型两端 1 cm 内的所有切面的正弦图进行分析。对于轴向 FOV 小于 17.0 cm 的 PET,所有切面都要被分析。在正弦图 i 内所有位置超过测试模型中心 12 cm 外的像素的计数被设为 0。在正弦图内的每一投影角度 a,寻找具有最大值的像素作为线源响应的中心位置。移动各投影角度,使含有最大计数的像素对准正弦图的中心像素。对准后产生一个总投影,总投影中的像素值是各角度投影像素之和：

$$C_{R,i,k} = \sum C_{r\max,a,i,k} \tag{5.4}$$

式中 r 是一个投影的像素号码；max 表示在该投影中具有最大值的像素位置；i 表示切面；$k=1,2,3$，分别表示在半径 0、45、90 mm 位置的线源上的计数。总投影中包含两个计数点 $C_{L,i,k}$ 和 $C_{R,i,k}$，分别是正弦图中心 40 mm 宽带边缘的左右像素密度。采用线性插值法确定总投影中心像素两侧 20 mm 处的像素密度。用这两个像素密度 $C_{L,i,k}$ 和 $C_{R,i,k}$ 的平均值乘以 40 mm 宽带内的像素数目（含小数值），再加上带宽外部像素的计数，得到 k 位置线源、第 i 切面的散射计数 $C_{S,i,k}$。总投影所有像素值相加，得到事件总计数 $C_{TOT,i,k}$。对于 k 位置线源，计算在整个数据采集时间间隔 $T_{ACQ,k}$ 期间的平均放射性活度 $A_{ave,k}$。

均匀分布放射源的每一切面散射分数 SF_i 按下式计算：

$$SF_i = \left[\frac{C_{S,i,1}}{T_{ACQ,1}} + 8\frac{C_{S,i,2}}{T_{ACQ,2}} + 10.75\frac{C_{S,i,3}}{T_{ACQ,3}} \right] \Big/ \left[\frac{C_{TOT,i,1}}{T_{ACQ,1}} + 8\frac{C_{TOT,i,2}}{T_{ACQ,2}} + 10.75\frac{C_{TOT,i,3}}{T_{ACQ,3}} \right]$$

$$\tag{5.5}$$

式中下标 1、2、3 分别表示位置在 0、45、90 mm 半径的线源。

5.5.4　灵敏度测试

灵敏度定义为在忽略计数率丢失的放射源活度水平下，真符合事件的探测率。一些 PET 的灵敏度随轴向位置变化而变化，相对灵敏度剖面测试能定量地给出这种非均匀性的定量数据。测试分步完成：第一步测试灵敏度校正之前 PET 每一个图像平面内的平均灵敏度；第二步测试轴向灵敏度的均匀性。测试在低计数率下进行，以便忽略偶然符合和死时间校正。测试不涉及重建中引起的新的噪声，所以灵敏度测试不能预测重建图像噪声情况。

测试方法：把含有已知放射性活度和容量的水溶液放置在 PET 的 FOV 中，测试计数率，计算系统灵敏度。测试依赖于井型计数器或活度计的分析精度，要保证这类计数仪器的绝对精度小于 10%rms。如果要求较高的绝对精度，应该考虑正电子发射的绝对刻度标准的问题。相对灵敏度剖面测试使用轴向切面测试方法。如果放射源太强，测试要作散射分数校正，以得到系统的真实符合灵敏度，单位为每毫升的计数。测试时使用的放射源和前面的测试相同，但是对误差的要求或者说系统对该放射源响应的要求是事件丢失和偶然符合率不大于 2%。这些源要求测试的放射性溶液灌满模型，无气泡，置于 FOV 的轴向和横断面中心位置。如果需要测量 z 方向的灵敏度变化，需要把源悬挂在空气中，沿着 z 轴方向作小步移动，移动的间隔为轴向响应函数 FWHM 期望值的 1/10，每个切面采集数据的总计数不少于 200 000。测试完成后对数据进行分析和处理，要求没有偶然符合或者死时间校正。最后的灵敏度数据表示为无散射事件的切面灵敏度 S_i：

$$S_i = \frac{C_{i,\text{TOT},120\,\text{mm}}}{T_{\text{ACQ}}} \times \frac{1 - \text{SF}_i}{a_{\text{ave}}} \qquad (5.6)$$

轴向 FOV 内断层所有切面的 S_i 之总和为体系的灵敏度 S_{TOT}。

相对灵敏度剖面测试：通过对每个响应函数的测量求和，计算相对点源切面的灵敏度函数。应对每一切面的轴向响应函数作切面灵敏度的归一化处理，即以每步采集的计数除以相对点源灵敏度。归一化后的轴向响应函数绘制为以 mm 为单位的距离函数，并显示为曲线图。无需进行断层采样不足的切面厚度的内插校正或反卷积处理。分析归一化的轴向响应函数，以确定当点源靠近每一切面中心时剖面的最大值(峰)。每一切面记录一个最大值。一对交叉切面剖面的像素值记录为最小值(谷)。对于每个最小(交叉)值 i，峰与谷的比率按下式计算：

$$\text{PV}_i = \frac{\text{Max}_i + \text{Max}_{i+1}}{2\text{Min}_i} \qquad (5.7)$$

并计算平均值 PV_{ave}。

5.5.5　计数丢失和随机测试

计数丢失和随机符合率可表示一台 PET 测试高活度源的精度和重复性。测试在不同放射性活度水平上进行，对系统死时间和随机事件造成的事件丢失进行测量。开始测试时，一个活度相对强的源被放置在 PET 的 FOV 中。随着源活度的衰减，随机事件率的下降比真实事件率的下降迅速，并最终可以被忽略。随着源活度衰减，系统处理符合事件的效率得到改善，计数丢失最终可被忽略。在随机率和计数丢失可被忽略的条件下对真实符合计数率的测试，可用于估计在高活度水平下的计数丢失，对系统响应进行校正。该方法的精度受到校正测试中计数率丢失和随机率的限制。测试的放射源相同，但是需要具有各种不同强度，或者一个非常强的 ^{18}F 放射源在较长时间内的测量。最后得到每一次数据采集的平均活度 $A_{\text{ave},j}$ 和平均放射浓度 $a_{\text{ave},j}$。

死时间的测试在全部视野中进行，对每个正弦图计数求和。根据 PET 的设计，测量在第 j 次采集的第 i 个切面的计数，再减去随机计数得到的值 $C_{r,i,j}$，可以通过测试单符合和延迟符合的方法得到。其中对真符合事件率的测量在实际测量中具有重要意义。真实事件率测试在每一切面划一个宽度 240 mm、跨越所有角度的矩形感兴趣区 ROI_i，中心对准正弦图的径向轴。对每一正弦图 ROI 的计数求和。依据不同 PET 设计，把这个过程测量到的第 j 次采集的第 i 切面的计数减去随机计数后，得到 $C_{\text{ROI},i+\text{S},i,j}$。真符合计数率 $R_{\text{ROI},t,i,j}$ 按下式计算得到：

$$R_{\text{ROI},t,i,j} = \frac{C_{\text{ROI},i+\text{S},i,j}}{T_{\text{acq},j}} \times (1 - \text{SF}_i) \qquad (5.8)$$

SF_i 为散射分数。

5.5.6 均匀性测试

描述系统 FOV 内的均匀性,需检测 FOV 内不同位置计数率的变化。该测试的目的是得到在一定的成像平面和体积中探测到的数据的平均偏差,以及最大偏差。通过这一检测可知 FOV 内的非均匀性是否会导致伪影,此种伪影会限制设备定量分析放射性物质分布的能力。测试给出系统非均匀性的程度,其值越小表示均匀性越好。测量方法是对一个内装均匀分布核素、布满整个 FOV 或者在限定直径范围内的正圆柱模型的响应。测试分析前必须进行自衰减校正。有两种常用的衰减校正方法:① 通过一个或多个外部源的穿透测量;② 通过圆柱体数学描述,由已知介质衰减率导出衰减校正的估计。第二种方法不受外部非均匀性的影响,能获得更高的 PET 固有均匀性的数据。测试使用的核素 ^{18}F 的活度要求比其他测量小,但是不能让偶然符合或者死时间校正超过 20%。最后得到以下描述切面均匀性的数据:① 反映每一重建切面均匀性的最大和最小百分比非均匀性;② 每一切面对于方形区域的最大计数、平均计数、最小计数等;③ 每一切面的标准偏差和畸变系数。

在很多情况下还要测量整个三维 FOV 空间的均匀性。概念和平面上的测量相同,只是在三维空间进行测量。同样也得到以下数据:① 整个 FOV 的最大和最小百分比非均匀性;② 在任一重建切面对于方形区域的最大计数、平均计数和最小计数;③ 每一体积的标准偏差和畸变系数。

最后,考虑所有切面均匀性可得到系统均匀性的表达方式:最大和最小百分比非均匀性;在任一切面中所有方形区域平均计数的最大值、平均值、最小值,以及系统标准偏差和畸变系数。

5.5.7 散射校正精度测量

这个测量已经在散射分数测试中提到过,实际上就是 PET 散射符合的灵敏度。散射校正方法试图消除散射的能力。在散射校正后重建图像的残留散射用于表示消除散射的精度。在轴向位置不同的切面内,残留散射也不同。所以,本测量的目的是测试 PET 软件采用的散射校正方法的精度。测试这个物理量的 ^{18}F 核素的活度,使其产生的死时间丢失率或随机符合率不超过总事件率的 5%。测试模型放置在 FOV 轴向中心位置偏离中心轴 25 mm 处。50 mm 的插件放置在模型中离轴(60±3) mm 半径的位置上,用中空的圆柱体插件注入无放射性水,排除空气。已测定活度的放射性核素加入模型内,并充分搅匀。在每次采集数据期间,每一切面至少采集 2M 事件数。对于轴向 FOV 小于 17.0 cm 的断层仪,所有切面要被重

建。如果轴向 FOV 大于 17.0 cm,仅重建落入中心 17.0 cm 范围内的切面。使用
死时间、随机和散射校正后,采用标准矩阵和像素尺寸,以及由奈奎斯特定理规定
的截止频率,和相应的 ramp 滤波器进行重建,奈奎斯特频率在投影空间确定。还
要进行放射性自衰减校正,计算校正的数据应和测试时的相同。最后得到每一重
建切面中任意选定的 12 个 ROI,每个 ROI 的直径为(30±3) mm,每个 ROI 包含
相同的像素数目。其中一个 ROI 放置在无放射插件的图像中心;其他 11 个 ROI
的位置均匀分布,它们的边缘距离模型图像的周边和插件图像的周边至少 20 mm。
测试每一切面 i 的每一个 ROI 的计数。对于每一切面 i,散射校正后的残留散射分
数 $SF_{corr,i}$ 按下式计算:

$$SF_{corr,i} = \frac{C_{cyl,i}}{C_{ave,i}} \times 100\% \qquad (5.9)$$

式中 $C_{cyl,i}$ 是切面 i 圆柱体插件图像的 ROI 内计数,$C_{ave,i}$ 是切面 i 其他 11 个 ROI 的
平均计数值。取 $SF_{corr,i}$ 的平均值得到系统的残留 SF_{corr}。

5.5.8　计数率精度校正测量

PET 通常有能力补偿死时间丢失和随机事件,以便在各种不同的条件下进行
放射源活度分布的定量测量。这些校正的精度通过对断层成像的偏差得到,特别
是在临床成像中遇到的高计数率情况下。采用以下测试测定成像中死时间丢失和
随机符合计数的校正精度:采用的方法和测试偶然符合率以及死时间丢失的方法
类似。校正后真实计数率与从低计数率延伸所得的最大计数率比较中算得。假设
在低计数率时来自死时间和偶然符合造成的偏差可以忽略,高计数率时的偏差就
是校正的精度。这时要求使用的核素 ^{18}F 具有足够的放射性活度(导致真符合事件
率达到 50% 丢失的水平)。选择下列两项中的一项进行测试:$R_{t,peak}$,真实计数率的
峰值;$R_{t=r}$,随机计数率等于真实计数率时的真实符合计数率。然后根据活度计校
正过的注入模型的放射性活度和模型的容积确定模型内核素的初始浓度,进行计
算后得到测试的采集时间间隔应小于 1/2 半衰期,真符合事件计数丢失率小于总
计数的 1.0% 且偶然符合率小于真符合计数率的 1.0%。在每次单独采集的时间
$T_{acq,j}$ 小于 1/4 半衰期的条件下,让最后三次采集在足够高的计数率和足够长的采
集时间内进行,以保证合适的统计量,避免分析不精确。对于轴向 FOV 小于
17.0 cm 的断层仪,所有切面要被重建。如果轴向 FOV 大于 17.0 cm,仅重建落入
中心 17.0 cm 范围内的切面。应用所有校正后,采用标准矩阵和像素尺寸,以及包
括奈奎斯特截止频率的 ramp 滤波器重建图像。对每一帧重建图像 i 进行分析,对
每一次采集 j 计算放射源的平均活度 $A_{ave,j}$。在每一切面的重建图像中心作直径
180 mm 的圆形 ROI,测试每一切面 i 和采集 j 的真实计数 $C_{ROI,i,j}$。计算真符合
事件计数率 $R_{ROI,i,j}$,对每一切面 i 计算真符合计数率 $R_{Extr,i,j}$,可以从没有死时间

丢失的采集 j 获得。为了减少统计误差的影响,对三次采集按算术平均的方法求平均后,用标准偏差的计算方法计算第 j 次采集的每一切面 i 的相对计数率误差值。

5.5.9 衰减校正测量

从原理上来说,PET 的衰减校正就是对 FOV 内任意介质的物体的衰减进行校正,和 SPECT 的衰减校正类似,都是对穿过 FOV 的湮灭辐射进行透射测量。该项测量对 PET 测量的数据的精度具有重要意义。测试的目的是以测试透射率的方式测定衰减校正的精度。通过对穿过非均匀介质的外部辐射穿透量的处理,用于构造衰减校正矩阵,该矩阵作为重建处理的一部分被作用于投影数据的重建。真实活度值的一致性是衰减校正精度的一项指标。测试使用的核素是 ^{18}F,核素的活度使其产生的死时间丢失率或随机符合率超过总事件率的 5%。放射源放置在FOV 轴向中心位置偏离中心轴 25 mm 处。三个 50 mm 的插件放置在模型中轴(60±3) mm 半径、间隔 120° 位置上。对于透射率测试,模型内要注入无放射性的水,用一个中空的圆柱体插件注入无放射性空气,另外两个注入水。对于发射测试,已测定活度的放射性核素加入模型内,并和水充分搅匀;插件的内容不变。按仪器厂家推荐的方法进行模型的透射扫描。对于发射测试,测试模型内加入定量的放射性核素,采用标准成像采集方式,每一切面至少有 2M 计数。对透射和发射测试依次进行,随后作相应处理。如果两次测试之间模型被移走,必须精确地重新定位。如果先进行发射扫描,必须经过 10 个半衰期后才能作透射测试。数据处理时考虑被测 PET 的轴向 FOV 大小,所有切面都要被重建。如果轴向 FOV 大于17.0 cm,仅重建落入中心 17.0 cm 范围内的切面。应用所有校正对原始数据进行预处理之后,采用标准矩阵和像素尺寸,以及同样的截止频率下的 ramp 滤波器重建图像。发射数据重建中使用所有校正,包括由透射测试得到的衰减校正。在发射图像中的每一切面,定义 3 个直径为 30 mm 的圆形 ROI,分别对准空气、水、实心的插件图像,在活度均匀区域定义 9 个直径为 30 mm 的圆形 ROI,使之均匀分布,外部 6 个 30 mm ROI 全部定位在模型离开轴心 60 mm 半径的位置上。记录每一切面 i 每个 ROI 的总计数。计算每一切面的归一化计数,按下式每一切面中每个插件的相对误差 $C_{\mathrm{insert},i}$,每一切面的非均匀性按下式计算:

$$\mathrm{NU}_{A,i} = \begin{cases} + 100\{[\mathrm{Max}(C_{k,i}) - C_{N,i}]/C_{N,i}\}\% \\ - 100\{[C_{N,i} - \mathrm{Min}(C_{k,i})]/C_{N,i}\}\% \end{cases} \tag{5.10}$$

以上对 PET 的测量,需要根据厂家提供的条件和购买医院的条件,根据 PET 有关技术指标作相应的调整。

5.6　呼吸运动对 PET/CT 结果的影响

5.6.1　PET/CT 检查过程中的呼吸运动

在 PET/CT 检查中,病人的躯体和脏器运动会导致伪影并影响图像整合质量。躯体运动可以通过叮嘱病人或物理固定的方法避免,但生理运动不可避免,如呼吸运动会在膈肌和心脏周围区域产生大量伪影。

在 PET/CT 检查中,不可能同时采集 PET 与 CT 的数据,所以 PET 和 CT 采集时相不一致。另一方面,人体腹部脏器的不自由运动及呼吸运动都会引起最后结果的误差。胸腹部各器官是肿瘤多发部位,大部分放疗照射对象集中于此。呼吸运动可以引起胸腹部各器官较大幅度的运动。如肝脏受呼吸运动的影响,在人体身长方向上的运动幅度可以达到 $10 \sim 75$ mm,另外在人体身长的垂直方向也会存在较小幅度的运动;肺部的运动情况更为复杂,肺底部病灶的位移可达 30 mm。这些运动可以引起常规 CT 图像上的运动伪影,这些伪影可能会严重扭曲脏器的几何形状及相对位置。所以,呼吸运动常导致肺部 PET/CT 结果出现较大误差,甚至将肝部病灶显示在肺底部。人为强制减弱呼吸运动,如屏气技术及腹部加压可以减小呼吸运动对 PET/CT 结果的影响,发现毫米级别的肺部结节。屏气技术还可避免 CT 图像上膈肌常见的运动伪影,可更清晰地显示病变,所以屏气技术可使病变的定性和定位更准确。但人为强制减弱呼吸运动的缺点是耐受性较差。

在 PET/CT 检查流程中,CT 的另一个作用是获取衰减校正的数据。所以呼吸运动不仅会产生运动伪影,还可以通过衰减校正过程影响最后结果,使 PET/CT 的检查结果出现假阳性或假阴性。低剂量的 CT 扫描可以在极短的时间内得到衰减影响,但 PET 检查需要很长的时间,瞬时的 CT 衰减数据与 PET 发射图像不能完全匹配,误差的大小与 CT 扫描时的呼吸时相有关。呼吸过程中吸气末期时得到的 CT 数据与 PET 数据之间误差最大,衰减校正伪影最严重。目前最有效的解决方法是在呼气末期对病人的吸气进行控制同时进行 CT 扫描,但这种方法要求患者配合,如果病人不能配合(如老年病人、癌症后期剧烈疼痛的病人),则效果较差。用一个呼吸周期中不同时期的 CT 图像平均,也可有效地消除结果中的衰减校正伪影,缺点是需要在一个呼吸周期中进行多次 CT 扫描,导致病人接受的辐射剂量大增。

5.6.2　四维 CT

四维 CT 是在三维 CT 的基础上加入时间信息,所有能够快速成像的 CT 都可以被称为四维 CT。但医学影像物理学中所称的四维 CT 主要是指用于引导精确

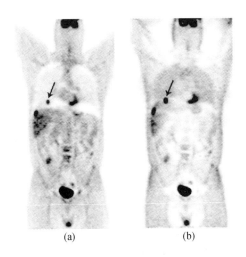

(a)　　　　　　　　　(b)

图 5.4　呼吸运动对 PET/CT 结果的影响

(a) 由于呼吸运动的影响,位于肝穹窿部的肿瘤错误出现在右肺;

(b) 未经衰减校正的 PET 图像中,肿瘤局限于肝部

(Sureshbabu W,Mawlawi O. PET/CT imaging artifacts. J Nucl Med Technol,2005,33(3):156)

放疗、减小胸腹部内脏器官运动伪影的 CT 设备。

　　四维 CT 技术可以得到呼吸周期各个时相的三维图像,主要分为图像采集及图像分组两个步骤。在图像采集阶段,CT 依次分段扫描整个需扫描部位。与一般 CT 不同的是,四维 CT 与外部呼吸监测系统相连,同步采集呼吸信号,为重建 CT 图像提供时间标签。在图像分组阶段,根据图像的时间标签进行归类,得到一组包含呼吸时相信息的三维 CT 图像,即四维 CT 影像。各医院现在最常用的呼吸监测系统是基于红外摄像的实时位置管理系统(real-time position management system,RPM)。

　　四维 CT 在放疗中得到越来越广泛的应用,其面临的主要问题是患者的辐射剂量大增。降低四维 CT 辐射剂量需要从软硬件两个方面入手。在硬件方面,可以采用新型材料改进探测器提高其检出效率,改进准直器及使用更为先进的机械结构。与硬件相对应要对软件进行改进,优化图像重建算法来改善低剂量时的重建图像质量。如小管电流和旋转时间乘积(mA·s)条件下降低图像噪声的方法及解决投影数据不足时产生的条状伪迹问题等。另外,四维 CT 机价格昂贵,而常规 CT 不能与外部呼吸运动监测系统通讯,从而无法实现四维 CT 功能,这阻碍了四维 CT 技术的应用范围。

　　四维 CT 技术中图像分组阶段的问题也影响了四维 CT 的临床应用。四维 CT 分段在一个呼吸周期内连续采集图像,所以通常情况下一整套四维 CT 图像包含近 2000 张图像。由医师手动勾画靶区及危及器官是一项艰巨的任务,不仅需要大量的时间,而且医师疲劳可能引起人为失误。

5.6.3　呼吸门控

PET/CT 检查过程中可以采用呼吸门控采集(respiratory-gated acquisition)来减轻呼吸运动伪影。呼吸门控采集的核心是 4D PET/CT,在采集过程中可以通过特定的设备采集呼吸运动信息,将呼吸周期分为若干时相,根据呼吸时相将 CT采集的图像归类分析,将同一呼吸时相得到的 PET 图像和 CT 图像进行配准与衰减校正,从而提供病灶在三维空间中随时间变化的位置信息,即四维 PET/CT 影像。将一个呼吸周期分为若干个时相,则每一个时相的持续时间很短,所以在一个时相内呼吸运动的影响很小。在检查过程中 CT 采集时间可以略大于一个呼吸周期,以保证得到整个呼吸周期各时相的图像。在不考虑 PET 的情况下,时相数目越多则每一个时相时间越短,受呼吸运动影响越小。但是在一个很短的呼吸时相时间内,PET 得到每帧图像获得的 γ 光子计数很少,重建图像的信噪比很差。所以,一般将一个呼吸周期分为 8~10 个呼吸时相。

比较新的呼吸门控采集方式是根据呼吸信号的幅度来控制采集系统对图像分组。在呼吸运动中采集到的呼吸信号幅度周期性变化,将一个呼吸周期按呼吸信号的强度分为若干段,每一小段内采集的图像受呼吸运动的影响较小,各段对应的 PET 数据分别重建及衰减校正。与基于时间的门控采集相比,基于呼吸信号强度的呼吸门控采集方法的优势在于对患者的呼吸稳定性要求较低。

呼吸门控采集对病人的呼吸要求较高。人的呼吸运动受意识控制,与心电节律相比,呼吸的均匀性和稳定性较差,所以对呼吸门控设计要求较高。通过肺活量监测病人的呼吸运动是一个很准确的方法,可以通过肺容积的变化得到呼吸运动的时间信息。CT 扫描时用肺活量计得到病人的呼吸信息是可行的,但在 PET 扫描过程中,由于时间很长,患者不易忍受佩戴肺活量计引起的不适。呼吸运动会引起胸腹部周围电位的变化,同时会引起空气对流及温度的变化,用电阻抗 ECG 监控器及温度监控系统测量这些变化,都可以得到呼吸运动的时相信息。基于红外线的位置探测技术是当前比较先进的研究呼吸运动的工具,如实时位置管理系统(RPM)。在患者胸部放置红处反射标记物,通过红外相机跟踪测量标记物来记录呼吸信号,并以此估计体内器官的运动。

5.6.4　呼吸运动伪影校正算法

由于采用呼吸门控采集后,PET 在每个时相内获取的光子数只能达到平均采集条件下的 10%~15%,统计涨落增大,重建得到的 PET/CT 结果图像质量较差,信噪比下降。理论上延长扫描时间至非呼吸门控采集信号时间的 5~10 倍,或者按比例增加放射性示踪剂的剂量,都可以提高信噪比至平均采集水平,但实际上这些方法不可行。为提高衰减校正后图像质量,呼吸门控采集须结合运动校正算法来对器官的运动进行估计和补偿,可通过基于图像配准、基于图像重建和基于图像恢复三种方法实现。

基于图像配准的方法基本上分为重建、配准及平均三步。首先将 PET 数据按呼吸门控采集的各时相分组重建,得到图像与参考时相配准;然后将各时相的图像相加,获得 PET 平均图像。这种方法的关键是图像的配准,在呼吸运动的带动下胸腹部各器官运动的方向和幅度差异很大,同时还有器官的变形,所以采用非弹性配准或仿射配准效果不佳,更准确的办法是采用弹性配准。但胸部器官运动的复杂性使得即使采用弹性变换,结果仍然存在局部配准误差。光流法(optical flow algorithm)可以检测每个像素在两帧图像间位置的变化,因此能够部分解决弹性配准的问题。研究表明,光流法在不增加计算量的情况下能很好地减少呼吸运动伪影,校正后结果图像质量明显提高。但各个时相的图像的信噪比较差,再将这些图像配准后误差较大,所以各种基于图像配准方法的结果图像质量仍然不能令人满意。

基于图像重建的方法是在 PET 图像重建阶段便考虑到呼吸运动的影响,将呼吸运动看作 PET 系统模型的一部分。通过呼吸门控系统校准 PET 和 CT 图像的起始时相,与 4D CT 扫描得到的图像序列配准,可获得整个呼吸周期内各时相图像间的运动信息,以及各个像素位置与时间的关系,这样可以确定两时相图像间的运动变换矩阵。然后将其作为补偿因子合并到 PET 图像重建的系统矩阵中,最后用迭代法重建图像。在 PET 成像系统模型中加入呼吸运动信息,此方法得到的图像质量高于基于图像配准的方法。因为重建时用到了所有时相的数据,所以基于图像重建的校正可在保证图像信噪比的条件下实现降低呼吸运动对 PET/CT 结果的影响。此方法的缺点是,重建过程中加入校正因素,所以重建速度变慢;同时 CT 扫描要持续一个呼吸周期以上,扫描时间较长,而且剂量大。

图像恢复(image restoration)也叫图像反卷积(deconvolution),原理是根据测量或估计的运动退化图像的点扩散函数(point spread function,PSF)或光学传递函数(optical transfer function,OTF)及噪声参数来估计没有运动的图像。图像恢复方法属于重建后算法,可以不使用呼吸门控 PET 图像,同时也不过多占用计算资源。图像恢复方法可以同时校正 PET/CT 运动伪影和部分容积效应。

5.7 PET/CT 进展

PET/CT 在发展过程中外观的变化很小,但内部发生了许多革命性的变化,如快速晶体、三维采集、三维重建等。在 PET 发展的初期,人们已经意识到了飞行时

间(time of flight,TOF)技术在 PET 上应用的可能性,但由于各种条件的限制,
TOF 并没有应用于 PET。随着 PET 的应用范围从神经系统、心脏转向全身各部
位肿瘤,快速晶体和快速电路成为研发的重点。换用更快的晶体只是提升 PET 图
像质量的一个环节,利用优质的晶体充分发挥其固有性能才是当前提升 PET 系统
图像质量的关键。PET/CT 基因显像、受体显像及高分辨率 PET 等也是当前
PET/CT 发展的方向。另外,现在的 PET/CT 系统中 PET 可以实现三维采集,而
CT 还不是真三维采集,将锥束 CT(CBCT)应用于 PET/CT 系统,实现 PET 与
CBCT 同时的三维采集及相应的图像配准与融合也是当前一个很有前途的发展
方向。

5.7.1　PET/CT 中的 TOF 技术

传统的 PET 图像重建的基础是一条一条的响应线,然后通过统计概率分布的
方法重建图像。响应线把一个点的信息表达为一条线,以此重建图像的质量很差,
这是传统 PET 图像重建方法的固有缺陷。PET 图像中另一个噪声来源是放射性
计数固有的统计噪声。一般采用增加总计数的方式提高信噪比,以获得好的图像
质量。

PET/CT 检查价格很高,原因之一是显像剂昂贵,降低显像剂剂量可以有效地
降低检查价格。飞行时间 PET/CT 使用显像剂的剂量可以由传统 PET/CT 所用
的 10 多个 mCi 减少到 5 个 mCi 左右(现在似乎已经把注射剂量减少到 5 mCi
了?)。另一方面,检查时间由传统的 30 分钟左右缩短到 10 分钟左右,大幅提高了
病人的流通量。所以,飞行时间 PET/CT 可以有效地降低检查费用。

由物理理论可知,正负电子湮灭反应后产生的光子以光速传输,发生湮灭的位
置不同,一对光子到达两个对应探测器的时间差也不同。如果能够通过测量知道
这个时间差,就能够推算出湮灭在一条响应线上的位置,这样准确的信号定位十分
有利于提高探测的效率和精度,并大大减少偶然符合计数。测量出一对光子到达
两个相对探测器的时间差,然后计算出发生湮灭的实际位置或范围,是 PET 中的
"飞行时间(TOF)"技术的基本计数路线。图 5.5 为常规 PET 与 TOF PET 采集
数据比较。图 5.6 示出了 TOF 技术对 PET/CT 图像质量的影响。

实现 TOF 技术最大的技术挑战是系统的时间分辨率,为此需要从晶体、探测
器设计、光电倍增管、电子线路四个方面进行开发与优化。

晶体可以探测到光子,是整个 PET 系统时间分辨率的基础环节。晶体性能指
标主要有四项,分别是密度(探测效率有关,越高越好)、能量分辨率(依赖于 γ 射线
在晶体中产生的次级粒子被系统收集的时间分散性)、光输出量(光产额)和光信号
的衰减时间(也称为湮灭,与系统能够探测的最大计数率有关)。必须选择探测效

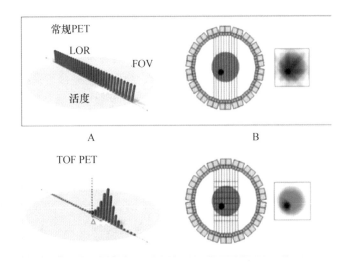

图 5.5　常规 PET 与 TOF PET 采集数据比较

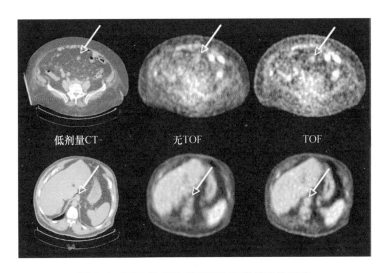

图 5.6　TOF 技术对 PET/CT 图像质量的影响

（Karp JS，Surti S，Daube-Witherspoon ME，Muehllehner G. Benefit of time-of-flight in PET：Experimental and clinical results. J Nucl Med，2008，49（3）：462—470）

率高、衰减时间短、时间分辨率足够快的晶体才能实现 TOF。稀土陶瓷晶体 LYSO 是成功用于 TOF PET 的晶体，因为 LYSO 在正电子信号探测能力与 GSO-Zr 相当，具有足够高的探测器效率和光产额，而且湮灭时间在<450 ps 范围内，可以基本满足 TOF 的要求。当前 LYSO 是最适于 TOF PET 的晶体，但是从发展需要看，这个湮灭时间还不是足够快，进一步提高还有赖于电子学线路技术的进一步发展。

　　对探测器的要求是探测效率和读出速度足够快，由晶体组成的探测器的排列方式、晶体与光电转化电路的连接方式和转换效率,以及探测器结构对系统的时间分辨率有重要影响。传统 PET 的探测器采用 Block 结构,在一块大晶体上切割出 4×8 或 8×8 个深浅不一的槽作为光导通路,晶体后连接 4 个光电倍增管。Block 结构在保证灵敏度和空间分辨率的条件下可节省大量光电倍增管,但由于光子在 Block 结构的探测器从光电转换到电脉冲信号的产生和探测需要的时间较长,时间的一致性差,系统的时间分辨率难以小于纳秒(ns)级,所以 Block 结构的探测器不适于 TOF PET。有些公司的产品中 TOF PET 的探测器结构采用像素点(PIXELAR)设计,为 638 个小晶体均匀排列,后面连接 20 个光电倍增管。这些方面的改进还在继续。

TOF 的实现要求系统具有极高的时间响应均匀性和响应速度,光电倍增管是另一个决定系统时间分辨率的因素。光电倍增管的时间分辨率由渡越时间和渡越时间分散决定。传统光电倍增管的渡越时间较长,渡越时间分散大,无法用于 TOF PET。而快和超快光电倍增管的渡越时间极短且渡越时间分散都非常小,可以用于 TOF PET 提高系统的时间分辨率。曲面光电倍增管将光阴极制成均匀的曲面,保证不同入射角电子到达第一倍增极的时间相同,从而有效缩短渡越分散时间,大幅减少系统时间分辨率的不确定性。

PET 系统中,电子学线路是决定系统时间分辨率的最关键部分。传统 PET 的电子线路采用的技术中,核心的是起始时间和停止时间点确定的准确性,这是飞行时间的关键因素。目前得到的最高时间分辨率约为 500 ps,换算成空间分辨率约为 0.15 m,无法实现 TOF PET。TOF PET 的电子线路在数字脉冲处理模块(DPPM)的基础上增加了恒比定时电路(CFD)与现场可编程门阵列电路(FPGA)。DPPM 执行脉冲分拣、能量筛选、堆积检查、符合计算等多项功能,采用新的 CFD 技术,保证起始时间和停止时间点的精确定时,FPGA 进一步提高 CFD 定时的精确性。如果能够在 1 cm 的飞行距离差之内实现 TOF 技术,才有可能实用化,1 mm 的飞行时间分辨率才有竞争性。总的时间误差必须达到 100 ps 水平,有竞争力的水平是 10 ps。现在还远远没有达到。

5.7.2 PET/CT 的受体显像

本书第 1 章已经介绍过受体蛋白质分子的问题。受体分子包括跨膜和细胞内的蛋白质分子,是可以通过与外源性或者内源性配体特异性结合的方式实现人体内的各种生物学功能的分子。为了研究人体内配体分子和受体分子的浓度及它们和人体健康的关系,常常需要测量配体和受体相互结合的规律和功能,以及各自的浓度变化,通过调节这种变化达到诊断和治疗疾病的目的。这种通过配体和受体特异性结合的机制实现的 PET 显像称为 PET/CT 的受体显像。利用这个机制,可以研究细胞膜或细胞内的一些生物活性分子(药物、毒素、神经递质、激素与抗体等)的浓度。前面已经提到,受体可分为细胞膜受体与细胞内受体两大类。细胞内的受体接受配体分子之后,会释放某种信息,例如某种荧光物质,可以通过探测这些荧光物质来检测这些特异性受体的存在,并研究其功能。但是,还是细胞的跨膜受体最常见,研究也最为深入,其种类包括:神经递质、绝大多数的激素、生长因子、神经营养因子、免疫活性物质及各种腺体或者神经核团的各种受体。在了解受体蛋白质的同时,也需对配体蛋白质有一个深入的了解,以对其体外合成和发展配体分子提供指导性意见,实现分子水平的设计。配体-受体研究是分子医学及分子影像学研究最受关注的领域。

受体显像通过特殊标记的配体能与特异性受体结合来显示受体空间分布、密度及亲和力的大小,是无创体内功能显像方法之一。PET/CT 受体显像起功能作用的是 PET 的受体-配体显像,CT 只是提供解剖学结构的基准;可以计算在体素水平上配体-受体的浓度及其随时间的变化,实现静态和动态的放射性核素示踪。核医学神经受体显像的成功与否取决于放射性配体合成和核医学探测显像仪器两大方面。

由于受体在人体内的含量极低,例如每克脑组织中仅有约 10^{-12} mol 受体,所以目前 CT、MRI 等影像设备不能直接检测出受体的密度和分布的浓度变化。PET 采用放射性示踪技术,能够在早期检测出受体密度和分布的变化。特别是 PET/CT 不仅具有极高的灵敏度,而且可将显像时间缩短 50% 以上,与单独的 MRI、CT 及 PET 相比优势十分明显。

为了研发配体药物,合成理想的放射性配体是关键性技术。如果要研究大脑内部某种受体的情况,要满足以下五个要求:① 易穿透血脑屏障;② 其在外周血中的代谢和在活体脑内的作用机制清楚;③ 特异性高;④ 亲和力好;⑤ 选择性强。按照受体作用的脏器和临床应用,目前 PET/CT 受体显像剂可分为中枢神经系统、肿瘤及心血管系统三类受体显像剂。

中枢神经受体显像剂用于中枢神经系统疾病的诊断,按作用的位置,可分为突触前、突触后受体显像剂;按受体的生物化学功能划分,可分为乙酰胆碱类、儿茶酚胺类、兴奋性氨基酸类、抑制性氨基酸类及神经肽类受体显像剂。多巴胺受体显像剂主要用于诊断精神分裂症、帕金森综合征及垂体瘤。多巴胺转运体显像剂对帕金森综合征早期诊断有重要意义。5-羟色胺(5-HT)受体显像剂对于抑郁症、焦虑症、精神分裂症临床诊断有重要价值。γ-氨基丁酸(gamma-aminobutyric acid,GA-BA)受体显像剂多用于癫痫病灶的确定。

肿瘤受体显像剂包括类固醇、促生长激素抑制素受体显像剂等。类固醇受体显像剂主要用于乳腺癌及前列腺癌的诊断。心脏神经受体显像研究的进展很快,已经成为受体显像的另一个热点。^{11}C-HED(间羟基肾上腺素)受体显像对于诊断心肌存活性、心脏功能等方面有着重要的临床价值。^{11}C-HED 能够和心脏的肾上腺素能受体结合,但是并不产生生理效应。另外,^{11}C-HED 也可用于嗜铬细胞瘤显像。

目前肿瘤神经多肽受体显像研究与应用较广泛的有生长激素释放抑制素(生长抑素,SST)和血管活性肠肽(VIP)受体显像。神经多肽主要包括肠与垂体多肽以及下丘脑释放激素,肿瘤 SST 受体显像对许多神经内分泌及非神经内分泌肿瘤均有着较高的灵敏度,是目前胃泌素瘤、胰岛素瘤、胰高血糖素瘤等肿瘤术前定位的重要方法。SST 受体显像不仅用于肿瘤的定位诊断、分期与预后评价,而且在肿瘤导向手术及奥曲肽治疗疗效评估中也具有重要价值。

5.7.3 PET/CT 的基因显像

第 1 章已经介绍了人体的遗传物质核酸,以及通过核酸编码形成的人体的遗传物质库,通过不同数量和种类的核酸编码可实现对人体遗传信息的存储。因此,人体的遗传信息可以分解为不同规模的基因组,所有基因组的结合构成 DNA 或者经过表达的 RNA 序列。基因序列表达的过程中合成各种蛋白质,完成人体物质的新陈代谢和进化或者退化。进化是人类社会发展的动力,退化或者坏的基因的遗传则产生各种致病的蛋白质,造成人类的疾病。因此,研究人体内特定基因及在这种基因指导下合成的蛋白质浓度的过程,以及由这些生物学过程引起的某种基因浓度的变化,对遗传疾病的发生机制、疾病的诊断和治疗具有重要意义。为此,需要通过对特定基因进行显像来实现上述目标。目前医学影像设备的分辨率还无法观察到单个细胞,更无法直接观察细胞内的基因组的存在。但是,可以利用放射性核素标记的基质(探针),根据相似性生物学原理,自动跟踪相应的 DNA、mRNA 或蛋白质分子,从而在基因水平上无创伤性地显示它们的存在,或者由这些基因产生的某种产物浓度的变化,达到研究整个系统或者某种特定基因的功能和相互作用机制的目的。基因显像是在基因水平上显示某种基因组功能的一种成像方法,这类显像可以无创性地提供转染基因是否成功及其在体内的分布和表达强度等重要信息,对开展转基因治疗的研究和应用有十分重要的意义,对分子医学、基因诊断、基因治疗等有重大的影响。

第 1 章中介绍的基因表达(gene expression)过程也可以用基因显像的方法进行研究,而人们更感兴趣的是研究在表达过程中发生的突变过程,尤其是否发生癌变的过程。只有某种癌细胞特有的蛋白质分子:肿瘤标记物蛋白质,具有探测某种癌症的非常高的灵敏度和特异性。人体细胞中原来存在的某种致癌基因,由于人体内生化环境的变化而被激活,具有指导合成蛋白质,进行癌细胞复制能力之后即称为癌基因。细胞中的癌基因的过度表达和抑癌基因的突变失活是发生肿瘤的重要标志。根据其产物在细胞内的定位和生物学功能不同,以及癌基因影响的蛋白质分子的不同,癌基因可以分类为:生长因子癌基因、生长因子受体癌基因、信号转导分子癌基因、转录因子癌基因、改变细胞凋亡的癌基因和改变细胞的周期素蛋白质等。

反义技术通过碱基互补原理,干扰基因的解旋、复制、转录、mRNA 的剪接加工乃至输出和翻译等各个环节,从而调节细胞的生长、分化等,使之发生突变甚至癌变,是研究癌变机制的一个强大武器。反义技术显像是用放射性核素标记反义寡核苷酸(radio-labelled antisense oligonucleotides,RASON),经体内核酸杂交,显示基因异常表达的组织。将反义技术应用于核医学成像,可实现对疾病的早期诊断。RASON 是一类经人工合成或构建的反义表达载体表达的寡核苷酸片段,长度多为 15～30 个核苷酸,通过碱基互补原理合成。

报道基因是一类表达水平很容易被检测的基因,可以重组入载体,再导入细胞中,用于指示其上游的调控序列或元件,调控基因表达水平的高低。如氯霉素乙酰转移酶基因(cat)、β-葡糖苷酶基因(gus)、荧光素酶基因(luc)和绿色荧光蛋白基因(gfp)等都是常用的报道基因。报道基因表达显像是指报道基因表达的蛋白质与话筒性核素标记的报道探针发生反应或特异性结合,形成放射性浓聚,通过显像的方法对报道基因的表达进行定量的检测。基因诱导受体显像是采用基因工作的方法,人为诱导产生新的受体进行受体显像。

药物敏感疗法是应用药物敏感基因转染肿瘤细胞,该基因能编码一种非宿主细胞固有的酶,这种酶能将随后注入的本来对宿主无毒的药物转变为对宿主有毒的代谢产物,从而杀死或抑制肿瘤细胞生长。肿瘤转导基因表达显像是在药物敏感疗法的基础上提出的针对标志基因/标志底物体系进行的显像。使用放射性核素标记的药物敏感治疗体系中的标志性底物,可以在活体水平上研究转导基因在体内的表达情况,如确定转导基因是否表达以及表达的部位、数量、持续时间等。由于肿瘤对药物的敏感性取决于肿瘤细胞内导入敏感基因的表达水平,因此该显像在评估及指导肿瘤的基因治疗中有着重要价值。

肿瘤细胞会对多种功能、结构不同的毒性化合物表现出耐受的现象,称为多耐药现象,原因是由于多耐药基因编码的磷酸糖蛋白及相关蛋白的过度表达所致。磷酸糖蛋白等均具有药物洗脱泵的作用,能将阳离子、亲脂性化合物及一些毒性物质转运至细胞外,使细胞内的毒性物质浓度持续下降而失去杀伤作用。^{99m}Tc-MIBI 也会被清理出细胞外,所以在给予 ^{99m}Tc-MIBI 后,其在肿瘤细胞内的滞留量与磷酸糖蛋白成负相关,因此可用 ^{99m}Tc-MIBI 作为显像剂来评价肿瘤的多耐药情况。

PET/CT 基因显像尚处于研究阶段,还需要进行大量的基础及临床前期研究,包括开发合适的正电子放射性核素标记的探针,提高基因诱导受体显像和转导基因表达显像的安全性。另外,PET/CT 系统的空间分辨率不能令人满意,而小动物 PET/CT(mPET/CT)成像体积小、分辨率高且使用方便,成为当前基因显像研究的重要工具。相信在不远的将来,PET/CT 基因显像会很快应用于临床。

5.7.4 高分辨率 PET

传统 PET 没有考虑探测器阵列的几何构造和响应线(LOR)的错位。能量为 511 keV 的光子入射到探测晶体表面时不会立刻发出可见光,需要在晶体中前进一段距离(例如,在 LSO 中前进的平均距离约为 11.4 mm,可能的击中时间可以分布在 0~10 多个毫米的范围内,对光产额及其光收集效率产生影响,使得图像中出现伪影或者畸变)。医院用 PET 探测器中晶体块的截面积约为 4 mm×4 mm,小动物 PET 的更小,如果光子垂直入射,系统可以正确确定光子击中的晶体,得到正确的 LOR;如果光子斜射入晶体,前进一段距离后会进入附近的其他晶体,产生可见光,这样会得到错误的 LOR,导致位于 FOV 中心线附近的物体成像最清晰,距离中心线越远,误差越大,图像越模糊(图 5.7)。

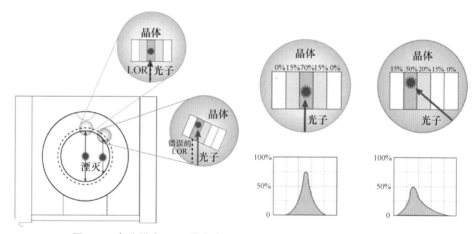

图 5.7 高分辨率 PET 需考虑 511 keV 光子斜射入晶体带来的误差

2007 年世界各大公司相继推出高分辨率 PET(HD-PET)图像重建方法。使用 HD-PET 方法可以得到全视野的没有畸变的清晰图像,发现传统方法不能发现的淋巴结,以及腹部、头颈部和脑部的小病灶,发现更早期的肿瘤(图 5.8)。HD-PET 方法整合了大量精确测量的点扩散函数,将 LOR 与它们的真实几何位置对应,可以显著降低图像模糊与变形。通过专用的重建技术可以得到整个 FOV 内的高对比度的图像,分辨率可以高达到 2 mm;与传统方法得到的图像相比,信噪比提高 2 倍。关于此问题的解决还有 Monte Carlo 法及分析计算法。

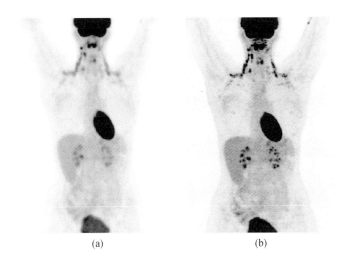

(a)   (b)

图 5.8 常规 PET(a)与高分辨率 PET(b)图像的比较

5.8 影响 PET/CT 图像质量的因素

前面已经谈到,受检者躯体和脏器的运动会严重影响 PET/CT 图像质量,可以嘱咐病人尽量保持躯体静止或使用胸腹带固定。脏器的生理性运动不可避免,其中最重要的生理性运动是呼吸运动,这可以通过四维 CT 来解决。另外,还有一些其他因素会影响图像的质量,下面逐一介绍。

5.8.1 信号采集时间、示踪剂剂量的影响

要获得高质量的 PET 图像,必须保证足够的放射性计数以及适当的图像采集时间。受时间的影响,PET 系统的计数率随光子入射率的变化可分为上升段、饱和段及瘫痪段。当所用剂量递增时,探测效率呈上升趋势。当剂量递增到一定程度时,单位时间内到达晶体的光子数目增加,导致两个光子到达晶体的时间间隔小于探测器的时间分辨水平,这使后一个入射光子被拒绝,使探测器计数处于相对饱和状态。当剂量继续递增时,多个入射光子会同时到达探测晶体,产生的闪烁光会相互重叠,导致输出脉冲变大,超出能量窗的上阈而被排除,造成图像的计数密度严重下降,探测器进入瘫痪状态。如果剂量太低,则单位时间内收集的信息量太少,图像的噪声非常高,分辨率较差。所以,只有当探测器计数处在上升段时,增加剂量才会改善图像的分辨率和均匀性,此时应考虑的另一个问题是人体所接受的有效剂量。

5.8.2 生理摄取的影响

PET/CT 中的 PET 图像反映示踪剂在体内的分布情况。目前临床应用最广

泛的 PET 示踪剂是¹⁸FDG，超过 90％以上的 PET/CT 检查使用此示踪剂。但是，PET/CT 所探测到的功能信息只是代表了葡萄糖代谢的初始阶段，其在体内的正常分布也与正常葡萄糖代谢的分布有一定差异。正常情况下人体内许多组织可以摄取¹⁸FDG，如皮肤、肌肉等；胃肠道的摄取情况多变，30％～40％的正常人有胃底或全胃的浓聚；正常肝脏也会表现出不均匀摄取。在检查时如果病人的胰岛素水平很高，会促使¹⁸FDG 进入肌肉等组织，影响 PET/CT 的图像质量。

5.8.3　金属植入物的影响

人体内常见的高密度物质包括口服对比剂、肠道内钡剂残留、牙齿金属填充物、起搏器、金属支架和留置针等。这些金属植入物对光子的吸收率较高，会在 CT 图像上产生不同程度的放射状、条纹状伪影，这样的 CT 图像对 PET 进行衰减校正时会产生过度校正，高估 PET 显像剂的活性，从而显示高代谢灶，产生假阳性结果。如果不对 PET 图像进行衰减校正，则不会产生上述的假阳性结果。另外有些金属植入物不但大量吸收 X 射线，还可以大量吸收 PET 扫描时的 511 keV 能量的光子，从而在 PET 图像上形成局部无信号的"冷区"（图 5.9 和图 5.10）。

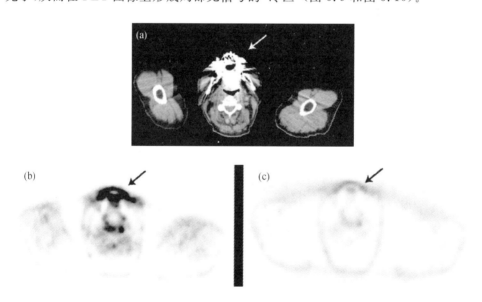

图 5.9　高密度金属植入物对 PET/CT 结果的影响
（a）高密度金属植入物在 CT 图像上产生的条状伪影；
（b）在 PET 图像上产生的校正过度；（c）没有衰减校正的 PET 图像不受此金属植入物的影响
（Sureshbabu W，Mawlawi O. J Nucl Med Technol，2005，33（3）：156）

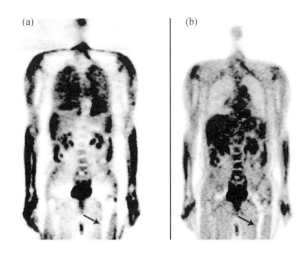

图 5.10
(a) 由于光子被吸收,髋关节置换物在未经误差校正的 PET 图像上产生"冷区";
(b) 衰减校正后的 PET 图像显示"冷区"无显像剂摄取
(Sureshbabu W,Mawlawi O. J Nucl Med Technol,2005,33(3):156)

5.8.4 CT 对比剂的影响

为了增强 CT 图像中的血管及软组织的显像,在 CT 扫描前经常会给病人口服硫酸钡等造影剂。与体内金属植入物类似,这些造影剂会大量吸收 X 射线,在 CT 图像上产生条状伪影,引起 CT 值升高。以此对 PET 结果进行衰减校正,会高估局部 PET 显像剂的摄取,出现假阳性结果,造成衰减校正过度问题(图 5.11)。因此,口服时必须注意对比剂的浓度、服用量和时间。静脉输入造影剂对 PET 图像的影响较小,原因是静脉输入的造影剂稀释和清除较快,在 PET 扫描时体内造影剂浓度已经很低。

5.8.5 截断伪影的影响

PET/CT 系统中 PET 与 CT 的横向视野不同,PET 的横向视野约为 70 cm,CT 的横向视野约为 50 cm。如果病人体型较大,而且扫描过程中双臂放在身体的两侧,会出现 PET 扫描范围大于 CT 扫描范围的情况。用这样的 CT 图像为 PET 图像作衰减校正,会导致 PET 图像中的局部没有衰减校正数据,引起 PET 图像校正后结果的偏差(图 5.12)。这些偏差可能导致错误解读 PET 图像。所以,在专门的 PET 检查时,病人双臂可以放在身体两侧,但 PET/CT 检查时,病人双臂应尽量放在头部两侧并尽量处于横向视野的中心部分。

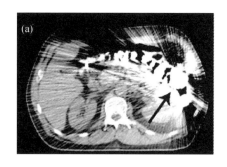

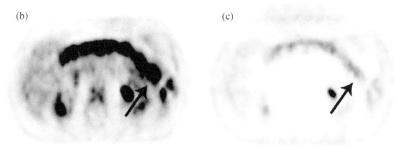

图 5.11 肺癌患者口服钡剂做食道检查后的 PET/CT 结果
（a）由于在结肠中水被大量吸收，所以在 CT 图像上显示结肠中钡剂浓度较高；
（b）衰减校正后的 PET 图像上可见^{18}FDG 高摄取区；
（c）未经衰减校正的 PET 图像未见^{18}FDG 高摄取区
（Sureshbabu W，Mawlawi O. J Nucl Med Technol，2005，33（3）：156）

5.8.6 PET 示踪剂及血糖水平的影响

PET/CT 临床应用最广泛的示踪剂是^{18}FDG，其通过细胞膜上的糖转运体蛋白转运进入细胞。肿瘤细胞膜转运蛋白过分表达，所以葡萄糖摄取量高于正常细胞。但^{18}FDG 与内源性葡萄糖的代谢有显著差异。^{18}FDG 在细胞内经己糖激酶催化生成^{18}FDG-6P，由于^{18}FDG-6P 不能进一步代谢，所以滞留聚集于细胞中。因此，PET/CT 通过^{18}FDG 只能探测到葡萄糖代谢的初始阶段，而且^{18}FDG 在体内的正常分布也与正常葡萄糖代谢的分布有差异。另外，活动性炎性细胞与良性肿瘤细胞也可以摄取 FDG，导致肿瘤放疗后做 PET/CT 不易区分残存的肿瘤组织与炎性反应。

^{18}FDG 注射入体内后与内源性葡萄糖存在竞争关系，高血糖及胰岛素水平都会影响肿瘤对示踪剂的摄取。肿瘤细胞在高血糖情况下会减少对示踪剂的摄取，所以一般要求病人在检查前禁食 4～6 小时，以降低血糖水平。胰岛素诱发的低血糖状态下，骨骼肌、心肌等本底组织对^{18}FDG 的摄取会增加，肿瘤会减少^{18}FDG 的

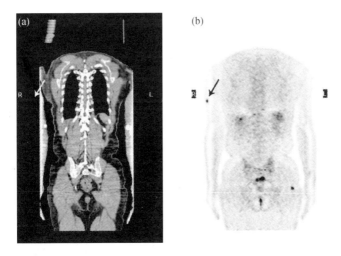

图 5.12 54 岁转移性黑色素瘤(箭头)患者 PET/CT 检查结果中截断伪影的影响

(a) CT 图像中的双侧截断伪影；(b) 衰减校正后 PET 图像

(Sureshbabu W,Mawlawi O. J Nucl Med Technol, 2005,33(3):156)

摄取,影响 PET/CT 结果的图像质量。所以,血糖水平及控制方法对 PET/CT 的结果影响都很大。

患者运动后各局部肌肉紧张均可造成肌肉无氧酵解增加,即使无意识的运动(如过度紧张、呼吸及说话等)都可致使肌肉的 ^{18}FDG 摄取增加,导致肌肉处出现假阳性结果或使肌肉处病变不能清晰显示。所以,在注射示踪剂前后,尤其是注射后一定时间内,应禁止患者活动。

5.9 PET/CT 系统的辐射防护

PET/CT 系统中既有开放型放射性核素(高能 γ 射线核素^{18}F、^{15}O、^{11}C、^{13}N 等),又有封闭型放射性核素(^{68}Ge 校正定标源),而且还有 CT 中的 X 射线辐射及回旋加速器产生的辐射,所以辐射防护是在安装和使用 PET/CT 过程中的一个重要问题。

PET/CT 示踪剂从生产到注射入患者身体需经过多个环节(图 5.13),任一环节出问题都会导致工作人员和其他公众受到辐射。各个环节的技术特点不同,必须进行有针对性的防护。

加速器机房内的辐射主要有中子及 γ 射线辐射。中子辐射的来源是靶上发生的核反应。回旋加速器输出的束流粒子能量通常为 9～30 MeV,在生产放射性核素^{18}F 及^{15}O 的核反应过程中放出中子射线,其最大能量等于加速器束流粒子的能量。为了减少中子辐射,加速器门中应包含三类防护材料:原子序数高的重金属

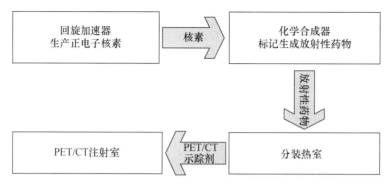

图 5.13   PET 示踪剂输送流程

（常用铅）及包含大量原子序数小的轻核材料（如水、聚乙烯等），中子在这两类材料中会分别发生非弹性及弹性碰撞，以降低中子的能量；能够俘获热中子的反应截面大的材料，如硼（反应截面：3836 ± 6 b）、锂（反应截面：941 ± 3 b）等。加速器机房内的 γ 射线辐射主要来源包括：中子与防护材料中重金属反应产生的 γ 射线；生产的正电子核素放出正电子与负电子发生湮没反应产生的 γ 射线。另外，由于高能带电粒子直接轰击加速器部分部件，比如准直器、剥离膜等，导致一些元素被活化变成了放射源。加速器室内的气体也有可能被活化，活化产物的半衰期由数分钟到数年，所以即使加速器停机时周围也会有 γ 射线辐射，无自屏蔽或打开自屏蔽时加速器周围 γ 射线辐射可以很强。所以，加速器工作时，工作人员严禁进入加速器室；在加速器停止工作 24 小时内，工作人员一般不得进入加速器室，若加速器装有自屏蔽系统，在剂量检测允许的情况下方可进入加速器室工作。

　　PET/CT 配备的回旋加速器机房应位于地下，机房的墙顶共 6 个平面均须采用辐射防护。加速器分为有自屏蔽和无自屏蔽两种。无自屏蔽加速器机房的墙及房顶应有 2 m 左右的混凝土防护。有自屏蔽的加速器混凝土层厚度在 50 cm 左右。另外，增加迷路长度及内墙厚度、减小迷路内侧散面积，是降低加速器室辐射水平的有效手段。加速器机房要求有良好的通风设施，为了防止发生事故时放射性气体泄漏到周围环境中，在排风口要安装剂量检测设备。

　　加速器生产的正电子放射性核素进入合成室及分装室后，会发生正、负电子湮灭反应，产生的能量为 511 keV 的 γ 射线是合成室及分装室的主要污染源。热室是主要防护手段，放置合成器的热室壁的铅当量应大于 75 mmPb，放置分装装置的热室壁铅当量应大于 60 mmPb。在热室防护以后，还要根据剂量水平设计合成室与分装室墙壁的防护。

　　PET/CT 系统中 PET 所用的正电子示踪剂从核素生产到药物使用需经过多个传送过程，在这些传送过程中防护非常重要。放射性核素从加速器机房传送到合成热室再到分装热室过程中，核素活度很高，因此需高铅当量的防护。分装好的示踪剂从分装热室到 PET/CT 注射室过程中,核素的活度下降,但通道距工作人员较近,因此也需要适当的防护。

参 考 文 献

[1] 田嘉禾. 正电子发射体层显像(PET)图谱. 北京:中国协和医科大学出版社,2002.

[2] 包尚联. 脑功能成像物理学. 郑州:郑州大学出版社,2006.

[3] Ratib O. PET/CT image navigation and communication. J Nucl Med,2004,45(Suppl 1):46.

[4] Kawata S,et al. Constrained iterative reconstruction by the conjugate gradient method. IEEE Trans Med Imaging,1985:65—71.

[5] Lardinois D,Weder W,Hany T F,et al. Staging of non-small-cell lung cancer with integrated positron emission tomography and computed tomography. N Engl J Med,2003,348(25):2500.

[6] Hany T F, Steinert H C, Goerres G W, et al. PET diagnostic accuracy:Improvement with in-line PET/CT system,initial results. Radiology,2002,225(2):575.

[7] 耿建华,陈盛祖,陈英茂,等. 正电子图像部分容积效应成因与校正的理论探讨. 中国核医学杂志,2003,23(5):318.

[8] Anderson J M M,et al. Weighted least-square reconstruction methods for positron emission tomography. IEEE Trans Med Imag,1997,16:159.

[9] Liang Zhengrong,Bao Shanglian,You Jiangsheng,et al. Progress on the development of high special resolution imaging techniques in nuclear medicine. 中国医学物理学杂志,2000,17(4):193—195.

[10] Shepp L A,et al. Maximum likelihood reconstruction in emission tomography. IEEE Trans Med Imag,1982:113.

[11] Lewitt R,et al. Accelerated iterative reconstruction for positron emission tomography based on the EM algorithm for maximum likelihood estimation. IEEE Trans Med Imag,1986,5:16—22.

[12] Hudson H M,et al. Accelerated image reconstruction using ordered subsets of projection data. IEEE Trans Med Imag,1994,13:601—609.

[13] Poeppel T D, Krause B J, Heusner T A, et al. PET/CT for the staging and follow-up of patients with malignancies. Eur J Radiol,2009,70(3):382—392.

[14] Blodgett T M, Meltzer C C, Townsend D W. PET/CT:Form and function. Radiology,2007,242(2):360—385.

[15] Beyer T, Townsend D W, Brun T, et al. A combined PET/CT scanner for clinical oncology. J Nucl Med,2000,41(8):1369—1379.

[16] Melcher C L,Schweitzer J S. Doped lutetium orthosilicate:A fast efficient new scintillator. IEEE Trans Nucl Sci,1992,39:502—505.

[17] Ford E C, Herman J, Yorke E, et al. [18]FDG PET/CT for image-guided and intensity modulated radio therapy. J Nucl Med,2009,50(10):1655—1665.

[18] Shepp L A, et al. Maximum likelihood reconstruction in emission tomography. IEEE Trans Med Imag,1982:113—122.

[19] Lewitt R, et al. Accelerated iterative reconstruction for positron emission tomography based on the EM algorithm for maximum likelihood estimation. IEEE Trans Med Imag,1986,5: 16—22.

[20] Eary J F, O'Sullivan F, Powitan Y, et al. Sarcoma tumor FDG uptake measured by PET and patient outcome: A retrospective analysis. Eur J Nucl Med, 2002,29(9):1149.

[21] 陈英茂,田嘉禾.图像重建有序子集最大期望值法.中华核医学杂志,2002,22(6):379.

[22] Hudson H M, et al. Accelerated image reconstruction using ordered subsets of projection data. IEEE Trans Med Imag,1994,13:601—609.

[23] Melcher C L. Scintillation crystals for PET. J Nucl Med,2000,41:1051.

[24] Duerra D, Notaristefani F D, Doennicl G D. Use of YAG:Ce,atrox coupled to a position sensitive photomultiplier for high resolution positron emission tomography. IEEE Trans Nucl Sci,1993,40(3):1958.

[25] Moses W W, Derenzo S E, Nutt R, et al. Performance of a PET detector module utilizing an array of silicon photodiodes to identify of the crystal of interaction. IEEE Trans Nucl Sci, 1993,40(3):1036—1040.

[26] Cutler P D, Edward J, et al. Use of front-end electronics for optimization of a modular PET detector. IEEE Trans Med Imag,1994,13(2):408.

[27] New Port D F, Yong J W. An SSIC implementation of digital front-end electronics for a high resolution of scanner. IEEE Trans Nucl Sci,1993,40(4):1017.

第6章 PET/MRI

6.1 引　　言

　　分子影像学是随着分子生物学研究的进展而逐步发展起来的,目的是寻找疾病发生和发展的本质原因。而磁共振成像(MRI)和核医学成像是两种已经在临床广泛应用的分子成像模态,它们的结合代表了分子影像学的新发展和新方向。因此,双模态的 PET/MRI 设备成为医疗仪器领域的最前沿。PET/MRI 不仅是两幅图像、两种机器、两种设备的融合,也是多学科、多学科人才的融合。研发 PET/MRI 的思想始于 20 世纪 90 年代,比 PET/CT 还要早,但是 PET/MRI 技术的发展比 PET/CT 要缓慢得多。原因是 PET 和 MRI 的融合面临技术上的巨大挑战,从事 PET/MRI 研发的人始终打算实现同一时空内对人体信息的同时采集,而实现此设想的技术难度极大。应该看到,虽然 PET/MRI 的发展较慢,但一直没有停止发展。

　　和 PET/CT 相比,PET/MRI 融合图像不仅把 MRI 作为解剖学结构的基准图像,可以代替 CT 图像在解剖学方面的定位功能,而且由于 MRI 拥有多对比度机制,对软组织,尤其是神经组织的对比度比 CT 更好,使得图像结构更加清晰(图6.1),因此在神经和软组织成像方面,PET/MRI 更具有发展前途。而且,更加准确的是,PET/ MRI 可以在 MRI 本身的多对比度功能基础上再叠加 PET 分子示踪剂形成的对比度,使得这个双模态的对比度性能得到了更大的发挥,能够做的事情涵盖了解剖学、生理学和心理学的广泛内容,不仅为疾病的诊断,而且为治疗、治疗结果的评价、预后和更加广泛的应用提供了强有力的工具。

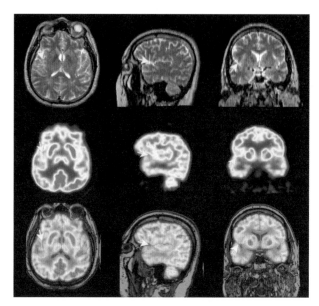

图 6.1　从上到下各行分别为 MRI、PET 及它们融合在一起的图像

6.2　PET/MRI 技术路线的基本思路及其应用优势

从事 PET/MRI 双模态技术发展的人群,从设备设计的一开始就考虑了相同时空的数据采集要求,而把 MRI 设备置于 PET 环的内侧,两种设备可以同时对人体进行数据采集。这样,就必须解决因此造成的电磁相容性问题,以及新的校正因素和误差来源问题,如射线穿透 MRI 部件造成的额外的吸收和散射。即使解决了这些问题,这种同时采集也是相对的,因为 PET 和 MRI 对人体采集数据的时间要求是不完全相同的,其实时性不完全满足"同时"的要求,仍然存在局限性。

虽然 PET/MRI 仍然存在上述局限性,但是这种双模态设备是目前世界上最接近同一时空概念的医学影像设备,而且可实现多种对比度的组合,这是目前所有其他双模态设备都不可能具有的优势。应该说,PET/MRI 设备是当前医学影像领域最先进的设备,它的出现和推广为获取和应用分子水平的人体信息提供了前所未有的支持,提供了具有各种前所未有的选择性和解决方案。理论上可以实现和试验各种可能的检测。PET/MRI 与其他影像设备相比的优势可归纳为以下几点:

(1) 与 CT 相比,MRI 的最大优势是没有电离辐射。在 PET/CT 中,如果 CT 图像仅用于衰减校正,则管电流只需 0.5 mA,受检者的辐射剂量可以忽略;如果 CT 检查的目的不仅是衰减校正,还包括图像融合及诊断,那么管电流要达到

200 mA,此时辐射剂量很高,检查导致癌症的概率及严重遗传效应的风险增加,尤其是儿科疾病的诊断更如此。而 MRI 检查完全没有电离辐射,病人检查的安全性好。所以,PET/MRI 可以实现绿色、安全及快速扫描。

（2）CT 的软组织对比度不佳,而高场 MRI 可实现高分辨率软组织显像（图 6.2）。MRI 图像与 PET 图像的融合在神经系统、肌肉组织、心脏及肝部的肿瘤诊断中有巨大优势,在脑部研究中可以提高神经生物学探测与定量分析的灵敏度与准确率。可以利用 PET 引导 MR 显微成像,进行基因表达、双标记探针等研究。

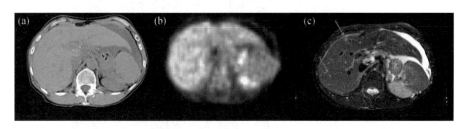

图 6.2　女性 55 岁卵巢癌肝转移患者的 PET、CT 及 MRI 检查结果

可以看到,CT(a)及 PET(b)均未发现肝部异常,MRI(c)则可以明显发现异常。原因是 CT 的软组织分辨力差,PET 的空间分辨率低而且肝部对 ^{18}FDG 有生理性吸收

（3）通过 CT 一般仅能得到结构像,而通过 MRI 还可以得到功能像,如扩散加权成像、扩散张量成像、灌注成像,以及脑功能认知成像等。因此,PET/MRI 不仅可以同时实现 PET 功能成像与 MRI 功能成像的结合、功能的扩展,而且可以相互验证。例如在脑血流灌注情况的研究中,用 ^{15}O 标记的水作为示踪剂的 PET 图像可以与 MRI 的动脉自旋标记法（ASL）或灌注加权成像（PWI）的结果对比及联合。在脑功能研究中,可以用 ^{18}FDG 和 fMRI 联合测量神经元与星形胶质细胞在体素水平上的平均代谢率,为脑功能成像技术在细胞和分子水平上的形成机制提供研究基础。在测量氧消耗方面,可以采用 PET 的氧摄取指数（oxygen extraction fraction,OEF）与 MRI 的血氧水平依赖（blood oxygenation level dependent,BOLD）测量结果进行比较,研究静息状态下脑的氧消耗水平,还可以联合研究肿瘤不同部位的乏氧水平,监测肿瘤治疗效果。CT 功能检查常需注射碘化物造影剂,这些造影剂会损害病人的肾脏,所以老年人在进行 CT 功能检查前需先检查肾功能。

（4）MRI 波谱技术（magnetic resonance spectrum,MRS）可以无创测量多种代谢物在人体内的浓度,这是其他影像学技术不具备的功能。PET 可以与 MRS 联合使用,测量人体内同一确定区域的生物化学特征,评定新陈代谢状态或确定多种疾病。在肿瘤代谢方面,可以实现 ^{18}FDG 的 PET 成像与 ^{1}H-MRS 及 ^{31}P-MRS 测量结果的联合。在葡萄糖代谢率研究中,PET 可以使用 ^{18}FDG 得到脑部葡萄糖代谢率，MRS 可得到^{13}C 标记葡萄糖的代谢率，两个结果可以联合互补。在研究肿瘤细胞活性方面，可以用^{18}F-FLT（氟脱氧胸苷）或^{11}C-MET（蛋氨酸）PET 结果与胆碱（choline）^{1}H-MRS 结果联合。

（5）PET/CT 系统用 CT 图像进行衰减校正，常会导致假性肿瘤诊断，而 PET/MRI 则可以避免这一问题（图 6.3）。在 PET 扫描期间，MRI 可以连续采集解剖图像，校正 PET 图像中的运动伪影。PET/CT 系统中 PET 与 CT 不能同时连续采集图像，而 PET/MRI 一体机使得 PET 与 MRI 可以同步采集信号。

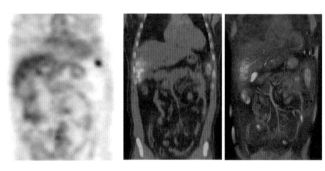

图 6.3　PET 与 CT 及 MRI 融合效果的比较

（6）在分子探针领域，可以实现 PET 所用的诊断性核素分子探针与 MRI 所用的细胞体内示踪法和细胞疫苗疗法的联合。PET/MRI 可以辅助进行动脉输入函数评价，在 PET 动态数据分析、示踪剂腔室模型等数据定量分析方面具有无创性，而且可进行局部或整体评价。

6.3　PET/MRI 的主要技术问题

PET 与 MRI 结合面临的主要技术问题可归纳为以下三个方面：首先，PET 探头原件与 MRI 磁场的兼容性；其次，PET 探头不能影响 MRI 图像，不能影响 MRI 的磁场与射频场；再次，MRI 必须重新设计以便容纳 PET 探测器，实现 PET 与 MRI 互不影响的同时采集。

6.3.1　PET 探头与 MRI 的兼容问题

PET/CT 系统中 PET 与 CT 之间距离虽然很近，但可以做到完全互不影响，不用考虑兼容性问题。而 MRI 情况较为复杂，不仅有强磁场，还有强射频场及经常快速切换的强梯度磁场，另外还要考虑 PET 对 MRI 磁场均匀性的影响，这种非均匀性要求在 0.1 ppm 甚至更高的水平，外界环境的微小变化都会对 MRI 图像造成影响。

　　PET 探头主要由晶体及光电倍增管组成,晶体可以由多种材料制造,如:碘化钠(Na-iodine,NaI)、锗酸铋(bismuth germanium oxide,BGO)、硅酸镥(lutetium orthosilicate,LSO)、硅酸镥-钆(lutetium-gadolinium orthosilicate,LGSO)、硅酸钆(gadolinium orthosilicate,GSO)、硅酸钇-镥(lutetium-yttrium orthosilicate,LYSO)等。其中,GSO 与 LGSO 的磁导率与人体组织的磁导率差异较大,会影响 MRI 磁场的均匀性,造成 MRI 图像畸变及信号快速衰减,所以无法用于 PET/MRI。

　　传统 PET 的探头采用光电倍增管(photomultiplier tube,PMT)。PMT 体积不能做得很小,其原理是用电场加速真空中飞行的电子,而磁场会使飞行的电子发生偏转,即电子偏离原先的运动轨迹而导致 PMT 探测电子的损失,造成电子束流内电子在时间和空间上的进一步分散,使得性能降低。所以,即使很微弱的磁场,也会影响 PMT 性能。而在 MRI 强大的主磁场中,这个影响不容易消除。严重的情况下,PMT 不能正常工作。常见解决方案是将 PMT 置于 MRI 磁场外的磁感应强度小于 5 Gs 的外部空间,但是增加了 511 keV γ 射线在探测器内产生荧光光子信息的传输距离,常需要用长约 4 m 的光纤连接探测器和 PMT 的光阴极。这种方案的优点是不需要对 MRI 系统进行较大改动。缺点是在光信号传输过程中会丢失光子,导致图像分辨率及灵敏度降低、散射比例增高;另外,通过长距离的光纤耦合的 PET 设备会占用 MRI 内孔的空间,所以集成度差,体积庞大,制造、安装及维护比较困难,性能难以达到单机的水平,使得很多灵敏度要求很高的脉冲序列无法运行。这种方案或许可以做成小动物实验的双模态系统。

　　现在 PET/MRI 的发展趋势是用对磁场敏感度低的新型固体光电倍增管。近年研制的雪崩光电倍增管(avalanche photomultiplier tube,APD)的性能受磁场的影响比较小,但是,由于 MRI 主磁场太强大,使得 APD 必须被放置于 MR 边缘,通过长约 10 cm 的光纤与位于 MRI 强磁场中的闪烁晶体连接,而所用光纤很短,所以可以减少光信号传输过程中光子的丢失。如果采取适应的屏蔽手段,减少射频信号与梯度磁场的干扰,APD 甚至可与晶体直接连接并放置于 MRI 强磁场中。目前 APD 已应用于主磁场强度为 3.0 T 的临床型 PET/MRI 系统及 6.0 T 场强的小动物 PET/MRI,并取得了很好的效果(图 6.4),经测试在高达 9.4 T 的磁场中 APD 仍能稳定地工作。

　　但 APD 与传统的光电倍增管 PMT 相比,依然存在很多不稳定或者性能指标低的因素,如增益低、受温度变化影响大、信噪比差、对工作电压要求高等问题。虽然将包括 APD 的 PET 探测器放置于 MRI 磁体边缘,但是仍然对主磁场 B_0 的强度和均匀性产生影响,因此会造成中心频率的变动,在磁共振波谱研究中会造成化学位移的漂移(图 6.5)。

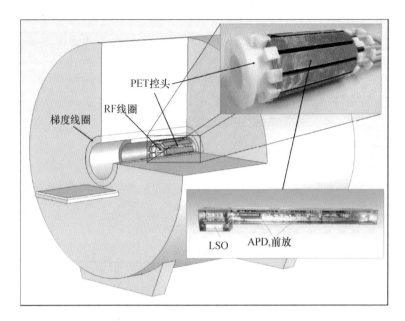

图 6.4　与 PET 集成的 7 T MRI 系统

PET 探测器由 10 个探测单元组成。每个探测单元中有 LSO、APD 及前置放大器(简称前放)等,用铜封装屏蔽

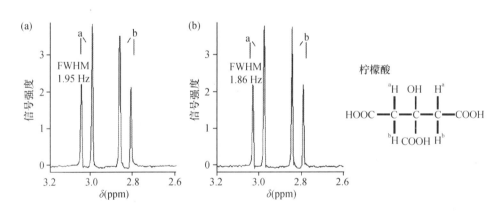

图 6.5　MRI 磁场中有、无 PET 探测器对 MRS 的影响

(a) 无 PET 探测器;(b) 有 PET 探测器:化学位移发生了轻微的漂移,FWHM 也发生了变化

可用于 PET/MRI 的光电元件还有用微电子技术制造的硅光电倍增管 (SiPMT),以及新的探测器材料碲锌镉(CZT)及碲化镉(CdTe)做成的探测器等。但是 CZT 及 CdTe 晶体的温度系数比较大、晶体还做不大、价格贵等问题有待解决。SiPMT 是盖革模式的 APD 阵列,时间、空间及能量分辨率都很好,正处于发

展之中。CZT 及 CdTe 本身可以发生光电效应,不必进行荧光转换,但是因此失去了成像系统中的量子倍增效应,减少了系统的灵敏度。各种光电元件的性能对比如表 6.1 所列。

表 6.1　四种光电元件的性能对比

	光电倍增管	雪崩光电二极管	硅光电倍增器件	碲锌镉(CZT)及碲化镉(CdTe)
MRI 兼容性	差	好	好	好
尺寸	较大	较小	较小	较小
增益	高	低	高	低
能量分辨率	$\approx 10\%$	$\approx 13\%$	$\approx 10\%$	$\approx 4\%$
时间分辨率	≈ 0.5 ns	≈ 1 ns	≈ 0.5 ns	≈ 7 ns
直流偏置电压	$800 \sim 1500$ V	$100 \sim 2000$ V	$25 \sim 50$ V	$800 \sim 1500$ V
成本	低	中等	高	高

6.3.2　PET 对 MRI 射频场的影响

在 MRI 系统中,射频场 B_1 的均匀性也很重要,常常用近场无线电波发射天线定向发射。B_1 场用于激发自旋核,并用于成像层面的选择,精确的发射定位是现代 MRI 技术的关键之一。在 PET/MRI 环境中,PET 环会对 MRI 产生的 B_1 场均匀性造成一定影响。不均匀的射频场,会导致新的误差并使得被激发的自旋核在被激发空间内产生额外的不均匀性及信号的更快衰减,使图像质量下降甚至出现错误的结果。对于超高场 MRI 系统,B_1 场的不均匀性影响本来就很大,PET 加入到系统之后这个问题更为严重,会大大降低系统的信噪比。这个问题原则上可以通过设计 B_1 波的形状和时序解决,也可以通过多源发射的办法解决。但是,任何新的进步必然有利也有弊,用户需要通过权衡利弊进行决策。当然,从医学物理学工作者的角度,这些问题都是有可能解决的,但是需要时间和经费来解决。

产生射频场的系统内存在的各种导体材料都会影响射频场的均匀性,也是 PET 新的重要散射源,这方面的问题只能通过 Monte Carlo 模拟计算的方法逐个部件解决,这需要时间,但是可以解决。总之,PET/MRI 系统设计时需要研究和解决的问题很多,需要逐一解决。如果最终结果不如分成两个独立的设备,或者因为彻底解决这些问题付出的代价过大,那么通过可移动的病人床把双模态联系起来的解决方案仍然具有吸引力。在一体式 PET/MRI 系统中,把射频发射线圈置于 PET 探测器和成像物体之间,可有效降低 PET 探测器对射频场的影响。如果是筒式设计的 MRI 加内置式 PET 系统,则射频场所受影响较大,必须对射频线圈进行调整,或者设计特殊的射频线圈,以避免这些问题。

6.3.3 涡流的影响

MRI 系统中快速切换的梯度磁场会引起很强的涡流,这些涡流产生的磁场反过来又会影响 MRI 图像或 PET 信号。PET 系统中的电路板、APD 或放大电路中的导体可能产生较强的涡流,如果变化的磁场中存在闭合的回路,则涡流更明显。根据电磁学中的楞次定律,涡电流会对抗磁场的变化,在梯度磁场脉冲的上升期和下降期涡流现象最为严重,会影响 MRI 系统的各项技术参数,如空间编码梯度磁场、读梯度磁场及扩散梯度磁场等,从而导致图像出现畸变、伪影等。磁共振波谱对磁场的均匀性要求很高,涡流产生的磁场会破坏主磁场的均匀性,使获取的 MRI 信号在傅里叶变换后畸变严重,甚至不可使用。另一方面,涡电流会产生热量,导致 PET 探头温度上升,成为 PET 系统新的噪声来源,影响 PET 数据的精度。

通过对 PET 电路板进行特殊的设计及采用电磁屏蔽方法,可以减弱涡流的影响。PET 电路屏蔽层可以模仿变压器中硅钢片的排列方式,用很薄的导电层同非导体物质交错,从而有效减弱涡流。

6.3.4 其他因素的影响

PET 系统中有大量电路,工作时会产生电磁辐射。一体式 PET/MRI 系统中 PET 发出的电磁信号进入 MRI 的射频接收线圈,会形成射频噪声,导致 MRI 图像出现伪影。所以,在一体式 PET/MRI 系统中对置入 PET 进行适当屏蔽十分重要。

MRI 梯度磁场线圈在主磁场 B_0 中工作时会受到很大的力,引起一定的震动,尤其是在运行快速成像脉冲序列时会产生较大的震动,例如常用的平面自旋回波 EPI 序列。PET 系统中位于 MRI 系统内的设备必须能够承受 MRI 扫描时产生的机械震动,这是一个新的运动伪影来源,影响融合后图像的精度。

PET 和 MRI 设备都对温度有较高的要求,PET 与 MRI 之间的相互影响会造成温度的漂移。快速开关的强梯度磁场会在 PET 探测器屏蔽层中引起涡电流,加热 PET 探测器,导致温度漂移并有可能离开最佳稳定工作温度点。例如,温度对雪崩型光电二极管(APD)增益的影响是 3.5%/K。PET 系统中的温度漂移会使 PET 数据采集出现伪影、增益变化等问题,还会导致 MRI 信号变化。

6.4 PET/MRI 系统中新的 MRI 成像方法

6.4.1 全身 MRI 扫描技术

临床要求 PET/MRI 必须具备全身显像功能。全身显像是 PET 的一个重要优势,只要病人躺在检查床上由头部到脚部依次通过 PET 探测器,便可以进行全身扫描,所以全身扫描对于 PET 是很容易实现的。但 MRI 实现全身扫描要解决很多问题。传统的 MRI 由于线圈及视野的限制,一次只能扫描人体的一个部位,扫描其他部位要重新摆位并更换线圈。这样,就必须开发一种扫描过程中无需更换线圈和重新摆位的 MRI 技术。西门子公司推出的全景成像矩阵(total imaging matrix,Tim)技术,采用全身表面线圈设计,将无缝集成的线圈单元与多个独立射频(RF)通道结合起来,实现了高级临床应用(图 6.6)。Tim 技术可以灵活组合线圈,实现局部高分辨率成像和大范围覆盖成像;支持多个独立的矩阵线圈同时进行扫描,各线圈之间可以通过自由组合、无缝连接,构成一个拥有超大 FOV 的全景成像矩阵,可涵盖全身所有部位;在对整个中枢神经系统或全身进行磁共振成像时,不需要多次更换线圈和调整患者位置,并可在身体任何部位采用并行采集技术(iPAT),这将使图像信噪比提高一倍,从而改善图像质量,缩短采集时间。实现 Tim 技术必须解决的问题包括:能够覆盖全身的全景式接收线圈的摆布,更多通道的发射和接收谱仪,不同 RF 线圈之间的自动切换控制等。

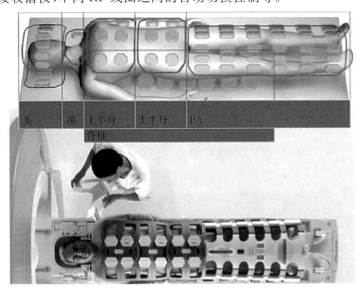

图 6.6 西门子公司推出的全景成像矩阵技术所用线圈

　　Tim 技术可以实现全身 MRI 扫描,使用此项技术的 MRI 与 PET 结合可以实现全身显像。Tim 技术所用线圈均是表面线圈,覆盖在人体表面,线圈所用各种材料尤其是金属材料会对 PET 扫描所用的 511 keV γ 射线造成影响。为了解决这一问题,需要使用特别的衰减校正方法,难点是这些线圈在 MRI 得到的图像上是看不到的。使用体线圈可以避免这一问题,而且操作简单,但体线圈成像的信噪比不如专用表面线圈。所以,适用于 PET/MRI 的全身 MRI 成像技术仍有大量问题需要解决。

6.4.2　全身 MRI 扩散加权成像与 PET 的比较

　　磁共振扩散加权成像(DWI)也称为弥散加权成像,是比较新的 MR 功能成像方法之一。DWI 可以非侵入研究人体内水分子的扩散规律,能够得到大量的病理及生理信息。DWI 最早应用于脑中风的诊断,取得了很好的效果。肿瘤会引起水分子表观扩散系数(apparent diffusion coefficient,ADC)的变化,由于肿瘤细胞繁殖旺盛,内部的各种膜结构限制水分子自由扩散,所以水分子 ADC 下降。肿瘤的恶性程度越高,细胞繁殖越旺盛,ADC 下降越明显。利用这一性质可以实现人体内多个部位肿瘤的诊断。但 DWI 的缺点是成像速度慢,对各种运动敏感,如呼吸运动及心脏搏动等生理运动,所以不能像 PET 一样应用于全身肿瘤检查。

　　近年来随着 MRI 成像技术的发展,出现了背景抑制磁共振扩散加权成像(diffusion weighted imaging with background suppress)技术,使用脂肪抑制短 TI 反转恢复(short TI inversion-recovery,STIR)扩散加权成像序列,可进行全身扫描,得到全身扩散加权像(图 6.7)。STIR 序列加入扩散敏感梯度磁场后得到的扩散加权信号稳定可靠,而且背景抑制效果很好,在病灶分布的部位和数量方面与 PET 成像的符合率很高,所以全身 DWI 被称为“类 PET”成像。

　　全身 DWI 与 PET 扫描各有优势与不足,可以互相补充为临床服务。全身 DWI 对成人转移性骨肿瘤的敏感性较高,对发现骨转移有重要作用。儿童骨髓中红骨髓多于黄骨髓,DWI 背景抑制效果不好,所以全身 DWI 容易漏诊儿童骨肿瘤。而 PET 没有这一问题。在腹部肿瘤诊断中,全身 DWI 假阳性率比 PET 高,原因是 DWI 容易受胃肠道内容物干扰;而在前列腺及卵巢显影方面效果优于PET。肺实质内含大量的气体,气体的质子密度低,在 MRI 图像上呈低信号,纵隔部位含有丰富的脂肪,脂肪的高信号很容易被抑制,所以正常人的双肺及纵隔呈低信号,在这样的背景上全身 DWI 很容易发现病变。所以,在肺部肿瘤诊断方面,全身 DWI 效果优于 PET,但在纵隔肿瘤的诊断上 DWI 的信噪比及分辨率仍不如PET。惰性淋巴瘤(indolent lymphoma)是指临床上表现为肿瘤细胞生长速度和疾病进展相对缓慢的一组非霍奇金淋巴瘤。PET 被认为是最先进的淋巴瘤诊断工

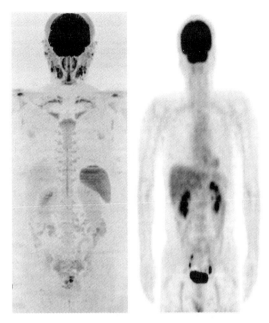

图 6.7　全身 MRI 扩散加权像

具,但在惰性淋巴瘤诊断方面全身 DWI 效果更好。

　　PET 显像的基础是葡萄糖消耗量的变化,人体内生理、病理过程大多以葡萄糖作为能量的来源,所以 PET 显像常受到生理性摄取、炎性反应、结节病等良性疾病的干扰,肿瘤诊断出现假阳性。因此,PET 不易区分肺部的炎症与肺癌。而在DWI 图像上,恶性及良性病变一般分别表现为边界清楚的扩散受限结节及边界不清的片状线淡影,所以 DWI 可以根据病灶的形态及信号强度区分良恶性。但肺癌有时也呈现边界模糊的浅淡影,所以全身 DWI 必须与 PET 结合才能提高诊断的正确率。

　　全身 DWI 过程中没有电离辐射,不需要注射对比剂,可以用于肿瘤治疗过程中评估疗效(图 6.8)。PET 全身扫描时间与全身 DWI 扫描所需时间相近,但 PET检查需要在注射对比剂后等待一个小时左右,所以 PET 检查总的时间要长于全身DWI。PET 检查的价格要远远高于全身 DWI。全身 DWI 的缺点也是显而易见的,全身 DWI 成像所用快速成像脉冲序列得到的图像容易变形,尤其是在颈胸交界处及骨骼附近。在一些高信号区域,病灶容易被掩盖忽视,如脾脏、肾脏等。全身 DWI 空间分辨率低于 PET,对一些小病灶显示能力较差。另外,影响全身 DWI的因素较多,从线圈的选择到被试的摆位、呼吸的训练、序列参数的优化选择、被试的配合、分段采集到的 DWI 图像拼接等,一个环节的失误便会导致检查失败。这些缺点均有待进一步改进。全身 DWI 与全身 PET 检查图像结合,实现信息互补,有极大的临床应用价值及应用前景。

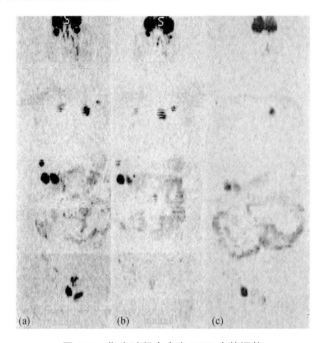

图 6.8　化疗过程中全身 DWI 疗效评估
65 岁男性小细胞癌患者,伴有神经节及内脏转移。(a) 化疗前;(b) 化疗一个月;(c) 化疗两个月

6.4.3　MRI 氧深度测量方法

　　磁共振成像技术以其无放射性、无创伤、多参数多对比度成像等特性自诞生以来就受到广泛的关注,目前已应用于医学、心理学、材料学和石油测井等领域。

　　磁共振成像用于在体氧浓度研究始于研究脑功能中的血氧变化。脑神经兴奋时会消耗氧气,其附近的血流会增加来补充消耗掉的氧气,相应的神经兴奋区域的脑血流会改变,局部血液中的去氧与含氧血红素的浓度以及脑血容积都会随之改变。含氧血红蛋白为抗磁性物质,对质子弛豫没有影响;去氧血红蛋白为顺磁性物质,其铁离子可缩短 T_2^*。这样,当含氧血红蛋白和去氧血红蛋白的浓度发生变化时,磁共振信号也会发生变化,这就是 BOLD(blood oxygen-level dependent)技术的原理。1990 年 Ogawa 等人首先使用该原理研究了老鼠大脑的血流变化。Kwong 等人于 1992 年将该项技术用于研究人脑的视觉和运动刺激功能中。之后,BOLD 技术即成为研究乏氧的重要手段。如 Fan 等人研究了小鼠在吸卡波金气体时肿瘤区域[19]F 和[1]H 的 MRI 信号变化,发现无论是在有明显氧浓度上升的区域,还是在无明显变化的区域,两者都有较好的相关性。而 Rijpkema 等人在对头颈部肿瘤的研究中,也发现病人在吸入高浓度氧气时肿瘤组织的 BOLD 信号会有明显变化。Egred 等人通过与 PET 的结果对比,证实了缺血性心肌和正常心肌的 BOLD 信号有明显差异。Lea 等人则发现,人在吸氧时肌肉组织的 BOLD 信号变化很小,而宫颈癌组织的 BOLD 信号变化很大。血液的 T_2^* 随场强增加而急剧下降,所以在中低场的情况下,主要是血液的 BOLD 信号被观测,而到超高场中,血管内信号减弱,主要是软组织的 BOLD 信号被观测到。BOLD 技术由于使用对磁化率变化敏感的 EPI 或者 GRE 序列,而容易受到磁化率伪影的影响。而且,影响 T_2^* 变化的因素很多,血液流速、血管形状等诸多因素都会影响测量结果。

由于了解肿瘤微循环的灌注情况就能清楚微环境的氧含量,故也有人尝试用 DCE-MRI(dynamic contrast-enhanced MRI)来评估肿瘤缺氧情况。肿瘤中不充分的灌注及混乱血管网可导致肿瘤慢性扩散障碍性乏氧,而肿瘤乏氧还可呈急性的周期性现象,因为有些肿瘤血管会定期地开放和关闭,在此过程中往往也会产生所谓的急性灌注异常性肿瘤乏氧。通过对肿瘤灌注状态的评价,可间接地对其乏氧程度进行判断。Hermans 等发现,低灌注的肿瘤有着较低的局部控制率及较高的局部复发率,证实了肿瘤中低灌注的部分往往是相对乏氧的部分。Cooper 等就宫颈癌中 DCE-MRI 的灌注值与氧电极直接测量结果进行了对照研究,发现两种方法在统计学上有较显著的相关性。DCE-MRI 测量的为血流流速、血管通透性等信息,而这些信息仅仅是氧含量变化的间接表达,其与氧含量之间的关联比较复杂,如还会受到血细胞功能的影响等等,故 DCE-MRI 无法直接测量氧含量。

除了血红蛋白的影响,氧气分子本身的溶解也会影响血液和组织液在 MRI 中的信号。氧气分子为顺磁性物质,从而在水中溶解的氧会使水的 R_1 随氧气浓度线性增加,即 T_1 相应缩短。氧气作为顺磁性物质可以缩短 T_1 的现象在早期谱的研究中就有所发现。Young 等人首先发表了在 0.15 T 系统上观测到病人吸入纯氧后血液 T_1 值变短的结果,类似的现象也在心肌中发现。Tadamura 等人在 1.5 T 系统中研究了 9 名志愿者在空气与氧气环境时肝、脾、心肌、骨骼肌、皮下脂肪、骨髓和动脉血等各组织的 T_1、T_2 的变化情况,发现对 T_1 而言动脉血的变化最大,心肌和脾的变化也比较显著,其他组织则相对无明显变化,而 T_2 值并无明显的变化。Kinoshita 等人在 4.7 T 系统上对溶解有不同压强下氧气的样品的 T_1 值进行了测量,验证了不同氧分压确实影响气体 T_1 这一结论,并在对种在老鼠腿上的 SCCV Ⅱ肿瘤进行高压氧增强研究时,发现该种肿瘤组织氧浓度恢复的速度较正常组织慢。Richard 等人在 1.5 T 系统上也观测到了人吸入 1 个大气压纯氧前后肾、脾等器官 T_1 值发生的相应变化,发现 T_2 值保持不变,肾和脾的 T_1 值变化明显,且对呼吸气体浓度的变化反应迅速,而肝脏则保持不变,且认为该测量对流动不敏感。Kenichiro 等人在 4.7 T 系统上研究了鳞状细胞癌组织对于高压氧气的反应,发现在高浓度氧气(2 倍大气压纯氧)的条件下,肿瘤组织内部的氧供应状况仍然得不到有效的改善。O'Connor 等人通过使健康的志愿者吸入纯氧和卡波金气体观察各器官 T_1 和 T_2^* 的变化,发现脾、肝、骨骼肌和肾皮质的 T_1 值均有明显变化,而 T_2^* 值只在吸入卡波金气体时有变化,说明在吸入高浓度氧气条件下 T_1 和 T_2^* 值是相对独立变化的。相对于 BOLD 方法,通过测量溶解氧引起的 T_1 值改变来反映氧浓度变化是比较新的技术。在血管中,血红蛋白所结合的氧需要先溶解在血液中,再通过血管壁渗透出去;而在组织中,溶解氧更是氧气运输的唯一途径。从这个角度来说,测量溶解氧比测量血红蛋白更直接且更有意义。且对 T_1 值测量造成干扰的因素相对较少,故此方法在氧浓度研究方面具有较大的潜力。

6.5 PET 图像的衰减校正

衰减校正对 PET 图像的精确重建十分重要。在 PET/CT 系统中,可以利用 CT 获得的组织密度图像进行衰减校正,显著提高 PET 图像重建的效果。缺点是病人要进行两次 CT 扫描,辐射剂量较大。而且 CT 所用 X 射线能量与 PET 成像所用的 511 keV 的光子能量相差较大,导致用 CT 扫描结果来修正的 PET 图像中常见假阳性及假阴性结果,现在一般使用探测器能量刻度的办法通过校正部分解决此问题。而且 CT 衰减校正图像与 PET 图像数据是序列化采集得到的,这种固有的不同步性也会给校正结果带来误差。

PET 衰减校正的金标准是,用放射性核素透射源穿透人体组织后获得人体组织衰减密度图,并对 PET 图像进行衰减校正。因放射性透射源发出的 γ 射线与 PET 成像所用 γ 射线性质接近,所以尽管此方法存在很多缺陷,仍是 PET 衰减校正的金标准。但在 PET/MRI 系统的 MRI 设备中不可放置放射性透射源,所以 PET/MRI 需要寻找新的衰减校正的方法。

MRI 得到的各种图像,包括 T_1、T_2、质子密度像、扩散加权像等,与 PET 成像所用的 γ 射线衰减之间没有固定的函数关系,无法直接由 MRI 得到 PET 衰减分布图,这是 MRI 图像信息与放射性核素源及 CT 方法得到的组织密度图像之间的本质区别。因而,PET/MRI 系统中 PET 的图像衰减校正问题较为复杂,方法需进一步完善。

6.5.1 PET/MRI 衰减校正研究进展

PET/MRI 衰减校正的关键是,建立 X 射线或者 γ 射线衰减系数和临床最常用的、固定扫描参数的 T_1 加权或者 T_2 加权图像之间的对应关系。目前各种 PET/MRI 中,PET 衰减校正方法中的组织分类法应用最为普遍,与当前其他方法比较有独特的优势。基于图谱的配准法是,在 PET/MRI 检查过程中首先得到患者的

MRI 图像,然后将 PET 衰减系数模板配准到 MRI 图像上,得到实际的 PET 衰减系数图。分割法的基础是 MRI 的 T_1 加权像,这种图像分辨率较高,将 T_1 加权像分割为骨、软组织、脂肪和气体等部分,然后利用已知的骨、软组织、脂肪和气体的线性衰减系数,将图像分割后的不同组织赋予不同的线性衰减系数,从而得到 PET 衰减系数图。研究发现,利用此方法得到的 PET 图像与利用金标准得到的 PET 图像之间相似性很高,校正后 PET 图像的对比度和信噪比均有提高。配准法与分割法必须依赖图像处理软件,软件水平直接影响 PET 衰减校正的准确度。而且各种软组织及骨骼的各个组成部分的衰减系数也不完全相同,需要进一步细化。

利用 T_1 加权像进行配准或分割得到衰减系数图的优点是方法简单,空间分辨率高,不需要在 MRI 检查过程中增加序列等。但其主要缺点是不能提供准确的骨骼组织的解剖学结构,而骨骼组织是人体对 γ 射线衰减最重要的组织之一。另外,脂肪组织在 T_1 加权像中呈现高信号,这与脂肪的衰减系数不符,所以必须使用压脂技术扫描得到 T_1 加权像。有报道,结合使用 MRI 的 T_1 及 T_2 加权像,可以明显改进对骨骼组织衰减校正的准确性。

骨组织是 PET 衰减系数图的重点,但由于骨组织是固体,其 MR 信号衰减极快,在常规 MRI 系统开始采集数据时,信号已经衰减到零或接近零,所以骨尤其是骨皮质在常规 MRI 中表现为无信号或低信号,而且在 MRI 图像上骨组织对邻近组织图像有较大的影响。使用超短回波时间(ultrashort echo time, UTE)序列法有望解决这一问题。利用超短回波时间脉冲序列得到 MR 图像,对短 T_2 组织如肌腱、韧带等有较好的鉴别效果,可由此得到更准确的衰减图像。二维 UTE 使用半 sinc 函数型射频脉冲结合层面选择梯度实现层面激发,采用放射状轨迹填充 k-空间及变速选择性激发(variable rate selective excitation, VERSE)技术,二维 UTE 成像的 TE 可降至 $20\,\mu s$ 以下[图 6.9(a)]。使用短硬脉冲激发及三维放射采集,可实现三维 UTE 成像[图 6.9(b)]。单个半 sinc 函数型射频脉冲选层效果较差,可以相继使用两个半 sinc 函数型射频脉冲,结合极性相反的两个选层梯度磁场优化选层效果。

骨皮质与肌腱、韧带相比弛豫时间更短,UTE 序列图像可以将骨皮质与其他骨组织分开。UTE 方法的这一优势使其在脑 PET 图像校正方面有很好的应用前景,特别是提高与颅骨距离较近组织的 PET 图像质量方面。UTE 方法面临的问题是,MR 信号极微弱,信噪比较差;若使用体线圈,采集得到的信号信噪比更差;只能使用表面线圈,但表面线圈会额外衰减 PET 信号,而且用于衰减校正的 MRI 图像上不可能看到表面线圈。这些因素均降低了衰减校正的准确度。UTE 骨成像方法将在 6.5.2.1 中详细介绍。

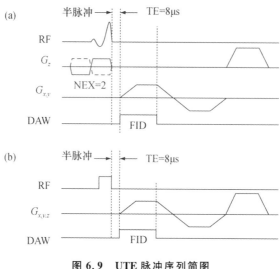

图 6.9　UTE 脉冲序列简图

(a) 2D UTE 半射频脉冲激发；(b) 3D UTE 短矩形硬脉冲激发

近年来，磁共振 T_2^* 加权像在研究骨组织结构方面显示了很好的潜力。骨组织中包含各种矿物质成分，导致磁化率与周围生物组织差异较大，引起局部磁场不均匀，T_2^* 加权像可以灵敏地反映这种磁场的变化。

使用[18]F-NaF 作为示踪剂进行 PET 扫描，得到的图像能够提供准确的骨骼信息，所以用 MRI 的 T_1 加权像结合[18]F-NaF 示踪剂的 PET 图像，可以更精确地提取骨骼信息，结果优于前面提到的 T_1 及 T_2 加权像的结果。优点是方法较简单直接。缺点是需要使用额外的药物，增加检查的费用及时间；而且[18]F-NaF 示踪剂会影响其他 PET 示踪剂的成像质量。

MRI 有众多的脉冲序列组合，也有很多不同的对比度机制，脉冲序列的各种参数千变万化。为了解决 PET 衰减校正问题，MRI 的扫描中必须得到标准的 T_1 或者 T_2 加权图像。不仅如此，由于 MRI 内增加 PET 的复杂结构，在病人身体组织上发射的 $511\,\mathrm{keV}$ γ 射线在这些结构上会产生强烈的散射和吸收，使得原来没有这种结构时的校正量大大增加，这种校正量还会随着病人所用的 RF 线圈的不同有所变化。虽然 Monte Carlo 模拟可以计算出这些散射和吸收校正的比例，但是准确模拟 PET 药物在人体内的分布是一个非常复杂、几乎无法做到的事情，而扫描时对 RF 线圈的随机使用，病人在床上位置变化造成的散射源和吸收源的变化，使得无论用哪种方法都不可能实现非常准确的校正。加上非常昂贵的价格，所以这种所谓的同时采集数据的结构能否最终被用户广泛接受，还需要时间考验。

6.5.2 衰减校正中常用的 MRI 成像方法

6.5.2.1 超短回波骨皮质成像

UTE 使用半 sinc 函数型射频(RF)脉冲,结合层面选择梯度磁场实现快速层面激发,采用放射状轨迹填充 k-空间,回波时间(echo time, TE)可降至 20 μs 以下。同理,使用短硬脉冲激发及三维放射状采集可实现三维 UTE 成像。半 sinc 函数型 RF 脉冲选层效果不好,而且容易受到涡流的影响。使用两个半 sinc 函数型 RF 脉冲结合两个极性相反的选层梯度磁场以及涡流补偿技术,可以改善选层效果。另外,骨皮质内侧有脂肪,外侧有肌肉,脂肪及肌肉的 T_2 较长,而骨皮质 T_2 极短。普通 UTE 的结果会受到长 T_2 组织信号的严重干扰,必须设法压制脂肪及肌肉的信号,才能实现骨皮质成像。为了更好地直接观察骨皮质及其周围组织,出现了多种 UTE 改进方案,主要分为以下四类。

1. 双回波差 UTE

在 UTE 成像过程中先后采集两个 TE 不同的回波信号,两信号直接相减可抑制长 T_2 信号,如图 6.10(a)所示。第一个自由衰减(free induction decay, FID)信号中,长短 T_2 信号均较强;经过一段时间,短 T_2 信号快速衰减,所以第二个 FID 信号主要由长 T_2 信号构成。第一个回波减去第二个回波,可以选择性地压制长 T_2 组织对结果的影响,提高短 T_2 组织的对比度。此方法虽然简单,但结果中会残留较强的长 T_2 信号而影响短 T_2 组织图像的对比度。为此,将第一个回波信号按某一比例降低,使得在相减后图像中长 T_2 组织的信号小于零,而短 T_2 组织的信号大于零,从而有效提高短 T_2 组织(如骨皮质)图像的对比度。双回波差 UTE 的优点是方法简单,结果分辨率高,而且对 B_1 及 B_0 场的不均匀性不敏感。主要缺点是第二个回波的 TE 较长,信号较弱,而且结果容易受到涡流、磁化率的影响。

2. 绝热反转恢复 UTE

如图 6.10(c)所示,使用一个绝热 Silver-Hoult 型反转脉冲(持续 8.6 ms)反转长 T_2 组织的纵向磁化矢量。绝热脉冲对 B_0 场的不均匀性不敏感,所以当脉冲幅度大于绝热极限之后,可以较一致地反转各部位的纵向磁化矢量。在绝热脉冲期间,短 T_2 物质的纵向磁化矢量会被部分饱和。经过一段时间 TI 后,长 T_2 组织的磁化矢量接近 0 点,此时开始采集数据。通过 Bloch 方程的模拟可知,优化的重复激发时间(repetition time, TR)与 TI 的组合可以使长 T_2 组织信号衰减 85%(见图 6.11,假设肌肉及脂肪的 T_1 分别为 1400 ms 及 350 ms)。由于脂肪的 T_1 与肌肉的 T_1 相差较大,所以它们的纵向磁化强度不会同时到达 0 点,导致结果中仍然会残存长 T_2 组织的信号。

双绝热反转 UTE 方法可以更有效地压制长 T_2 组织信号[图 6.10(e)]。两个

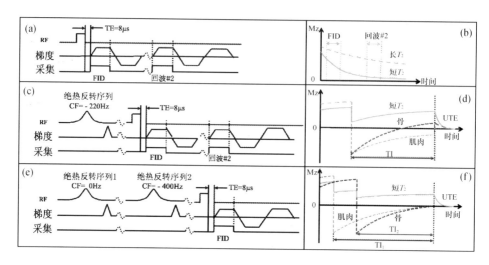

图 6.10 三种改进 UTE 脉冲序列示意图

（a）双回波差 UTE；（c）单绝热反转恢复 UTE；（e）双绝热反转恢复 UTE。右侧图（b）、（d）、（f）分别是三种脉冲序列对应的短 T_2 对比度形成机制

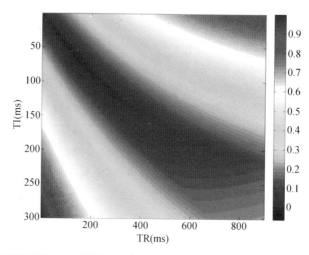

图 6.11 单绝热反转 UTE 结果中残存的长 T_1 组织信号受 TI 及 TR 影响的模拟结果

右侧色标为被压制的肌肉及脂肪信号所占比例

绝热反转脉冲相继反转长 T_2 的水和脂肪的纵向磁化矢量，由于水的 T_1 较长，所以首先反转水的纵向磁化矢量。短 T_2 组织在绝热脉冲期间有显著的横向弛豫效应，所以骨皮质不受两个绝热反转脉冲影响。TI_1 与 TI_2 分别使水和脂肪的磁化矢量相继到达 0，然后分别采集两次数据。适当的 TI_1、TI_2 及 TR 组合可以得到很好的同时压制水和脂肪信号的图像，而且对 B_0 场及 B_1 场的不均匀性不敏感。

3. 偏共振饱和 UTE

偏共振饱和方法与 UTE 结合,可以得到高对比度的骨皮质影像。骨皮质包含水及胶原蛋白,其 T_2^* 很短,所以共振谱线较宽。在频率域,将一个 RF 脉冲放在远离水和脂肪等长 T_2 物质狭窄谱线的位置,但与短 T_2^* 组织的较宽谱线有数 kHz 的重叠,这样的 RF 脉冲可通过直接饱和、交叉弛豫及化学交换三种方式压制骨皮质的信号,对肌肉、脂肪等软组织的作用很小。直接饱和,即饱和被有机基质束缚的水分子,胶原蛋白中的质子及束缚水中的质子之间会发生质子-质子交叉弛豫,自由水及束缚水分子之间会发生化学交换。用一个常规 UTE 图像减去这个偏共振饱和 UTE 图像,可以得到高对比的骨皮质图像(图 6.12)。

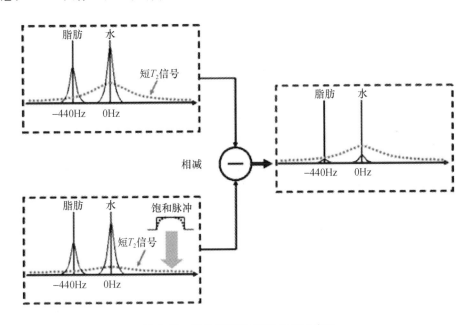

图 6.12 偏共振饱和 UTE 方法示意图
饱和脉冲中实线、虚线分别为硬饱和脉冲及 Fermi 饱和脉冲

4. UTE 波谱成像

一系列不同 TE 条件下采集的 MR 图像经过傅里叶变换可得到波谱图。在 t 时刻的 MRI 复数图像可表示为:

$$S(\bar{r}, t) = S_0(\bar{r}) \exp(\mathrm{i}2\pi f_0 t) \exp(-t/T_2^*) \tag{6.1}$$

其中 f_0 是共振频率,$\bar{r}$ 是图像空间的位置,$S_0(\bar{r})$ 是有效的可观测到的质子密度分布。可通过图像信号和已知水含量模体的信号比较得到 $S_0(\bar{r})$。模体中液体由 20% 蒸馏水(H_2O)与 80% 的重水(D_2O)组成,加入 $MnCl_2$ 调整液体的 T_1 及 T_2^* 分别约等于 5 ms 及 400 μs。通过傅里叶变换得到波谱分布:

$$S(\bar{r}, f) = \int_0^\infty S_0(\bar{r}, t) \exp(-\mathrm{i}2\pi f t) \mathrm{d}t$$

$$= \frac{S_0(\bar{r})\left[\dfrac{1}{\pi T_2^*} - \mathrm{i}2(f - f_0)\right]}{\left(\dfrac{1}{\pi T_2^*}\right)^2 + 4(f - f_0)^2} \tag{6.2}$$

由波谱信息可以得到幅值图:

$$|S(\bar{r}, f)| = \frac{|S_0(\bar{r})|}{\sqrt{\left(\dfrac{1}{\pi T_2^*}\right)^2 + 4(f - f_0)^2}} \tag{6.3}$$

用幅值图可以避免相位误差对结果的影响,简化成像过程。

　　UTE 波谱成像需要花费大量时间来采集不同 TE 的信号。将 UTE 与高欠采样交错多回波可变 TE 采集方法结合,可以有效地减少 UTE 波谱成像需要的时间。投影数据高欠采样,加速因子可达 $50 \sim 100$,这样可以显著缩短整个扫描时间。另外,欠采样的投影交错排列会产生震荡条纹,这样条纹会自动偏移至波谱的高频区域,得到没有条纹的水的图像。UTE 波谱成像可得到化学位移、总磁化率、共振频率位移及相位演进等信息。以上信息可使用常规医用 MRI 系统一次扫描得到,所用时间少于 10 分钟。

6.5.2.2　Dixon 方法

　　Dixon 方法是 Dixon 于 1984 年提出的用于分离水和脂肪信号的方法。最初的 Dixon 方法就是通过一张水和脂肪没有相位差(in-phase)的图像与一张水和脂肪存在 $180°$ 相位差(out-of-phase)的图像相加减,来获得单独的水图像和脂肪图像。如今 Dixon 方法已经有多种发展,依照采集次数可分为一点式、两点式和三点式。

　　Dixon 方法假设信号内只有两种成分:水(W)和脂肪(F):

$$S(x, y) = \left[W(x, y) + F(x, y) \cdot \mathrm{e}^{\mathrm{i}\alpha}\right] \mathrm{e}^{\mathrm{i}\phi(x,y)} \mathrm{e}^{\mathrm{i}\phi_0(x,y)} \tag{6.4}$$

其中,α 是水和脂肪信号由于化学位移产生的相位差,$\alpha = -\gamma B_0 \delta \Delta t$;$\phi$ 是由于磁场不均匀而产生的相位差,ϕ_0 是其他原因产生的相位差(图 6.13)。

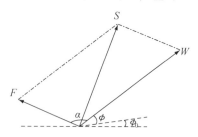

图 6.13　Dixon 方法中假设信号只由水(W)信号和脂肪(F)信号组成

信号的相位还包括磁场等因素引入的相位差

1. 一点式方法

当水和脂肪的相位差达到 90° 时，水和脂肪信号正交，此时可以通过信号采集中的正交解调使实部为水信号，虚部为脂肪信号。由于只有一次成像，ϕ 和 ϕ_0 的信息无法得到，所以难以得到水脂分离的图像。在一般应用中，需要额外的参考图像或者使用经验性的相位模型来校正相关的相位误差。Xiang 发明了一种方法，可以避免使用参考图像。该方法在图像上先使用低通滤波器，经滤波器作用后明显变暗的像素被认为是水脂的边界，再通过边界像素的相位来判断被边界像素围住的区域是水还是脂肪。最初的做法是使全部脂肪信号的相位差为 78°，后来调整了不同区域的脂肪信号的相位差，以获得最强的脂肪信号。当假设所有像素或者是只含水或者是只含脂肪的时候，区域增长法也可用于一点式 Dixon 方法。

2. 两点式方法

两点式 Dixon 方法(图 6.14)需要采集水脂相位差分别为 0° 和 180° 的两幅图像：

$$S_0 = (W + F)\mathrm{e}^{\mathrm{i}\phi_0} \tag{6.5}$$

$$S_1 = (W - F)\mathrm{e}^{\mathrm{i}\phi}\mathrm{e}^{\mathrm{i}\phi_0} \tag{6.6}$$

当 ϕ 为 0 时，可以由此得到水和脂肪的信号强度：

$$W = 0.5 \cdot | S_0 + S_1 | \tag{6.7}$$

$$F = 0.5 \cdot | S_0 - S_1 | \tag{6.8}$$

而事实情况是 ϕ 往往不为 0，这样无法由上式得到水脂分离的图像。如果使用 S_0 和 S_1 的幅度值，按上式得到的结果也非真正的水脂分离图像：水像中实际上是在像素中占有主导地位的组织，可能是水也可能是脂肪；脂像中实际上是占有少数地位的组织。同时，对于短 T_2 的组织来说，由于两次采集的 TE 不同，T_2 衰减的影响也会比较显著。

Akkerman 和 Maas 等人提出了一种基于区域增长法的算法，即观察矢量图，水像素的矢量为 $S_1 S_0^* / (| S_1 | S_0)$，脂像素的矢量则相反。这样，矢量的方向是平滑的，当遇到水脂边界时发生突变。这种方法的优点就是绕开了相位卷绕问题。在此基础上可作进一步的改进，先使用周边像素的幅度和矢量信息来计算出期望值，再比较像素点与周围像素的期望值的差，并根据大小将周围像素分类，差值小的优先处理。这种方法的优点是可以自动选择初始点，并对于噪声点也可较好地处理。

3. 三点式方法

在两点式 Dixon 方法的基础上，Yeung 和 Glover 等人发展出了三点式 Dixon 方法，通过多采集一幅图像的办法来确定 ϕ。三幅图像中水脂相位差为 $(-180°, 0°, 180°)$ 或者 $(0°, 180°, 360°)$。对于 $(-180°, 0°, 180°)$，有：

$$\begin{cases} S_0 = (W + F)\mathrm{e}^{\mathrm{i}\phi_0} \\ S_1 = (W - F)\mathrm{e}^{\mathrm{i}\phi}\mathrm{e}^{\mathrm{i}\phi_0} \\ S_{-1} = (W - F)\mathrm{e}^{-\mathrm{i}\phi}\mathrm{e}^{\mathrm{i}\phi_0} \end{cases} \tag{6.9}$$

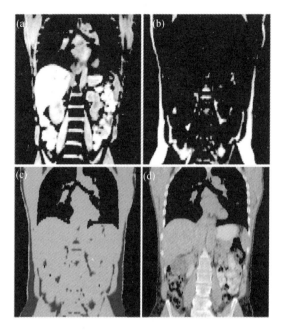

图 6.14　通过 MRI 两点式 Dixon 方法得到的水分布图

(a) 水及脂肪分布图；(b) 分割得到的衰减系数图；(c)、(d) 是通过 CT 得到的衰减系数图

由此可以得到：

$$\hat{\phi} = 0.5\arctan[S_1 \cdot S_{-1}^*] \tag{6.10}$$

* 代表取复共轭。在这个式子中，ϕ_0 的影响和 W、F 的幅值变化均不影响 ϕ 的值。

而对于 $(0°,180°,360°)$，则有：

$$\begin{cases} S_0 = (W+F)e^{i\phi_0} \\ S_1 = (W-F)e^{i\phi}e^{i\phi_0} \\ S_2 = (W+F)e^{i2\phi}e^{i\phi_0} \end{cases} \tag{6.11}$$

由此可以得到：

$$\hat{\phi} = 0.5\arctan[S_2 \cdot S_0^*] \tag{6.12}$$

由此得到 ϕ 的信息，就可以代入原式求出 W 和 F。实际中的问题是，arg 运算的结果范围是 $-\pi$ 到 π 的，如果实际相位差大于 π 或者小于 $-\pi$，arg 运算的结果就与实际结果相差 n 个 2π，ϕ 的计算结果就会比实际值相差 n 个 π。这种相位卷绕就可能造成 S_1 等值与实际相差 -1 倍，从而产生相反的水脂分离结果。这就需要相位解卷绕技术。相位解卷绕的一个前提假设就是图像的相位变化是连续而平滑的，即相邻像素相位差在 $-\pi$ 到 π 之间。对于孤立区域，由于缺乏参考信息，相位解卷绕是无法进行的。对于相邻像素相位差过大的情况，相位解卷绕也是很难成功的。

在 MRI 中,由于有编码梯度的存在,相邻像素的相位差过大,而伪影和噪声等情况更是增加了相位解卷绕的困难程度。

6.6 PET/MRI 系统结构设计

当前 PET/MRI 系统主要有两种结构,即分体式 PET/MRI 与一体化 PET/MRI。

6.6.1 分体式 PET/MRI

分体式 PET/MRI 中 PET 与 MRI 是独立的两个设备,两者之间保持必要的距离甚至可以放置在不同的房间(图 6.15)。如果两台设备处于同一房间,则必须对 PET 设备中的 PMT 进行磁场屏蔽,以降低磁场对 PMT 的影响。患者先进行 MRI 检查,再进行 PET 检查,两次扫描之间患者无需上下检查床。分体式 PET/MRI 设备已在许多医院使用。

分体式系统的优点是:PET 设备与 MRI 设备可以各自独立使用,医院购入一套 PET/MRI 相当于购置了两台大型医疗设备,所以总体预算较低。为了加大病人流通量,可以一位病人做 PET 扫描时,另一位病人做 MRI 扫描。另外,只要在 PET/CT 室隔壁的检查室内再安装一台 MRI 设备,就可以很方便地使 PET/CT 扩展为 PET/CT/MRI,这是分体式设计的另一个优势。

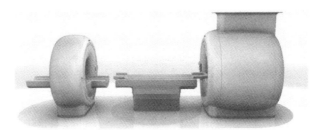

图 6.15 分体式 PET/MRI

欧洲 Philips 公司一直在研发分体式 PET/MRI,2010 年推出了新一代分体式 PET/MRI,其中 PET 通过高效的磁屏蔽能够靠近强大的磁场正常工作,探头采用 LSYO 与 SiPM,MR 设备的场强高达 3.0 T,检查床可以 180°旋转。国内公司在 2009 年推出了一种新概念的分体式 PET/MRI,称为 PET/MRI 机器人影像系统。在同一机房内安装 PET、MRI 及 CT 三台影像设备,利用同一个检查床,全自动或半自动运送病人连续完成 PET 及 MRI 或 CT 扫描,然后使用图像处理软件完成图像配准与融合。PET 探头采用常规的 PMT,MR 磁场强度为 1.5 T,PET 与 MRI 之间有 4~10 m 的距离。

分体式 PET/MRI 的缺点是：MRI 采集速度较慢，成像时间远长于 CT，所以此结构的 PET/MRI 使用效率较低，且不能实现同时成像。

分体式 PET/MRI 可以不考虑两台设备之间的影响，但是依然要解决一些工程设计方面的问题。首先，要保证患者运送和支持系统的稳定、精确和快速，系统设计要求紧凑简洁。患者只需一次上检查床便能完成所需的检查，检查床不仅能沿着轨道往来于 PET 与 MRI 之间，而且可以平面旋转改变方向，保证病人采用头部先入的方式进行扫描。运送和支持要与 MRI 系统兼容，设计标准高于 MRI 系统专用的检查床。PET 检查床一般是用高强度碳纤维增强复合材料（carbon fiber reinforced polymer plastic）制成，与 CT 检查床类似，可以向前悬出较长的距离，与 MRI 检查床的结构不同，所以需要在 PET 设备内安装承托机构来承托公用检查床板。设计患者运送和支持系统时，还要考虑到 PET 与 MRI 可能分别使用的问题、MRI 扫描室的射频信号屏蔽问题及 PET 检查室的辐射防护问题。其次，患者运送和支持系统的安全问题同样十分重要，必须在检查室及病人运送路径上安装多个视频监控设备，实时、多角度全方位进行观察与控制，保证病人的安全。

6.6.2　一体化 PET/MRI

一体化 PET/MRI 主要分为：一体化组合式与一体化整合式。一体化 PET/MRI 是当前 PET/MRI 系统设计最为活跃的研究方向，尤其是一体化整合式 PET/MRI 的研发最具挑战性。

6.6.2.1　一体化组合式 PET/MRI

一体化组合式 PET/MRI 的结构与 PET/CT 的结构相近，PET 设备与 MRI 设备同轴安装在一个机架上，采用联合的扫描床平台，进行 MRI 与 PET 的顺序扫描（图 6.16）。与分体式 PET/MRI 相比，组合式设计可以减少两个检查之间的延迟，检查过程中病人不需上下检查床即可完成两种扫描，图像的采集与处理用同一台机器即可完成。但这种方案对技术要求较高，PET 扫描时 MRI 设备闲置，机架长度太长不利于临床应用。

一体化组合式 PET/MRI 最重要的缺点是不能同步扫描。扫描过程中，机体处于动态过程，如药物的吸收和分布在很短的时间内可能有很大的变化。所以，一体化组合式 PET/MRI 在研究动态、功能及代谢等方面仍然存在不足。

6.6.2.2　一体化整合式 PET/MRI

在一体化整合式 PET/MRI 系统这种设计中，可做到 PET 和 MRI 在真正意义上的同时成像，保证采集到患者同一部位、同一时间、同一生理条件下的信息，数据采集的实时性更好，从而可以研究动态、功能及代谢方面的疾病（图 6.17）。另一方面，一体化整合式 PET/MRI 可以最大限度地缩短扫描时间，提高 PET/MRI

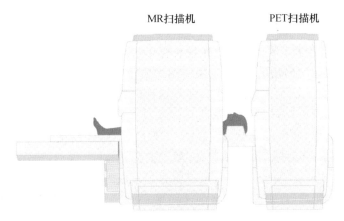

图 6.16 一体化组合式 PET/MRI

的效率。而且在使用整合式 PET/MRI 检查时,病人无需在不同设备之间多次定位,提高了检查效率。它是目前来看最理想的系统结构。病人可在同一环境条件下完成全部检查,便于医生对病人进行连续的观察及心理疏导,减轻病人检查过程中的心理压力。

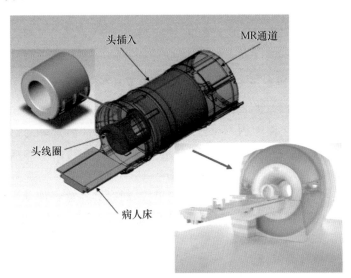

图 6.17 一体化整合式 PET/MRI

最简单的整合模式(图 6.18)是将 PET 探测器插入 MRI 磁场中,PET 探测器采用磁导率与人体相近的晶体与 APD 组合模式,PET 探测器环及部分电路可以设计成一个整体的筒形结构,类似于一个 MRI 鸟笼形线圈,平时收存在磁体腔外,扫描前由专用机电一体化装置承托送入 MRI 磁体腔,与磁体同心定位后待用。

扫描完成后,筒形 PET 扫描器可退出磁体腔存放。PET 探测器输出的信号通过光纤引出进行数据处理。这种模式的 PET/MRI 系统中,PET 与 MRI 设备之间存在较严重的相互干扰,通过较长的光纤传输信号导致信号衰减,而且 PET 探测器会影响 MRI 磁场的匀场效果,导致最终图像质量较差。另外,常规 MRI 的磁体腔孔直径一般是 60 cm,加入内置 PET 探测器环后有效内径只能有 40 cm 左右,不能进行全身扫描,所以这样的设计思路只能实现头部专用 PET/MRI。这种模式的优势是:结构简单,使用成本低;不需要 PET 检查时,可以将 PET 探测器从 MRI 设备中完全取出,单独进行 MRI 检查;如果筒形的 PET 探测器放置在 MRI 磁体外适宜区域,PET 系统的各个部分可以组合起来成为一个独立的简化设计的 PET 系统进行 PET 扫描,提高医院设备的使用率。

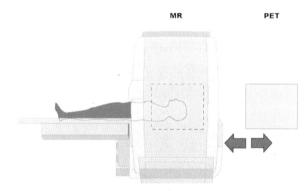

图 6.18　最简单的 PET/MRI 整合方式简图

较先进的一体化整合式 PET/MRI 模式(图 6.19)是将 PET 探测器嵌入专门设计的 MRI 体线圈,在探测器与体线圈之间进行放射性散射屏蔽,减小 PET 与 MRI 之间的干扰。另一种方法是将 PET 探测器嵌入 MRI 两个梯度磁场线圈之间,优势是可以提供大孔径 PET/MRI 系统。

PET 探头需最大限度地降低对磁场的干扰,同时其在磁场波动中应具有稳定性,且可避免电磁干扰;但插入式结构需不断提高相关技术水平,以避免 PET 与 MRI 之间相互干扰,且需进一步降低 PET 占据的 MR 空间。表 6.2 给出了三种 PET/MRI 组合模式的对比。

表 6.2　三种 PET/MRI 组合模式的比较

系统结构	简单组合式	与体线圈整合	与梯度线圈整合
PET/MRI 系统孔径	60~70 cm	60~70 cm	>70 cm
PET 性能	低于传统 PET	高于传统 PET	高于传统 PET
PET 与 MRI 干扰	大	小	中
同步采集功能	困难	有	有

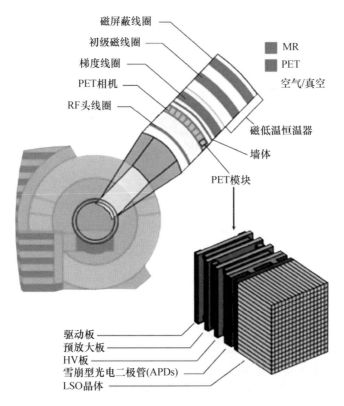

图 6.19 一体化整合式 PET/MRI 模式

PET 模块位于 RF 线圈与梯度线圈之间

6.6.2.3 一体化 PET/MRI 的使用要求

一体化 PET/MRI 要求将两台设备组合或整合布置在同一扫描室内,需要对扫描室进行复合设计,成本和要求较高。

MRI 检查室要求具有射频信号屏蔽、磁场屏蔽功能及恒温系统,PET 检查室要求有放射防护屏蔽。PET 与 MRI 安装在一个扫描室内,要求对扫描室进行综合设计,使其同时具备 MRI 与 PET 检查室的功能。而且还要对室内地面、操作观察窗、屏蔽门、患者通道、通风、照明及视频监控系统进行优化设计,同时综合考虑放射性药物注射室、分装室及回旋加速器室的位置及通道设计,以提高 PET/MRI 的工作效率。

如果是组合式 PET/MRI 系统,首先要保证 PET 与 MRI 互不影响,基于 PMT 等常规器件的 PET 系统应布置在 MRI 磁体 5 Gs 线以外(图 6.20),3 T 磁体的 5 Gs 线范围要大于 1.5 T 磁体的 5 Gs 线范围。一般情况下,MRI 磁体与 PET 机架中心的距离应在 5~7 m 之间。在 MRI 与 PET 设备之间的病人运送及支持

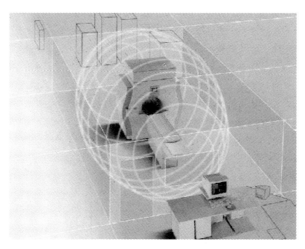

图 6.20　1.5T MRI 周围的 5 Gs 线

系统,复杂程度小于分体式 PET/MRI 系统的相应设备,但其距离 MRI 设备较近,也需要在设计中考虑其对磁场的影响。为了保证检查顺序是头部先入,需要在运送过程中使病人平面旋转 180°。根据实际需要可以让两个系统单独工作,如只进行 MRI 检查,以提高设备使用率。

6.6.3　一体化整合式 PET/MRI 的图像校正

6.6.3.1　运动伪影校正

呼吸会引起体内多个器官的运动,最大运动幅度可达 4 cm,而且人体内还有其他的生理性运动。PET 扫描速度很慢,2D 及 3D PET 采集分别需要约 10 分钟及 2 分钟,经历数十个呼吸周期,所以 PET 图像会受到运动的影响而产生伪影。PET/CT 系统中可以用 4D CT 部分解决这一问题,效果尚待改进,而且会进一步增加病人接受的辐射剂量。

PET/MRI 系统中 PET 与 MRI 可以实现一体化整合安装,同时采集 PET 与 MRI 数据,在 PET 扫描时 MRI 重复扫描。MRI 可以选用对运动不敏感的脉冲序列(如 PROPELLER,也称 BLADE 序列),并应用专门的图像处理方法降低运动对 MRI 图像的影响,生成连续的图像文件,对符合事件逐个进行校正。所以,PET/MRI 可以很好地解决运动伪影校正问题。由于 CT 与 PET 不能同时采集数据,PET/CT 系统不能使用此方法。

6.6.3.2　表面线圈对 PET 结果的影响

MRI 成像过程中接收的信号十分微弱,根据 MRI 原理,接收线圈距离成像物体越近信号越强,填充比越高信号越强。所以,为了得到信噪比更高的图像,MRI 检查时常用表面线圈,特别是在运用超快速回波序列采集骨组织信息的情况下。

表面线圈必然会对 γ 射线产生一定程度的衰减,如果不进行适当的衰减校正,会对 PET 图像产生明显的影响。

表面线圈对 γ 射线的衰减情况比较复杂。首先,表面线圈中包含多种金属及高分子材料等物质,对 γ 射线的衰减水平不同,需要精确测定不同材质对 γ 射线的影响;其次,在 MRI 图像上看不见表面线圈的位置;再次,有些表面线圈容易变形。

现在比较可行的方法是事先建立特定表面线圈的衰减校正模型。首先,测出一种表面线圈在 PET 下的 γ 射线透射与发射数据,用 CT 得到表面线圈的几何形状及结构。然后,通过数据方法建立衰减模型并与实验结果进行比对修改。最后,得到表面线圈的衰减校正模型。

6.7 TOF PET/MRI

6.7.1 TOF PET/MRI 的优势与应用前景

与 TOF PET/CT 系统情况类似,TOF PET/MRI 系统的时间与空间分辨率要远高于简单的 PET/MRI 系统。TOF PET/MRI 全身扫描的时间大约只有传统 PET/MRI 的一半甚至更少,可在很短的时间内获得高质量的 PET 与 MRI 图像,空间分辨率可以达到亚毫米级。另一方面,TOF PET/MRI 系统可以降低 PET 扫描所使用的放射性药物的剂量,减少患者接受的辐射剂量。

TOF PET/MRI 具备普通 PET/MRI 的所有优点,且其空间分辨率可达到亚毫米量级,为使用 PET 探索脑、肿瘤和心血管系统功能代谢、酶和受体功能、基因表达等前沿医学问题提供了重要的定量分析工具,在脑、腹腔、乳腺、淋巴、骨髓等处肿瘤的诊断、分期和疗效监测方面发挥了特有的优势。

6.7.2 TOF PET/MRI 系统设计

TOF PET/MRI 系统必须采用一体化整合式设计,才能充分体现其优势。系统中 MRI 的结构和功能与常规 PET/MRI 系统中的 MRI 类似,关键是 PET 系统的设计难度较大。

前面已经介绍过,传统的 PET 探测器由晶体、光电倍增管(PMT)和后续电路组成,与 MR 系统的相互干扰比较严重。而且 PMT 属于真空电子管,不能在 MRI 高达 1.5 T 或 3 T 的强磁场中正常工作。雪崩型光电二极管(APD)受磁场影响比较小,但是由于时间分辨率较差,所以不能用于 TOF PET/MRI 系统中。最有发展前途的是盖革型 APD 阵列(Geiger-mode APDs, G-APDs)(图 6.21),G-APDs 也被称为固体阵列式光电转换器(SSPMs)。G-APDs 光电物理性能优异,光电转换脉冲的上升和下降转换时间极短,所以时间分辨率可高达 250 ps。G-APDs、APD 和 PMT 的性能比较见表 6.3。

　　虽然 PMT 性能与 SSPMs 相比有一定差距,但是 PMT 也有很多优势,如增益高,时间分辨率高于 APD 等,最重要的是 PMT 技术成熟度高,使用成本低。所以,PMT 在 TOF PET/MRI 系统上仍有使用价值。

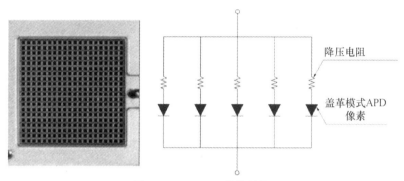

图 6.21　G-APDs 结构简图

表 6.3　G-APDs、APD 和 PMT 的性能比较

	PMT	APD	G-APDs
光电转换效率	25%	50%	50%
时间分辨率(ps)	550	1000	250
增益	10^6	10^2	$10^{5\sim6}$
受磁场影响程度	高	低	低
成本	中等	低	高

6.8　PET/MRI 研制现状

　　由于 PET/MRI 系统在临床及科研方面具有巨大优势,所以市场前景广阔,西门子、飞利浦及美国通用(GE)公司都积极地研发 PET/MRI 设备,但技术路线各不相同。

　　2010 年西门子公司推出了先进的名为 Biograph mMR(分子磁共振影像)的 PET/MRI 设备(图 6.22)。该系统中 PET 探测器采用 LSO 与 APD 器件,保证与 MRI 的 3 T 磁场有良好的兼容性。MRI 采用创新设计的孔直径高达 70 cm 的 Verio 3 T 超导 MRI 系统,将 PET 探测器环置入 MRI 磁体腔后可留出 60 cm 的孔径,用于容纳病人。该系统实现了 PET 与 MRI 的同中心及同步扫描,可在 30 分钟左右的时间内得到 PET/MRI 的结果,比其他一体化组合式及分体式 PET/MRI 系统节省 60% 的时间。这个系统的亮点是大孔径、高场强 MRI 设备,加大 MRI 的

孔径需要解决大量的理论和工程方面的问题,如大孔径 MRI 的匀场是十分困难的
工作。凭借该设备,西门子医疗获得了 2011 年北美 Frost & Sullivan 奖。2011 年
在美国波士顿麻省总医院(Massachusetts General Hospital)安装了四台用于科研
工作。

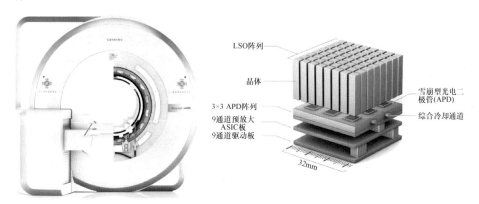

图 6.22   2010 年西门子公司推出的 Biograph mMR 及其 PET 模块

与西门子公司不同,飞利浦与 GE 公司的技术路线分别是一体化组合式及分
体式。2011 年飞利浦公司的名为 Ingenuity TF PET/MR 的 PET/MRI 系统获得
了欧洲 CE 认证,在美国纽约、瑞士日内瓦及德国德累斯顿装机用于科研目的
(图 6.23)。该系统的 PET 与 MRI 两台设备同轴线安装在同一检查室内,创新点
是两台设备之间由一个可以平面旋转的检查床连接。首先将病人送入 MRI 设备

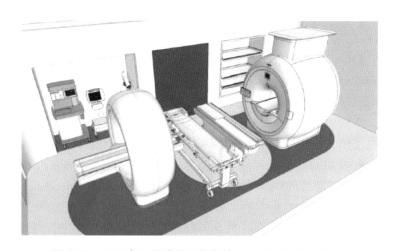

图 6.23   2011 年飞利浦公司推出的 Ingenuity TF PET/MR
使用 PMT 的 PET 设备及 3.0T MRI 设备组合安装在一个机房内,中间有可平面旋转
的检查床运送病人

扫描,完成后退入检查床,原地旋转 180°后再将病人送入 PET 设备扫描。该设计可以使两个系统都对病人按照由头至脚的顺序扫描,病人中途不必上下检查床,可减少后期图像配准过程中的错误。该系统不能实现同步扫描,但扩展性好,可方便地将 PET、MRI 及 CT 进行整合,而且系统中的 PET 设备具有先进的 TOF 功能。系统将使用 PMT 的 PET 设备及飞利浦公司的 3.0T MRI 设备组合安装在一个机房内。自屏蔽的 MRI 系统在 PET 机架处产生的磁场强度小于 5 Gs,不会影响 PMT 的正常工作。其缺点是,要求检查室面积是安装单台 PET 或 MRI 设备的检查室面积的 1.5~2 倍。

　　美国 GE 公司 PET/MRI 系统的优势是系统中各个设备均可以独立使用,互不影响,使医院收益最大化。2011 年已经完成在瑞士苏黎世大学医院装机。系统所包括的 MRI、PET 或 PET/CT 安装在两个相邻的检查室内,各设备之间有轨道连接,且有一个可移动的检查床沿轨道运行,自动将病人送至各设备进行扫描。检查过程中病人不必上下检查床,以保证后期的配准效果。GE 公司称该系统的目的是实践查证 PET/MRI 的临床效果,避免在确认临床需求之前花大量资金开发一体化 PET/MRI 所带来的风险。该系统可以帮助医院利用现有设备开展 PET/MRI 的临床科研,同时不影响各设备独立运行,提高了病人流通量。

　　PET/MRI 机器人影像系统(图 6.24)是最近国内医疗设备公司提出的新概念,是在 PET、PET/CT 产品的基础上推出的应用于临床的 PET/MRI 机器人影像系统。PET/MRI 机器人影像系统充分利用医院现有的、广泛应用于临床的影像诊断设备 PET、MRI,通过高精度全自动机器人系统和完善的图像融合软件系统,实现 PET、MRI 的精确定位和图像融合。高精度全自动机器人影像系统实现了病人在设备间的自动、安全的转运和精确定位,避免了医护人员接受不必要的辐射损伤。利用独有的磁屏蔽技术,解决了 MRI 的强磁场与 PET 探测器系统和电子学系统相互影响的问题,实现了两种设备的完美结合。

　　PET/MRI 机器人影像系统的优势:① 各设备既可以单独使用,也可以联合使用,可在同一空间内完成 PET、MRI、PET/MRI 三种检查,使各设备最大限度地投入使用,提高了设备的使用效率和经济效益。② 节省空间、人力、物力。③ 可有效地解决对位、时效和磁场干扰问题。④ 大幅度减少工作人员和受检者的辐射剂量。⑤ 有利于组建高级健康体检中心,实现绿色体检。⑥ 综合优势,弥补缺陷,使检出率更高,诊断更可靠。更有利于三方会诊,避免误诊。⑦ 利于开展临床工作和临床研究,促进医学发展。⑧ 采用分体设计,既可避免设备之间的相互干扰,又可实现各自的无限升级。

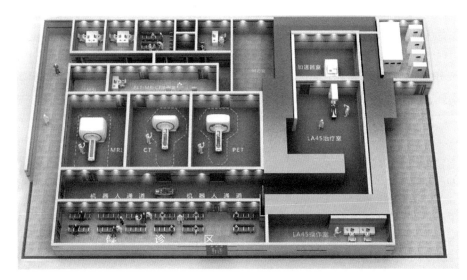

图 6.24　PET/MRI 机器人影像系统

6.9　PET/MRI 的主要问题

（1）由于 MRI 检查对各方面要求均比较高，所以 PET/MRI 的使用范围受到很多限制。有以下情况的病人不适合做 MRI 检查：如装有心脏起搏器、电子耳蜗、内置泵、神经刺激器或人工心脏金属瓣膜等的病人；病人接受过动脉瘤根夹结扎术，尤其是体内有旧式动脉瘤夹者；病人体内有铁磁性金属植入物或维持生命的辅助仪器。病人体内的金属节育环和固定义齿等也会对 MRI 局部产生影响。另外，重病患者、孕妇、幽闭恐惧症患者需慎做 MRI 检查。MRI 检查的这些限制同样限制了 PET/MRI 的应用，在这方面 PET/CT 的限制较少。

（2）检查费用问题。PET/MRI 国外市场售价极为昂贵，约 500 万～700 万美元，远超过我国甲类大型医用设备管理品目规定的 500 万元人民币限额。这导致病人检查费用极高，而且不能进入医疗保险目录。病人在花费了巨额检查费用后心理期望很高，容易产生医疗纠纷。尽管如此，国内很多医院仍然希望装备 PET/MRI，主要原因为：各超大型医院互相攀比，许多医疗设备投资机构进而推动医院购置 PET/MRI。购买设备后为尽快收回投资，势必鼓励病人接受检查，有滥用的危险。所以，2011 年底我国卫生部发文规定，未经配置审批，医疗机构不得以任何形式引进装备 PET/MRI 用于临床工作。

由于 PET/MRI 设备尚未取得我国医疗器械注册证，医院不能直接购买整机装备，有些医院便将 PET/MRI 分为两台设备分别购买，或以升级设备的名义购买。对此 2011 年底卫生部文件明文规定：以 MRI 或 PET 名义购置 PET/MRI，对已装备的 3.0T MRI 技术升级改造为 PET/MRI 等形式规避大型医用设备配置规划管理，均不能用于临床工作。医疗机构与生产商以科研合作等名义引进 PET/MRI 开展临床试验等活动，不作为下一步配置审批的依据和参考。对未经配置审批擅自装备的医疗机构，将按照相关规定严肃处理。

参 考 文 献

[1] Ogawa S, et al. Oxygenation-sensitive contrast in magnetic resonance image of rodent brain at high magnetic fields. Magn Reson Med,1990,14:68—78.

[2] Kwong K K, et al. Dynamic magnetic resonance imaging of human brain activity during primary sensory stimulation. PNAS,1992,89:5675—5679.

[3] Fan X, et al. Effect of carbogen on tumor oxygenation: Combined fluorine-19 and proton MRI measurements. Int J Radiat Oncol Biol Phys, 2002, 54(4):1202—1209.

[4] Rijpkema M, et al. Effects of breathing a hyperoxic hypercapnic gas mixture on blood oxygenation and vascularity of head-and-neck tumors as measured by magnetic resonance imaging. Int J Radiat Oncol Biol Phys, 2002,53(5): 1185—1191.

[5] Egred M, et al. Blood oxygen level-dependent (BOLD) magnetic resonance imaging in patients with dypiridamole induced ischaemia, a PET comparative study. Int J Cardio,2007, 115(1):36—41.

[6] Lea J, et al. Oxygenation in cervical cancer and normal uterine cervix assessed using BOLD MRI: Initial experiences. Int J Radiat Oncol Biol Phys,2002,54(4): 1202—1209.

[7] Hermans R, et al. Tumoural perfusion as measured by dynamic computed tomography in head and neck carcinoma. Radiother Oncol,1999,53(2):105—111.

[8] Cooper R A, et al. Tumour oxygenation levels correlate with dynamic contrast-enhanced MRI parameters in carcinoma of the cervix. Radiother Oncol, 2000,57(1):53—59.

[9] Young I R, et al. Enhancement of relaxation rate with paramagnetic contrast agents in NMR imagmg. J Comput Tomogr,1981,5:543—546.

[10] Gore J C, et al. Relaxation rate enhancement observed in vivo by NMR imaging. In: Partain C L, James A E, Rollo F D, Price R R, eds. Nuclear Magnetic Resonance (NMR) Imaging. Philadelphia: WB Saunders,1983:94—106.

[11] Alfidi R J, et al. Preliminary experimental results in humans and animals with a suderconducting, whole-body, nuclear magnetic resonance scanner. Radiology, 1982,143:175—181.

[12] Tadamura E, et al. Effect of oxygen inhalation on relaxation times in various tissues. J Magn Reson Imaging,1997,7:220—225.

[13] Kinoshita Y, et al. Preservation of tumour oxygen after hyperbaric oxygenation monitored

by magnetic resonance imaging. British Journal of Cancer,2000, 82(1):88—92.

[14] Richard A J, et al. Imaging the changes in renal T_1 induced by the inhalation of pure oxygen: A feasibility study. Magn Reson Med,2002,47:728—735.

[15] Matsumoto K, et al. MR assessment of changes of tumor in response to hyperbaric oxygen treatment. Magn Reson Med,2006,56:240—246.

[16] O'Connor J P B, Naish J H, et al. Comparison of normal tissue R-1 and R-2* modulation by oxygen and carbogen. Magn Reson Med,2009, 61(1): 75—83.

[17] Ahn C B,et al. Spectroscopic imaging by quadrature modulated echo time shifting. Magn Reson Imaging,1986,4:110—111.

[18] Hajnal J, et al. Use of spatial phase distribution models to produce water and fat only images from single echo shifted data sets. The 4th Annual Scientific Meeting of the ISMRM, San Francisco,California,USA,1995.

[19] Xiang Q S. Fat suppression with single quadrature acquisition. The 6th Annual Scientific Meeting of the ISMRM,Sydney,Australia,1998.

[20] Xiang Q S. Improved single point water-fat imaging with virtual shimming. The 9th Annual Scientific Meeting of the ISMRM,Glasgow,Scotland,2001.

[21] Akkerman E M, et al. A region-growing algorithm to simultaneously remove dephasing influences and separate fat and water in two-point Dixon imaging. The 3rd Annual Scientific Meeting of the ISMRM,Nice,France,1995.

[22] Yeung H N, et al. Separation of true fat and water images by correcting magnetic field inhomogeneity in situ. Radiology,1986,159:783—786.

[23] Glover G H, et al. Three-point Dixon technique for true water/fat decomposition with B_0 inhomogeneity correction. Magn Reson Med,1991,18:371—383.

[24] Faulkner K G. Bone matters: Are density increases necessary to reduce fracture risk? J Bone Miner Res, 2000,15:183—187.

[25] Schuit S C, et al. Fracture incidence and association with bone mineral density in elderly men and women: the Rotterdam study. Bone, 2004,34(1):195—202.

[26] Cummings S R, et al. Improvement in spine bone density and reduction in risk of vertebral fractures during treatment with antiresorptive drugs. Am J Med, 2002,112(4):221—225.

[27] Bousson V, et al. Distribution of intracortical porosity in human midfemoral cortex by age and gender. J Bone Miner Res,2001,16:1308—1317.

[28] Burghardt A J, et al. Age and gender related differences in the geometric properties and biomechanical significance of intracortical porosity in the distal radius and tibia. J Bone Miner Res,2010,25:983—993.

[29] Diab T, Vashishth D. Effects of damage morphology on cortical bone fragility. Bone,2005, 37:96—102.

[30] Josan S,et al. Double half RF pulses for reduced sensitivity to eddy currents in UTE imaging. Magn Reson Med,2009,61(5):1083—1089.

［31］Robson M D,et al. Magnetic resonance：An introduction to ultrashort TE（UTE）imaging. J Comput Assist Tomogra,2003,27：825—846.

［32］Du J, et al. Short T_2 contrast with three-dimensional ultrashort echo time imaging. Magn Reson Imaging,2011,29：470—482.

［33］Du J, et al. Qualitative and quantitative ultrashort echo time（UTE）imaging of cortical bone. J Magn Reson,2010,207：304—311.

［34］Du J, et al. Dual inversion recovery, ultrashort echo time（DIR UTE）imaging：Creating high contrast for short-T_2 species. Magn Reson Med,2010,63：447—455.

［35］Du J, et al. Ultrashort TE imaging with off-resonance saturation contrast（UTE-OSC）. Magn Reson Med, 2009, 62(2)：527—531.

［36］Horch R A, et al. Non-invasive predictors of human cortical bone mechanical properties： T_2-discriminated H-1 NMR compared with high resolution X-ray. PLOS ONE, 2011, 6 (1)：e16359.

［37］Bae W C, et al. Quantitative ultrashort echo time（UTE）MRI of human cortical bone： Correlation with porosity and biomechanical properties. J Bone Miner Res,2012,27(4)： 848—857.

［38］Wu Y, et al. Bone matrix imaged in vivo by water- and fat-suppressed proton projection MRI（WASPI）of animal and human subjects. J Magn Reson Imaging, 2010, 31：954—963.

第 7 章　SPECT／CT 与 SPECT／MRI

7.1　引　　言

随着分子影像技术的发展,核医学和解剖学结构成像 CT 组成的双模态系统——SPECT/CT 技术也在不断发展。SPECT/CT 进入市场并在临床应用的时间比 PET/CT 早,但 SPECT/CT 的临床应用却远没有 PET/CT 的应用增长速度快,主要原因是 SPECT 的空间分辨率比较低。笔者认为,SPECT 单机的附加值没有 PET 高,和 CT 整合后仍然位于所有双模态系统的低端。另外,正值国内经费快速增加,所以在 PET/CT 投入市场之际,受到的市场关注度比 SPECT/CT 高,医生和用户对 SPECT/CT 的许多优势不是很清楚,投入的开发力量不够。本章将介绍 SPECT/CT 技术的原理、进展及存在的问题。最后,简要介绍 SPECT/MRI 的研究进展。

7.2　SPECT/CT 与 PET/CT 设备的差异

SPECT/CT 与 PET/CT 都是核医学和解剖学结构高分辨率成像 CT 组成的双模态成像系统,都能测量代谢参数,并实现动态成像。而且在扫描流程及数据处理等技术路线方面也十分相似,CT 在双模态系统中的作用也都相同:提供高分辨率解剖图像与衰减校正的数据。但是两种设备对 CT 的依赖程度不同,PET 对 CT 是完全依赖的,每张 PET 图像的重建都需要 CT 图像进行衰减校正。而 SPECT 图像重建在很多情况下不必与高分辨 CT 图像融合及衰减校正,便可以满足临床需要,例如:临床常用的全身骨扫描、甲状腺显像平面扫描及多个脏器的动态显像。还有一些患者检查时尽量不用 CT 扫描,如儿童患者及血液系统疾病患者。另外,SPECT 扫描时间较长,如果患者有明显的腹式呼吸,则 CT 衰减校正没有意义,所以没有必要进行 CT 扫描。

由以上分析可以看出,很多情况下 SPECT 图像只是用于定性看看,并没有实现临床应用的定量化,所以单模态 SPECT 与双模态 SPECT/CT 在临床处于共存的状况。医院可以购买 SPECT/CT 也可以购买单独的 SPECT,所以 SPECT/CT 的发展速度比较慢。而 PET/CT 的情况完全不同,PET/CT 问世后,单独的 PET

几乎被完全淘汰了,一般医院就不会再购买单独的 PET 设备,所以 PET/CT 的发展速度更快。

7.3　SPECT/CT 设备简介

SPECT/CT 技术的实质是将 SPECT 技术与 CT 技术结合为一体。CT 技术进展迅速,其在 SPECT/CT 系统中的作用与 MRI 在 PET/MRI 中的作用相近,可以提供高分辨率的解剖图像,与 SPECT 图像融合后可提高 SPECT 发现病灶的能力。另一方面,可以利用 CT 图像对 SPECT 图像进行衰减校正。依照 SPECT/CT 系统中 SPECT 与 CT 的结合方式,可以将 SPECT/CT 分为两类:同一机架整合的 SPECT/CT 与不同机架整合的 SPECT/CT。

7.3.1　不同机架整合的 SPECT/CT

为了提高扫描速度及图像融合精度,可以将 SPECT 与 CT 两台设备组合在一起,安装在同一个底座上。为了保证 SPECT 单独的临床应用,一般 SPECT 设备在前,CT 在后,两台设备间的距离可调(图 7.1)。这种不同机架安装方式的优点是方便安装、调试与维修,而且可利用现有的成熟 CT 设备(如多层 CT)。

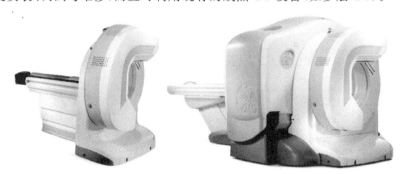

图 7.1　GE 公司的 Discovery NM/CT 570c 型 SPECT/CT 系统
此系统是由 Discovery NM 570c 型 SPECT 与 LightSpeed VCT 型 CT 组合而成

不同机架整合的 SPECT/CT 缺点明显:系统前部的 SPECT 设备限制后面 CT 的临床应用,如 CT 不能进行机架倾斜扫描,不能进行大范围增强扫描等。CT 高速扫描时产生的震动可能影响 SPECT 探头的性能,其中均匀性、线性及能量分辨率会受到明显的影响。同样,如 SPECT 与 CT 安装在同一底座上,由于 SPECT 探头重量较大,其缓慢的旋转可能引起 CT 设备的震动,导致 CT 图像质量下降。

7.3.2　同一机架整合的 SPECT/CT

将 CT 系统中的高压发生器、X 射线球管、X 射线探测器安装在 SPECT 的滑环旋转支架上,这样 SPECT 与 CT 整合于同一机架(图 7.2)。这种整合技术的优势是:整体体积减小,结构紧凑,稳定性高。SPECT 与 CT 位于同一机架的相对位置固定,可采用自身图像配准技术(inherent registration),配准结果精度高。CT与 SPECT 同步低速旋转,CT 扫描的震动影响较小,而且每一个 SPECT 检查床位都有对应的 CT 扫描图像,保证 CT 图像与 SPECT 图像的匹配效果。

同一机架整合的 SPECT/CT 也存在一些问题。如:连续的 CT 扫描增加患者接受的辐射剂量;SPECT 限制同一机架上 CT 性能的提高,如 CT 的扫描速度及高压发生器功率受限等。当前的解决方案包括:使用超低剂量 X 射线 CT 图像,用于与SPECT 图像融合;使用多排螺旋 CT 替代单排 CT,开发新的图像处理重建算法等。

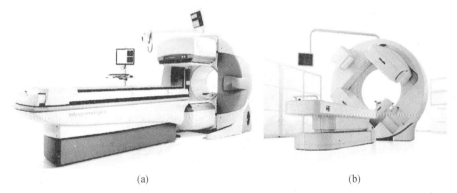

(a)　　　　　　　　　　　　　　　　(b)

图 7.2　GE 公司(a)及 Philips 公司(b)的整合 SPECT/CT 系统

7.4　SPECT 探头扫描路径的优化设计

SPECT 和平面 γ 相机的差别主要表现为探头有可以围绕病人旋转的功能,以及计算机软件中图像重建的功能。目前的 SPECT 探头包括单探头系统、双探头系统和三探头系统。多探头的技术可以把探头的位置固定,至少可以减少探头的旋转。而更为现代的设计中,多探头之间的相互位置以及和病人之间的相对位置是可以改变的,根据对病人采集数据的部位,设置成理想的采集结构。扫描时,探测器运动的轨迹也不再是直线,而是根据人体的线条做成波浪形的。目的是让系统采集数据时的探头更加贴近人体表面,增加探测系统的灵敏度和空间分辨率。

根据探头的数目和支架的结构、准直器的几何结构,数据采集方式也有所不同。但是,探头围绕病人进行数据采集的方式是共同的。按照采集时探头是否连续运动,以及在固定角度上采集一定时间之后再旋转的机械设计,SPECT 的数据采集又分为连续采集和步进采集两种,新系统以连续采集方式为主。根据图像重建的需要,对不同部位的数据采集的角度范围也有所不同,例如对头部成像,常常是在围绕病人头进行 360°的数据采集。但是,在大多数情况下,数据采集并不一定要在 360°范围内进行。例如,用²⁰¹Th 的心脏灌注数据采集时,常常采用 180°范围内的数据采集,从右前位(the right anterior oblique,RAO)45°和左后位(the left posterior oblique,LPO)45°采集(图 7.3)。

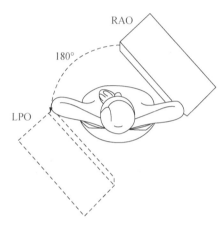

图 7.3 ²⁰¹Th 心脏灌注成像的数据采集角度范围示意图

对心脏来说,180°范围内的数据采集,反而可以得到更好的图像对比度和空间分辨率。因为相反方向上 180°的数据采集位置,使得探头离开心脏的距离达到最小,被探测射线在人体内的衰减距离最短。但是,旋转 180°的数据采集,容易引进伪影。即使这样,对心脏灌注成像来说,前后位合计 180°旋转采集比 360°整个空间的旋转采集在临床上用得更多,主要是因为人的心脏不在人体的中心轴上,而是偏右,通过前后位的 180°的数据采集就可以完成对心脏的图像重建,减少了数据采集的时间。

经常使用的 SPECT 成像的矩阵为 64×64 或者 128×128。如果是 64×64 的情况,探头在旋转中停的位置常常选为 64 个;128×128 的情况,探头停的位置是 128 个。每停一次采集的数据称为一次投影(projection),所以 64×64 或者 128×128 矩阵的数据采集称为 64 或者 128 次投影。

SPECT 在数据采集时,探头的旋转轨迹可以是圆形的,也可以是波浪形的。对头部成像来说,圆形轨迹是合适的,因为人头横断面的包罗线的形状基本上是圆形的。但是在体部,人体的外轮廓线是椭球形的,而不是圆形的。而且胸腹部各不相同,人的个体差异也很大。所以,新式的 SPECT 数据旋转采集的轨迹是智能的,运动轨迹紧贴着人的身体表面在运动。这种形状使得 SPECT 系统具有最好的灵敏度和空间分辨率(图 7.4)。

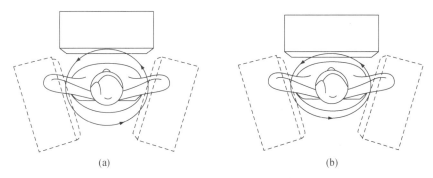

图 7.4 SPECT 数据采集的圆形(a)和人体表面椭圆形轨迹(b)的几何示意图

在对病人头部进行数据采集时,大尺寸的探头不可能非常靠近人的头,因为肩膀阻挡了探头进一步靠近人头。现代的 SPECT 采用 GE 公司的一个专利,把圆形探测器的边去掉一部分,使得探头有可能在人的肩膀内部旋转;其他公司的不同形状的探测器也可以解决数据采集尽可能靠近人体的问题。

双头或者三头的 SPECT 系统的数据采集中,其单个探测器的旋转角度范围缩小,甚至可以不旋转,而且数据是同时采集的,可以大大减少数据采集的时间。三头探测器的数据采集基本上探头可以不再旋转,不仅可以加快数据采集的速度,而且可以减少由于运动采集造成的不稳定性。但是,多探头系统在图像处理时,增加了由于探头之间性能的不一致造成的数据衔接中的误差,以及灵敏度不一致引起的误差。这些问题,需要在图像处理时给以考虑。

SPECT 和平面 γ 相机的主要技术进步是,把被检测的人体组织互相重叠的复杂情况分解成很小断层内的平均效果,达到减少平面 γ 相机在非靶区内放射性事件对图像的贡献,提高了影像的质量。

7.5 SPECT/CT 设备的进展

7.5.1 SPECT 探头的技术改进

SPECT/CT 系统中 SPECT 探头的技术改进方向是:提高性能、减小体积及减轻重量。

为了提高探头的性能,需要开发全数字化的探头及使用射线探测器。目前商品化的 SPECT/CT 系统中,SPECT 探头多数是全数字化探头,在探头内对来自每一个 PMT 的信号先进行 A/D 转换后再作下一步的处理。数字化探头可以提高探头对光子信号处理的速度和精度,但定位原理仍然是基于 Anger 伽玛相机探头的光子定位原理。碲锌镉(cadmium-zine-telluride,CZT)半导体探测器是最新研发的新型射线探测器。其工作原理是:CZT 晶体在具有电离能力的射线作用下,内部产生数量与入射光子能量成正比的电子和空穴对,在电场的作用下电子与空穴对分别向不同的电极运动,形成电脉冲。与传统的碘化钠闪烁晶体探测器相比,CZT 探测器的探测效率高、能量分辨率高。随着生产技术与工艺水平的提高,CZT 晶体半导体探测器可以在室温条件下稳定工作。使用 CZT 晶体的 SPECT 探头具有以下特点:

(1) CZT 半导体探测器体积小,进行屏蔽所需材料较少,可以明显缩小探测器的体积。整个 SPECT 设备探头的重量比传统探头降低 25% 以上,提高了 SPECT 探头的稳定性。

(2) 可以加工成为像素阵列探测器,提高空间分辨率。传统 SPECT 的固有空间分辨率约 4~8 mm,采用 CZT 半导体的探测器固有分辨率可达 7.46 mm。而且可以直接获得来自探测器光子的位置及能量信息,进一步提高空间分辨率。另一方面,CZT 半导体探测器可以实现模块化,方便在探测器中通过不同的组合实现各种专用 SPECT。

(3) 提高能量分辨率。传统 SPECT 的能量分辨率约为 9.5%~12%,采用 CZT 半导体探测器的 SPECT 能量分辨率可达到 6.2%,有助于提高 SPECT 图像的对比度。系统的灵敏度提高可以缩短 SPECT 扫描时间并降低示踪剂用量,减少患者接受的辐射剂量。

当前 CZT 半导体探测器的主要问题是成本较高。

7.5.2 SPECT/CT 系统中 CT 的技术改进

应该明确,SPECT/CT 系统的核心是 SPECT 而非 CT,提高 SPECT/CT 系统性能的关键也是 SPECT 技术的发展。CT 技术的发展速度远快于 SPECT,所以 SPECT/CT 系统可以直接移植成熟的 CT 技术。当前,SPECT/CT 系统中的CT 主要有以下两个改进方向:

(1) 应用低剂量技术降低患者的辐射吸收剂量。应用低剂量技术可以在保证CT 图像质量的前提下,将 CT 扫描的辐射剂量降低为普通 CT 扫描剂量的 1/2,从而将患者的吸收剂量降低一半以上。

(2) 多排CT 应用于 SPECT/CT 系统。传统 SPECT/CT 仅用于骨骼、肺及脑等脏器的肿瘤研究,所以 4 排 CT 完全可以满足临床需要。随着 SPECT/CT 临床应用的发展,越来越多的心内科医生希望 SPECT/CT 完成冠状动脉成像,这样SPECT/CT 必须选择 16 排以上的 CT。现在国外公司已经推出了配备 64 排 CT 的 SPECT/CT 系统。

7.5.3 SPECT/CT 系统中影响 CT 辐射剂量的因素

在 SPECT/CT 检查过程中,必须设法使患者的辐射吸收剂量降到最低。CT

扫描是辐射剂量的重要来源,多排螺旋 CT 应用的增加,导致 CT 扫描过程中辐射剂量明显升高。如何在保证图像质量的前提下降低辐射剂量,是近年来 CT 研究领域的热点之一。

影响 CT 辐射剂量的扫描参数主要包括:扫描使用的 X 射线能量(管电压,千伏峰值)、管电流与时间的乘积(毫安秒),以及 CT 的螺距、层厚和扫描容积等。

在 CT 扫描过程中,管电流对辐射剂量及成像质量有重要影响。在其他因素相同的条件下,管电流与时间的乘积与辐射剂量成正比关系。减小管电流可以有效减少辐射剂量,但会使信号的信噪比下降,导致图像质量不佳。降低管电压也可以减少辐射剂量,代价是 X 射线的穿透能力下降,在扫描头部时 X 射线需要穿透颅骨,差异尤其明显,为此需要增加管电流以增强低电压下 X 射线的穿透力,这样又导致辐射剂量上升。所以,在头部扫描时一般采用高管电压、低管电流的方法。

螺旋 CT 扫描过程中,增大螺距可以减少被实际扫描的解剖部位,从而有效减少 CT 总辐射剂量。但增大螺距会增加有效层厚,局部容积效应增加,导致 z 轴分辨率下降。小螺距可以明显提高图像质量,但辐射剂量大,扫描时间长。

7.5.4 降低 CT 辐射剂量的方法

CT 管电流自动调节技术(automatic tude current modulation,ATCM)是一项较新的控制 CT 辐射剂量的方法,能在保持图像质量条件下明显减少辐射剂量。ATCM 以身体扫描区域大小和衰减为基础,在各个扫描平面自动调节管电流强度,以保证图像质量并减少辐射剂量。例如,在头颈部扫描时,为了降低辐射剂量,采用固定的小管电流扫描,这样可能会导致肩部图像较差。采用 ATCM 技术后,可以根据扫描的身体区域体积和衰减自动调整管电流,在扫描颈部时是减小管电流,而在扫描肩及头部时自动增加管电流。这样既保证了图像质量,又降低了总体的辐射剂量。

近年来,GE 公司推出了基于迭代的自适应统计迭代图像重建方法(adaptive statistical iterative reconstruction,ASIR),与传统的滤波反投影方法相比,ASIR 可显著改善 CT 检查的重建图像质量。ASIR 可将低剂量 CT 获得的信噪比很差的、一般认为不能解读的信息重建为图像。ASIR 是一种迭代方法,所以需要大量的计算过程,与传统的 FBP 比较,ASIR 重建图像所需时间较长。飞利浦公司及西门子公司也推出了类似的技术,分别称为"iDose"及"IRIS"。

7.5.5 影响 SPECT/CT 图像质量的硬件因素

在 SPECT/CT 成像过程中,影响 SPECT 图像质量的因素可分为两类:机器因素与人为因素。这些因素对图像的影响形式与程度各异,给图像融合及影像诊断带来很大的困难。减少和准确识别各种来源的伪影,对发挥 SPECT/CT 的效能有重要的意义。影响 SPECT/CT 图像质量的硬件因素主要包括：

（1）SPECT 探头倾斜。如果探头倾斜，准直器会与人体有一个夹角，导致所显影脏器图像模糊、变形（图 7.5）。为了避免这一因素对图像的影响，应定期使用水平仪或专用软件调校 SPECT 探头水平。

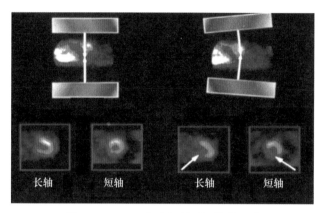

图 7.5   SPECT 探头倾斜对图像的影响

（2）SPECT 的均匀性差。SPECT 的均匀性比 γ 相机差，主要原因有：构成 SPECT 断层图像的原始投影图信息量低；探头旋转造成探头本身的固有均匀性及系统均匀性变差，而且在图像重建过程中会放大 SPECT 的非均匀性。在重建后的断层图像上呈现一圈一圈亮或暗的同心圆环，俗称"牛眼"（图 7.6），但对平面图影响不大。改变断层扫描的轨迹可以减小环形伪影，如用椭圆轨迹代替圆形轨迹。要定期对 SPECT 探头进行均匀性校正。

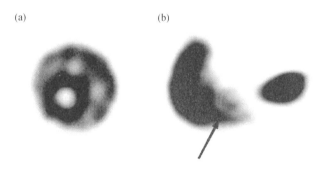

图 7.6   "牛眼"伪影

（a）20 cm 直径圆柱模体，内盛均匀分布的 ^{99m}Tc，断层图像上呈现"牛眼"伪影；
（b）临床检查中出现的"牛眼"伪影

（3）探头旋转中心偏移。SPECT 探头的旋转中心是位于旋转轴上一个虚设的机械点，旋转轴也是一根抽象的机械轴，它位于断层床平面内，与探头旋转支架垂直、与地面平行。探头旋转中心(center of rotation，COR)偏移，则重建时点在每一个反投影中都被扭曲，360°断层采集后重建的图像出现的是"环状"伪影，180°断层采集则出现 D 形伪影(图 7.7)。探头 COR 的确定与三个因素有关：机架旋转中心、探头电子坐标与计算机坐标。在 SPECT 扫描过程中使三个坐标完全重合十分困难，扫描过程中探头位于不同角度位置时三个坐标系统不重合，导致旋转中心漂移。必须定期进行 COR 校正。

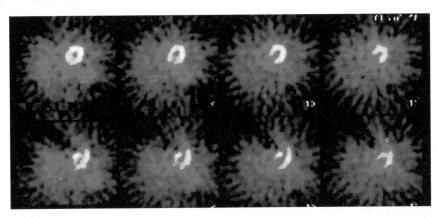

图 7.7　COR 偏移对心肌图像的影响

上边一行及下边一行图像分别是在无 COR 偏移及有 COR 偏移条件下采集数据得到的图像

（4）准直器缺陷。使用有缺陷的准直器扫描，很容易发现与非均匀性类似的伪影(图 7.8)。原因有：准直器固有缺陷；准直器曾被撞击某处被放射性污染。

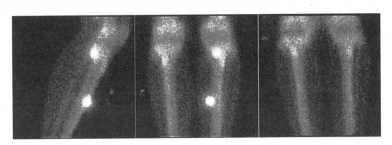

图 7.8　左边两幅图是使用被污染的准直器得到的图像；右图是清洁准直器后得到的图像

7.6　SPECT 与 CT 的影像配准和融合

7.6.1　SPECT 和锥束 CT 融合的社会需要及其特点

近几年来，小动物在生物医学领域的研究中得到了日益广泛的应用，并有力地促进了高分辨率小动物成像系统的迅速发展。在这些系统中既有单模态的系统，如 microCT 和 microSPECT,也有双模态系统,如小动物 SPECT/CT。无论是从单模态还是从双模态系统中所获得的 SPECT 和 CT 影像,都不仅提供了解剖和功能影像间的关联信息,而且也提供了对 SPECT 影像进行光子衰减校正的手段。由于在 SPECT/CT 中一般是用两个不同的探测器采集不同的影像数据,配准过程并不包含在采集过程中,因此需要单独考虑双模态间的配准问题。

7.6.2　SPECT 和锥束 CT 图像的配准和融合方法简介

当前用于高分辨率的小动物成像系统的配准和融合技术采用了临床中所使用的一些方法。这些方法包括:立体定位框架的配准和融合方法、外部标志点的配准和融合方法、基于影像灰度的配准和融合方法,以及基于影像特征的配准和融合方法。

立体定位框架的配准方法定位准确,但要求小动物必须是固定不动的,而且框架有可能对小动物造成损伤,限制了它的推广使用。

外部标志点的配准没有用到小动物本身的任何解剖特征,它不需要把小动物固定,并且能够对小动物的全身进行配准。但是,外部标志点的使用需要复杂的摆位技术,而且每次使用都要重新进行校准。另外,在某些场合,外部标志点不是稳定可靠的,比如在皮肤上的标志点由于能够自由活动,很难代表全身性的运动。而且,外部标志点对实验设计会造成干扰并产生一些实际问题,比如很难把标志点固定在一只活生生的小动物身上。

基于影像灰度的配准方法一般只能针对特定的器官,比如脑、心脏或脊髓,这种方法还需要在配准之前有一个手工的预配准的过程,把待配准的感兴趣区先粗略地匹配好。

更灵活的方式是采用影像中可见的解剖特征,该方法比基于影像灰度的配准方法和使用外部标志点的方法来说具有更高的配准精度,并且在常规的成像过程中不需要太多的外界干预,但这种方法的计算比较复杂。

7.6.3　算法实现及其结果评价

7.6.3.1　立体定位框架的配准和融合方法

中国台湾新竹清华大学的詹美龄等发展了一种全自动的小动物配准方法。他们首先设计了校准体模和小动物定位框架,以获得不同模态三维场之间的关系。小动物被固定在框架上,只要框架在扫描床上的位置固定不动,就可以确定不同模态间的坐标变换矩阵,而且这种方法独立于被成像小动物。该几何变换矩阵只是一个线性函数的近似问题,可以用线性多项式回归分析进行求解。校准体模上的标志点坐标用于确定多模态变换矩阵的系数。这些系数确定后,每个体素的值可以利用该坐标变换来确定。

设两幅影像的三维坐标对为 $\{p_i\}$ 和 $\{p_i'\}$，其中 $i=1,\cdots,n$，n 代表体素的个数。它们之间的关系为：

$$p_i' = sRp_i + T \tag{7.1}$$

其中 s 和 R 是 3×3 的尺度放大和旋转矩阵，T 是平移矢量(3×1)。配准的目标就是找到合适的 s、R 和 T，使得误差的平方和(sum of squared error, SSE)最小：

$$\text{SSE} = \sum_{i=1}^{n} \mid p_i' - (sRp_i + T) \mid^2 \tag{7.2}$$

设 $p=(x,y,z)$ 和 $p'=(x',y',z')$，则

$$x' = a_{00} + a_{01}x + a_{02}y + a_{03}z + a_{04}xy + a_{05}xz + a_{06}yz \tag{7.3}$$

$$y' = a_{10} + a_{11}x + a_{12}y + a_{13}z + a_{14}xy + a_{15}xz + a_{16}yz \tag{7.4}$$

$$z' = a_{20} + a_{21}x + a_{22}y + a_{23}z + a_{24}xy + a_{25}xz + a_{26}yz \tag{7.5}$$

a_{ij} 的值可以通过对 SSE 关于 a_{ij} 的微分取 0(求极值)，生成一组矩阵方程 $XA=g$ 来求解：

$$X = \begin{bmatrix} n & \sum_{i=1}^{n} x_i & \sum_{i=1}^{n} y_i & \cdots & \sum_{i=1}^{n} y_i z_i \\ \sum_{i=1}^{n} x_i & \sum_{i=1}^{n} x_i^2 & \sum_{i=1}^{n} r_i y_i & \cdots & \vdots \\ \vdots & \vdots & \vdots & \cdots & \vdots \\ \sum_{i=1}^{n} y_i z_i & \sum_{i=1}^{n} x_i y_i z_i & \cdots & \cdots & \sum_{i=1}^{n} y_i^2 z_i^2 \end{bmatrix} \tag{7.6}$$

$$g = \begin{bmatrix} \sum_{i=1}^{n} x_i' & \sum_{i=1}^{n} y_i' & \sum_{i=1}^{n} z_i' \\ \sum_{i=1}^{n} x_i x_i' & \sum_{i=1}^{n} x_i y_i' & \sum_{i=1}^{n} x_i z_i' \\ \vdots & \vdots & \vdots \\ \sum_{i=1}^{n} y_i z_i x_i' & \sum_{i=1}^{n} y_i z_i y_i' & \sum_{i=1}^{n} y_i z_i z_i' \end{bmatrix} \tag{7.7}$$

和

$$A = \begin{bmatrix} a_{00} & a_{10} & a_{20} \\ a_{01} & a_{11} & a_{21} \\ \vdots & \vdots & \vdots \\ a_{06} & a_{16} & a_{26} \end{bmatrix} \tag{7.8}$$

X 和 g 从不同模态下校准体模所成影像中相应的标志点的坐标来求得。这些方程

用高斯-约当消去法求解,从而计算出 A。他们用包含 39 个标志点的三个线源来确定变换矩阵,这比放置 39 个点源作为标志点要方便和实用得多。校准的框架由三个玻璃毛细管所组成,其内径 1 mm,长度 100 mm,置于丙烯酸的容器中,如图7.9 所示。三个毛细管尽量相互远离,中央毛细管 C 置于两侧毛细管 A 和 B 之间。

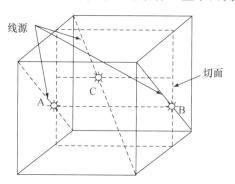

图 7.9　由 A、B 和 C 三个线源组成的校准体模,源 C 置于 A 和 B 之间

　　一只重 650 g 的成年鼠注射了 I-131 和 F-18,用于 PET-SPECT-CT 三模态的融合成像。在成像前 14 天注射了 9.25 MBq 的 ^{131}I-p607e。^{131}I-p607e 配以油成为乳胶状,肌注到小鼠的右腿,以增强生化分析的稳定性。采用中能针孔准直器进行成像,扫描时间是一次 80 分钟,共两个不同的床位置,每次扫描产生 32 帧投影;CT 扫描的速度是一次 10 分钟,也是两个不同的床位置,旋转中心到孔的距离是37.7 mm,对应于 97.4 mm 的射野。SPECT/CT 扫描完以后,小鼠连同框架一起移到 PET 床上。当 16.65 MBq 的 ^{18}FDG 刚刚从小鼠的尾静脉注入小鼠后即进行10 分钟的 PET 扫描,其中心位于小鼠的腹部。第二次的 10 分钟 PET 扫描紧接着第一次的 PET 扫描,主要针对小鼠的腿。SPECT、CT 和 PET 的影像分别进行重建。SPECT 和 CT 的配准是用 Gamma Medica 提供的软件完成的。重建后得到两组 256×256×256 个体素的数据,并进行 PET-CT 和 PET-SPECT 之间的配准。

　　图 7.10(a)~(c) 分别表示 CT、SPECT 和 PET 的冠状面成像。上面一排是腹部区域,下面一排是腿部。(d) 显示了三模态的融合影像。上面一排的融合像清晰地表示了心脏、胸、肋骨、肝脏和肾脏;右腿的红点[图 7.10(d) 的下面一排]是成像前 14 天注射的 ^{131}I-p607e。PET-SPECT-CT 融合影像说明,大多数 ^{131}I-p607e 仍然保留在原来的位置,并与心脏、肝脏和肾脏隔离开。

　　这里采用的外部框架对实验设计没有干扰,可以对成像的任何部位进行融合。只要框架放置在一个固定的位置,那么变换矩阵是不变的。因此,采用预先确定的变换矩阵可以自动地进行多模态的配准,与具体的成像物体无关。只要扫描框架和校准体模足够大,该方法还适用于同时进行多只小动物的比较。

　　配准的准确性依赖于变换矩阵。变换矩阵由校准体模的扫描数据集来决定。

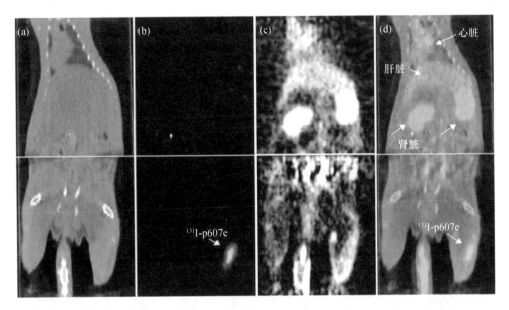

图 7.10 (a) CT、(b) SPECT、(c) PET 和 (d) 三模态融合的小老鼠冠状面成像

上面一排是腹部区域,下面一排是腿部。在融合像中可以清晰地分辨心脏、胸、肋骨、肝脏和肾脏,以及在右腿的亮点(^{131}I-p607e)。大多数 ^{131}I-p607e 过了 14 天后依然保持在原来的位置,并与心脏、肝脏和肾脏隔离开

体模的 39 个标志点很容易识别,不需要医生来评价配准的好坏。用变换矩阵所计算的坐标值不能通过外插来获得,因此要求定位框架足够大,以容纳整个扫描的视野。而且,这些标志点必须能够覆盖成像物体的整个范围,以获得足够的配准精度。配准过程与 CT 和 SPECT 的成像质量无关,也就是说,除了用于决定变换矩阵的校准体模的成像以外,无论是组织的对比度还是统计误差,都不会给配准的准确性带来影响,也不需要对后面的成像采取额外的优化措施。因此,它适合于大批量的影像融合工作。

7.6.3.2 外部标志点的配准和融合方法

Sakdinawat 等采用 Gamma Medica 公司的 SPECT/CT 小动物系统进行成像和配准。核素探测器包括位置灵敏光电倍增管和独立的 NaI(Tl) 闪烁晶体。准直器采用钨材料的针孔准直器,孔径 1.0 mm。CT 成像采用 50 W 阴极 X 射线管和 1024×1024 CMOS X 射线探测器,每个像素的尺度为 50 μm。对于高分辨率的 microSPECT 系统,使用的标志点需要满足以下几个条件:① 标志点必须足够小,以保证 SPECT 和 CT 的配准精度,并抑制由于标志点造成的射束硬化或衰减误差所导致的影像质量的下降;② 标志点须能够产生足够的衰减,并包含足够的核素,以使得在 SPECT 和 CT 中都能够看到和分辨出来。为了满足这些条件,他们把标

志点做成包含很多小液滴的内径 0.86 mm、外径 1.27 mm 的塑料管。这些液滴是 K_2HPO_4（类骨素）和 ^{99m}Tc 锝酸盐的水溶液。红色的食用色也加入其中，以增加管中溶液的视觉效果。由图 7.11 可见，K_2HPO_4-^{99m}Tc 锝酸盐溶液在管中不是均匀分布的，它们在管中清楚地分开并能够用肉眼看见。

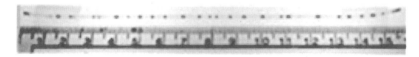

图 7.11　由塑料管中的 K_2HPO_4-^{99m}Tc 锝酸盐溶液所构成的标志点

根据体模实验，标志点溶液中 K_2HPO_4 的最优浓集度是 250 mg/mL，^{99m}Tc 锝酸盐溶液的最优浓集度是 6～8 mCi/mL，具体浓度的大小取决于被成像物体和其体内摄入的放射性核素的活性。图 7.12 和图 7.13 分别是对体模和活体小动物进行配准的结果。

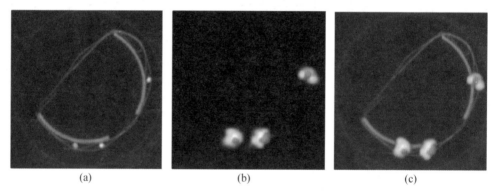

(a)　　　　　(b)　　　　　(c)

图 7.12　CT(a)和 SPECT(b)的体模重建影像，以及配准和融合的 SPECT/CT 影像(c)

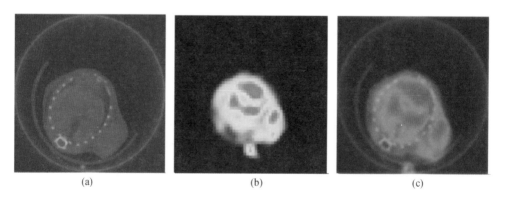

(a)　　　　　(b)　　　　　(c)

图 7.13　CT 图像与 SPECT 图像融合

（a）老鼠的 CT 影像，标志点位于影像下边缘的中心；（b）相应的老鼠和标志点的 SPECT 影像；（c）配准和融合后的 SPECT/CT 影像

7.6.3.3 基于影像灰度信息的配准和融合方法

传统的配准方法基于对应像素有基本相同的灰度值。实际上,这一假设往往是不成立的,尤其是对于不同模态的影像配准,比如 SPECT 和 CT 之间的影像配准。

最近几年,最大互信息(maximum mutual information,MI)的概念成为影像配准里面判断影像相似性的一个重要测度。其核心是找到一个偏移矢量 u,使得两幅影像灰度分布的统计相关性最大化。MI 测度基本消除了对应像素的灰度值相同的假设,代之以配准后的灰度分布必须是最大互相关的。

然而在许多场合,MI 相似性测度带给我们的信息量依然远远不够。两幅待匹配的影像可能夹杂着很多噪声,或者一幅影像中的某些部分在另一幅影像中缺失掉了,比如手术前的肿瘤在手术后被割除了等等。而且,在用梯度下降法进行局部优化时,也需要对两幅影像的变换矩阵有一个初步的估计。如果估计的初始值与最终的配准结果相差太远,则这一变换矩阵的初始值很可能和配准的真实值差得很远。反过来,我们也可以据此判断什么样的灰度分布是能够匹配的,从而成为判断配准正确性的一个先验知识。

迄今为止,这种先验知识都是运用于变形场 T 中。除了很多经典的正则化方法,比如 2 范数或非 2 范数的平滑条件。Roth 和 Black 在用变分法进行估计时,在训练样本集中采用光流法作为先验条件。Leventon 和 Grimson 首先使用了联合灰度分布作为先验知识,Chung 等人发现 KL(Kullback-Leibler)收敛条件优于 log 似然准则;Guetter 等人则把先验条件用于两幅影像的联合灰度分布,并且采用了 KL 距离作为收敛的条件:

$$E = \alpha E_{\mathrm{MI}} + (1-\alpha)E_{\mathrm{prior}} \tag{7.9}$$

其中 E_{MI} 是 MI 能量,而 E_{prior} 则表示联合灰度分布与先验知识的分歧度。因子 α 控制先验知识的权重,小的 α 值表示影像更趋于平滑。这里的先验知识包括医生对影像的手工配准,或者 SPECT/CT 系统自带的配准和融合功能对两幅影像甚至是多幅影像的配准,并计算出影像间的联合灰度分布。

图 7.14 是对心脏的多模态影像进行配准的结果。左边一列为配准以前的影像,中间一列为用 MI 配准的结果,右边一列为用先验知识进行配准的结果。可见,右列的配准效果最好。

7.6.3.4 基于影像特征的配准和融合方法

为充分挖掘和利用多模态影像本身带给我们的大量影像信息,谢耀钦等人借鉴了在计算机视觉领域广泛采用的尺度不变的特征变换(scale invariance feature transformation,SIFT),并结合医学影像中的薄板样条(thin plate spline,TPS)弹性配准方法,提出了自动识别特征点的 TPS 弹性配准方法。它可以分为以下几步

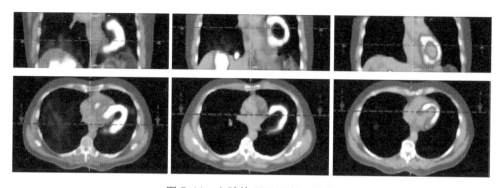

图 7.14　心脏的 SPECT/CT 配准

左列为配准以前的影像,中间列为用 MI 配准的结果,右列为用先验知识配准的结果

(图 7.15):

（1）根据各体素周围各点的梯度信息,在两幅影像上自动识别特征点;

（2）采用 SIFT 方法进行特征点的自动匹配,称匹配好的特征点对为控制点,利用控制点在两幅影像上的坐标差得到该控制点的偏移矢量;

（3）基于这些控制点,采用 TPS 插值算法,利用控制点的坐标及其偏移矢量插值算出参考影像中其他体素的偏移矢量。

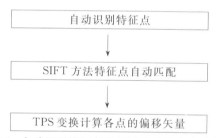

图 7.15　自动识别特征点的 TPS 弹性配准方法流程图

此方法最主要的一个特色是能够利用解剖结构的先验知识,充分提取影像本身的信息,并建立两幅待配准影像之间特征点的匹配关系。我们把 SIFT 方法从处理二维影像推广到三维影像,利用影像灰度的梯度信息来描述一个点周围的特征属性。

在三维空间中,用一个点周围的 $8 \times 8 \times 8$ 个体素所构成的八个象限的方向直方图来描述该点的组织特征,如图 7.16 所示。为得到各个象限的方向直方图,对于每个象限中的 64 个体素都分别计算了在 xy、yz 和 zx 三个正交平面上的梯度分量,并将这些梯度分量分别在这三个平面上分为八组,例如梯度分量的方向在 $0°$ 和 $45°$ 之间的分在第一组,以此类推。其中一个象限三个正交平面上的方向直方图的示意图如图 7.16(b) 所示。因此,对于每个特征点,共需计算 $8 \times 3 \times 8 = 192$ 个参数。这些参数构成该点的 SIFT 算子,代表了它的局部特征。SIFT 算子被认为是当前描述影像特征最有效的算子之一。

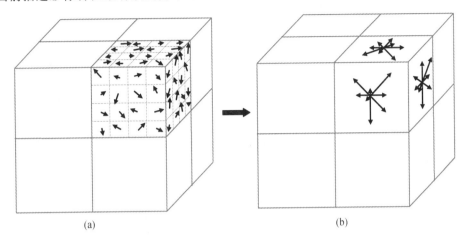

(a)   (b)

图 7.16 三维 SIFT 方法中的方向直方图

当待配准的两幅影像中以上计算完成以后,两幅影像中具有最相似的 SIFT 算子的两个点就可以匹配起来。具体来说,对在参考影像中编号为 i 的点和在目标影像中编号为 i' 的点,计算两点间的 SIFT 算子之差的平方和 $S_{i,i'}$:

$$S_{i,i'} = \sqrt{\sum_{a=1}^{192} |(\nabla I_i)_a - (\nabla I_{i'})_a|^2} \qquad (7.10)$$

其中 I 是影像的灰度值,a 是对所计算的 192 个参数的编号。一般情况下总共需要计算约 1000 个特征点的 SIFT 算子。$S_{i,i'}$ 算出以后,目标影像上与参考影像上的一点 i_1 的 SIFT 算子方差最小的点 i'_1 与 i_1 构成一个特征点对,即控制点,并用于接下来的 TPS 插值中。

本方法的最后一个环节是建立待配准影像各体素间的对应关系。有很多方法可以用来建立基于控制点的对应关系,我们这里采用的是 TPS 方法。这里,我们同样把此法从二维推广到三维。假设变换矩阵为 $T(u,v,w)$,参考影像中的 n 个控制点为 (x_i,y_i,z_i),目标影像中的 n 个控制点为 $(u_{i'},v_{i'},w_{i'})$,i 和 i' 的取值范围为 $1,2,\cdots,n$。由这些坐标可以构成一系列矩阵方程,从而求解出权矢量 $W=(w_1, w_2,\cdots,w_n)$ 和系数 a_1,a_u,a_v,a_w。这样,将目标影像中任一体素变换为参考影像中的对应体素的关系式定义为:

$$T(u,v,w) = a_1 + a_u u + a_v v + a_w w + \sum_{i=0}^{n} w_i U(|p_i - (u,v,w)|) \qquad (7.11)$$

其中 p_i 是目标影像中控制点的坐标,U 是两点距离的基函数。具体的配准结果正处于研究阶段,有待进一步讨论。

7.7   SPECT 分子成像概述

随着人类基因组图谱的绘制完成,深入了解人体生理和疾病过程成为可能,对疾病的诊断和疾病机理的研究进入基因和分子的层次,分子成像成为医学成像的热点研究领域。但是,研究人员需要新的工具来分析生物医学和遗传信息,刻画实验动物的结构与生理,在分子细胞水平了解功能和生理过程,才能在此基础上研究和治疗人类疾病。发展和应用小动物分子成像技术以研究小动物模型,是当前公认的了解遗传和生化过程基础的有效手段。

7.7.1   SPECT 与 PET 的比较

单光子发射断层成像(SPECT)和正电子发射断层成像(PET)是广泛应用的两类核医学成像诊断设备。核医学设备由于采用放射性示踪原理成像,能够在 $<10^{-10}$ mol/L 的浓度级别上检测被标记生物分子,就检测的灵敏度和特异性而言在分子成像领域具有得天独厚的优势,以小动物 SPECT 和小动物 PET 为代表的核医学分子成像设备在近年来得到了飞速的发展。相对而言,PET 的灵敏度要高于 SPECT,但 SPECT 不受正电子自由程和初始动量对空间分辨率的模糊效应的影响,因而能够达到更高的空间分辨率。SPECT 已用于多种临床应用,包括心肌灌注、骨代谢、肿瘤显像等。相对其他成像方式,SPECT 的主要优势在于,成像系统成本相对便宜和显像剂半衰期较长,从而更容易获取,能够在数小时至数天的时间尺度上监测生物过程,因而在观测诸如细胞分裂或内源性抗体变化等慢动态过程时具有更高的应用价值。但是,SPECT 系统成像由于使用准直器,导致其效率大大降低。平行孔和汇聚孔准直器极大地限制了 SPECT 系统能达到的图像分辨率。但采用针孔准直器,利用其几何放大效应,能够对细小的物体得到高分辨的图像。由于针孔孔径细小,将进一步降低系统的探测效率,为此,人们提出了多针孔准直器的办法,以追求高分辨率和高探测效率。为实现这一目标,其中有待解决的科学问题还有很多,多针孔 SPECT 系统已成为近年来分子核医学影像设备研究中的热点。

7.7.2   小动物 SPECT

自 20 世纪末至今,小动物 SPECT 系统的相关研究一直是医学成像领域的热点,涌现出了大量相关研究工作。在国际上,荷兰乌特勒支大学的 F. J. Beekman 等研制的 U-SPECT Ⅰ,在临床三探头 SPECT 上采用圆筒形的多针孔准直器实现了小鼠的静止成像,空间分辨率可达 0.5 mm,探测效率可达 0.12% ~ 0.22%。在此基础上发展的 U-SPECT Ⅱ 具有更高的探测效率,在 FOV 外活度及投影数据截断(truncation)对图像质量影响可忽略的前提下,可实现小鼠的心肌门控动态成像。德国 Julich 研究中心的 N. Schramm 等研制了 HiSPECT 系统,在临床 SPECT 系统上采用平板式多针孔准直器达到亚毫米级的空间分辨率。典型的小动物 SPECT 系统还有美国亚利桑那大学 H. H. Barrett 等设计的分别基于闪烁晶体的 FastSPECT 和固态半导体 CZT 探测器的 semiSPECT。美国伊利诺伊大学 Urbana-Champaign 分校的 L. J. Meng 设计了基于薄闪烁晶体和 EMCCD 图像增强器的 SPECT,对 ^{125}I 低能光子成像时探测器的固有分辨率达 0.06 mm,但其系统分辨率、视野、探测效率仍受到针孔准直器的极大制约。除准直器和探测器设计外,小动物 SPECT 的关键技术还包括系统几何参数的高精度刻度、准直器及探测器空间响应在系统传输矩阵中的准确建模以及相应图像重建算法的开发。在国内,中国科学院上海应用物理研究所研制了基于针孔准直器、闪烁晶体和位置灵敏光电倍增管的小动物 SPECT,上海理工大学与美国加州大学合作开发了基于 CZT 探测器的 SPECT-CT 系统。清华大学开发了基于闪烁晶体＋多阳极位置灵敏光电倍增管的多探头小动物 SPECT 系统,并和美国纽约州立大学布法罗分校核医学系合作,在 microPET Focus 120 上开发了小动物 PET-SPECT 双核素成像系统。北京大学医学物理与工程实验室正在独立研发融合了高分辨率锥束 CT 和多针孔 SPECT 的双模态小动物系统。

　　小动物 SPECT 成像系统的成功研制大大促进了分子成像技术的发展。我国的基础和临床医学单位都在积极引进小动物成像系统。一方面,新成像技术的出现促进了临床、预临床(pre-clinical)及新药物研制等领域的研究进展;另一方面,新研究领域上的突破刺激了新的需求,反过来又对成像系统的分辨率、灵敏度、视野范围、动态特性等技术指标提出了更高的要求。然而,现有的小动物 SPECT 系统在成像性能和应用范围上的进一步发展受到以下几个因素的限制:首先,针孔准直器的空间分辨率和探测效率随物体到准直孔的距离增加而迅速下降,且光子在针孔孔壁上的穿透效应阻碍空间分辨率的进一步提升,基于针孔准直器设计的 SPECT 在空间分辨率、探测效率及视野几方面因素的折中上已接近极限。多针孔准直器通过增加孔数提高探测效率,但同时带来了准直器设计上的复杂性,当孔数增加到一定程度时,投影混叠效应对重建图像质量的负面影响变得难以校正。其次,放射性核素、标记示踪剂、成像器官或区域、成像检测目的和成像规程(protocol)的多样性是核医学成像手段的最大特色,但通用化设计的 SPECT 系统难以做到对不同的成像视野和成像规程需求均达到最佳的成像效果,针对特定的成像任务设计专用系统则带来成本的显著增加。

7.8　多针孔 SPECT 成像原理

7.8.1　临床 SPECT 成像

　　SPECT 成像的基本原理与 CT 类似,不同之处在于,CT 是用 X 射线束对人体的某一部分按一定厚度的层面进行扫描,当 X 射线射向人体组织时,部分射线被组织吸收,部分射线穿过人体被检测器官接收,产生信号。CT 的特点是操作简便,对病人来说无痛苦,其密度、分辨率高,可以观察到人体内非常小的病变,它在发现病变、确定病变的相对空间位置、大小、数目方面非常敏感而可靠,具有特殊的价值。在 SPECT 中,放射性示踪剂被注入病人体内,根据对放射性示踪剂所发出的射线进行测量,SPECT 重建出放射性示踪剂在人体内的分布图,该图反映人体组织结构及其活动功能,如血流状态和人体的新陈代谢。那些能吸收一定量放射性药物的器官会在图像中呈现亮块,如果有异常的吸收状况,就会导致异常的偏亮或偏暗,表明人体器官可能处于不健康的状态,医生根据此图像来断定病人的症状。放射性示踪剂所发出的光子穿过人体组织,打到检测器上,并被转换为电信号进行储存和处理。由于人体的光电吸收和散射,造成光子在到达检测器前被衰减。同时,在 SPECT 中,准直器被用来限制和规范光子进入的方向,以便能够处理和重建图像。由于检测器中准直器的形状不可能做到无限长,在测量中会导致所需方向之外的其他方向的少量光子进入到检测器,造成图像模糊,故检测器模糊效应在SPECT 中也总是存在的。

　　SPECT 所使用的 γ 照相机探头的每个灵敏点探测沿一条投影线进来的 γ 光子,其测量值代表人体在该投影线上的放射性示踪剂之和。在同一条直线上的灵敏点可探测人体一个断层上的放射性药物,它们的输出称作该断层的一维投影。SPECT 常用的准直器有平行孔、扇形孔、锥形孔等几种。针对不同的系统几何配置,已提出多种重建算法。从重建方式而言,可以把这些算法分为基于逆求解公式的解析法和基于统计模型的迭代法两类。

　　对于核医学所使用的 γ 射线来说,人体组织的衰减对投影数据有相当大的影响,因此需要在重建过程中进行衰减校正。尽管 SPECT 已经成为核医学的常规诊断设备,人体组织对光子的衰减问题仍一直没有得到很好的解决。这个问题一方面取决于人体衰减系数图的获取,另一方面取决于衰减校正的算法。衰减会使重建图像产生伪影。在定量重建过程中对衰减进行准确校正,可以改善解剖边界影像,使病灶定位更加准确。

　　要对人体衰减进行校正,最好能在同一台 SPECT 扫描机上同时获取透射和发射两种图像,从透射图像求得被显像部位的三维衰减系数分布图(μmap),然后对发射型断层图像进行校正。知道了衰减系数的三维分布,还必须建立校正算法。现在已提出的衰减校正算法中,有的先校正投影数据,再重建断层图像;有的在重建发射断层图像的过程中进行校正;也有的先考虑衰减重建断层图像,再根据 μmap 对图像进行校正。2000 年,Novikov 提出了对于非均匀衰减平行光投影的精确解析重建算法,很好地解决了对非均匀衰减补偿的问题。

7.8.2 多针孔 SPECT 成像

小动物 SPECT 由于采用针孔准直器,虽然提高了分辨率,但是针孔极大地限制了光子通过的路径,从而极大地降低了光子探测效率。相同采集时间内,投影的计数下降,信噪比降低,从而影响重建图像的质量,为此必须以延长采集时间的方式来提高计数,这限制了针孔 SPECT 的应用。为解决这一问题,人们提出了多针孔准直器的概念。通过增加针孔的数目,在保证获得针孔放大效应的前提下,可同时提高探测效率。此外,采用多针孔准直器,可以提高 Radon 空间的断层采样率,从而改善轴向分辨率。我们知道,在锥束 CT 圆轨道扫描时,由于对数据的采样是不完备的,重建的图像在轴向会有严重伪影。针孔 SPECT 由于针孔相应的锥角更大,轴向伪影将更严重。采用多针孔,通过精心安排针孔的位置,增加采样的完备性,可极大地改善轴向的图像质量。但多针孔也有一定的弊端,由于探测器面积的限制,来自不同针孔的投影不可避免地产生交叠,会对重建图像产生环状伪影,投影交叠越多,伪影将越严重。因此,为了尽量避免投影交叠,必须减小针孔准直器的放大效应,从而造成一定分辨率的损失。总之,通过优化针孔准直器设计,以达到分辨率和探测效率的折中,是小动物 SPECT 研究中的关键物理问题之一,准直器的性能部分地决定了小动物 SPECT 能达到的性能。

表 7.1 和表 7.2 分别列出了均匀球模、Defrise 体模、Derenzo 体模和 Moby 体模通过 MC 模拟进行投影采集和图像重建的结果。从均匀球模中可以看到,四针孔 SPECT 的投影放大比单针孔的小而且有一定投影交叠,造成横断面的分辨率下降(如 Derenzo 体模重建所示),同时出现环状伪影(如 Moby 体模重建所示),但是轴向分辨率却得到了极大改善(如 Defrise 体模重建所示)。

7.8.3 多针孔准直器优化设计新方法

已知的系统条件下,快速确定共 FOV 型针孔准直器的配置,使得整套系统处于最佳工作状态,即找到一种解析算法,输入已知参数,快速确定未知参数,通过该解析方法确定的参数配置,使得系统能达到目标分辨率的同时具有最大探测效率,并且具有最大的采样率(多孔)。所谓共 FOV 型针孔准直器,指所有的针孔的轴向都指向共同的 FOV 中心,即所有针孔都对同一 FOV 成像(见图 7.17)。

表 7.1　单针孔 SPECT 各种体模的蒙特卡罗模拟采集和图像重建结果

	均匀球模	Defrise 体模	Derenzo 体模	Moby 体模
投影图像				
重建图像				

表 7.2　四针孔 SPECT 各种体模的蒙特卡罗模拟采集和图像重建结果

	均匀球模	Defrise 体模	Derenzo 体模	Moby 体模
投影图像				
重建图像				

　　在多针孔准直器的设计中,如图 7.18 所示,已知参数有:探测器大小 D,本征分辨率 R_i,FOV 大小 d_{FOV},想要达到的目标分辨率 R_T;待定参数为:针孔数 N,孔径 d,针孔张角 α,物距 r,相距 f,以及各个针孔的位置分布。

　　对于单针孔 SPECT 系统,理论上能达到的空间分辨率由下式决定:

$$R = \sqrt{\left(d_e \frac{M+1}{M}\right)^2 + \left(\frac{R_i}{M}\right)^2} \tag{7.12}$$

式中 d_e 为针孔的有效孔径。FOV 中一点的探测效率为:

$$g = \frac{d_e^2}{16r^2} \cos^3 \theta \tag{7.13}$$

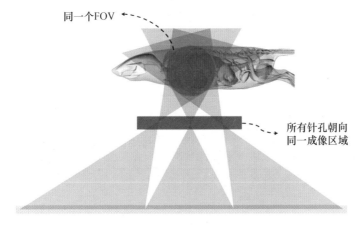

图 7.17 共 FOV 型多针孔准直器示意图

同一个FOV

所有针孔朝向
同一成像区域

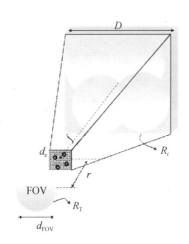

图 7.18 针孔准直器的物理参数

将上式对整个 FOV 积分,得到针孔对整个 FOV 的探测效率:$g = \dfrac{d_e^2}{16r^2}$。联合以上两式,得到探测效率以放大倍数为变量的表达式:

$$g(M) = \frac{1}{4} \cdot \left(\frac{1}{d_{FOV}^2} - \frac{M^2}{D^2} \right) \cdot \frac{M^2 R_T^2 - R_i^2}{(M+1)^2} \tag{7.14}$$

对上式求导,在 $\left.\dfrac{\mathrm{d}g(M)}{\mathrm{d}M}\right|_{M=M_{opt}} = 0$ 时,探测效率取得最大值。一旦确定最佳放大倍数,其他参数就可以根据几何条件确定:

$$\begin{cases} r = \dfrac{d_{\mathrm{FOV}} D}{2\sqrt{D^2 - d_{\mathrm{FOV}}^2 M_{\mathrm{opt}}^2}} \\[2mm] f = M_{\mathrm{opt}} \cdot r \\[2mm] \alpha = 2\arctan\dfrac{D}{2f} \\[2mm] d_e = \dfrac{M_{\mathrm{opt}}^2 R_{\mathrm{T}}^2 - R_i^2}{(M_{\mathrm{opt}} + 1)^2} \end{cases} \tag{7.15}$$

对于针孔数为 N 的多针孔准直器,由于针孔距离较近,N 孔准直器探测效率可认为近似为单孔的 N 倍。在单孔优化时,考虑整个探测器面积被单孔的单个投影所覆盖;多孔情况下,我们假设每个投影的边长是 d,引入一个投影交叠指数 ε,定义为:

$$\varepsilon = \frac{Nd^2 - D^2}{D^2} \tag{7.16}$$

将前述的单孔公式中 D 换为 d 并乘以针孔数 N,即得到多针孔准直器探测效率的解析表达式:

$$g(M, N) = \frac{N}{4} \cdot \left[\frac{1}{d_{\mathrm{FOV}}^2} - \frac{NM^2}{(1+\varepsilon) \cdot D^2} \right] \cdot \frac{M^2 R_{\mathrm{T}}^2 - R_i^2}{(M+1)^2} \tag{7.17}$$

对于上式,ε 是一个可人为控制的投影交叠指数,当作已知,因此,多针孔准直器的探测效率 g 是放大倍数 M 和针孔数目 N 的二维函数。多针孔准直器的优化设计,便是找到合适的 M、N 使得二维函数 $g(M, N)$ 取得最大值。这也是一个求导过程,这里不再赘述。需要注意的是,N 只能取离散的正整数。

从 Grangeat 的研究结果可知,对于单针孔圆轨道采集,Radon 空间的采样将出现如图 7.19(a)所示的采样阴影区,轨道离物体越近,阴影区越大。而针孔 SPECT 采集为了获得大的探测效率,针孔十分靠近被扫描物,导致很大的采样阴影区,造成轴向的模糊十分严重。把图 7.19(a)沿轴向作切面图,得到图 7.19(b),显然,(a)是由(b)绕扫描旋转轴旋转一周得到的旋转体。当扫描半径一定时,针孔的位置可由针孔偏离视野中心的角度 θ 来描述。当针孔不在中心位置时,其产生的采样阴影区轴向切面图如图 7.20(a)所示,由 S_1、S_2、S_3 三部分组成。由于最终的采样阴影区将是不同轨道采集阴影区的交集,所以可以通过沿轴向对称放置一针孔,该针孔的轨道可以对 S_3 区域进行采样。因此,两条轴向对称的轨道采集阴影区为两组上下对称的 S_1 和 S_2 组成,如图 7.20(b)所示。

由于对称性,图 7.20(b)中阴影区面积可由(a)中的阴影部分来计算。对于直径为 d 的 FOV,旋转半径为 R 时,根据几何关系,可以得到图 7.21(a)中 S_1 和 S_2 的面积分别为:

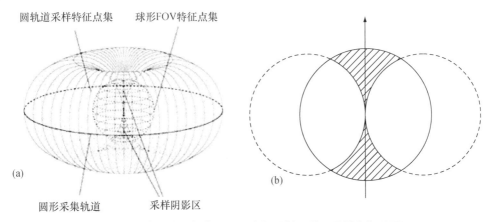

图 7.19 单针孔圆轨道 Radon 空间采样阴影区及轴向切面图

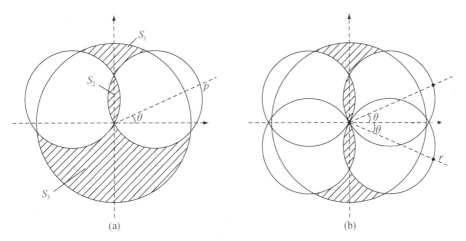

图 7.20 针孔不在中心位置时的采样阴影区

$$S_1(\theta) = \frac{R^2}{2}\theta - \frac{R^2}{4}\sin(2\theta) \qquad (7.18)$$

$$S_2(\theta) = \left(\frac{\pi}{2} - \alpha - \theta\right) \cdot \left(\frac{d^2}{4} - \frac{R^2}{2}\right) - \frac{Rd\sin\theta\cos(\theta+\alpha)}{2} + \frac{R^2}{4}\sin(2\alpha+2\theta) \qquad (7.19)$$

其中，$\alpha = \arccos\left(\dfrac{d}{2R}\right)$。

接下来讨论沿轴向相邻的两个针孔进行圆轨道采集时的采样阴影区的情况。由于最终的采样阴影区将是各条轨道采样阴影区的交集，所以，轴向相邻两针孔的采样阴影区如图 7.21(b)所示，它将由第一条轨道的 S_1、第二条轨道的 S_2，以及两

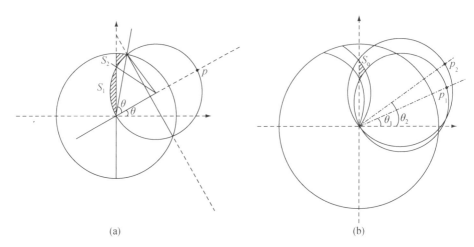

图 7.21 阴影区几何关系及轴向相邻针孔公共阴影区几何关系

者阴影区的共同部分 S_o 三部分组成(已考虑在横轴对称位置有两条同样的轨道)。通常情况下,轴向两相邻针孔轴向距离不会很大,S_o 区域可以近似为三角形。根据几何关系,S_o 的面积为:

$$S_o(\theta_1, \theta_2) = (\sin\theta_2 - \sin\theta_1)^2 \cdot [\sin(\theta_2 + \theta_1)/2] \cdot R^2[1 + \cos(\theta_2 + \theta_1)]$$

$$(7.20)$$

由于整个视野采样的阴影区将是以上讨论切面的旋转体,所以,该切面阴影区的大小可以用来刻画整个采样阴影区的大小。对于针孔数为 N 的准直器,从上面讨论可知,必须要沿轴向上下放置才能减少阴影区。所以当 N 为偶数时,只需要讨论 $n=N/2$ 个 x 轴上方的针孔的排布;当 N 为奇数时,必然有一针孔放置在中央,只需要讨论 $n=(N-1)/2$ 个 x 轴上方的针孔的排布。考虑到不能让通过任意针孔的投影被截断,针孔沿轴向有一最大距离,即参数 θ 有一最大值 $\theta_{\max}$,该值可由文献中给出的方法计算。因此,对于 N 孔准直器,其产生的采样阴影区可以由以下公式计算:

$$S_{\text{shadow}} = 4\left[S_1(\theta_1) + \sum_{i=1}^{n-1} S_o(\theta_i, \theta_{i+1}) + S_2(\theta_n)\right] \qquad (7.21)$$

通过求式(7.21)在 $0<\theta_i<\theta_{i+1}<\theta_{\max}$ 条件下的最小值,可以确定一组 θ 值,该组 θ 可以使得采样阴影区最小,即可以得到最佳轴向分辨率的针孔的轴向分布。而对于针孔在横向的分布,只需考虑尽量避免投影交叠,使其横向均匀分布即可。

7.9 小动物 SPECT/CT 系统

7.9.1 简介

核医学影像设备如 SPECT、PET 融合了当今最高层次的核医学技术,是目前医学界公认的极为先进的大型医疗诊断成像设备,在肿瘤学、心血管疾病学和神经系统疾病学研究中,以及新医药开发研究等领域已经显示出它卓越的性能。伴随着先进的核医学断层影像设备的广泛应用和计算机技术的迅速发展,图像重建方法作为该类设备中的一项关键技术,其研究工作越来越受到人们的重视,已经取得巨大进步。

在核医学影像诊断中,为避免患者过多地受到放射性损害,一次注入的放射性剂量是有限的,这样产生的放射性计数较少,而低计数可造成图像的空间分辨率差。空间分辨率即成像系统表现物体细微结构的能力,或图像模糊的程度。作为三维成像,SPECT 有两个方向的空间分辨指标:一个是断层平面内的,另一个是在垂直于断层的轴上。有时为了增加像素的计数、减少统计误差和提高信噪比,将投影相邻层合并,但是这使得断层加厚,层数减少,轴向上更多的组织结构叠加在一层中,从而降低了轴向空间分辨率。一般地说,压抑噪声和提高空间分辨率是一对矛盾,前者是低频放大(低通滤波),而后者为高频放大,照顾一方会有损于另一方,只能根据具体问题的分析,使两者达到最佳匹配。因此,在核医学断层成像研究领域中,研究能够压抑噪声同时提高空间分辨率的图像重建方法是目前的一个热门课题。

7.9.2 针孔 SPECT 的系统校准

如前所述,实际系统由于加工精度和制作工艺等方面的原因,使得机械系统不可能处于理想状态。对于针孔 SPECT 或其他锥束成像系统,这一影响将更为突出,如果不进行系统校准,得到的图像几乎是无法使用的。为此,必须在图像重建之前把系统的偏移参数确定出来,在重建过程中加以考虑,才能重建出正确的结果。

首先,考虑物空间一个点的投影过程。这里建立两个坐标系,一个 3D 空间坐标系,表示被成像物在空间中的点 (x''_p, y''_p, z''_p);另一个为探测器 2D 空间,表示探测器平面上的一个点 (x_d, y_d)。而针孔 SPECT 的投影过程即为:

$$\begin{cases} x_d = P_x(x''_p, y''_p, z''_p) \\ y_d = P_y(x''_p, y''_p, z''_p) \end{cases} \tag{7.22}$$

其中,P 表示描述这一投影过程(即坐标系转化)的投影函数。在理想情况下,这两个坐标系是严格对准的,投影函数 P 很容易得到,但对于真实系统,这两个坐标系则有一定的偏差,投影函数将由更多与系统相关的参数来确定。真实系统中两个坐标系的偏差可用图 7.22 描述。其中,X_{ao} 表示旋转轴离中心位置的偏移距离,ρ 表示探测器平面绕 z 轴的扭曲角度,τ 表示探测器平面相对水平的倾斜角度,X_f 和 Y_f 为针孔位置坐标在探测器平面得到表示(如果是多针孔准直器,则每个针孔都有一个相应的 X_f 和 Y_f),Z_f 为针孔到探测器的距离,Z_a 为 FOV 中心到探测器的距离。所谓的系统校准,即是通过一定的数学算法,求得以上 7 个参数的具体值,并应用在图像重建时的系统传输矩阵计算中,以得到符合实际情况的传输矩阵。

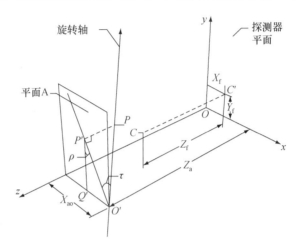

图 7.22　系统校准中各参数定义

其中,C 为针孔的中心位置

为得到这 7 个校准参数,需要先求得这 7 个校准参数相关的投影函数,这其实就是一个坐标变换的问题,把物空间的坐标通过旋转平移变换转化到探测器空间。具体过程不再赘述,这里直接给出结论:

$$
\begin{cases}
x_d(\alpha) = \dfrac{1}{r \cos \tau \sin(\alpha - \alpha_0) + y''_d \sin \tau + z_f - z_a} \\
\qquad \times \{ r z_f [\cos \rho \cos(\alpha - \alpha_0) + \sin \tau \sin \rho \sin(\alpha - \alpha_0)] \\
\qquad + r x_f \cos \tau \sin(\alpha - \alpha_0) + y''_p (x_f \sin \tau - z_f \cos \tau \sin \rho) \\
\qquad + z_f x_{ao} - x_f z_a \} \\
y_d(\alpha) = \dfrac{1}{r \cos \tau \sin(\alpha - \alpha_0) + y''_d \sin \tau + z_f - z_a} \\
\qquad \times \{ r z_f [\sin \rho \cos(\alpha - \alpha_0) + \sin \tau \cos \rho \sin(\alpha - \alpha_0)] \\
\qquad + r y_f \cos \tau \sin(\alpha - \alpha_0) + y''_p (y_f \sin \tau + z_f \cos \tau \cos \rho) \\
\qquad - y_f z_a \}
\end{cases}
\tag{7.23}
$$

其中,α 为投影角度,(r, y''_p, α_0) 为 (x''_p, y''_p, z''_p) 在柱坐标系下的表示。得到投影函数后,就可以通过以下三个步骤得到相关的各个校准参数:

(1) 体模设置：这里采用已知相互距离的两个点源（直径小于 1 mm）作为体模，为提高精度，两点源应该在轴向和横向都保持尽量远的距离，但必须保证采集不被针孔截断，即投影始终在探测器上。

(2) 数据采集：采集设置需要和实际应用的参数一致，如选择的针孔准直器、旋转半径等，这样系统校准才有意义，特别是对于机械稳定性未知的系统。然后进行 360°共 64 帧投影的采集，每帧采集时间根据使用的放射性药物活度设置。

(3) 数据分析：首先将得到的点源投影用 2D 高斯函数拟合，将得到的高斯中心作为点源的投影坐标，记为 $(x_{est,k}^{n,i}, y_{est,k}^{n,i})$，其中，$k=1,2$，表示相应的点源；$n=1,2,\cdots,N$，表示相应的针孔；$i=1,2,\cdots,I$，表示相应的投影采集角度。对于一个有 N 个针孔的系统，需要校准的参数如下，针孔无关参数 Z_a，X_{ao}，τ 和 ρ；针孔相关参数 $x_{fi}, y_{fi}, z_{fi} (i=1,2,\cdots,N)$；描述点源位置的参数 $r_k, y_{pk}'', \alpha_{0k} (k=1,2)$，所以总共待求的参数个数为 $10+3N$。根据扫描的实际情况给定这些参数的初始条件，通过式(7.23)计算得到点源的投影位置 $(x_{cal,k}^{n,i}, y_{cal,k}^{n,i})$。因此，校准参数的求解过程是一个非线性最小化过程，目标函数为：

$$f = \sum_{n,i,k} \left[(x_{est,k}^{n,i} - x_{cal,k}^{n,i})^2 + (y_{est,k}^{n,i} - y_{cal,k}^{n,i})^2 \right] \tag{7.24}$$

实际求解可以通过迭代法求解，收敛条件为 $\Delta f < 10^{-6}$，参数的初始条件除 Z_a 和 Z_f 根据实际使用情况设置外，其他都设置为零。

7.9.3 小动物 SPECT 系统软件及其应用

7.9.3.1 小动物 SPECT 系统的软件

小动物 SPECT 系统作为分子影像学研究的工具，除了要有高质量的硬件配置外，也需要强大的软件系统的支持。小动物 SPECT 系统的整个软件系统需要包含以下模块：运动控制模块、数据采集模块、数据处理和图像重建模块、数据管理模块、图像显示和处理模块、衰减校正模块、数据定量分析模块，以及系统检测和校正模块。整个 SPECT 系统软件的框架如图 7.23 所示。

1. 运动控制模块

小动物 SPECT/CT 的硬件系统由旋转支架、SPECT 探测器、载物床、X 射线光源、平板探测器构成，如图 7.24 所示。

SPECT 的运动控制模块应该满足 SPECT 扫描的需求。在利用 SPECT 对小动物作扫描时，应该满足如下运动控制要求：① SPECT 探测器围绕动物旋转 360°～720°；② 载物床沿 SPECT 系统轴线进动和横向、纵向平移运动；③ SPECT 探测器在垂直于轴线的平面内径向运动；④ 探测器步进步停和连续旋转等。图 7.25 是运动控制模块界面草图。

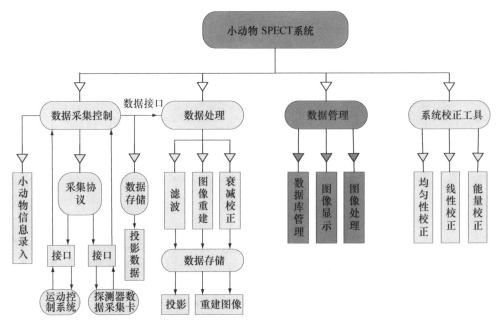

图 7.23　小动物 SPECT 系统软件框架

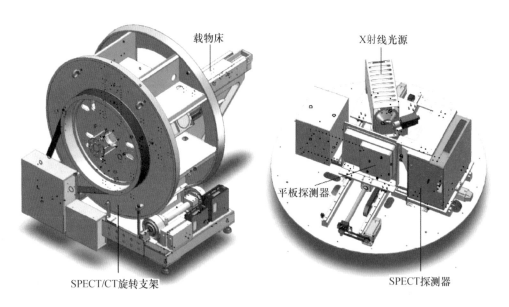

图 7.24　小动物 SPECT/CT 系统结构图

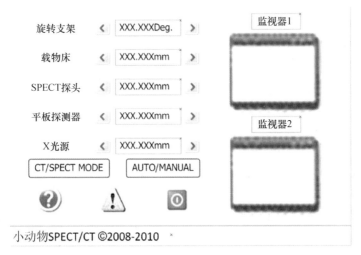

图 7.25 小动物 SPECT/CT 运动控制界面

2. 数据采集模块

数据采集模块在整个小动物 SPECT 系统中非常重要,它与运动控制模块一起实现投影数据的采集。在进行动物 SPECT 扫描时,一般都需要设置许多扫描参数,利用这些参数实现运动控制和数据采集。

小动物数据采集协议参数说明如下:

(1) 动物信息参数:

• 动物基本信息:动物种类、体长、重量;

• 动物检查信息:检查号、药物名称、剂量、注射时间、操作员姓名;

• 备注信息:可以满足备注其他动物信息的要求。

(2) 投影数据名称:数据采集完成后保存的文件名称。

(3) 采集类型:静态多角度扫描、断层扫描、三维扫描。

(4) 准直器:准直器类型,包括:单针孔、多针孔和平行孔等。

• 单针孔参数:像距、开孔角度、孔径等;

• 多针孔参数:针孔数目、像距、孔径、孔距、排列方式等;

• 平行孔参数:孔径、孔深等。

(5) 旋转半径:准直器表面与旋转中心的距离。

(6) 图像矩阵:二维 64×64、128×128;三维 $64 \times 64 \times 64$、$128 \times 128 \times 128$ 等。

(7) 投影矩阵:128×128、64×64、100×100 等。

(8) 帧数:不同角度下采集的投影数目。

(9) 时间:每帧投影的采集时间,即在某一角度采集投影数据的时间。

(10) 计数:每帧投影的总计数(在采集时时间和计数任选其一),比如,输入

300 000(不用输入 300 K)。

(11) 采集角度:投影采集的角度范围,180°或 360°。

(12) 起始角度:开始采集的角度。

(13) 旋转方向:顺时针扫描或逆时针扫描。

(14) 数据类型:byte(8 bits)或 word(16 bits)。

(15) 核素:选择注入被检查物体内的放射性药物种类。

(16) 能峰:对于不同放射性核素,可以输入不同的能峰值,如 140 keV。

(17) 窗宽:需记录的光子的能量范围,如 20%。

3. 数据处理及图像重建模块

想要重建出 SPECT 扫描的动物体内放射性药物浓度分布图像需要有充足的条件,例如:投影数据、系统矩阵、重建算法等。以有序子集期望值最大化(OSEM)算法为例,OSEM 迭代重建算法的表达式如下:

$$f^{(k,l+1)}(i,j) = \frac{f^{(k,l)}(i,j)}{\sum\limits_{n,m \in d^l} P(i,j,n,m)} \sum\limits_{n,m \in d^l} \frac{\dot{d}(n,m) \cdot P(i,j,n,m)}{d^l(n,m)} \qquad (7.25)$$

其中,(i,j) 为像素坐标,$f(i,j)$ 为该像素的像素值,表示像素内的放射性浓度大小,若待重建物体切片被划分为 $N \times N$ 的矩阵,则 i, j 的求和范围为 $i, j = 1, 2, 3, \cdots, N$。$(n,m)$ 为探测器空间坐标,(n,m) 的取值由探测器的几何运动和旋转运动决定,$d(n,m)$ 为在观测角 θ 为 n 时落入到第 m 个探测单元(bin)的投影光子数。$P(n,m,i,j)$ 为第 (i,j) 个像素在观测角 θ 为 n 时落入第 m 个探测单元的概率,即像素 (i,j) 作为一个放射源对 $d(n,m)$ 的贡献,需要通过计算得到。$\dot{d}(n,m)$ 为实际测得的投影值。k 为迭代次数,l 为用于计算的子集。详见本书 4.3.6.4 节。

投影数据的处理关系到最终的重建图像的质量,在图像重建之前通常对采集得到的投影数据进行滤波处理,以此来降低模块噪声,得到较好质量的重建图像。常用的滤波器有:Ram_Lak 滤波器、Hamming 滤波器、Shepp_Logan 滤波器、Gaussian 滤波器、Butterworth 滤波器等。

以 $P(n,m,i,j)$ 为元素组成的矩阵称为系统矩阵,系统矩阵是图像重建的关键,可以在重建前计算好,也可以在重建的过程中实时计算。无论是哪种计算方式,都需要在 SPECT 模块软件中包含系统矩阵的计算功能。

图像重建算法是小动物 SPECT 系统软件的核心,对于小动物 SPECT 来说,一般采用三维 OSEM 重建算法重建三维图像。

4. 数据管理模块

随着实验的进行,计算机内存储的原始投影数据和图像数据会越来越多,数据管理将成为一个必要的工具。数据管理模块应该包括以下功能:新建、打开、保存、删除、搜索、打印等。图 7.26 为数据管理模块的示例。

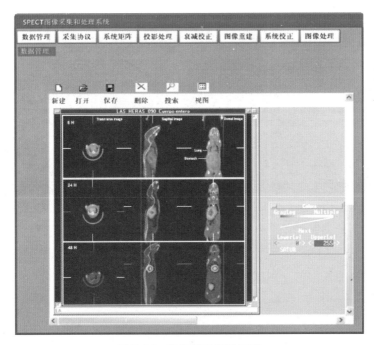

图 7.26 数据管理模块界面

5. 图像显示和处理模块

图像显示和处理模块与数据处理和图形重建模块、数据采集模块都有着密切的关系。例如,在采集投影的时候可以实时地显示投影图像。

图像显示模块包括图像预览、感兴趣区勾画显示、单帧显示、多帧显示、三维显示和电影显示等子模块(图 7.27);图像处理模块包括图像平滑、颜色调整、图像分割、图像配准及融合等子模块(图 7.28)。

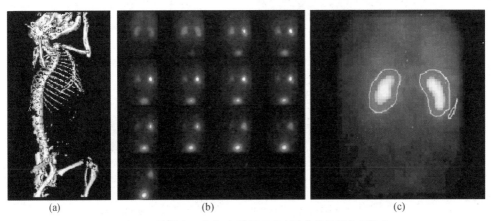

(a)   (b)   (c)

图 7.27 单帧显示(a)、多帧显示(b)及感兴趣区勾画(c)

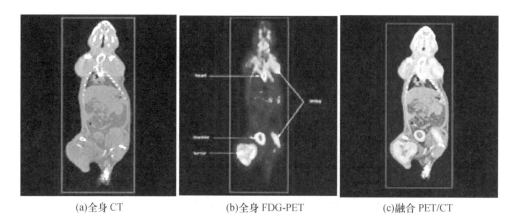

(a)全身 CT　　　　　　　(b)全身 FDG-PET　　　　　　(c)融合 PET/CT

图 7.28　多模态图像的配准及融合

6. 衰减校正模块

从动物体内发射的 γ 射线穿透动物体的时候,存在着线性衰减,衰减规律符合朗伯-比尔定律。因此,在进行定量重建和数据定量分析时,需要对重建图像进行衰减校正。

下面以 Shepp-Logan 心脏模型为例,来说明衰减校正的作用。图 7.29(a)为心脏模型的原始图像,(b)为心脏模型的衰减系数分布图像,将原始图像按照衰减系数分布图像进行投影,在 180°范围内采集 32 帧投影,得到如图 7.30 所示的正弦图。采用 OSEM 迭代重建算法对投影进行反投影重建,重建参数为:迭代 5 次、8 个子集,得到经过衰减校正的重建图像[图 7.31(a)]和未经校正的重建图像[图 7.31(b)]。在重建图像上,选取某一列数据(白色直线)勾画剖面曲线,如图 7.32 所示。

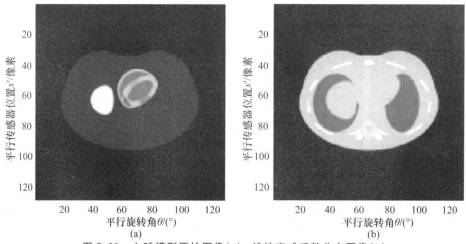

图 7.29　心脏模型原始图像(a);线性衰减系数分布图像(b)

结合图 7.31、图 7.32 可知：衰减校正过后的重建图像，能基本真实地反应原始图像；未经衰减校正的重建图像，在衰减系数变化的边界处存在严重的伪影。根据剖面曲线知道，衰减校正后的重建图像，定量化更好。

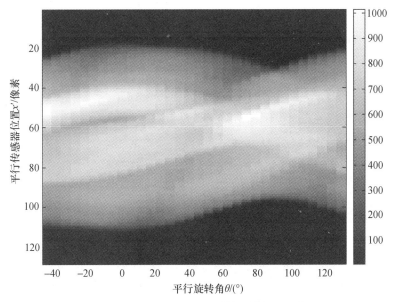

图 7.30 **Shepp-Logan** 心脏模型的投影图像

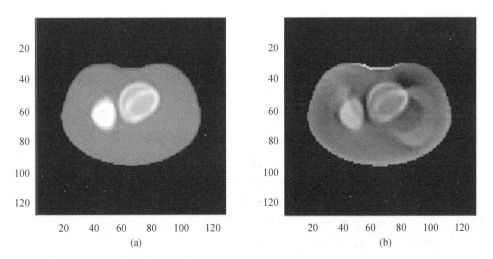

图 7.31 衰减校正后的 OSEM 重建图像(a)与未经校正的 OSEM 重建图像(b)

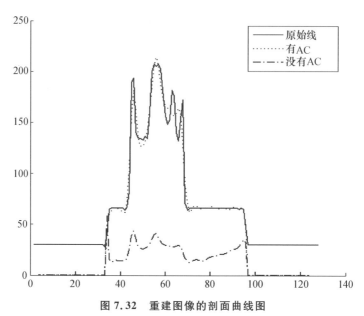

图 7.32　重建图像的剖面曲线图

上述说明,体现了衰减校正在定量重建和定量数据分析上的重要性。

7. 数据定量分析模块

在进行动物实验时,常常需要分析静态数据、动态数据、特定感兴趣区数据。数据定量分析模块与小动物 SPECT 的应用密切相关,是临床应用必不可少的辅助工具。

图 7.33 为肾动态数据分析,根据采集得到的肾动态图像,勾画出肾动态曲线。

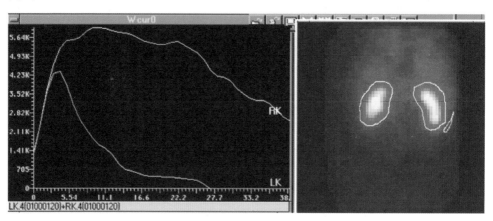

图 7.33　肾动态曲线

8. 系统检测和系统校正模块

整个小动物 SPECT 系统是由许多部件构成的,包括:准直器、闪烁晶体、光电倍增管、电子学电路、旋转支架等。当这些部件中的某一个或几个存在缺陷时,就会影响整个系统的性能。

SPECT 探测器的噪声主要是由以下因素引起的:① γ 射线与闪烁晶体间的康普顿散射;② 光电倍增管矩阵的排列引起图像线性扭曲;③ 统计涨落引起的能量失真、非均匀性伪影。

为了降低以上因素的影响,需要定期对整个系统进行如下校正:均匀性校正、能量校正、线性校正和旋转中心校正。

图 7.34 显示了系统校正模块界面。

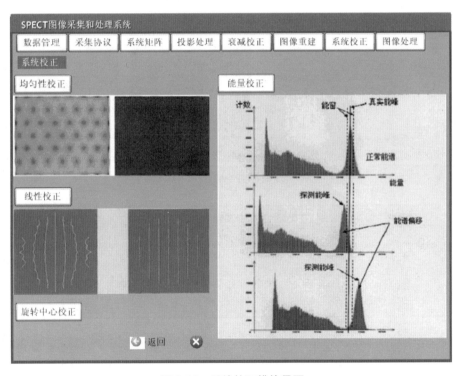

图 7.34 系统校正模块界面

7.9.3.2 小动物 SPECT 系统的应用

小动物 SPECT 系统主要应用于分子影像学领域,如小鼠脑内的多巴胺配体成像、AA-淀粉样变性病、动脉粥样硬化临床研究等,已成为新药物的研发和疾病的临床治疗研究的重要工具,见图 7.35～7.37。

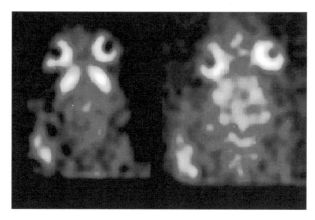

图 7.35   多巴胺配体 SPECT 影像

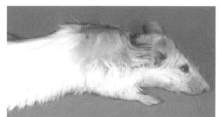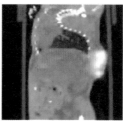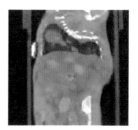

图 7.36   淀粉样变性病 SPECT/CT 影像

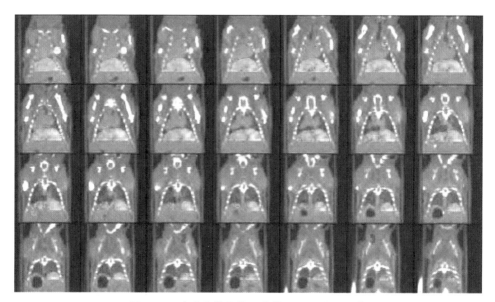

图 7.37   动脉粥样硬化研究的 SPECT/CT 影像

除了上面列举的几个利用小动物 SPECT 系统进行的临床研究,还可以开展许多研究,如:心肌疾病、心血管灌注、肿瘤诊断、基因表达等。相信随着临床研究的需要,小动物 SPECT 系统会得到更广泛的应用和发展。

7.9.4 小动物 SPECT 的发展现状

目前,国内和国际的很多家研究单位都开展了小动物 SPECT 的研发。

就国内来说,除了北京大学医学物理实验室研制的小动物 SPECT/CT 双模态成像系统外,清华大学工程物理系研制了 microSPECT 系统,中国科学院上海应用物理研究所也研发了相关系统。

国外的小动物 SPECT 研究开展得很早。A-SPECT 是最早被提出和研制的小动物 SPECT 之一,采用了像素化 NaI 晶体阵列、位置灵敏型光电倍增管和平行孔准直器(此系统近年来被作为一个新系统比较和参照的标准)。Beekman 等人研制的 U-SPECT-Ⅰ系统优化了准直器的针孔形状和多针孔分布;G. A. Kastis 等人研制的双模态 Compact CT/SPECT 系统采用 CdZnTe 探测器;Lars R. Furen-lid 等人的 FastSPECT Ⅱ采用 NaI 晶体及 list-mode 数据采集模式,实现了动态成像。而且国外已经有小动物 SPECT 商用产品问世,如 Gamma Media Ideas 公司生产的 X-SPECT 系统和 Bioscan 公司推出的 nanoSPECT/CT 系统等。

7.10 SPECT/MRI

SPECT/CT 和 SPECT/MRI 的关系与 PET/CT 和 PET/MRI 的关系类似,在 PET/MRI 一章介绍了与 CT 相比 MRI 的许多优势,所以一些研究者尝试将 MRI 与 SPECT 整合为 SPECT/MRI。

美国约翰霍普金斯大学的 Benjimin M. W. Tsui 教授领导的研究组在这方面取得了一定的进展,研制了可置入常规超导高场 MRI 系统的小动物 SPECT 探测器,探测器尽量减少铁磁性物质,以减少对 MRI 图像质量的影响。探测器的探头使用 CdZnTe 半导体,不仅探测效率高、体积小,最重要的是可以在强磁场中稳定工作。探测器外形与内部结构如图 7.38 所示。放置样品的腔体外紧接着一个鸟笼形线圈,线圈尽量靠近被检查物体以提高接收信号的强度。线圈外是多针孔准直器,每个多针孔准直器对应一组探测器单元,每个单元由四个 CZT 探测器组成。多针孔准直器的位置与构成线圈的金属材料及电容器交错排列,互不遮挡。探测器可在磁场强度为 3 T 的常规 MRI 设备中正常工作,可以同时进行 MRI 及 SPECT 扫描。

CZT 探测器和鸟笼形线圈采集的信号分别送入专用图像工作站和 MRI 图像

工作站重建图像,然后进行 SPECT 与 MRI 图像的配准与融合,研究组开发了新的图像配准及融合的算法(图 7.39)。一段时间的小动物研究表明,SPECT/MRI 可以获得大量的通过单独 SPECT 及 SPECT/CT 不能得到的信息。

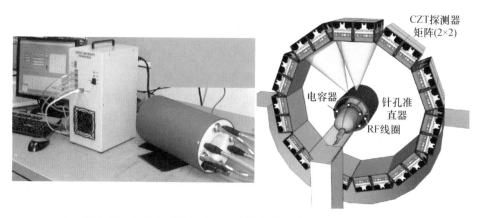

图 7.38 小动物 SPECT/MRI 系统中的探测器组件及其结构图

与 SPECT/CT 相比,SPECT/MRI 的优点包括:MRI 图像的软组织分辨率高,可以实现功能成像;由于不使用 CT 扫描,所以整个检查过程中总体辐射剂量小;系统造价低,检查费用低;扫描过程中探测器不用旋转,系统稳定性好等。但是在 PET/CT、PET/MRI 及 SPECT/CT 的夹击下,SPECT/MRI 的发展前景仍不明确,有待进一步观察。

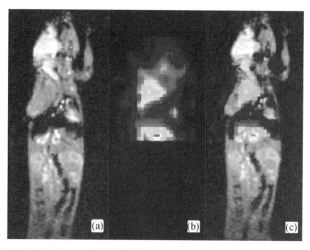

图 7.39 小动物 SPECT/MRI 系统得到的 MRI 图像(a)、SPECT 图像(b)及融合图像(c)

参 考 文 献

[1] 贺强. SPECT 临床图像处理方法学研究及 SPECT 图像处理软件包的研制. 北京大学硕士论文,2002.

[2] 胡广书. 数字信号处理——理论、算法与实现. 北京:清华大学出版社,1997.

[3] Hill D L, Batchelor P G, Holden M, et al. Medical image registration. Phys Med Biol, 2001,46(3):41—45.

[4] Papavasileiou P, Flux G D, Flower M A, et al. Automated CT marker segmentation for image registration in radionuclide therapy. Phys Med Biol,2001,46(12): N269—279.

[5] Maintz J B, Viergever M A. A survey of medical image registration. Med Image Anal,1998, 2(1):1—36.

[6] Wilson M W, Mountz J M. A reference system for neuroanatomical localization on functional reconstructed cerebral images. J Comput Assist Tomogr,1989,13 (1): 174—178.

[7] Schad L R, Boesecke R, Schlegel W, et al. Three dimensional image correlation of CT, MR, and PET studies in radiotherapy treatment planning of brain tumors. J Comput Assist Tomogr,1987,11(6):948—954.

[8] 阮秋琦. 数字图像处理学. 北京:电子工业出版社,2001.

[9] 郑放. 临床解剖图谱. 北京:中国科学技术出版社,1994.

[10] Apuzzo M L, Chandrasoma P T, Cohen D, et al. Computed imaging stereotaxy: Experience and perSPECTive related to 500 procedures applied to brain masses. Neurosurgery, 1987,20(6):930—937.

[11] Phillips R L, London E D, Links J M, et al. Program for PET image alignment: Effects on calculated differences in cerebral metabolic rates for glucose. J Nucl Med,1990,31(12): 2052—2057.

[12] Zhang J, Levesque M F, Wilson C L, et al. Multimodality imaging of brain structures for stereotactic surgery. Radiology,1990,175(2):435—441.

[13] Guetter C, Xu C, Sauer F, et al. Learning based non-rigid multi-modal image registration using Kullback-Leibler divergence. MICCAI,2005,255—267.

[14] Guetter C, Wacker M, Xu C. Registration of cardiac SPECT/CT data through weighted intensity co-occurrence priors. MICCAI,2007,725—733.

[15] Xie Y, Chao M, Lee P, et al. Feature-based rectal contour propagation from planning CT to cone beam CT. Med Phys,2008,35(10):4450—4459.

[16] Xie Y, Chao M, Xing L. Tissue feature-based and segmented deformable image registration for improved modeling of the shear movement of the lungs. International Journal of Radiation Oncology, Biology and Physics,2009,74(4):1256—1265.

[17] Jan M L, Chuang K S, Chen G W, et al. A three-dimensional registration method for automated fusion of micro PET-CT-SPECT whole-body images. IEEE Trans Med Imaging,

2005,24(7):886—893.

[18] Sakdinawat A E, Iwata K, Hwang A B. Development of external fiducial markers for image registration in small animal SPECT/CT. IEEE Nuclear Science Symposium Conference, 2007,842—845.

[19] 赵书俊. 心肌核素断层显像定位分析方法及医学图像配准技术的研究. 中国科学院博士学位论文,1999.

[20] 潘中允. 简明核医学. 北京:北京医科大学出版社,2000.

[21] Roth S, Black M. On the spatial statistics of optical flow. ICCV,2005,42—49.

[22] Leventon M, Grimson E. Multi-modal volume registration using joint intensity distributions. MICCAI,1998,1057—1066.

[23] Chung A C S, Wells W M, Norbash A, et al. Multi-modal image registration by minimising Kullback-Leibler distance. MICCAI,2007,525—537.

[24] Gan R, Wu J, Chung A C S, et al. Multiresolution image registration based on Kullback-Leibler distance. MICCAI,2004,599—606.

[25] Cremers D, Guetter C, Xu C. Nonparametric priors on the space of joint intensity distributions for non-rigid multi-modal image registration. CVPR,2006,1777—1783.

[26] Lowe D G. Distinctive image features from scale-invariant keypoints. Int J Comput Vis, 2004,60(2):91—110.

[27] Lowe D G. Object recognition from local scale-invariant features. In: Proc of the International Conference on Computer Vision,Corfu,1999.

[28] Xie Y, Chao M, Lee P, et al. Feature-based rectal contour propagation from planning CT to cone beam CT. Medical Physics,2008,35(10):4450—4459.

[29] Mikolajczyk K, Schmid C. A performance evaluation of local descriptors. IEEE Transactions on Pattern Analysis and Machine Intelligence,2005,27(10):1615—1630.

[30] Wu G, Qi F, Shen D. A general learning framework for non-rigid image registration. MIAR Lecture Notes in Computer Science, 2006:219—227.

[31] Tomasi C, Kanade T. Shape and motion from image streams: A fractorization method. PNAS, 1993, 90(21):9795—9802.

[32] Bookstein F L. Principal warps: Thin plate splines and the decomposition of deformations. IEEE Transactions on Pattern Analysis and Machine Intelligence, 1989,11:567—585.

[33] Lian J, Xing L, Hunjan S, et al. Mapping of the prostate in endorectal coil-based MRI/MRSI and CT: A deformable registration and validation study. Med Phys, 2004,31(11):3087—3094.

[34] 邓元木. 博士后出站报告:医学图像处理若干问题的研究与软件实现. 北京大学重离子物理研究所,1999 年 10 月.

[35] Si C,Wang Y C,Tsui B M W. Development of simulation tools for small animal SPECT/MRI reconstruction study. IEEE:Nuclear Science Symposium Conference Record,2007,7:3250—3255.

第 8 章　分子和多模态医学影像时代
的图像处理与分析

8.1　引　　言

随着医学物理学、医学和信息科学的结合日趋紧密,作为集科学理论、工艺技术于一体的医学物理学科正在向工程技术,甚至精细艺术方向发展。由于医用的设备和医疗仪器有着比别的行业更高的有效性和可靠性要求,精确和细致必然是整个行业对医疗仪器和设备的基本要求。在发展到分子成像和多模态成像的时代之后,在方法学和软件方面都朝定量化的方向发展。因为只有实现定量化,才不会模糊地或者凭经验地通过"望闻问切"得到诊断结论,然后根据这些结论,稀里糊涂地进行治疗。而真实的世界和病人的状态都是千差万别的,要给出定量化诊断结论,必须有一个统一的标准和衡量的方法。分子成像由不同的成像模态组成,但是共同的特点是解决特异性标记的药物从注入人体到彻底排泄的全过程内浓度在体内分布的定量化,以及将测量结果与病理状态的分类和分级系统也建立起定量关系。从多模态成像来说,重点根据不同模态医学图像的特点,包括空间分辨率、对比度、像素大小等因素,建立不同模态像素或体素之间的对应关系。一旦在成像过程中有运动和畸变,都能及时校正,实现在解剖学图像上准确表达定位结果,并具有足够的精度。由此建立起最佳的配准和融合结果,为医生作出正确诊断提供保证。只有在这种环境下达到的一致效果,才能满足应用需求,包括动物成像和人体成像的需要。

最近几年来,我国在医疗仪器和设备上的投入在增加,新的设备不断产生出来,越来越多的人体成像工具进入基础研究、药物开发及医学临床诊断和治疗领域,而传统的放射医学已经发展为生物医学影像科学,对不同模态信息整合的要求越来越高。但是,即使有了分子水平的信息和多模态的信息,与完全准确表达复杂人体还有相当大的差距。因为任何影像设备按照它的成像原理,只能提供人体正常和病理状态下的某些信息,不可能提供全部信息。所以,一方面,每个成像工具仍然具有存在和发展的理由,也必将不断地得到发展;另一方面,这些信息之间的融合和集成越来越重要,因为任何疾病的准确诊断需要的都是尽可能综合的信息。

医学物理学科将数理知识集成到医学领域,用信息作为工具获取人体生理、解剖和病理学,甚至心理学的信息,使得传统的"望闻问切"变成了现代的自动化信息获取的技术手段。因此,医学信息学也是医学物理学的一个重要分支,其主要内容是用数理建模的方法实现图像处理和分析,前者主要实现从数据到图像的转化,实现图像中的去噪声和去伪影,实现对数据的"去伪存真";后者把海量信息按照某种应用目标进行筛选和归纳,实现医学图像的物理参数化、物理参数的定量化,以及定量物理参数和生物学参数的对应比较,从而实现更为精确的病理参数定量化,这是整个医学图像分析和处理领域的发展方向。

医学图像处理可以分为两部分:医学图像的前处理和医学图像的后处理。医学图像的前处理通常是指医学影像设备给出的原始数据层面的处理过程。比如在Radon 变换或者傅里叶变换之前,将 CT 的投影数据和 MRI 的 k-空间数据进行各项校正、修正,实现去伪存真的工作,还包括具备增强和满足某种重建算法需要的数据重组和重排等处理。这一步是使得影像设备可以和医生进行沟通的重要过程。医学图像的后处理主要有两个目的:① 改善人对图像观测时的可视化程度;② 准备某种具有特定性质的图像,以便满足在临床和研究工作中对特定组织功能和结构观察、测量的需要。具体的实现技术可以分为:图像增强技术、图像分割技术、图像配准技术、图像融合技术、图像显示技术、图像指导治疗、图像引导手术、医学虚拟环境。

在多模态医学影像领域,医学图像处理是必不可少的。例如使用 CT、MRI、PET 及 SPECT 图像之间的配准与融合,借助多模态医学影像的计算机辅助诊断,在 PET/MRI 及 SPECT/MRI 系统中衰减校正需要对 MRI 图像进行自动分割等。本章重点介绍图像的配准、分割和融合,并对图像处理和分析如何在诊断方面发挥作用提供一个完整的方法和解决思路。

从整个影像学,尤其从医学影像的处理和分析来看,大体上可以分为四个阶段。

第一阶段:1980—1984 年之间。由于当时没有高质量的影像数据以及强大的计算机设备,这个阶段图像分析以二维图像为主,主要工作是图像的分割和配准,而这些工作目前仍然是研究和实际使用的重点。

第二阶段:1985—1991 年之间。受到人工智能发展的影响,在医学图像分析中出现了基于生物学知识的方法,将医学领域的知识和经验组成各种模型。同时由于医学成像设备的发展,尤其是 MRI 设备成为越来越重要的图像数据来源,这个阶段研究重点开始涉及计算机辅助诊断、图像分割和配准,其中的一些工作为今天的研究奠定了基础。

第三阶段:1992—1998 年之间。随着医学成像设备的高速发展,出现了高质量的三维图像,其中尤其 MRI 的发展最快,可以更好地采集和表现软组织的信息,具有更高的三维空间分辨率。同时,其他成像设备也得到了很大改进,出现了高速多层螺旋 CT 成像、3D 超声成像、3D SPECT 和 PET 成像,以及这些成像模态在一个成像装置上的集成(例如前面提到的 PET/CT 等)。医学图像处理和分析遇到的问题越来越复杂,涉及的重点问题仍然是图像分割、配准,结构形态分析、功能分析和基于物理模型的分析。此阶段的核心算法更多地运用数学优化的迭代方法,尤其是非线性优化方法开始被引进到分析过程之中。

第四阶段:1999 年以后。图像处理和分析工作仍在进一步发展过程中,研究更加先进的成像技术及更加复杂的图像处理和分析技术,同时面临着许多新的挑战:图像处理和分析的方法与影像数据的物理成像原理的关系更加紧密,研究如何提高影像设备的成像质量,对多种模态图像的综合分析越来越重视。另外,对医学图像分析结果的验证和评估开始提到议事日程。医学影像分析的研究将更加紧密地与生物科学、医学、计算机视觉、模式识别等领域相结合。

我们现在的任务就是如何综合利用这些更加现代化的医学影像设备提供的对人体信息的采集能力,以发展非常迅速的计算机和网络通信技术为依托,通过整合和分析的手段建立各种平台,更好地为临床诊断和治疗服务。

下面将重点介绍医学图像后处理中的几个关键性技术:图像分割、图像配准、图像融合和显示等。有关图像的 DICOM 格式标准和医学图像存储、通讯和信息安全保障等问题,已经非常成熟,10 多年来变化不大,有兴趣的读者可以参考笔者编写的《现代医学影像物理学》(北京大学医学出版社,2004 年)。

8.2   医学影像的分割

图像分割是由图像处理进入到图像分析的关键步骤。它通过目标的分离实现特征提取,从而可进行参数测量和可视化,将原始图像转化为更抽象和紧凑的形式,使得更高层的分析理解成为可能。分割的程度取决于需要解决的问题。图像分割算法一般是基于亮度或灰度值的两个基本特性之一:不连续性和相似性。第一类性质的应用途径是基于亮度的不连续变化,比如依据图像的边缘来分割图像;第二类的主要应用途径是依据事先制定的准则将图像分割为相似的区域。根据分割过程中处理策略的不同,分割技术又可分为并行技术和串行技术。在并行技术中,所有判断和决定都可独立和同时作出;而在串行技术中,早期处理的结果可被其后的处理过程所利用,其抗噪声能力通常较强。从分割算法具体的实施角度,又可分为基于边缘的图像分割和基于区域的图像分割两大类。

图像的边缘是图像上灰度不连续或变化剧烈的地方。因此,所有的边缘抽取方法在本质上都是检测信号的高频分量。边缘一般表现为以下几种形式:阶跃式、灰度渐变式、斜率上升又下降式、脉冲式、脉冲加阶跃式。基于边缘的分割包括边缘检测、边缘连接和边界跟踪。

梯度最大值方法是最常用的边缘检测方法,它通过求图像的一阶导数的极值点或二阶导数的过零点来检测边缘。常用的一阶导数正交算子有梯度算子、Robert 算子、Prewitt 算子、Sobel 算子和 Kirsch 算子等。一种常使用的二阶算子是高斯型的拉普拉斯算子(Laplacian of a Gaussian,LoG)。Canny 推导了最优边缘检测算子,他考察了边缘检测算子的三个指标:低误判率、高定位精度和抑制虚假边缘。其实现是将图像与一个对称的 2D 高斯函数作卷积,然后再沿梯度方向微分,就构成了一个简单有效的方向算子。沈俊则证明了指数滤波器是最佳滤波器。边缘检测的其他手段还有统计型方法、小波多尺度边缘检测方法、Frei and Chen 算子。最近提出的算法有利用边缘流(edge flow)的检测方法、基于拉普拉斯零交叉的水平集检测方法、基于积分变换的边缘检测方法和基于张量的边缘检测方法等。

Hough 变换可以利用坐标变换和统计方法从黑白图像中检测连续的线段或轮廓。曲线和曲面拟合法用样条曲线或高阶曲面来拟合图像中的边缘点或某区域的灰度表面,提取边界或再进行边缘检测。边界跟踪是从灰度图像中的一个边缘点出发,依次搜索并连接相邻边缘点,从而逐步检测出边界的方法。其具体实现有贪婪法和动态规划等方法。

图像阈值分割利用了图像中要提取的目标物体与其背景在灰度上的差异,分为全局阈值法和局部阈值法。直方图阈值法假设不同目标或背景的灰度对应于直方图上不同的峰。常用的方法有双峰法、最佳阈值法、大津(Ostu)阈值法和基于 Shannon 信息熵的阈值法。

区域生长是根据一种事先定义的准则,将像素或子区域合成更大区域的过程。区域分裂与合并算法的关键是确定分裂、合并的准则,通常采用四叉树的方式对图像进行分裂。

基于模式识别的统计分类方法分为两类:使用训练集的有监督模式识别,如 k 近邻算法;无监督模式识别或聚类(clustering),如 k 均值算法和 ISODATAS 算法。

人工神经元网络分割方法通常将图像的属性或变换后的特征作为节点输入,而其输出通常为类别、阈值等可用于直接或间接分类的特征量。常用的人工神经元网络有 BP 前馈网络、径向基函数网络、Hopfield 网络、自组织 LVQ 网络和属于无监督自学习的 Kohonen 图网络。

最大似然估计将训练集中出现的可能性最大的参数值作为待估参数的估计值。而 Bayes 估计使用 Bayes 定理根据采样值对先验概率分布密度函数进行调整,得到未知参数的后验概率分布密度函数。概率分布混合法假定图像中每个像素的灰度值是几个概率分布按一定比例的混合,通过优化基于最大后验概率的目标函数来估计这几个概率分布的参数和它们的混合比例。比较典型的有 EM(expectation-maximization)算法,它常需要和其他算法联合使用。

马尔可夫随机场(Markov random field,MRF)是用来表征图像数据在空间相关性的模型,基于 MRF 的图像分割算法一般由最大后验概率(maximum a posterior probability,MAP)准则推导得出,它可等效地用 Gibbs 分布描述,后验概率的最大化可用模拟退火、ICM(iterated conditional modes)等方法来实现。隐马尔可夫模型(hidden Markov model,HMM)利用概率机制来融合多信息,阐述最优状态的提取。

基于数学形态学的分割使用集合论对图像进行变换,最基本的操作是腐蚀和膨胀,通过它们的不同组合形成形态开和形态闭,进而实现图像的分割。分水岭算法是一种特殊的数学形态学方法,它将梯度值图像假设成一幅地形图,在每个区域最低位置上打洞让水从洞中涌出,当处在不同汇聚盆地的水将要聚合在一起时,修建大坝阻止合并。这些大坝的边界就是对应分割线。

基于模糊数学的分割算法的代表是模糊阈值法,它由计算图像的模糊率或模糊熵来选取图像的分割阈值。此外,还有模糊 KNN 方法等。

基于小波变换的分割算法将原始信号分解为一系列具有不同空间分辨率、不同频率特性和方向特性的子带信号,进而在不同的分辨率层次上对图像进行分割。

8.2.1 基于主动轮廓法的分割技术

8.2.1.1 参数主动轮廓法的基本原理

参数主动轮廓法(parametric active contours)又称为参数形变模型(parametric deformable model),简称为 Snake 模型。对于多目标分割中存在多个 Snake 曲线的情况,则称为 Snakes。Snake 模型来源于计算图形学中对弹性物体在外力的作用下形变的研究,它表示了一种在图像力和外部约束力作用下的变形轮廓线(面)的演化,见图 8.1。Snake 模型具有一些传统方法所无法比拟的优点,它将图像数据、初始化和目标轮廓及基于图像的知识约束统一于一个特征提取过程中;经适当地初始化后,Snake 曲线能够自主地收敛于能量极小位置。Snake 模型也有其缺点,如对初始位置敏感等。

用于轮廓跟踪的 Snake 总能量 ε 为内力能量与外力能量的加权和。为表达和公式推导的方便,Snake 曲线被定义为参数化的形式:$v(s)=[x(s),y(s)]$,其中参数 $s\in[0,1]$。对图像分割的过程可以看作使能量指标最小的优化过程。对于分割完的图像,近似有 $\frac{\delta\varepsilon(v(s))}{\delta v(s)}=0$,这等价于求 $\min_{v(s)}(\varepsilon(v(s)))$ 的变分过程。Kass 将

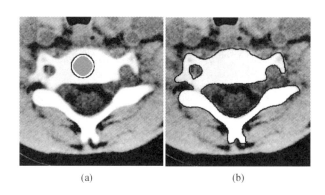

图 8.1 颈脊椎的 CT 图像的分割

(a) 原图像，Snake 初始化轮廓线；(b) 分割结果

Snake 轮廓曲线的总能量表示为：

$$\varepsilon(v) = \varepsilon_{\text{InternForce}}(v(s)) + \varepsilon_{\text{ExternForce}}(v(s))$$

$$= \int_0^1 \left[E_{\text{InternForce}}(v(s)) + E_{\text{ExternForce}}(v(s))\right]\mathrm{d}s \tag{8.1}$$

其中 $E_{\text{InternForce}}$ 表示弧长 $\mathrm{d}s$ 上 Snake 曲线的形变力产生的能量，可表示为：

$$E_{\text{InternForce}} = w_1(s) \mid \partial v(s)/\partial s \mid^2 + w_2(s) \mid \partial^2 v(s)/\partial s^2 \mid^2$$

$w_1(s)$ 和 $w_2(s)$ 为权重参数。$E_{\text{ExternForce}} = E_{\text{image}} + E_{\text{conv}}$，表示外力产生在弧长 $\mathrm{d}s$ 上的能量，其中 E_{image} 表示图像力能量项，E_{conv} 表示外加的限制力量项，通常取 $E_{\text{conv}} = 0$。传统的单位图像外力能量取 $E_{\text{ExternForce}} = E_{\text{image}} = -\mid \nabla[G_\sigma(v(s)) * I(v(s))]\mid^2$ 的形式，其中 G_σ 为二维高斯算子。如果取 w_1、w_2 为常数，并设 $w_1 = \alpha/2$，$w_2 = \beta/2$，通常取 $\alpha > 0$ 和 $\beta \geqslant 0$，可得：

$$\varepsilon(v) = \int_0^1 \left[\frac{1}{2}\alpha \left|\frac{\partial v(s)}{\partial s}\right|^2 + \frac{1}{2}\beta \left|\frac{\partial^2 v(s)}{\partial s^2}\right|^2 + E_{\text{ExternForce}}(v(s))\right]\mathrm{d}s \tag{8.2}$$

这实际上是一个求泛函 $J = \int_0^1 F[v(s), v'(s), v''(s)]\mathrm{d}s$ 的变分问题。根据变分引理 $\delta J = \frac{\partial}{\partial \lambda} J[v + \lambda \delta v]\mid_{v=0}$ 可得其 Euler-Lagrange 方程为：

$$\alpha \frac{\partial}{\partial s}\left[\frac{\partial v(s)}{\partial s}\right] - \beta \frac{\partial^2}{\partial s^2}\left[\frac{\partial^2 v(s)}{\partial s^2}\right] + \nabla E_{\text{ExternForce}}(v(s)) = 0 \tag{8.3}$$

方程(8.3)是图像分割后得到的最终平衡点，即分割后所得轮廓线所满足的方程。因为初始化时 Snake 曲线并不满足此方程，即总能量 $\varepsilon(v)$ 非最小，需要外力的作用来使 Snake 曲线随时间 t 不断进化，来求得满足上述方程的结果。实际上加的外力是 $\frac{\partial v(s,t)}{\partial t}$，由此可得方程：

$$\frac{\partial v(s,t)}{\partial t} = \alpha \frac{\partial^2 v(s,t)}{\partial s^2} - \beta \frac{\partial^4 v(s,t)}{\partial s^4} + \gamma F_{\text{Extern}}(s,t) \tag{8.4}$$

式中 F_{Extern} 代表外力，γ 是其权重参数。设 s 定义为 Snake 曲线上点的位置坐标 (x,y)，可得：

$$\frac{\partial x(s,t)}{\partial t} = \alpha \frac{\partial^2 x(s)}{\partial x^2} - \beta \frac{\partial^4 x(s)}{\partial x^4} + \gamma F_{\text{Extern\_}x} \tag{8.5}$$

$$\frac{\partial y(s,t)}{\partial t} = \alpha \frac{\partial^2 x(s)}{\partial y^2} - \beta \frac{\partial^4 x(s)}{\partial y^4} + \gamma F_{\text{Extern\_}y} \tag{8.6}$$

这是一个能量非守恒的表达式，在 Snake 曲线的演化过程中其曲线的总能量在不断减小，因此在一定的时间后 Snake 能够停止运动。Kass 采用了隐式的有限差分方法来解方程(8.5)和(8.6)：

$$AV = F \tag{8.7}$$

其中 A 是稀疏的、带状的矩阵，可以使用 LU 矩阵分解的方法快速求解。当 Snake 曲线上所有点满足 $[(x_t - x_{t-1})^2 + (y_t - y_{t-1})^2] \leqslant$ 浮点运算误差极限时，就可得到分割后的轮廓线。

对于一个端固定的梁，公式(8.4)中的 $|\partial v(s)/\partial s|^2$ 项在弹性力学中表示其拉伸的能量。若 Snake 初始化曲线为一个圆，同时公式(8.4)中只有 $|\partial v(s)/\partial s|^2$ 起作用，则随时间演化圆将不断缩小，曲率不断增大，最后收缩为一个点。所以，此项在弹性力学中代表了弯曲项，表示了梁的弹性性质。若 Snake 初始化曲线为一个圆，而式(8.4)中只有 $|\partial^2 v(s)/\partial s^2|^2$ 项起作用，则随时间演化圆将不断扩大，曲率不断减小，逐渐接近一条直线的曲率，即为无穷大，所以此项代表了平滑项。

8.2.1.2 Snake 模型的改进模型

1. 3D 主动轮廓模型

Terzoplous 和 Cohen 建立了 3D 的主动轮廓模型用于图像分割。其表达类似于 2D 的 Snake 曲线形式，其 Euler-Lagrange 方程的解为：

$$-\frac{\partial}{\partial s}\left(w_{10}\frac{\partial v}{\partial s}\right) - \frac{\partial}{\partial r}\left(w_{01}\frac{\partial v}{\partial r}\right) + 2\frac{\partial^2}{\partial s \partial r}\left(w_{11}\frac{\partial v}{\partial s \partial r}\right)$$
$$+ \frac{\partial^2}{\partial s^2}\left(w_{20}\frac{\partial^2 v}{\partial s^2}\right) + \frac{\partial^2}{\partial r^2}\left(w_{02}\frac{\partial^2 v}{\partial r^2}\right) = F(v) \tag{8.8}$$

2. B-Spline Snakes 模型

Schoenber 创立了样条函数的概念，样条曲线一般是分段的三次曲线，并且其一阶、二阶导数都是连续的。它主要是用来解决使用 $n-1$ 次多项式插值时，由于次数高，结果不容易计算且使曲线产生过多扭曲的问题。常用的样条曲线有三次 Bezier 样条曲线和 B 样条曲线。Brigger 等将 B 样条曲线用于 Snake 曲线的描述中，证明了 Snake 所取的最优曲线应为三次样条，并给出了使用 B 样条表示的 Snake 曲线表达式：

$$s_h(t) = (s_x(t), s_y(t)) = \sum_{k=Z} c(k) \cdot \beta^n \left(\frac{t}{h} - k \right) \tag{8.9}$$

3. 贝叶斯 Snake 模型

Storvik 从统计学的观点考察 Snake 模型,在已知观测图像 z 下求物体轮廓 x 的问题,可由 Bayes 准则得到:

$$p(x \mid z) = \frac{1}{Z_z} \pi(x) f(z \mid x) \tag{8.10}$$

其中 $\pi(x)$ 是目标轮廓的先验分布,定义 $\pi(x)$ 和条件概率 $f(z \mid x)$ 为 Gibbs 分布,由此可得:

$$p(x \mid z) = \frac{1}{Z} \rho^{-U_s(x) - U_{ext}(x, z)} \tag{8.11}$$

这样,求取能量极小化的问题就转化为最大后概率检验。Storvik 使用随机采样和模拟退火方法来计算最大后概率。

4. 傅里叶 Snake 模型

Staib 等人使用基于轮廓的椭圆傅里叶分解来进行医学图像的分割。变形模板的系数是傅里叶系数,确定傅里叶系数的概率分布可描述特定的形状,其似然函数是基于模板和输入图像的卷积。傅里叶表示的优点是可以得到光滑形状的紧凑表示,而且可以通过全局属性获得形状的几何描述。

5. 离散动态轮廓模型

离散动态轮廓模型(discrete dynamic contours)依赖节点间的距离和对局部曲率的估计进行轮廓提取。轮廓模型由每个节点的力学方程定义:

$$F_{total, i} = w_{ext} F_{ext, i} + w_{int} F_{int, i} + w_{damp} F_{damp, i} \tag{8.12}$$

为使得曲线各段间区域曲率最小,有:

$$\begin{cases} F_{int, i} = \left[-\frac{1}{2}(c_{i-1} \cdot \hat{r}_{i-1}) + (c_i \cdot \hat{r}_i) - \frac{1}{2}(c_{i+1} \cdot \hat{r}_{i+1}) \right] \\ F_{ext, i} = F_{image, i} + F_{constraint, i} \\ F_{damp, i} = -v_i \end{cases} \tag{8.13}$$

由此可以得到每个节点的速度和位置。设 a_i 为每个节点的加速度,则每个节点的速度和位置可表示为:

$$\begin{cases} v_i(t + \Delta t) = v_i(t) + a_i(t) \Delta t \\ p_i(t + \Delta t) = p_i(t) + v_i(t) \Delta t \end{cases} \tag{8.14}$$

Lobregt 和 Viergever 使用离散动态轮廓模型,分割了股骨的 CT 图像、脑瘤的 MRI 图像和血管的超声图像。

6. Snake Growing

Berger 等探讨了 Snake 解法的数值稳定性问题,引入了 Snake Growing 的思想。在这种方法中，只有一条初始的 Snake，它可以将自身分为数段。允许那些具有较低能量的段沿它们的切线方向生长，而具有较高能量的段则被淘汰。经过每一个生长阶段，各段 Snake 的能量将会降低，如此重复 Snake 的生长过程，就可以得到要分割的轮廓。Snake Growing 的方法可以克服对初始位置敏感的问题，并具有较强的鲁棒性。

7. ASM 模型

ASM(active shape models)模型是由 Cootes 等提出的一种用于检测图像中某一类对象边缘的方法，其主要思想是利用边缘灰度的变化信息来检测边缘。ASM 搜索边缘时，由于模型的变形依赖于训练集合，从而可利用对象的先验知识来保证检验结果的准确性。目前，ASM 方法已经成功地应用于面部检测及特征提取。为解决 ASM 模型没有考虑不同图像对象的灰度级变化问题，Edwards 和 Cootes 等在 ASM 基础上提出了 AAM 模型(active appearance models)，它使用形状和灰度级信息构造先验模型，因而鲁棒性更强。

8.2.1.3 Snake 方程解法的改进

1. 贪婪法

Williams 和 Shah 提出的贪婪算法中定义了三个能量项：用连续 E_{cont} 和曲率 E_{curv} 代替内能项，用图像 E_{image} 代替外能项，其中 $E_{\text{cont}} = \overline{d} - |v_i - v_{i-1}|$，$\overline{d}$ 是整个 Snake 轮廓线上节点间的平均距离。算法以迭代方式进行，每一步中，在访问轮廓上的一点时，计算以该点为中心的搜索窗口内每点的能量，并将轮廓点移动到使三个能量项之和最小的位置上。

2. 动态规划法

公式(8.1)可以离散化为：

$$\varepsilon = \sum_{i=0}^{n-1} \left[\varepsilon_{\text{int}}(v_i) + \varepsilon_{\text{ext}}(v_i) \right] \tag{8.15}$$

其中，

$$\varepsilon_{\text{int}} = \alpha |v_i - v_{i-1}|^2 + \beta |v_{i+1} - 2v_i + v_{i-1}|^2$$
$$\varepsilon_{\text{ext}} = -\gamma |\nabla[G_\sigma(v(s)) * I(v(s))]|^2$$

这样，取能量极小化过程则可以看作目标函数为式(8.15)的最优化过程。Amini 提出基于动态规划法来最小化能量，将此优化过程转化为采用搜索技术的离散多阶段决策过程 $\{s_i\}(1 \leqslant i \leqslant n)$，在第 k 步确定 v_k 点，使

$$s_k(v_{k+1}) = \min_{v_k}[s_{k-1}(v_k) + E_{\text{ext}}(v_k) + |v_{k+1} - v_k|^2]$$

这需要采用反向递推法。该算法的最大优点是允许全局收敛。

3. 有限元法

有限元法(finite element method，FEM)是一种比较成熟的方法，其基本思想

是将连续的求解区域离散为一组有限个且按一定方式连接在一起的单元的组合。由于单元能按不同的连接方式进行组合,并且单元本身允许有不同形状,因此可以模型化几何形状复杂的求解域。有限元法的另一特点是,利用在每一单元内假设的近似函数来分片地表示全求解域上待求的未知场函数,一经求解出这些未知量,就可以通过插值函数计算出各个单元内函数的近似解,从而得到求解域上的近似解。随单元数目的增加或插值函数精度的提高,解的近似程度将不断改进。FEM方法在 Snake 模型中的应用必须要考虑形变问题带来的节点位置移动,因而是一种求连续体或非线性有限元解的问题。McInerney 使用基于薄片(sheet)模型的动态 FEM 解决了使用 Snake 方法进行分割的问题。他们使用下式来描述表面的形变过程:

$$\mu \frac{\partial^2 z}{\partial t^2} + \gamma \frac{\partial z}{\partial t} + \delta_z \varepsilon_p = f(x, y, t) \tag{8.16}$$

8.2.2　几何主动轮廓法

8.2.2.1　几何主动轮廓法的原理

水平集(level set)是一种新颖的求解几何曲线演化的方法。它通过将当前演化中的曲线和曲面向更高一维扩展为水平集,借用双曲守恒定律的计算方法,利用曲线演化与 Hamilton-Jacobi 方程的相似性,给出了一种曲线演化的强鲁棒性的计算方法。水平集方法将曲线演化成一个求偏微分方程的问题,同时避免了曲线演化时的参数化过程。使用水平集方法的好处有:① 低维时的拓扑变化在高维中不再是一个难题;② 低维需要不时重新参数化的问题,高维中不需要进行;③ 高维的计算更精确、更鲁棒;④ 水平集方法非常易于向更高维推广;⑤ 上升到高维空间后,许多已经成熟的算法可以直接使用,如偏微分方程的理论及其数值化等。Sethian 将水平集的计算分为初始值形式的水平集窄带法(narrow band level set method)和边界值形式的快速行进法(fast marching method),这两种方法从本质上都属于水平集的快速算法。

用于图像分割的基于水平集的几何主动轮廓法是由 Caselles 和 Malladi 等人提出的。该方法将主动轮廓线(面)看作是两个区域的分界面,轮廓线的运动就是分界线(面)的进化过程。从数学意义上讲,几何主动轮廓法是更为严格的一种对曲线或曲面的演化描述。由于曲线的演化只使用曲线的几何量如法线和曲率,而不使用参数量如导数,因此该模型称为几何主动轮廓法。几何主动轮廓法最大的特点是不依赖于活动轮廓的参数化方式,因此可以自然地处理曲线的拓扑结构变化,而这一特点与水平集理论是密不可分的。虽然也可以用参数化方法表达几何主动轮廓线,但用参数化方法计算曲线的曲率和法向矢量更加复杂,并且仍然需要处理拓扑结构变化后的曲线,而水平集方法能更加自然地处理几何参数的计算。

8.2.2.2 曲线演化理论的水平集表示

根据几何曲线演化理论,曲线可以表示为 $C(p,t)=[x(p,t),y(p,t)]$ 的形式,这里 $C(p,t)$ 表示一条简单无交叉的闭合曲线。则曲线沿其单位法线矢量方向的演化过程可用如下偏微分方程表示:

$$\frac{\partial C}{\partial t} = \boldsymbol{V}(\kappa) \cdot \boldsymbol{N} \qquad (8.17)$$

其中,κ 为曲率;$\boldsymbol{N}$ 为曲线的内法线矢量;$\boldsymbol{V}(\kappa)$ 是速度函数,它决定曲线上每点的演化速度。曲线演化理论中最常用的是 $\boldsymbol{V}(\kappa)=\alpha\kappa\boldsymbol{N}$ 的曲率演化,以及 $\boldsymbol{V}(\kappa)=c\boldsymbol{N}$ 的常量演化。曲率演化能消除曲线的角点并使曲线变得光滑,而常量演化则使曲线产生角点。通常曲线的演化速度项可取为曲率演化和常量演化速度项的和的形式:

$$V(\kappa) = V_0 + \kappa \qquad (8.18)$$

水平集方法处理平面曲线的演化问题不是试图去跟踪演化后的曲线位置,而是遵循一定的规律,在二维固定坐标系中不断更新水平集函数,从而达到演化隐含在水平集函数中的闭合曲线的目的。这种曲线演化方法的最大特点是:即使隐含在水平集函数中的闭合曲线发生拓扑结构的变化(分裂或合并),水平集函数仍保持为一个有效的函数 ϕ。通常做法是将曲线嵌入为水平集函数 ϕ 的零水平集。图8.2 显示了一个圆形曲线从内向外扩展时,在不同时刻的水平集函数 ϕ 和对应于圆形曲线的零水平集的变化。

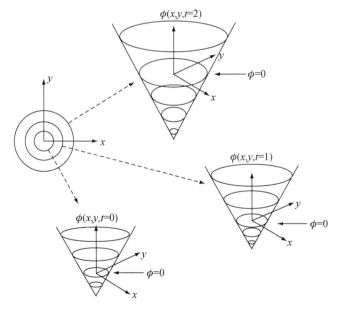

图 8.2 曲线演化时对应于不同时刻的零水平集

设水平集连续函数 $\phi(x,y,t)$ 是闭合曲线 $C(p,t)$ 在 t 时刻的隐含表达（$0 \leqslant p \leqslant 1$），即 t 时刻 $C(p,t)$ 对应于 $\phi(x,y,t)$ 的零水平集：

$$\begin{cases} C(p,0) = \{(x,y) \mid \phi(x,y,0) = 0\} \\ C(p,t) = \{(x,y) \mid \phi(x,y,t) = 0\} \end{cases} \tag{8.19}$$

在演化过程中，水平集函数 $\phi(x,y,t)$ 代表平面闭合曲线的零水平集可表示成：

$$\phi(C(p,t),t) = 0 \tag{8.20}$$

对上式求全微分，可得：

$$\frac{\partial \phi}{\partial C} \cdot \frac{\partial C}{\partial t} + \frac{\partial \phi}{\partial t} = 0 \tag{8.21}$$

式中第一项相乘的形式为点积，这是由于 $C(p,t) = [x(p,t), y(p,t)]$。

假设水平集位于曲线 C 内部的符号为负，位于外部的符号为正，用水平集表示的曲线 C 的内向单位法线矢量为：

$$\boldsymbol{N} = -\frac{\nabla \phi}{|\nabla \phi|} \tag{8.22}$$

将公式(8.17)和(8.22)代入(8.21)，且因 $\nabla \phi = \dfrac{\partial \phi}{\partial C}$，可得：

$$\frac{\partial \phi}{\partial t} = -\nabla \phi \cdot V(\kappa) \boldsymbol{N} = \nabla \phi \cdot V(\kappa) \frac{\nabla \phi}{|\nabla \phi|} = V(\kappa) |\nabla \phi| \tag{8.23}$$

其中，

$$\kappa = \nabla \cdot \frac{\nabla \phi}{|\nabla \phi|} = \frac{\phi_y^2 \phi_{xx} - 2\phi_x \phi_y \phi_{xy} + \phi_x^2 \phi_{yy}}{(\phi_x^2 + \phi_y^2)^{3/2}} \tag{8.24}$$

8.2.2.3　几何主动轮廓法的表达式

在实现基于水平集的演化时，首先需要确定水平集函数 ϕ 的形式，通常取闭合曲线生成的基于欧氏距离的符号距离函数（signed distance function，SDF）：

$$\phi(x,t) = \pm d(x,t) \tag{8.25}$$

式中，正负号表示符号距离函数所在的 x 点位于曲线 C 的内部还是外部，例如可取位于曲线内部的距离函数的符号为负，位于曲线外部的距离函数的符号为正，或相反。Sethian 将 $d(x,t)$ 定义为在 t 时刻某点 x 距离曲线 C 的欧氏最短距离，其中距离为零的点就是构成曲线的零水平集。笔者尝试了使用不同符号距离函数形式，如采用距离的平方，这样主动轮廓法可以给出不同的分割效果。

主动轮廓法的速度项在曲线的演化中起着关键作用，它要保证大小和方向合适，而且要保证演化到对象边缘时轮廓能够停止运动。在公式(8.18)和(8.23)的基础上，Malladi 给出了最基本的几何主动轮廓法的表达式：

$$\frac{\partial \phi}{\partial t} = k_I (V_0 + \kappa) |\nabla \phi| \tag{8.26}$$

其中 k_I 为乘性速度停止项，其表达形式为：

$$k_I = \frac{1}{1+\mid \nabla G_\sigma(x,y) \cdot I(x,y) \mid} \tag{8.27}$$

或者表示成：

$$k_I = \mathrm{e}^{-\mid \nabla G_\sigma(x,y) \cdot I(x,y)\mid} \tag{8.28}$$

为了使轮廓线能更准确地停止在图像的边缘，Caselles 等使用了测地轮廓线的方法，从能量形式推导出基于水平集的曲线演化方程，并在其中直接增加了式(8.27)为膨胀力项，其公式为：

$$\frac{\partial \phi}{\partial t} = g(I)(c+\kappa) \mid \nabla \phi \mid + \nabla g(I) \cdot \nabla \phi \tag{8.29}$$

可将式(8.27)中的 k_I 修正为 g_I 的形式：

$$g_I = \frac{1}{1+\mid \nabla G_\sigma(x,y) \cdot I(x,y) \mid^p} \tag{8.30}$$

Malladi 将式(8.29)修正为：

$$\begin{aligned}\frac{\partial \phi}{\partial t} &= g_I(1-\varepsilon\kappa) \mid \nabla \phi \mid + \beta \nabla P \cdot \nabla \phi \\ &= g_I \mid \nabla \phi \mid - g_I\varepsilon\kappa \mid \nabla \phi \mid + \beta \nabla P \cdot \nabla \phi\end{aligned} \tag{8.31}$$

其中，

$$P(x,y) = -\mid G_\sigma \cdot I(x,y) \mid \tag{8.32}$$

在公式(8.31)的最终表达式中，第一项为膨胀(收缩力)项，第二项为平滑项，第三项为图像吸引力项。

图 8.3(a)表示了在 $t=0$ 时刻，两条圆形曲线嵌入到水平集函数 ϕ 的零水平集时的状态；(b)显示了在膨胀速度项的作用下，水平集 ϕ 向外下方运动，引起零水平集的变化，从而实现了两条圆形曲线的自然合并。例如，图 8.3(a)中的零水平集上 (x,y) 点在下一时刻运动到其上方的位置。

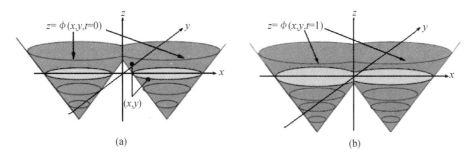

图 8.3　基于水平集的曲线合并过程

8.2.3　几何主动轮廓法的改进

为解决水平集理论应用于图像分割时产生的问题,如在边缘缺口处会发生曲线的泄漏,近些年学者们在几何主动轮廓法原有的基础上作了很多改进。例如,Siddiqi 等引入依赖于面积最小化的外力项 $\frac{1}{2}\mathrm{div}\left[\binom{x}{y}\phi\right]$,从而部分地解决了零水平集曲线在边界缺口处的泄漏问题。Xie 等发展了基于 GGVF 方法的 RAGS(region-aided geometric snake)方法,通过 GGVF 图像力项来克服弱边缘和噪声对水平集图像方程的影响。朱付平和田捷等使用分水岭算法,结合快速行进法成功实现了医学图像的快速三维分割,而使用 NVGD 来实现跨边缘的图像分割。而 Paragios 把区域竞争的思想引入几何形变模型,提出了测地活动区域模型,使水平集方法提高了拓扑适应性,并应用于视频图像的分割。Chan-Vese 提出了一种基于 Mumford-Shah 模型的全局分割方法,它不再依赖于局部梯度。Chan-Vese 模型采用了如下的图像分割能量函数:

$$F(C,c_0,c_b) = \mu L(C) + vS_0(C)$$
$$+ \lambda_0 \int_{\mathrm{inside}(C)} |I - c_0|^2 \mathrm{d}x\mathrm{d}y + \lambda_b \int_{\mathrm{outside}(C)} |I - c_b|^2 \mathrm{d}x\mathrm{d}y \quad (8.33)$$

此能量函数代表了闭合轮廓线 C 的长度、它的内部区域面积和平均灰度和,以及外部区域平均灰度和的权重和,由 Euler-Lagrange 变分法可得其水平集形式的解。此方法的特点是可以同时检测目标对象外周和其中的空洞区域。李峻和杨新等为解决 Chan-Vese 模型在具有空洞区域的目标壁较厚时常不能得到正确结果的问题,将 Chan-Vese 解中的 $\delta_\epsilon(\phi)$ 函数替换为 $|\nabla\phi|$。冯志林等采用自适应三角剖分空间上离散的 Mumford-Shah 模型,使用有限元方法和拟牛顿法求解该模型,并应用于含噪声的提花织物的图像分割。根据笔者的实验,对于含有多个灰度分布不均匀的分割对象的图像,很难调整 Chan-Vese 模型的参数来获得对多个分割目标都满意的结果。

8.2.4　几何主动轮廓法的水平集快速算法

8.2.4.1　窄带法

当采用水平集方法时,计算控制曲线运动的方程和全局性水平集更新都需要耗费大量的运算时间。为此,Chopp 和 Adalsteinsson 等提出了窄带(narrow band)水平集方法,而 Malladi 将此方法用于图像分割领域。这种方法的基本思想是,在曲线的两侧建立一个较窄的带状区域(见图 8.4),每次演化时,只更新窄带内的网格点的函数值。由于窄带宽度一般较小,窄带内需要更新的网格点(激活点)不多,因此,更新水平集函数的计算量大大减少。窄带法存在的问题是,经过几次迭代后,由于窄带水平集的变动,零水平集可能超出窄带的范围,因此需要经常更新窄带内的水平集函数。更新的项目包括:更新窄带的内外部边界点,以保持窄带的有效范围;重新初始化水平集函数,保持水平集函数为符号距离函数。窄带的更新速度与其宽度有关,如果窄带宽度很窄,则一次迭代零水平集就可能超出窄带范围,需要每次更新,这将增加计算量;如果窄带宽度很宽,虽然不需要每次更新,但因为窄带内的网格点比较多,计算量也比较大。根据笔者的经验,加上零水平集轮廓线一个点的宽度后,比较合理的窄带宽度是 $2\delta+1=7\sim17$,其中 δ 为一侧窄带的宽度(图 8.5)。

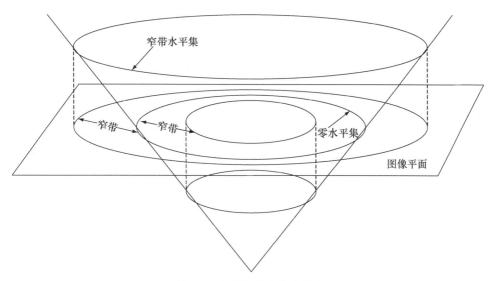

图 8.4 水平集的窄带法原理

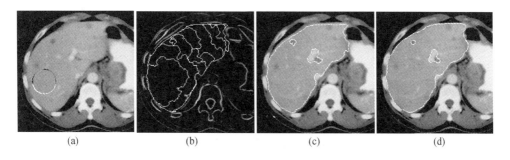

(a)　　　　　　(b)　　　　　　(c)　　　　　　(d)

图 8.5 窄带算法结合 Snakes 方法对肝脏图像的分割过程
(a)原图像和初始零水平集轮廓线;(b)大尺度下的分割过程;
(c)大尺度下的分割结果;(d)Snakes 的分割结果

8.2.4.2 快速行进法

快速行进法(fast marching method)本质上是模拟波前各点传播的方法。假定波的传播是单向的,即界面的运动速度 $F>0$ 或 $F<0,T$ 是波前经过一个指定点 (x,y) 的时间,则有:

$$|\nabla T|F=1, \quad T=0 \text{ on } \Gamma \tag{8.34}$$

这里 Γ 是界面的初始位置。公式(8.34)说明,到达时间的梯度正好是波前速度的倒数。例如,对于一维的情况,有 $F \cdot \mathrm{d}T/\mathrm{d}x=T_xF=1$,可推出 ∇T 的大小与速度成反比的公式。公式(8.34)是著名的 Eikonal 方程的一种形式。已给出了它的两种等价方程形式,但这两种形式的解都很难推出,而 Kimmel 在其著作中给出了公式(8.34)的一个简单等价方程:

$$[\max(D_{ij}^{-x}T,D_{ij}^{+x}T,0)]^2 + [\max(D_{ij}^{-y}T,D_{ij}^{+y}T,0)]^2 = 1/F_{ij}^2 \tag{8.35}$$

以上方程又等价于:

$$[\max(t-T_1),0]^2 + [\max(t-T_2),0]^2 = f^2 \tag{8.36}$$

由公式(8.34)可以知道,边界传播方向是从 T 比较小的点流向 T 比较大的点。根据这一特点,Sethian 提出了快速行进法来快速解出传播边界值 T。其基本思想是,在传播边界外围构造一个激活窄带,窄带内的点的到达时间未定,利用逆向格式(upwind scheme)将当前的边界向外传播,就像水波扩散一样,凡是扩散的点,就冻结其波前到达的时间,然后再根据当前的波前构造激活带,如此循环,就可以得到整个平面上每点的到达时间。根据笔者的实验,直接使用快速行进法进行图像分割会有一定的误差,所以该方法一般不单独使用,例如可以使用窄带的方法进行后分割处理,以达到更好的分割效果。

8.2.4.3　其他方法

Whitaker 提出了 Sparse Field 快速解法,这种方法通过近似的距离变换在每次迭代时解图像的水平集方程。它实际上是窄带法的极端实现形式,即每次只更新相当于一个点宽度的窄带,具体则通过插入或删除活动集中的活动点来实现。而直接抛弃了解水平集函数方程的方法来更新窄带,它通过速度的正负来定义零水平集的运动,并定义了两个队列来代表零水平集闭合轮廓的内点和外点。由于其符号距离函数只有 $-3,-1,0,1,3$,其中值为 -1 的点属于队列 L_{in},值为 1 的点属于队列 L_{out},而速度只有 $-1,0,1$,因此水平集的窄带每次只更新一个点的距离。

8.3　医学图像的配准

8.3.1　医学图像配准的应用背景

医学图像的配准是按照解剖学的要求把图像对齐之后进行进一步处理的基础。只有将医学图像进行精确的配准,图像信息的融合才有意义;否则,把不同位置的信息随意以某种标准合在一起,都是毫无价值的。配准就是将一幅图像进行线性或非线性变换,使之与参考图像在几何关系上达到匹配,即相对应的图像像素对应于相同的解剖结构。匹配的标准一般是使两幅图像的相似性达到最大。相似性判据有多种,有的直接基于原始灰度图像,有的基于从原始图像提取的特征图像,还有的基于外加在成像对象上的标志物。对于相同模态、相同成像参数的图像,由于图像特征基本相似,即相同灰度值代表的意义相同,这样直接基于原始灰度图像确定相似性判据,即可达到很好的配准效果;而对于不同模态的图像,由于扫描设备的原理不同,扫描参数条件各异,图像之间并不存在简单的一一对应关系,相同的组织结构各自有不同的表达模式,图像特征大不相同,这就给配准带来很大的难度。但是,在用于治疗计划的配准方面,由于要求绝对保证配准的精度,也可以设计一种几何上具有可比性的外部标记点,根据不同成像模态的成像原理,在同一几何框架的同一个位置上放置对该种成像灵敏的成像物质,使得不同模态之间的配准成为可能。这种方法也可以用于对不同成像模态图像配准精度的检验。

8.3.2 医学图像配准方法概述

医学图像配准的研究目前十分活跃,已发展的方法有很多种,它们所依据的假设备各不相同,从大的范围来分,可以分为以下三大类。

8.3.2.1 基于立体框架(stereotactic frame-based)的配准方法

它需要使用外部的定位系统,非常精确,但并不方便,对于成像对象极不友好,同时也不能回溯式地应用。但是在治疗方面,由于配准的精度需绝对保证,不允许有错误,所有外部定位框架的方法目前还在使用,其发展方向是尽可能保证无创伤,以及可以重复使用。

8.3.2.2 基于图像本身特征标志点的配准方法

这种方法依据成像系统最后得到的图像,是配准方法研究的重点,主要有以下几类:

(1) 基于外部标志点或解剖标志点(external or anatomical point landmark-based)。此方法工作量通常很大,并且精确性依赖于不同模态图像的相应标志的准确度。

(2) 基于表面(surface-based)。这种方法需要描出各图像的相应表面,但表面的分割算法一般数据量较大,与具体应用相关。

(3) 基于像素(voxel-based)。这里又可分为几类:① 互相关方法。这种方法并不理想,因为自然图像的自相关函数在即使较大的距离上仍有较大的值,这就意味着两幅图像的互相关函数的峰值相当宽,于是在有噪声影响的情况下将很难判断峰值位置。② 图像矩方法。矩对于噪声非常敏感,大多数配准算法仅用于二值图像或二值化的灰度图像。已有人指出,这种方法不适用于医学图像的配准。
③ 特征提取的方法。④ 变换域方法。

8.3.2.3   以上两种方法的综合

一般用于成像辅助治疗,首先使用某种成像方法得到待配准图像,利用第二种
方法与参考图像配准后,再利用定位系统自动调整。

下面针对几种具有典型意义的配准方法进行评述:

(1) 设置基准标志(fiducial markers)。这种方法需要制作基准标志,一般是
塑料的面罩或者金属或者非金属的定位框架,成像时将定位框架固定在病人的颅
骨上,配准时只需根据这些框架的结构就可以唯一地确定空间的位置,具有绝对定
标的能力。构成这些框架的线条在图像中的位置是配准参数。放疗中常常采用这
种方法,由于这种方法使用外部的客观标准,配准精度非常高,但过程却是相当复
杂而且有创伤的。最近几年用可塑性的塑料面罩也可以达到同样的目的,而且具
有个体特异性。

(2) FMI-SPOMF (Fourier-Mellin invariant and symmetric phase-only
matched filtering)。这种方法主要利用傅里叶变换的相位性质,并结合 Mellin 变
换将配准参数中的旋转量和尺度量转化为平移量,从而与原始平移量去耦合,再分
别利用对称相位匹配滤波的方法得到配准参数。

此方法从理论上看非常完美,也有很好的可用性,但在实际运用中存在着一些
问题。一个是非线性变换的问题,在用 Mellin 变换将尺度因子化为平移量的过程
中采用了取对数的非线性变换,于是当待配准图像的尺度变化过大时,这种方法就
有可能失效。再一个就是 Mellin 变换用于三维空间还存在很大的问题。另外,它
用于不同模态图像之间的配准尚有较大的困难。

(3) 基于大脑半球分界面几何特征的三维配准算法。由于大脑半球的分界面
(IFP)在 CT 和 MRI 中都有前后联合作为绝对定标的标志点,是人头部一个很明
显的特征,由这种特征可以建立三维空间配准的框架。这种方法是一种典型的提
取图像明显特征的方法,很有特点,在描述大脑激活的三维空间分布时常常采用这
种方法。

(4) 自动图像配准算法(AIR)。这种算法直接基于像素灰度值,选取一个目标
函数进行迭代,搜索 6 维、9 维甚至 12 个空间位置参数,使得目标函数达到最小。
类似的配准算法还有很多,其差别主要在于目标函数的选取或迭代方法的不同。
R. P. Woods 选取了三种目标函数:

• RIU(ratio image uniformity cost function):相应像素相除产生比率图像,
再计算其归一化的标准方差。

• LS(least-squared difference image cost function):相应像素相减得到的图

像的均方值。

• SLS(scaled least-squared difference image cost function)：比 LS 增加了一个尺度参量。

此算法的迭代过程采用整牛顿型最小化方法(full Newton-type minimization)，假定目标函数以抛物面的形式邻近其最小值。

AIR 算法通用性很好，提供了多种数学变换模型，对噪声不敏感，配准精度很高，适用于多种配准问题，被很多实验室采用。

(5) 基于互信息(MI)的配准方法。这种方法来源于信息论。设有两个随机变量 A、B，概率分布分别为 $P_A(a)$、$P_B(b)$，联合概率分布为 $P_{AB}(a,b)$。在 A、B 互相独立时 $P_{AB}(a,b) = P_A(a) \cdot P_B(b)$，而在 A、B 有一一对应的函数关系时，$P_{AB}(a,b)$ 达到最大。互信息正是检测 A、B 的互相依赖程度。

$$I(A,B) = \sum_{a,b} P_{AB}(a,b) \lg \frac{P_{AB}(a,b)}{P_A(a) \cdot P_B(b)} = H(A) + H(B) - H(A,B)$$

(8.37)

其中，

$$\begin{cases} H(A) = -\sum_a P_A(a) \lg P_A(a) \\ H(A,B) = -\sum_{a,b} P_{AB}(a,b) \lg P_{AB}(a,b) \end{cases}$$

(8.38)

此方法基于这样一个结论：当两幅图像完全配准时，其互信息应达到最大。基于互信息的配准直接计算图像相应像素之间的信息冗余度，并没有对图像的自然特性作任何假设，是一种完全自动的方法。但应用在不同模态图像配准中，仍需要对灰度值的对应关系事先作一假定。

实际上，互信息作为一种目标函数，不仅可以用于图像灰度值，也可以用于某个图像特征，如边缘、角、脊等。互信息仅仅是统计信息冗余度诸多参量中的一种。

8.3.3 图像配准理论

8.3.3.1 图像配准的数学模型

图像配准从数学上可以定义为在两幅图像的空间坐标和灰度值之间建立一种映射关系。设两幅图像分别为 $I_1(x,y)$，$I_2(x,y)$，则图像之间的映射关系可以表达为：

$$I_2(x,y) = g(I_1(f(x,y)))$$

(8.39)

其中，f 表示一个二维空间坐标变换，g 表示灰度级变换。配准问题就是要找到一组最优的空间坐标和灰度级变换，从而使两幅图像达到匹配。灰度级变换应根据实际情况来确定，有时一个映射表就足够了，但大多数情况下又不可能知道目标在不同成像条件下的状况,灰度级别的对应关系很不容易表达。一般情况下,搜寻最优的空间坐标变换是配准的核心问题。这里讨论的也主要是这种关系。

8.3.3.2 设计配准方法的步骤

寻找最优的空间变换参数的工作可以分为以下几个组成部分:特征空间、相似性度量标准、搜索空间和方法。每一种配准方法都可以看作是对于这几个组成部分的不同选择的组合。

特征空间:配准的第一步就是确定匹配的特征空间,比如原始灰度值,其他常用的特征空间包括边缘、角、轮廓、表面等,另外还有统计特征空间如图像矩,显著特征空间如图像上容易分辨的特征点。特征空间的选择应依据下列原则:① 图像数据应对该特征空间很敏感,即任何不匹配的因素都应在该特征空间中有所体现;② 在该特征空间,图像之间可以达到互相匹配;③ 该特征空间应当能够很容易地在图像上分别建立,并能尽量减少计算的复杂度。

特征空间是将要用于配准的数据空间。特征空间的选择决定了配准的对象,恰当的选择能够突出表征图像发生偏差的特征,从而可以提高配准的效率。

相似性度量标准:设计和选择配准方法的第二步是确定相似性度量标准。这一步与匹配特征空间的选择密切相关,因为它衡量的是这些特征之间的相似性。图像的内部结构即不变量就是通过这两步提取出来的。典型的相似性度量标准有互相关、方差和以及傅里叶不变量,也有人提出用互信息等信息论中的概念来作为标准。以曲线和表面作为特征空间,则需要以最近点距离之和作为度量标准。

相似性度量标准的选择是配准过程中至关重要的一步。如果给定搜索空间,相似性度量标准就用于搜寻最优的匹配变换参数。对于互相关、方差和以及互信息等标准,最优的变换参数对应于它们的峰值。类似地,对于控制点匹配方法,峰值确定最优的控制点变换参数,也就相应于图像的配准参数。

相似性度量标准与特征空间一样,决定了图像中哪些信息用于配准,哪些不用于配准。首先特征空间将每幅图像中将要利用的信息提取出来,然后用相似性度量标准来进行衡量,该标准决定了什么类型的匹配是最优的。如果选择原始灰度级作为特征空间,则相似性度量标准应该选择对噪声不敏感的。而如果选择相关或类似的度量标准,则应对图像进行降噪的预处理。

搜索空间和方法:配准的最后一步就是确定搜索空间和搜索方法。一般来说,搜索空间就是我们希望在其中找到最优的匹配变换参数的集合。我们可以用相似性度量标准在预选的特征空间上对每次空间坐标变换参数作出衡量。但在许多情况下,减少衡量的次数是非常重要的,图像失配的程度越高,这种要求就越强烈。例如,如果失配的仅仅是平移变量,则搜索空间只需包括所有的平移即可;而对于更一般的仿射变换模型的失配,就需要大得多的搜索空间;如果还要将局部的扭曲引入变换模型,则情况就变得更加复杂了。另外,如果特征空间和相似性度量标准的选择不是很合适的话,最优化过程将非常困难,因为这里将极有可能涉及局部和全局极值的问题。

实际上,搜索空间是由配准中的变换模型来确定的,变换模型包括对于图像失配的假设。不同类型的配准问题对变换模型提出的要求是不同的,比如在同一个人的医学图像配准问题中,头部的配准就只需用刚体变换模型,而对其他形态变化比较显著的器官,刚体变换模型就不能满足要求,这时往往需要更加复杂的、能够反映其形态变化的变换模型,相应的搜索空间就会增大很多。

搜索方法的种类有很多,每一种方法都有其优点和缺点。搜索方法的选择应根据搜索空间和变换模型的特性来确定。

8.3.4 基于金字塔分解的图像配准方法

笔者对基于金字塔分解的医学图像配准方法进行了研究,此方法适用于单模态医学图像的配准,而在不同模态医学图像之间还存在着一些问题,这些问题的解决需要进一步的研究。

基本方法如下:首先对参考图像和待配准图像进行金字塔变换,这样图像就被分解在不同的分辨率水平上。然后选取目标函数,在由低到高的分辨率水平上进行迭代优化。最后获得最优的配准参数。

这种方法的优势有两个:① 大部分的迭代工作都在低分辨率水平上进行,而低分辨率的数据量很小,这样计算量就大大减少。② 采用多分辨率金字塔方法。首先是根据图像的大尺度特征进行配准,然后进行步进式的改动和优化,这样一方面减少了噪声的影响,另一方面减少了迭代过程中收敛到局域极值的可能性。

金字塔分解:笔者采用 Mallat 算法实现 MRA(multi-resolution analysis)周期正交子波分解。第 j 次子波分解的结果为:

$$\begin{cases} c^j = H_c H_r c^{j-1} \\ d^{j1} = G_c H_r c^{j-1} \\ d^{j2} = H_c G_r c^{j-1} \\ d^{j3} = G_c G_r c^{j-1} \end{cases} \tag{8.40}$$

其中,

$$\begin{cases} (Ha)_k = \sum_n h(n-2k)a_n \\ (Ga)_k = \sum_n g(n-2k)a_n \end{cases} \tag{8.41}$$

h 和 g 是一对镜像滤波器,分别对图像进行差分和平滑运算。这样两幅图像就被分解在不同的分辨率水平上。

目标函数及优化算法：笔者选择普通的最小平方距离作为目标函数：

$$f(R,T) = \sum_{i,j} \| a_{i,j} - (R b_{i,j} + T) \|^2 \tag{8.42}$$

其中，a 和 b 分别是两幅图像的元素，R 是旋转参量，T 是平移参量。配准的过程就是搜索到最优的旋转和平移参量，使上述表达式最小。

笔者采用 Powell 方向加速算法来对该目标函数进行优化。给定控制误差 $\varepsilon > 0$，初始点为 x_0，设 $e_1, e_2, \cdots, e_n$ 为 n 个坐标轴上的单位向量大小，令 $k=1$。具体步骤如下：

(1) 计算 $f_0 = f(x_0)$，令 $p_i = e_i$，$i = 1, 2, \cdots, n$。

(2) 作一维搜索，$f(x_{k-1} + \alpha_{k-1} p_k) = \min_{\alpha \geq 0} f(x_{k-1} + \alpha p_k)$。令 $x_k = x_{k-1} + \alpha_{k-1} p_k$，$f_k = f(x_k)$。

(3) 若 $k=n$，转步骤(4)；若 $k<n$，令 $k=k+1$，转步骤(2)。

(4) 若 $\| x_n - x_0 \| \leqslant \varepsilon$，则 $x^* = x_n$，完成；否则转步骤(5)。

(5) 令 $\Delta = \max_{0 \leqslant k \leqslant n-1} (f_k - f_{k+1}) = f_m - f_{m+1}$，$f^* = f(2x_n - x_0)$。

(6) 若 $f^* \geqslant f_0$，或者 $(f_0 - 2f_n + f^*)(f_0 - f_n - \Delta)^2 > (f_0 - f^*)^2 \Delta$，则搜索方向 $p_1, p_2, \cdots, p_n$ 不变，令 $f_0 = f(x_n)$，$x_0 = x_n$，$k=1$，转步骤(2)；否则转步骤(7)。

(7) 令 $p_k = p_k$，$k = 1, 2, \cdots, m$；$p_k = p_{k+1}$，$k = m+1, \cdots, n-1$，而令 $p_n = (x_n - x_0) / \| x_n - x_0 \|$。

(8) 作一维搜索 $f(x_n + \bar{\alpha} p_n)$，令 $x_0 = x_n + \bar{\alpha} p_n$，$f_0 = f(x_0)$，$k=1$，转步骤(2)。

实验结果与讨论：应用上述方法，笔者分别对相同模态和不同模态的图像进行了实验，结果表明，此方法对于相同模态的图像是切实可行的，但对不同模态的图像却并不稳定。

图 8.6 分别是一幅 MRI 图像在配准前后的情况。待配准图像与参考图像的原始位置关系为：$x\, \text{shift} = y\, \text{shift} = 10.0$，rotation $= 10.0$，scale $= 0.9$；经过 14 次迭代后得到配准参数为：$x\, \text{shift} = 8.9883$，$y\, \text{shift} = 10.0118$，rotation $= 10.0153$，scale $= 0.9002$。精确度在百分之二个像素值以内。而对于不同模态的图像，由于它们的灰度特征不一样，如果采用这里选取的目标函数，迭代得到的极值点并不对应于位置关系上的匹配，就无法得到正确的配准参数。解决办法有两个：一是改变目标函数，使之在不同模态时仍然能够体现位置匹配的关系；二是在迭代之前对待配准图像作某种变换，使之与参考图像之间具有某种对应关系。这两个办法都是很难实现的，尤其困难的是要找到通用的目标函数或灰度对应关系。例如，对 MRI-PET 配准适用的就不一定对 MRI-CT 适用。这方面还有待进一步研究。

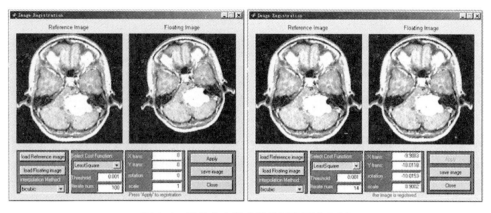

图 8.6　基于金字塔分解的图像配准示例

8.3.5　基于轮廓特征的 SVD-ICP 配准方法

本节对于多模态医学图像之间(如 CT-MRI,PET-MRI 等)的配准提出一种基于轮廓特征的 SVD-ICP(iterative closest point)方法。此方法首先提取医学图像的轮廓,然后采用 SVD(奇异值分解)方法将空间点列进行匹配,通过迭代得到轮廓点的最优配准参数。这种方法将 SVD 的最优化解析方法与迭代搜索相结合,既可以用于二维、三维医学图像的配准,也可以用于 n 维向量空间的匹配。

8.3.5.1　对应空间点列的 SVD 匹配方法

设有一一对应的两个空间点列 $A=\{a_i\}$, $B=\{b_i\}$, $i=1,2,\cdots,N$,现需要将 A 和 B 匹配起来。假设它们之间的关系为刚体变换,即

$$a_i = R\,b_i + T \tag{8.43}$$

R 为 3×3 旋转矩阵,T 为 3×1 平移向量。我们的目标就是要找到最优的 R 和 T,使得函数

$$f(R,T) = \sum_{i=1}^{N} \| a_i - (R\,b_i + T) \|^2 \tag{8.44}$$

最小。关于这个最优问题,可以直接用迭代算法,也可以用基于 quaternions 的非迭代算法,我们这里采用更为方便的 SVD 方法。

设 A,B 的质心分别为:

$$C_a = \frac{1}{N}\sum_{i=1}^{N} a_i, \quad C_b = \frac{1}{N}\sum_{i=1}^{N} b_i \tag{8.45}$$

显然有:

$$C_a = R \cdot C_b + T \tag{8.46}$$

令 $a_i'=a_i-C_a$, $b_i'=b_i-C_b$,则目标函数可以写为:

$$f(R,T) = \sum_{i=1}^{N} \| a'_i - Rb'_i \|^2 \tag{8.47}$$

下面通过 SVD 的方法求得最优的旋转矩阵 R。首先计算 3×3 矩阵：

$$H = \sum_{i=1}^{N} a'_i b'^{\mathrm{T}}_i \tag{8.48}$$

对 H 进行奇异值分解：

$$H = U\Lambda V^{\mathrm{T}} \tag{8.49}$$

令 $X = VU^{\mathrm{T}}$，如果 X 的行列式 $\det(X)=1$，则 $R=X$；如果 $\det(X)=-1$，则该算法失效，这并不经常发生。平移向量 T 可以从式(8.46)得到。以下是该最优化方法的证明。

证明：展开式(8.47)的右边

$$\sum^2 = \sum_{i=1}^{N} (a'_i - Rb'_i)^{\mathrm{T}}(a'_i - Rb'_i)$$

$$= \sum_{i=1}^{N} (a'^{\mathrm{T}}_i a'_t + b'^{\mathrm{T}}_i R^{\mathrm{T}} R b'_i - a'^{\mathrm{T}}_i R b'_i - b'^{\mathrm{T}}_i R^{\mathrm{T}} a'_i)$$

$$= \sum_{i=1}^{N} (a'^{\mathrm{T}}_i a'_t + b'^{\mathrm{T}}_i b'_i - 2a'^{\mathrm{T}}_i R b'_i) \tag{8.50}$$

于是，最小化 $\sum^2$ 就等价于最大化。

$$F = \sum_{i=1}^{N} a'^{\mathrm{T}}_i R b'_i = \mathrm{TR}\Big(\sum_{i=1}^{N} R b'_i a'^{\mathrm{T}}_i\Big) = \mathrm{TR}(RH) \tag{8.51}$$

其中，

$$H = \sum_{i=1}^{N} b'_i a'^{\mathrm{T}}_i \tag{8.52}$$

Lemma 定理：对于任何正定矩阵 A 和任何正交矩阵 B，有：

$$\mathrm{TR}(AA^{\mathrm{T}}) \geqslant \mathrm{TR}(BAA^{\mathrm{T}}) \tag{8.53}$$

Lemma 定理证明：设 a_i 是 A 的第 i 列，则有：

$$\mathrm{TR}(BAA^{\mathrm{T}}) = \mathrm{TR}(A^{\mathrm{T}}BA) = \sum_i a_i^{\mathrm{T}}(Ba_i) \tag{8.54}$$

又根据 Schwarz 不等式

$$a_i^{\mathrm{T}}(Ba_i) \leqslant \sqrt{(a_i^{\mathrm{T}}a_i)(a_i^{\mathrm{T}}B^{\mathrm{T}}Ba_i)} = a_i^{\mathrm{T}}a_i \tag{8.55}$$

所以

$$\mathrm{TR}(BAA^{\mathrm{T}}) \leqslant \sum_i a_i^{\mathrm{T}}a_i = \mathrm{TR}(AA^{\mathrm{T}}) \tag{8.56}$$

令 H 的 SVD 为：

$$H = U\Lambda V^{\mathrm{T}} \tag{8.57}$$

U 和 V 是 3×3 的正交矩阵，Λ 是 3×3 的对角矩阵且对角元素都为非负。再令

$X=VU^{\mathrm{T}}$,则可以得到:

$$XH = VU^{\mathrm{T}}U\Lambda V^{\mathrm{T}} = V\Lambda V^{\mathrm{T}} \tag{8.58}$$

于是从 Lemma 定理,就可以得到如下结论:对于任何 3×3 的正交矩阵 B,$\mathrm{TR}(XH)$ $\geqslant\mathrm{TR}(BXH)$。由此可得,在所有 3×3 的正交矩阵中,X 是使 F 最大化的。

8.3.5.2 非对应空间点列的迭代最近点算法

上述 SVD 方法假定两个空间点列是一一对应的,但这种对应关系对于提取的图像轮廓点列来说是无从知道的。事实上,如果能够很简单地拥有这种先验知识,那么只需知道几个对应点,就足以确定整个配准参数了。种桩子的配准方法也就是这种思想的一个实例。此方法利用外加的标志物作为配准的标准,配准结果很精确,但过程相当麻烦。

为了解决这个问题,采用迭代最近点的方法,做法如下:

(1) 在两个轮廓点列中进行采样,形成两个集合 A,B。

(2) 计算集合 A 对应于集合 $B_k(k=0,1,\cdots,B_0=B)$ 中的每个点的最近距离点,这样就形成两个一一对应的空间点列 (A_k,B)。

(3) 按上述 SVD 方法确定相应于 (A_k,B) 的最优配准参数 (R_k,T_k)。

(4) 将集合 B 按最优配准参数 (R_k,T_k) 进行变换,从而得到一个新的集合 B_{k+1}。

(5) 若 B_{k+1} 与 B_k 的均方差低于某个阈值,则迭代停止;否则令 $k-k+1$,再进行 $(2)\sim(4)$ 的步骤。

轮廓提取:既然把轮廓作为配准的对象,那么轮廓线的准确提取就是至关重要的。对于 CT-MRI 图像之间的配准,由于它们头部外轮廓的相似性,可以直接提取外轮廓;而对于 MRI-PET 图像之间的配准,可以观察到二者的大脑轮廓是基本相似的,于是可把大脑轮廓作为配准特征。这其中 MRI 的脑部轮廓的提取是一件比较繁琐的事情,在这里首先提取整个头部的外轮廓,对此外轮廓进行形态学扩张,形成一个可以人工调整范围的脑部掩模,利用该掩模将脑部以外的组织去掉,从而得到一个初步的脑部图像;如果用这种自动方法得不到满意的脑部轮廓,就可以在这个初步的脑部图像的基础上,用人工的方法进行精确的修正。之所以采取半自动的方法,是因为大脑与周边组织往往有着不确定的连接部分,完全自动的方法不易确保轮廓提取的准确性和可靠性。

特征采样:实验表明,由于头部或脑部轮廓近似为椭球,在对轮廓进行均匀采样的情况下,迭代过程对旋转量不甚敏感。为了得到准确的旋转参量,采样率必须很高,导致迭代过程计算量大、速度慢;而采样率较低时,虽然速度较快,但得到的旋转参量却不很准确。为了兼顾准确性和速度两方面的考虑,可采用特征采样的方法,其基本思想是突出轮廓中特征显著的地方,在这些地方提高采样率,增大其在整个点列中的权重。一般来说,曲率大的地方往往说明特征较为明显,所以可以曲率为标准来确定采样率。在二维情况下,轮廓线的曲率由下式给出:

$$\kappa = \frac{x'y'' - x''y'}{(x'^2 - y'^2)^{3/2}} \tag{8.59}$$

采样按以下两个原则进行:

(1) 当一个轮廓点的曲率大于给定阈值时,则将该点加入配准点列中。

(2) 如果连续有 n 个点的曲率不大于给定阈值,则第 $n+1$ 个点不论其曲率为何值,都将该点加入配准点列中,n 为预先给定的最大采样间隔。

在配准的过程中,特征采样这一步是可选的。有时在计算速度不成为制约因素时,对轮廓点列进行采样是不必要的,否则反而可能会降低配准的准确性。

8.3.5.3　SVD-ICP 方向加速算法

在 SVD-ICP 的迭代过程中,可以观察到明显的收敛方向性,并且越接近最优点,收敛速度越慢。根据该特点,可采用 Paul J. Besl 的方向加速算法。

设配准参数 (R_k, T_k) 组成一个六维向量 $Q_k(R_k$ 可以确定由旋转方向角组成的三维向量),根据迭代过程中产生的序列 $Q_1, Q_2, Q_3, \cdots$,可以求得收敛方向角

$$\theta_k = \arccos\Big(\frac{\Delta Q_k^{\mathrm{T}} \cdot \Delta Q_{k-1}}{\parallel \Delta Q_k \parallel \cdot \parallel \Delta Q_{k-1} \parallel}\Big) \tag{8.60}$$

其中 $\Delta Q_k = Q_k - Q_{k-1}$。当 θ_k 较小,即在几次迭代中 ΔQ_k 基本处于同一方向时,就可以由 Q_{k-2}, Q_{k-1}, Q_k 来估计加速向量。令误差函数为:

$$d(Q_k) = \sum_{i=1}^{N} \parallel A_k - B_k \parallel^2 \tag{8.61}$$

在这里直接采用最简单的直线拟合,令

$$d(q) = cq + d \tag{8.62}$$

其中 $q = \parallel \Delta Q \parallel$。这样就可以得到 $q_m = -d/c$,并以 $Q_k' = Q_k + q_m \cdot \Delta Q_k / \parallel \Delta Q_k \parallel$ 来取代 Q_k。为了使该加速过程更加稳定,设置 q_m 最大不能超过 10 倍的 $\parallel \Delta Q_k \parallel$。实验表明,此加速算法能使迭代次数减少 1~2 倍。

8.3.5.4　SVD-ICP 方法应用实例(CT-MRI 和 PET-MRI)

曲线匹配:为了检验 SVD-ICP 方法的可靠性和准确性,首先进行自由曲线的匹配,选择曲线的形状特征仅仅是相似而非相同。图 8.7(a)中参考曲线 1 为一抛物线,待匹配曲线 2 的形状与曲线 1 大致相同,只是在底部有一些变形;(b)为匹配结果,可以看出尽管形状有所不同,但结果仍然能够保证两条曲线的最大程度匹配。

上面的曲线比较简单,可以采用同模态图像的外轮廓作为例子进行检验。图 8.8 中 1 为参考曲线,2 为待匹配曲线,由于是采自同一模态的同一层图像,所以除了由于图像大小的限制而造成的部分缺失,它们的形状完全相同。$2'$ 为匹配后的曲线,可以看到,它们非常精确地匹配在同一位置。

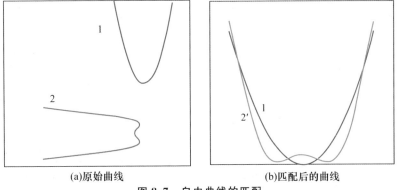

(a)原始曲线 (b)匹配后的曲线

图 8.7 自由曲线的匹配

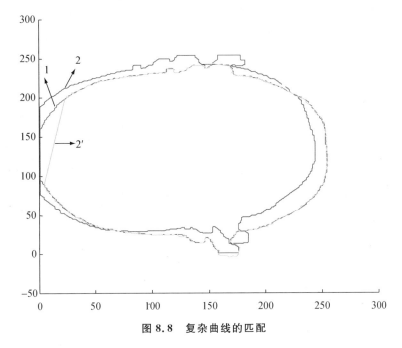

图 8.8 复杂曲线的匹配

(1) CT-MRI 图像配准:图 8.9(a)为一幅 CT 参考图像;(b)为同一层面的 MR 待配准图像,只是有一些错位;(c)是配准后的 MR 图像;(d)、(e)是在配准过程中提取的 CT 和 MRI 轮廓;(f)是采用 SVD-ICP 方法得到的 MRI 轮廓。其中(c)是按照(f)得到的配准参数进行变换的结果。

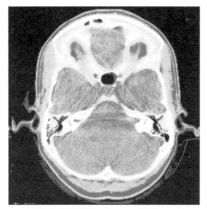

(a)参考CT图像(reference CT image)

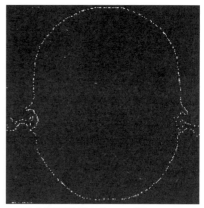

(d)参考CT轮廓(reference CT contour)

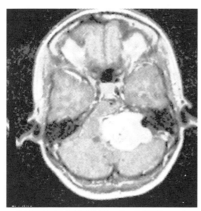

(b)待配准MRI图像(floating MRI image)

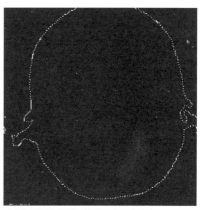

(e)待配准MRI轮廓(floating MRI contour)

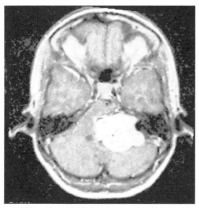

(c)配准后MRI图像(registrated MRI image)

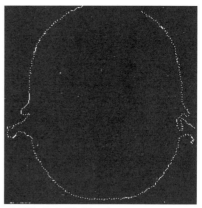

(f)配准后MRI轮廓(registrated MRI contour)

图 8.9　CT-MRI 图像配准

（2）PET-MRI 图像配准：如前所述，对于 PET-MRI 图像之间的配准，采用的特征为脑部轮廓，图 8.10(b) 的 MR 脑部图像即是从待配准 MR 图像提取出来的。图 8.10(a) 为一幅 PET 参考图像；(c) 是配准后的 MR 脑部图像；(d)、(e) 是在配准过程中提取的 PET 和 MRI 脑部轮廓；(f) 是采用 SVD-ICP 方法得到的 MRI 轮廓。其中 (c) 是按照 (f) 得到的配准参数进行变换的结果。

8.3.5.5 关于 SVD-ICP 方法的讨论

这里提出的基于轮廓特征的 SVD-ICP 方法与基于图像灰度值的配准方法相比较，更加适用于不同模态医学图像之间的配准，后者往往需要按照一定的模型对图像灰度作某些变换，以满足目标函数的要求，而这种变换模型很难准确和普遍地确定。与其他一些基于图像特征的配准方法相比较，SVD-ICP 方法则具有操作简便、可靠性好的优点。

从 SVD-ICP 方法应用于空间点列匹配的过程来看，此方法具有很高的普适性，实际上可以用于任意维度向量集合的匹配，这里二维多模态医学图像的配准仅仅是其中的一个应用。

在前面没有对最后结果是否为该最优化问题的全局极值作一判断，这实际上是由于医学图像的配准往往应用于很小的几何形变，这就使得最后得到的局部极值最大可能地等同于全局极值。在实验中发现，即使应用于较大的形变，一般也能得到全局极值。

这里仅仅对头部图像进行配准，刚体变换模型足以满足实际需要。如果要考虑不同方向的伸缩形变，可以用四维向量来表示点列集合，然后同样应用 SVD-ICP 方法求得最优变换矩阵（亦为四维），即可对图像进行配准。

控制点配准：在很多情况下，不同模态之间的图像很难用一种统一的方法进行精确的配准，但人的视觉分辨能力是很强的，特别是对有着丰富经验的医生来说，根据图像精确定位人的解剖位置是一件很容易的事。这样，两幅图像的配准就变得简单易行了。只需在参考图像和待配准图像上分别标注相同的解剖位置点，然后利用上面所讲的 SVD 方法，就可以很轻易地得到配准参数。当然如果应用的不是刚体变换模型，则需要使用多元线性回归的方法。

由于有 SVD 方法作基础，在"多模态医学图像处理系统"中完成了刚体变换的控制点配准。此方法实际上可以应用于绝大多数的配准情况，只要在图像中可以找到明显的相对应的解剖位置即可，而且控制点的数目越多，位置对应关系越准确，最后的配准结果就越精确。当然，这将依赖于操作者对同一解剖位置在不同模态图像中的表现形式的熟悉程度。

有关医学影像配准问题，目前仍然在不同层次上继续进行着。

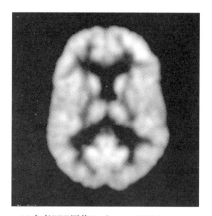

(a)参考PET图像(reference PET image)

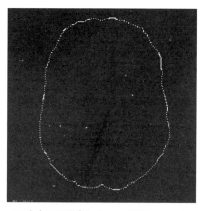

(d)参考PET轮廓(reference PET contour)

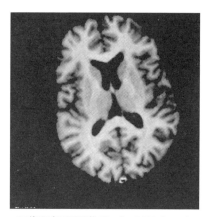

(b)待配准MRI图像(floating MRI image)

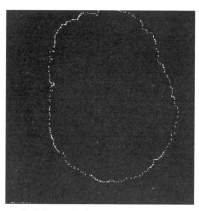

(e)待配准MRI轮廓(floating MRI contour)

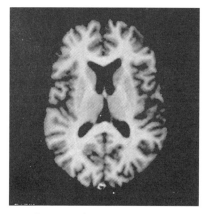

(c)配准后MRI图像(registered MRI image)

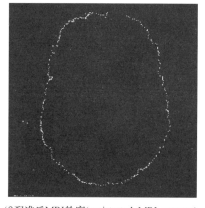

(f)配准后MRI轮廓(registered MRI contour)

图 8.10　PET-MRI 图像配准

8.4 医学影像的融合

图像融合是信息融合的一个重要内容,就是将不同来源的信息按照一定的准则提取各自有用的部分综合在一起,形成一帧新的图像的过程。所以,信息融合的概念是非常广泛的,它可以在不同的层次进行,如信号、像素、特征、符号等都可作为融合的对象。从这个角度出发,实际上每个人每天都在进行着大量的高质量的信息融合工作,这里的融合是信息整合的意思。例如对一个物体的质量进行判断不可能仅仅依靠视觉,而是需要通过对视觉、触觉、味觉和听觉等多方面信息的综合加工,来得到一个更加全面可靠的印象,这个综合的过程就是融合。类似地,现代科技的发展使人们拥有各种各样的检测仪器,它们对目标的检测方法以及所体现的目标特征各不相同,而要实现对目标全面准确的评价,就需要综合各种检测仪器得到的结果。融合技术最初用在军事上,包括自动目标识别(用于智能武器)、自动导航、战场监视和自动危险识别等。非军事的应用包括制造过程的监控、机器人和医学影像等。

医学影像的数据融合是整合不同成像模态、实现信息综合利用的好办法,达到不同成像设备采集的图像之间信息互补,以及对病灶准确诊断和制定好的处理计划的目的。所以,世界上已经发展了很多图像融合的方法,这里重点介绍比较实用的小波金字塔方法以及迭代求极值的方法,它们均可实现图像数据融合的最佳化。同时,对比较常用的融合方法进行分析和比较。

医学影像的融合必然是多模态数据的融合,这种融合技术在遥感、计算机视觉、军事等其他领域都有广泛的应用。融合可以在不同的层次上进行,如信号、像素、特征、符号都可作为融合的对象。图像融合的最基本原则为"模式保存":原始图像的重要细节和互补信息必须最大限度地保存在融合后的图像中,而且同时在融合过程中不能引入其他可能的干扰,易导致研究时容易产生引起误解的虚假信息。但是,实际上每种影像中都有噪声,而且多种模态图像融合之后的信息中必然有多余的部分,所有融合不仅仅是相加的关系,而且是一个"去粗取精,去伪存真"的分析处理过程。

图 8.11 表示了图像融合的概念和基本原则。

如本书不同章节中反复强调的那样,单独一种医学成像不能提供足够的医学诊断和治疗计划与评估所需要的信息,多模态医学图像融合正是根据来自不同模态的图像,按照融合的原则把不同信息整合起来,更有利于分析处理识别,有利于诊断和对治疗计划提供更为充足的依据。多模态医学图像融合的一个最典型的应用就是结构像与功能像的融合:结构像往往分辨率较高,能够精确地显示解剖结

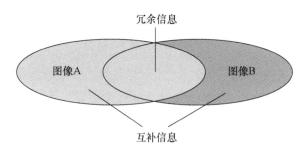

图 8.11   图像融合的概念和基本原则

构,而功能像能够显示组织器官的功能信息,但空间分辨率较差。二者的有效融合可以把功能信息定位到相应的解剖位置上,给分析和诊断带来极大的好处。本节将以 MRI 和 PET 图像的融合为例进行说明。

8.4.1   图像融合技术的发展状况

融合的方法大致可以分为两类,一是直接在像素域上的融合,二是基于变换域的融合。现在的融合方法一般都是从基于变换域的图像编码和压缩技术延伸而来,如 Laplacian 金字塔方法、子带编码法和子波变换法等。

Toet 的方法是一种多分辨率的金字塔技术,该技术利用 ROLP(ratio of low pass)金字塔的最大对比信息来确定融合图像中的显著(重要)特征。输入图像被变换为一个多分辨率的比率金字塔,金字塔中的值代表对比细节(contrast details);然后比较比率金字塔,最大值被保存,即形成合成金字塔;最后按形成比率金字塔的逆反过程即可得到融合图像。Toet 认为,之所以按最大对比度来选择合成图像的细节,是因为人的视觉正是基于对比度,这样做就可以使得融合的图像为人的分析提供更好的细节。但 Toet 并未考虑到含噪声的图像往往比不含噪声的图像有着更高的对比度,于是,这种方法实际上选择的是图像中噪声较大的部分,这样就造成信息的丢失。

Burt 和 Kolczynski 的融合方法也是一种多分辨率的金字塔技术,与 Toet 的方法不同的地方在于,它使用了更复杂的标准来确定输入图像的显著特征。这种标准就是匹配值和显著性标志,其中匹配值比较输入图像的两个区域,看它们是否相同或匹配,显著性标志则度量输入图像在某个方向梯度上的能量。如果两个区域相匹配,则将它们平均;如果不相匹配,则选取显著性大的图像细节作为合成梯度金字塔的元素。这种方法由于对匹配的输入源取平均值,而不是仅仅选取最大值,这样就比 Toet 的方法减少噪声,还使具有显著特征的低对比度细节得到保留。这种方法的主要不足在于,显著特征的判断必须要设置一个模板(weight matrix),而模板的设置由于大小、方向、平移等方面的问题往往很难确定。

这两种基于 Laplacian 变换金字塔的算法都存在共同的问题:① 灰度差别大的图像之间的融合存在着块状伪像(Laplacian 金字塔变换不具有紧支性,不同基函数之间存在频带交叉);② 特征显著性相似而对比度相反的图像之间的融合结果不稳定。

基于子波变换的融合方法很好地解决了这个问题。与其他方法相比,此方法具有一些显著的优点:① 具有适合人类视觉的金字塔式的数据结构;② 图像在不同分辨率尺度上的能量和噪声互不干扰;③ 融合的图像中无块状伪影;④ 融合具有局域化的空域和频域的分析能力。

效果的好坏主要应由人眼去判断,因此融合金字塔的构造应充分考虑人的视觉系统的特性,应当根据人的视觉系统的频率响应(即对比度敏感性)来确定融合图像。

(1) 简单的图像融合:这种融合方法实现起来非常容易,只需对不同来源的图像进行加减、选取大值或小值、平均或者其他简单的线性非线性合并运算。此方法直接在源图像域上进行计算,对于某些情况下的应用已经足够,但融合效果很差,往往丢掉了原图像的重要细节特征。这是因为它没有对图像特征和视觉特性加以考虑,不能起到合并冗余信息、提取有用特征信息的作用。

(2) 基于 Bayesian 优化方法的图像融合:此方法把图像融合变为一个 Bayesian 优化问题。使用图像数据和预先定义的融合结果的先验模型米优化一个能量函数。由于该问题不能普遍求解,就引入一些简化模型:所有的原图像都被视为马尔可夫随机场,并对该随机场定义一个能量函数。由于马尔可夫随机场与吉布斯随机场的等价性,能量函数可以被表示为所谓 clique potential 的总和。这样融合的目标就是得到能够最大化该能量函数的图像。

(3) 基于多分辨率分析的图像融合:为什么要在融合之前对图像进行多分辨率分析? 这是由融合的特点和目标来决定的。从客观上来讲,因为图像特征是包含在不同尺度上的,不同分辨率的图像所突出表现的特征不一样;从主观上来讲,人的视觉系统对图像特征的理解也是分级的,在大尺度上人眼对大的图像特征较敏感,在小尺度上人眼对较小的图像特征敏感。正因为如此,要保留原图像在各个尺度上的重要特征,就必须分别在不同尺度上对图像进行融合操作。人眼的分析功能能够集中在原图像上完成,这是由于人眼自身具有多分辨率分析的特点,能够根据需要自动调节观察尺度。图像的多分辨率分析正是对人眼的这一特点的模仿。

由于图像多分辨率分析所具有的优点非常适合融合的特点,现有的融合方法大多都是在此基础之上发展起来的:DOLP(difference-of-low-pass)金字塔、ROLP(ratio-of-low-pass)金字塔、Morphological 金字塔、Gradient 金字塔、小波金字塔(特殊类型)。

8.4.2　DOLP 金字塔与 ROLP 金字塔方法

下面先介绍一下最先出现的 DOLP 和 ROLP 金字塔,其他的金字塔方法与它们大同小异。

DOLP 金字塔方法是由 Burt 和 Adelson 提出的。

首先构造高斯型金字塔,每一级都是它前一级图像经过低通滤波和采样后的结果。用 G_0 代表原始图像,也就是金字塔结构的最底层。一幅图像和一个高斯型权函数的卷积等价于对该图像进行低通滤波。滤波和采样过程可以用下式表示:

$$G_l(i,j) = \sum_{m,n=-2}^{2} w(m,n) G_{l-1}(2i+m, 2j+n) \tag{8.63}$$

G_l 代表第 l 级金字塔图像,权函数 $w(m,n)$ 是可以分离的:

$$w(m,n) = w'(m) w'(n)$$

其中　$w'(0) = a$,　$w'(1) = w'(-1) = 0.5$,　$w'(2) = w'(-2) = a/2$
a 的一个典型值为 0.4。

一系列带通滤波图像 $L_0, L_1, \cdots, L_{N-1}$ 可以简单地定义为相邻级别高斯金字塔图像的差值图像。由于空间密度不同,在求差值图像之前必须对低频图像进行插值,这个操作可以定义为 EXPAND。设 $G_{l,k}$ 是对 G_l 进行 k 次 EXPAND 操作所得的结果,则有:

$$G_{l,0} = G_l \quad 且 \quad G_{l,k} = \text{EXPAND}[G_{l,k-1}] \tag{8.64}$$

即

$$G_{l,k}(i,j) = 4 \sum_{m,n=-2}^{2} w(m,n) G_{l,k-1}\left(\frac{i+m}{2}, \frac{j+n}{2}\right) \tag{8.65}$$

其中只有整数坐标对总和有贡献。序列 L_i 可以定义为:

$$L_i = G_i - \text{EXPAND}[G_{i+1}], \quad 0 \leqslant i \leqslant N-1 \tag{8.66}$$

以及

$$L_N = G_N \tag{8.67}$$

这样,每一级都是高斯金字塔两极之间的差值图像,也就相当于用 Laplacian 型带通滤波器作卷积,所以该金字塔通常被称为 DOLP 或 Laplacian 金字塔。

DOLP 金字塔是原始图像的完全表示。可以按构造过程的反方向重构 G_0:

$$G_N = L_N \quad 及 \quad G_i = L_i + \text{EXPAND}[G_{i+1}], \quad 0 \leqslant i \leqslant N-1 \tag{8.68}$$

融合过程可以分为三步:① 根据配准后的原图像构造相应的 DOLP 金字塔;② 按照一定的选择准则构造融合图像的 DOLP 金字塔;③ 通过 EXPAND 操作根据融合金字塔重建融合图像。

Burt 认为,这种融合方法与人的视觉系统合并两幅图像信息的过程很相似,但 Toet 指出,人眼只对局部对比度敏感,而 Burt 的方法只反映了绝对对比度差异,所以并不能真实地反映人眼的特点。

由此,Toet 在 DOLP 金字塔的基础上提出了 ROLP 金字塔融合方法。此方法

与 DOLP 很相似,所不同的是金字塔构造方法:

$$R_i = G_i / \mathrm{EXPAND}[G_{i+1}], \quad 0 \leqslant i \leqslant N-1, \quad R_N = G \qquad (8.69)$$

每一级 R_i 是高斯金字塔相邻级别图像的比值。因为明亮对比度有时定义为 $C = (L/L_b)-1$,L 表示图像中某个局部的灰度级,L_b 表示局部背景灰度级。如果 $C_i = G_i/G_{i+1}-1$,则有 $R_i = C_i+1$。

同样,ROLP 金字塔也是原始图像 G_0 的完全表示。可以按构造过程的反方向重构 G_0:

$$G_N = R_N \quad 及 \quad G_i = R_i + \mathrm{EXPAND}[G_{i+1}], \quad 0 \leqslant i \leqslant N-1 \qquad (8.70)$$

ROLP 的融合规则与 DOLP 大致相同:若 $|RL_l(i,j)-1| > |RB_l(i,j)-1|$,则 $RB_l(i,j) = RL_l(i,j)$;否则 $RB_l(i,j) = RR_l(i,j)$。

8.4.3　基于小波金字塔的图像融合

8.4.3.1　方法概述

与基于 DOLP 和 ROLP 金字塔的融合方法一样,基于小波金字塔的融合方法也分为三步:构造、融合和重建,具体过程如图 8.12 所示。

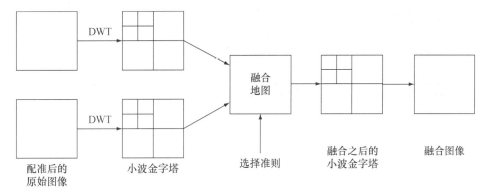

图 8.12　基于小波金字塔的融合过程

待融合的原始图像必须是事先经过精确配准的,即相同的解剖结构必须对应于相同的坐标位置,否则融合结果意义不大。

8.4.3.2　小波金字塔的构造

此构造仍然采用 MRA 周期正交小波分解的 Mallat 方法:

$$\begin{cases} c^j = H_c H_r c^{j-1} \\ d^{j1} = G_c H_r c^{j-1} \\ d^{j2} = H_c G_r c^{j-1} \\ d^{j3} = G_c G_r c^{j-1} \end{cases} \qquad (8.71)$$

其中,

$$\begin{cases} (Ha)_k = \sum_n h(n-2k)a_n \\ (Ga)_k = \sum_n g(n-2k)a_n \end{cases} \tag{8.72}$$

H、G 是一组镜像滤波器(mirror filter),下标 c 和 r 分别表示对行和列的作用。H 为平滑算子(低通),G 为差分算子(高通),c^j 是 c^{j-1} 的一阶平滑样本(分辨率下降 $1/2$),d^{j1} 为水平边缘检测结果,d^{j2} 为垂直边缘检测结果,d^{j3} 为对角边缘检测结果。

分解过程在金字塔的每一级上递归进行,每次滤波过程都把上一尺度的近似图像在更大的尺度上分解为低通-低通、低通-高通、高通-低通、高通-高通四幅子图像。图 8.13 显示了一个 MRI 图像分解为两极小波金字塔的例子。

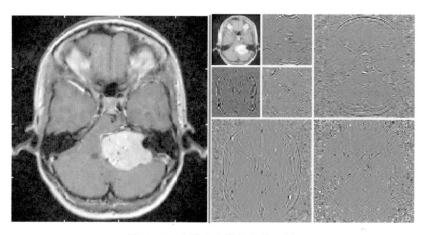

图 8.13   小波金字塔的构造示例

小波的种类有很多,主要利用二维正交小波和双正交小波来进行变换。由于小波种类的不同,融合的效果也有所不同,详细的结果和分析见后面的"融合图像的质量评价"。

8.4.3.3   选择准则和融合金字塔的构造

这一步的核心内容是根据一定的选择准则来确定融合地图 W,然后构造融合金字塔:

$$D_c = W \cdot D_A + (1-W) \cdot D_B \tag{8.73}$$

由于小波金字塔的各分辨率水平方向代表的意义不同,所以应该分别采用相应的选择准则。

低通区域的选择准则:小波金字塔的各级低通区域反映了原图像在该分辨率上的概貌,可以进行平均,也可以直接代之为某一原图像。对两低通区域进行平均实际上没有任何实际意义,特别是当两幅原图像灰度等级差别较大时。

为了突出某一原图像的基本概貌,可以根据对融合结果的要求,直接选择某一方。比如,若需要在融合的最后结果中更多地体现图像 A 的信息,而只反映图像 B 的细节特征,则可在融合金字塔的低通区域直接代之以图像 A。

高通区域的选择准则:高通区域代表上一级图像的一个差分结果,各分辨率水平方向上的系数代表了在该分辨率水平方向上的细节信息,反映了局部的视觉敏感对比度,应进行特殊的选择。这是融合的重点。

为了满足对融合结果的不同要求,已提供了多种选择准则,不同的选择准则可以造成不同的融合视觉效果。按选择范围,可以分为像素级、区域级和分辨率水平级。按选择原则,可以分为大小选择和特征选择。像素级只有大小选择,区域级和分辨率水平级既可以进行大小选择,也可以进行特征选择。

选择范围:像素级的选择处理方便,物理意义明确。但范围太小,容易出现选择错误,从而引入伪像。

分辨率水平级的选择具有整个分辨率水平的统一性,也往往反映了图像的实际特征(在该分辨率水平方向上某一图像的特征更为显著)。但不够具体,容易忽略掉另一图像在该分辨率水平方向上的重要特征。

区域级的选择取二者之折中,是以某一点为中心,以一定范围内的图像为基准,按取大或特征选择原则对图像进行融合。

特征选择准则:对于某一分辨率水平高通区域的某一点或整个区域,可以确定特征选择准则,该准则的核心是两个判断参量:特征显著性参量 S 和特征相似性参量 M。

对于某一分辨率水平 i、某一高通区域 $j(j=1,2,3)$ 内的点 $P_I^{i,j}(m,n)$ 的选择(其中 I=A,B,分别代表待融合的图像 A 和图像 B),设选择范围为 $N \times N$(N 为奇数)矩阵,由于小波金字塔高通区域的幅度能够反映图像的显著特征,可以定义该选择范围的总能量为点 $P_I^{i,j}(m,n)$ 在 $N \times N$ 范围内的特征显著性参量 $S_I^{P,N}$:

$$S_I^{P,N} = \sum_{k,l} Q_I^{P,N}(k,l)^2 \tag{8.74}$$

其中,

$$k = \left(m - \frac{N-1}{2}, \cdots, m + \frac{N-1}{2}\right)$$

$$l = \left(n - \frac{N-1}{2}, \cdots, n + \frac{N-1}{2}\right)$$

点 $P_I^{i,j}(m,n)$ 在 $N \times N$ 范围内的特征相似性参量 $M_{AB}^{P,N}$ 定义为 $Q_A^{P,N}$,$Q_B^{P,N}$ 的相关:

$$M_{AB}^{P,N} = \frac{2\sum_{k,l} Q_A^{P,N}(k,l)Q_B^{P,N}(k,l)}{S_A^{P,N} + S_B^{P,N}} \tag{8.75}$$

k,l 范围同上。如果 $M_{AB}^{P,N}=1$,则说明该范围内特征相同;如果 $M_{AB}^{P,N}=-1$,则说明该范围内特征相反。

用特征相似性参量的绝对值来表征该选择范围上的特征相似度,定义阈值 α,如果 $|M_{\mathrm{AB}}^{P,N}| > \alpha$,则说明相似度大,对相应两点应采用平均原则,该处的融合地图元素由下式决定:

$$W^{i,j}(m,n) = \begin{cases} \dfrac{1}{2} - \dfrac{1}{2}\left(\dfrac{1 - M_{\mathrm{AB}}^{P,N}}{1 - \alpha}\right), & S_{\mathrm{A}}^{P,N} < S_{\mathrm{B}}^{P,N} \\[3mm] \dfrac{1}{2} + \dfrac{1}{2}\left(\dfrac{1 - M_{\mathrm{AB}}^{P,N}}{1 - \alpha}\right), & S_{\mathrm{A}}^{P,N} \geqslant S_{\mathrm{B}}^{P,N} \end{cases} \tag{8.76}$$

而当 $|M_{\mathrm{AB}}^{P,N}| \leqslant \alpha$,则说明相似度小,对相应两点应采用选择原则,该处的融合地图元素由下式决定:

$$W^{i,j}(m,n) = \begin{cases} 0, & S_{\mathrm{A}}^{P,N} < S_{\mathrm{B}}^{P,N} \\ 1, & S_{\mathrm{A}}^{P,N} \geqslant S_{\mathrm{B}}^{P,N} \end{cases} \tag{8.77}$$

如果选择范围为整个分辨率水平方向,那么计算将容易得多。特征显著性参量可以直接定义为整个方向的能量 $S_{\mathrm{I}}^{i,j}(i=0,1,\cdots;j=1,2,3;\mathrm{I}=\mathrm{A},\mathrm{B})$,特征相似性参量也直接定义为整个方向的相关 $M_{\mathrm{AB}}^{i,j}$,选择过程与上述相同。应用该选择范围构造的融合地图在每个分辨率水平方向上都是一致的,虽然从概念上保持了该分辨率水平方向上选择的统一性,但融合地图却过于粗糙。

8.4.3.4　融合图像的重建

构造好融合金字塔后,融合图像就很容易用小波重建得到,由 Mallat 周期正交小波分析方法,小波重建是小波分解的逆过程:

$$c^{L-1} = H_{\mathrm{r}}^{*} H_{\mathrm{c}}^{*} c^{L} + H_{\mathrm{r}}^{*} G_{\mathrm{c}}^{*} d^{L1} + G_{\mathrm{r}}^{*} H_{\mathrm{c}}^{*} d^{L2} + G_{\mathrm{r}}^{*} G_{\mathrm{c}}^{*} d^{L3} \tag{8.78}$$

经过 L 步迭代得到重建图像:

$$c^{0} = H_{\mathrm{r}}^{*} H_{\mathrm{c}}^{*} c^{1} + H_{\mathrm{r}}^{*} G_{\mathrm{c}}^{*} d^{11} + G_{\mathrm{r}}^{*} H_{\mathrm{c}}^{*} d^{12} + G_{\mathrm{r}}^{*} G_{\mathrm{c}}^{*} d^{13} \tag{8.79}$$

可以在任意有限步长 L 停止小波分解,都能够完全重建,且分解的任意一级结果都保存在与原图像等大的矩阵中。

8.4.3.5　融合图像的质量评价

融合图像质量好坏的评价依赖于人的视觉系统,并且在不同的情况下,对融合结果也有不同的要求,这样就很难对融合图像进行统一的定量评价。在多模态医学图像融合软件中提供了多种选项:融合方法、金字塔级数、小波种类、低通和高通的不同选择准则等等。下面就用一种较为客观的方法来对它们作一比较。

图 8.14 是将一幅 PET 图像和一幅 MRI 图像叠加在一起,没有作任何改变,以此作为标准图像。

图 8.15 是两幅经过不同处理的图像:(a)对 PET 图像进行了高斯低通滤波,MRI 图像保持不变;(b)对 MRI 图像进行了高斯低通滤波,PET 图像保持不变。用不同的方法和选择准则对这两幅图像进行融合,然后将融合结果与上面的标准图像作比较。比较的依据为两幅图像的均方差:

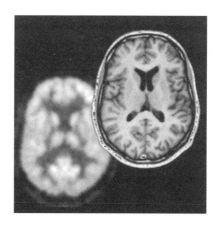

图 8.14 MRI+PET 混合图像,没有作任何改变

$$\delta = \sqrt{\frac{\sum\limits_{i,j} \left[A(i,j) - B(i,j)\right]^2}{N \cdot N}} \tag{8.80}$$

之所以要将 PET 图像和 MRI 图像混在一起作为评价融合质量的标准,是因为 PET 图像和 MRI 图像的特征完全不同,并且分辨率也有很大差异,将它们混合在一幅图上进行融合,可以检验融合方法对不同分辨率水平的图像特征的敏感程度。另外,由于小波融合方法突出考虑的是局部对比度,这样也可以检验融合方法是否对同一幅图像上的不同对比度有所反映。当然,目前仍无法定量评价直接将 PET 和 MRI 图像融合在一起的图像质量。

实验共分五组,分别比较不同条件下的融合图像质量。第一组比较不同金字塔分解层数对融合图像质量的影响;第二组比较不同小波种类对融合图像质量的影响;第三组比较高通区域的不同选择准则对融合图像质量的影响;第四组比较不同相似性参量判断阈值对融合图像质量的影响;第五组比较不同融合方法对融合图像质量的影响。

第一组:金字塔分解层数

Wavelet=Db22,选择准则:高通=选大,低通=平均。

level	2	3	4	5	6	7
δ	10.556	8.288	8.573	4.182	2.767	2.603

图像示例见图 8.16 和 8.17。

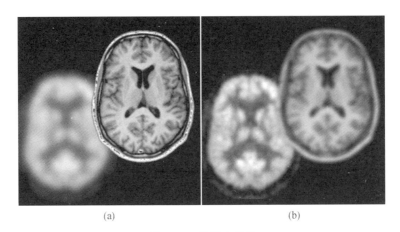

(a)   (b)

图 8.15   待融合图像

(a) PET 图像部分经过了低通滤波;(b) MRI 图像部分经过了低通滤波

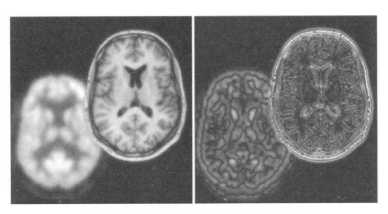

图 8.16   level＝2 时的融合图像和差值图像

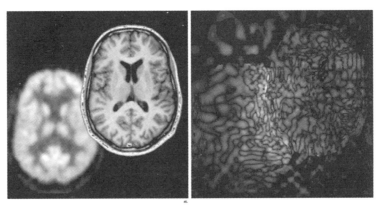

图 8.17   level＝7 时的融合图像和差值图像

第二组：小波种类

Pyramid level＝6；选择准则：高通＝选大，低通＝平均。

小波种类	Haar	Db2	Db3	Db4	Db6	Db8	Db10	Db14	Db18	Db22
δ	8.325	3.866	2.990	2.952	2.667	2.576	2.612	2.858	2.961	2.767

小波种类	Coif1	Coif2	Coif3	Coif4	Coif5	Sym2	Sym4	Sym8	Sym12	Sym20
δ	3.474	2.782	2.622	2.421	2.336	3.866	2.971	2.480	2.415	2.362

小波种类	Bior1.1	Bior1.5	Bior2.2	Bior3.5	Bior8.5	Rbio1.1	Rbio1.5	Rbio2.2	Rbio3.5	Rbio8.5
δ	8.325	8.556	3.538	3.848	2.822	8.325	3.151	8.122	8.618	3.015

图像示例见图 8.18～8.21。

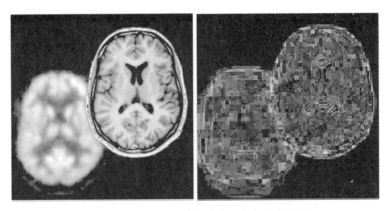

图 8.18　Haar 小波时的融合图像和差值图像

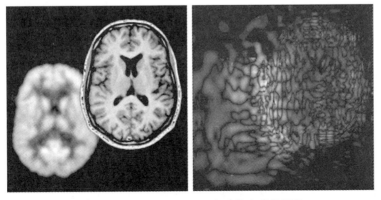

图 8.19　Db8 小波时的融合图像和差值图像

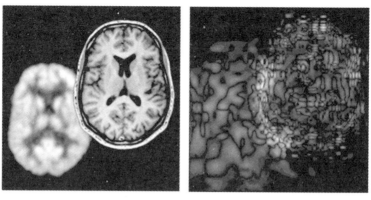

图 8.20   Coif5 小波时的融合图像和差值图像

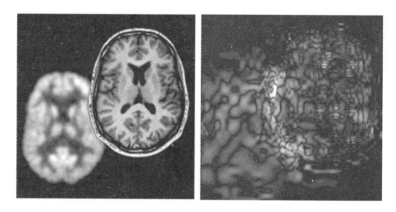

图 8.21   Sym20 小波时的融合图像和差值图像

第三组:高通区域选择准则

Wavelet:Db22；Pyramid level＝6；选择准则:低通＝平均,阈值＝0.8。

	选大	特征选择				
		Whole level	3×3	5×5	7×7	9×9
δ	2.767	7.679	3.715	3.911	4.059	4.385

图像示例见图 8.22 和 8.23。

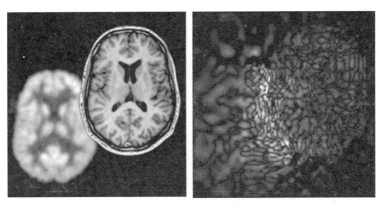

图 8.22 选大时的融合图像和差值图像

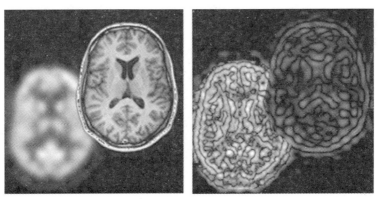

图 8.23 对整个分辨率水平上进行选择的融合图像和差值图像

第四组:相似性参量判断阈值

Wavelet:Db22;Pyramid level＝6;选择准则:高通＝特征选择(3×3),低通＝平均。

相似性参量判断阈值	0.1	0.3	0.5	0.7	0.9	0.95
δ	8.667	8.205	4.697	4.104	3.219	3.010

图像示例见图 8.24 和 8.25。

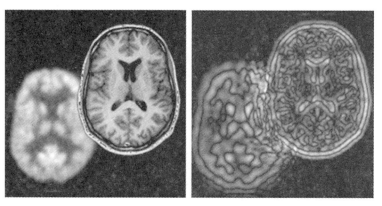

图 8.24　相似性参量判断阈值＝0.1 时的融合图像和差值图像

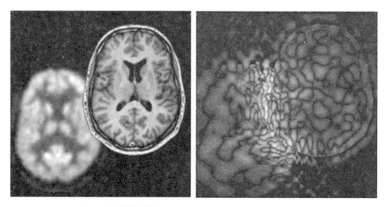

图 8.25　相似性参量判断阈值＝0.95 时的融合图像和差值图像

第五组：融合方法

Pyramid level＝6；选择准则：高通＝选大，低通＝平均。

融合方法	平均	DOLP	ROLP	Gradient	Wavelet
δ	10.755	4.920	4.121	4.168	2.767

图像示例见图 8.26 和 8.27。

通过以上对各种融合方法和选择准则的实验，可以得出以下结论：

（1）基于小波金字塔的融合方法比其他方法具有更好的性能。完备的理论体系、优良的多分辨率分析能力、小波族的多种选择等等都提供了其他融合方法不可比拟的优越性。

（2）金字塔分解级数越高，融合结果就越准确，但这得以牺牲计算速度为代价。

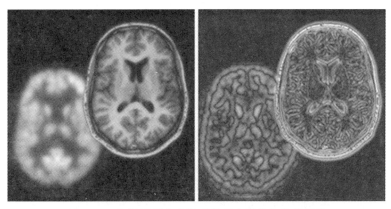

图 8.26 运用平均方法得到的融合图像和差值图像

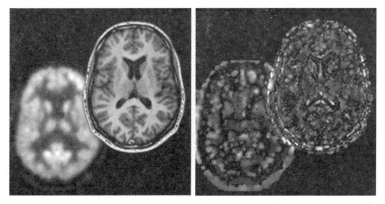

图 8.27 运用 DOLP 金字塔方法得到的融合图像和差值图像

（3）不同的小波对融合结果有着不同的影响，其中以 Coiflets 小波族与 Symlets 小波族的融合效果为最好。

（4）虽然特征选择准则从理论上提供了对于选择小波系数更为合理的解释，比如引入特征相似性和特征显著性的比较，进行一定范围内的选择和校验等等，但可能是由于特征相似性和显著性的评判标准的选择还不是非常合理，从而造成了融合结果的准确性还不如直接运用选大准则。

（5）特征相似性参量判断阈值对融合结果的影响并没有出现预料中的极值点，而是在阈值接近 1 时最好，这也从另一方面说明了直接选大准则比这里所定义的特征选择准则更适用于高通区域。

虽然笔者以自己构建的标准对各种融合方法及融合选项作出了分析和评价，而且从客观上也大体反映了融合效果的好坏，但这种标准并不能精确地代表人的视觉效果。所以，单纯从上面定量评价的结果来断言某种融合方法或某种融合选项的组合更好是不恰当的。更为重要的是,因为融合的目标终究是为医生提供更为全面可靠、更加有利于诊断分析的图像依据,所以最终的评价应该源于医生的眼睛。

8.5 医学影像的三维重建

人体经过医学成像得到的图像可以看成一个三维数据场,这个数据场是由分布在很多层上的大量像素点构成的。传统上,医生从数据场中获取信息的基本方式就是通过分别看各层二维图像,凭经验在脑中形成对人体情况的三维描述。但是,随着科技的发展,人们已经不再满足于这种手工作业方式,而是力图寻求更形象、更客观的三维描述方式。图像的三维重建就是应对这个目的而产生的对三维数据场的描述手段。所谓重建,其实就是在数据场中,根据设定的阈值来提取三维等值面的过程。为了达到这个目的,人们提出了各种方法。

8.5.1 常用三维重建算法

图像的三维重建方法总体上可以分为两类:直接体绘制法和面绘制法,有的文献上也称后者为间接体绘制法。前者以体素为基本单元,为每一体素赋予一定的阻光度和颜色值,再根据各体素的梯度和光照模型,算出其亮度和颜色,将其投影到图像平面上,形成人们所看到的三维图像。这种方法具有很逼真的效果,但是运算量庞大,不易做到实时绘制。后者则是根据设定的阈值,用一定的算法从体数据中提取出表面的三角面片集,再用光照模型对三角面片进行渲染,形成三维图像。相比而言,这种方法运算量小一些,而且有现有的图形库(如 OpenGL)和硬件加速的支持,比较容易做到实时显示。

直接体绘制法主要有两种:光线投射法和投影成像法。光线投射法是假设从屏幕上的像素发出一系列光线,跟踪每条穿过数据场的光线,经过采样和累积,得到该像素的颜色,对每个像素重复该过程,最后形成屏幕上的二维图像。这种方法是一种以图像空间为序的方法,成像质量好,但是跟踪速度慢。投影成像法则是遍历整个数据场中的体素,把体素逐个投影到成像屏上,对屏幕上的每个像素得到的体素投影进行累积,最终得到它的颜色,对每个像素重复该过程,最后形成屏幕上的二维图像。这种方法是一种以对象空间为序的方法,它的成像速度快,但成像质量差。此外,还有文献使用频域变换法。频域变换法首先通过傅里叶变换把三维的数据场空间变换为三维的频域空间,然后再从频域空间的二维切片得到原三维数据场的图像。

面绘制法主要分为基于断层轮廓线的方法和基于体素的方法。基于断层轮廓线的方法是先在不同的断层上提取出感兴趣区的轮廓线,然后在相邻的断层的轮廓线间构造出三角面片的方法,这在同一断层上有多个轮廓线时会产生模糊性,上下两层的轮廓线不易对应。用户干预可以避免一定的模糊性,但是这样大大增加了操作的复杂性。基于体素的方法有 Cuberille 方法、Dividing Cube 方法、MC 方法和 MT(marching tetrahedra)方法等,它们都是通过定义一个阈值来寻找等值面。Cuberille 方法(立方块法)是早期比较简单的一种重建方法,它把边界体素看成一个个六面体,用其六个面来拟合等值面,即把它们相互重合的面去掉,而把不重合的所有面连成一个整体作为等值面。这种方法的优点是比较简单,便于并行处理;缺点是容易出现"块状"表面,显示粗糙,所以这种方法很少得到应用。Dividing Cube 方法则是把相邻两层上的八个体素看成一个立方体,然后把所有立方体进行归类。如果一个立方体所有顶点体素值都小于阈值,则称为外部立方体;如果所有顶点体素值都大于阈值,则称为内部立方体;如果既有体素值小于阈值的顶点,又有体素值大于阈值的顶点,则立方体与等值面相交。然后把与等值面相交的立方体分割成更小的立方体再进行归类,直到立方体足够小为止,此时所有立方体就构成了所求的等值面。Dividing Cube 方法比 MC 方法速度快,但是精度没有MC 方法高。MC 方法后面将会重点介绍,在此不再赘述。MT 方法是在 MC 方法的基础上发展起来的,它是在四面体中而不是在立方体中构造等值面,在此也不再详细叙述。

8.5.2 MC 重建算法

MC 方法是 W. E. Lorrenson 在 1987 年提出的,它被认为是迄今为止应用最广的面重建算法之一。MC 算法假定在原始数据是离散的三维空间数据场(比如CT、MRI 三维图像)中,沿着立方体的边的方向数据场呈连续线性变化。也就是说,如果立方体的一条边两个顶点分别大于、小于等值面的值,则在该边上有且仅有一个点是这条边与等值面的交点。它的基本算法是逐个处理数据场中的体元,找出等值面与这些体元的交点,进而找出包含在这些体元中的等值面。

8.5.2.1 等值面的生成

MC 方法中所说的体元是由相邻两层的相邻八个体素构成的,八个体素正好构成立方体体元的八个顶点,如图 8.28 所示。

等值面是空间中所有具有某个相同值的点的集合。它可以表示为:

$$\{(x,y,z) \mid f(x,y,z) = \text{cons}\} \tag{8.81}$$

对每个体素,当体素的八个角点值都大于 c 或都小于 c 时,体素内不存在等值面;而若有的角点值大于 c,有的角点值小于 c 时,体素内存在等值面。严格说来,等值面是几何曲面,它的解析表述非常复杂。为了能简单地对其进行描述,认为等

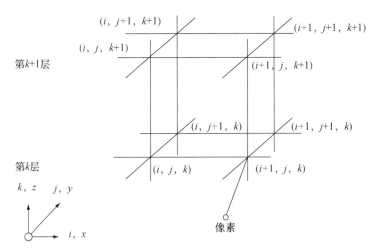

图 8.28   数据场中的一个体素

值面是很多由三角形组成的等值面片组成的。由于数据场被分成了体素,找等值面的问题就被归结为在每个体素内寻找三角形组成的等值面片的问题。对每个体素,把函数值大于 c 的角点设为 1,把值小于 c 的角点设为 0,则根据一条边两个顶点的状态,就可以确定等值面跟它是否相交。由于每个体素有八个角点,每个角点有两种状态,所以每个体素共有 $2^8 = 256$ 个状态。幸运的是,根据对称性可以把256 个状态简化成 15 种。图 8.29 给出了这 15 种可能状态的等值面分布。

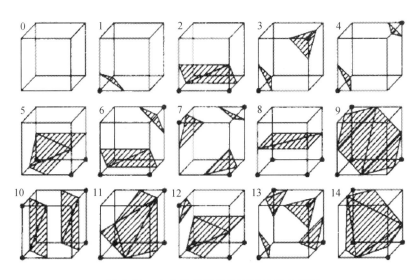

图 8.29   立方体各顶点体素值的组合情况

根据这 15 种基本的情况,可以构造出一个查找表。表的长度为 256,记录了所有情况下的等值面连接方式。对每一个立方体,只需分别比较它的八个顶点与阈值之间的大小关系,即可得出一个 $0\sim255$ 之间的索引值。根据索引值查表就可得到此立方体在哪条边上有等值点,并且还能得到等值点的连接方式等信息,这时候就可以将等值点连接起来以形成等值面。

8.5.2.2 顶点法向的计算

为了对等值面进行渲染显示,必须给出等值面中各三角面片的法向量。在实际应用中,由于直接计算三角面片法向的复杂性,并不是直接给出三角面片的法向,而是给出三角面片各顶点的法向。

对等值面上任意一点,其沿切线方向的梯度分量应该是零,因此,该点的梯度矢量的方向也就代表了等值面在该点的法向。而且,由于等值面往往是两种具有不同函数值的物质的分界面,其梯度分量不为零值。MC 方法用这一原理来决定三角面片的法向。该点的梯度矢量可用下式表示:

$$g(x,y,z) = \nabla f(x,y,z) \tag{8.82}$$

实际计算时是用中心差分方法计算的。设三维数据场中某点的函数值用 $f(x_i, y_j, z_k)$ 表示,在 x、y、z 方向上相邻两点的间距分别为 Δx、Δy、Δz,则该点的梯度矢量 (g_x, g_y, g_z) 可用下式计算:

$$\begin{cases} g_x = [f(x_{i+1}, y_j, z_k) - f(x_{i-1}, y_j, z_k)]/(2\Delta x) \\ g_y = [f(x_i, y_{j+1}, z_k) - f(x_i, y_{j-1}, z_k)]/(2\Delta y) \\ g_z = [f(x_i, y_j, z_{k+1}) - f(x_i, y_j, z_{k-1})]/(2\Delta z) \end{cases} \tag{8.83}$$

通过对体素边上两端顶点的梯度线性插值,即可求出三角面片各顶点的梯度。

8.5.2.3 MC 方法重建结果

图 8.30 是对一组 116 层 340×340 的 CT 图像数据用 MC 方法进行重建的结果。左图为头部外轮廓,有 1 043 730 个三角面片;右图为头骨,有 1 279 602 个三角面片。

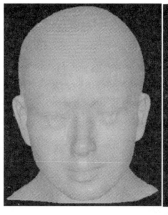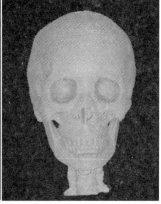

图 8.30　MC 方法重建结果

MC 方法是三维数据场重建的经典方法,它能非常精细地生成由三角面片组成的等值面,逼真地表现重建出来的器官或组织。但是,MC 方法有两个缺点:一方面,MC 方法具有二义性,这在 Lorensen 提出 MC 算法不久,就由 M. J. Durst 提了出来,后来人们又提出了很多解决方法,在此不再详述;另一方面,MC 方法构造的等值面是待求等值面的近似表示,这在很多文献中都有详细论述,也有相应的解决方法。

8.5.3　三维交互技术

对重建的三维模型,其可视化可采用现有的图形库。OpenGL 就是一种优秀的图形库,由于 OpenGL 在三维图形学应用中的卓越性能,它已经成为事实上的工业标准。在开发三维交互应用时,经常需要对三维模型进行旋转,但是这其中有两个问题:一是物体的旋转应该是三维旋转,但是计算机屏幕是二维的,由于目前鼠标仍是主要的输入设备,所以需要使用鼠标模拟出尽量真实的三维旋转;另一个问题是使用 OpenGL 时需要注意的问题,如果注意不到,就会使得旋转看起来不自然。本节就这两个问题展开讨论,提出了一种用虚拟球模拟交互式旋转的算法,并指出了如何避免后一个问题。

8.5.3.1　真实旋转模拟算法

用鼠标模拟三维模型的真实旋转,目前存在如下几种算法:

(1)滑动条:用户用三个滑动条控制物体绕 x、y、z 三个轴的旋转。

(2)菜单选择:用户在菜单中选择旋转轴,并拖动鼠标用鼠标光标的平移来决定旋转角度的大小。

(3)按钮选择:用户用键盘的键或鼠标的按钮选择旋转轴。

(4)二维仿真法:用鼠标在二维平面内的移动来模拟旋转。

在这些技术中,前三种虽然比较简单,容易实现也容易理解,但是操作不方便,而且转动不自然,所以一般都采用第四种。第四种技术变化比较多,比较典型的一种是平面圆模拟控制,另一种是虚拟球模拟控制。前者是指在屏幕上定义一个圆,在圆内上下和左右拖动鼠标实现绕 x 和 y 轴的旋转,倾斜移动则按比例绕 x 和 y 轴旋转;在圆外拖动鼠标实现绕 z 轴的旋转。该方法要么绕 xy 平面内的轴旋转,要么绕 z 轴旋转,不能实现绕任意轴的旋转。后者则可以实现绕任意轴的旋转,使得转动更为自然,下面将给出这种算法。

8.5.3.2　算法构思与设计

当旋转一个三维跟踪球时,如果触摸点为 P,沿着切线方向 d 旋转,其旋转轴 a 可用下式计算:

$$a = \overrightarrow{OP} \times d \tag{8.84}$$

其中 O 是球中心,如图 8.31 所示。

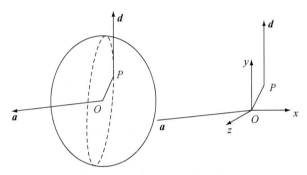

图 8.31 三维跟踪球的旋转

现在在屏幕上选定一个旋转中心 O,以 O 为原点按照 OpenGL 的习惯建立一个坐标系,即向右为 x 方向,向上为 y 方向,垂直屏幕向外为 z 方向。假想有一个以 O 为圆心、以 r 为半径的半球存在于 z 轴正方向所在的半空间内。设在屏幕上拖动起始点为 $A(x_0, y_0)$,终止点为 $B(x_1, y_1)$,则问题就归结为已知起始点和终止点求转动轴和转动角度的问题,根据式(8.84),实际问题的关键是求出 d。对这个问题的求解是分别求出 A、B 的三维坐标,然后令 d 为从 A 指向 B 的矢量。这样虽然也可以近似表达问题,但是并不能精确描述用户的意图,尤其当 B 点落到圆外时描述更加粗糙。

如果 A 点在球内,则它对应的球上点的坐标为 $P(x_0, y_0, z_0)$,且 $z_0 = \sqrt{r^2 - x_0^2 - y_0^2}$。终止点为 $B(x_1, y_1)$,说明用户想使模型沿着顺着 AB 方向的球的切线方向转动,这个问题可用求导解决。对该半球,球面方程可写作:

$$z = \sqrt{r^2 - x^2 - y^2} \tag{8.85}$$

对该方程求微分,得到:

$$dz = -\frac{x\,dx + y\,dy}{\sqrt{r^2 - x^2 - y^2}} \tag{8.86}$$

所以在 (x_0, y_0, z_0) 点顺着 AB 方向的球的切线方向矢量为:

$$d = \left(dx, dy, -\frac{x_0\,dx + y_0\,dy}{\sqrt{r^2 - x_0^2 - y_0^2}} \right) \tag{8.87}$$

实际计算的时候可令 $dx = x_1 - x_0$,$dy = y_1 - y_0$。虽然上式中 dx、dy 是微分小量,但是同时变大或变小一定倍数并不影响 d 的方向。现在已知 $P(x_0, y_0, z_0)$ 和 d,根据式(8.84)即可求得旋转轴矢量 a。至于旋转角度,可根据 AB 的长度设定一个合理的数值。

如果 A 点在球外,则矢量 $\overrightarrow{AB}$ 可分成两个分量,如图 8.32 所示。

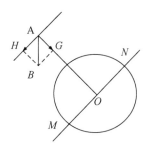

图 8.32　拖动点在球外时球的旋转

在图 8.32 中,矢量 $\overrightarrow{AG}$ 是使三维模型绕过 O 点平行于 $\overrightarrow{AH}$ 的直线 $\overrightarrow{MN}$ 旋转的,而 $\overrightarrow{AH}$ 则是使三维模型绕 z 轴旋转的。根据两个矢量长度的比值对两个旋转轴作加权,即可求出旋转轴矢量 $\boldsymbol{a}$。至于旋转角度,可根据 AB 的长度设定一个合理的数值。

8.5.3.3　旋转矩阵的计算

求得旋转轴矢量和旋转角度后,即可计算旋转矩阵。设绕着 $\boldsymbol{a}$ 旋转 θ 角度,且

$$\boldsymbol{u} = \frac{\boldsymbol{a}}{|\boldsymbol{a}|} = (a_1, a_2, a_3)^{\mathrm{T}}$$

令　　$s = \begin{bmatrix} 0 & -a_3 & a_2 \\ a_3 & 0 & -a_1 \\ -a_2 & a_1 & 0 \end{bmatrix}$, 　$M = \boldsymbol{u}\boldsymbol{u}^{\mathrm{T}} + (I - \boldsymbol{u}\boldsymbol{u}^{\mathrm{T}})\cos\theta + S\sin\theta$

这里 I 为单位矩阵,则旋转矩阵为:

$$R = \begin{bmatrix} m & m & m & 0 \\ m & m & m & 0 \\ m & m & m & 0 \\ 0 & 0 & 0 & 1 \end{bmatrix} \tag{8.88}$$

其中 m 代表 3×3 矩阵 M 中的元素。

8.5.3.4　OpenGL 几何变换矩阵问题

在 OpenGL 中实现模型旋转有两种方法:一种是直接用 glRotate 函数实现旋转,这种方法不需要用户自己计算旋转矩阵,可用 OpenGL 计算旋转矩阵后乘到当前矩阵上去;另一种方法是用户计算了旋转矩阵后,用 glMultMatrix 或 glLoadMatrix 函数来改变当前矩阵实现旋转。不管用哪种方法,有时候都会出现模型的转动跟用户要求不一致的情况。这是因为 OpenGL 在用矩阵 M 跟当前矩阵 M_0 相乘得到新当前矩阵 M_{new} 时,用的是左乘,即

$$M_{\mathrm{new}} = MM_0 \tag{8.89}$$

实际使用时,用户应该使用右乘,即

$$M_{\text{new}} = M_0 M \tag{8.90}$$

即使使用 glRotate 函数,用户也应当保证最先发出的几何变换命令在程序中最后一个被调用,即先把所有命令保存起来,然后从最后一个开始一个一个地调用,这样才能保证旋转的正确。

8.6 CS 及 CUDA 在医学图像处理中的应用举例

统一计算设备架构(compute unified device architecture, CUDA)是一种由 NVIDIA(英伟达)公司推出的并行编程模型和软件环境,该架构使图形处理器(graphic processing unit, GPU)能够解决复杂的计算问题。开发人员可以使用 C 语言来为 CUDA 架构编写程序,熟悉 C 语言等标准编程语言的使用者能够迅速掌握 CUDA。这一编程模型充分利用中央处理器(central processing unit, CPU)和 GPU 各自的优点,使得原来在 CPU 上只能串行处理的大量循环计算可以在 GPU 上以大量线程并行处理的方式快速完成。所以,GPU 不仅是图形处理器,而且将成为各种应用程序均可使用的高性价比通用并行处理器。CUDA 平台提供了一种高性价比的解决方案,可利用个人电脑中的显示卡进行高速并行计算,在医学图像处理领域受到越来越多的关注。

8.6.1 基于 CUDA 加速 TV 最小化锥束 CT 图像重建

锥束 CT 重建常用的 FDK 算法容易受到采样不完备和投影图像噪声的影响,从而使重建图像产生放射状伪影和信噪比低的问题。近年来,随着压缩传感(compress sensing, CS)理论的提出与不断发展,使得从不完备的采样中精确地恢复信号成为可能。特别是在 CT 重建领域,采用受约束总变差(total variation, TV)最小化算法,能够从极度稀疏采样的投影实现精确的图像重建。Sidky 和 Pan 针对圆轨道扫描的锥束 CT 发展了 ASD-POCS(adaptive steepest descent-projection onto convex sets)算法,使得从极度欠采样的锥束 CT 投影中精确重建出图像成为可能。

该算法可以描述为如下的优化问题:

$$f_0 = \arg\min \| f \|_{\text{TV}}, \quad \text{且} \quad Mf = \tilde{g} \tag{8.91}$$

其中,f 为重建图像;g 为投影图像;M 为系统矩阵;$\| \ \|_{\text{TV}}$ 为 TV 范数,即梯度图像的 l_1 范数,可以通过下式来计算:

$$\| f \|_{\text{TV}} = \sum_{i,j,k} | \nabla f_{i,j,k} |$$

$$= \sum_{i,j,k} \sqrt{(f_{i,j,k} - f_{i-1,j,k})^2 + (f_{i,j,k} - f_{i,j-1,k})^2 + (f_{i,j,k} - f_{i,j,k-1})^2} \tag{8.92}$$

其中，i、j、k 分别表示三个维度方向的下标。

　　TV 最小化具有强大的从图像中移除伪影和噪声的能力，同时在一定程度上保持边缘的锐度。该算法联合了 POCS 方法（CT 重建中常用 SART 算法）以使得求解满足 $Mf = g$，保证了解的正确性，同时通过梯度下降来最小化 f 的 TV 范数，从而从所有满足 $Mf = g$ 的求解当中挑选出图像质量最高的那一个。然而事实上，由于噪声的影响，$Mf = g$ 可能是无解的，因此需要对上述问题作如下修改：

$$f_0 = \arg\min \| f \|_{\mathrm{TV}}, \quad \text{且} \quad \| Mf - \tilde{g} \|_2^2 \leqslant \varepsilon, \quad f \geqslant 0 \tag{8.93}$$

即重建图像产生的投影和实际测量的投影的 l_2 距离在 ε 以内，为该算法的约束条件。ε 有一个大于零的最小值 $\varepsilon_{\min}$，可以通过没有经 TV 梯度下降的 POCS 算法来找到。

　　在执行 TV 最小化过程的时候，需要计算 TV 项的梯度，其具体计算过程可用如下公式来近似：

$$
\begin{aligned}
v_{i,j,k} &= \frac{\partial \| f \|_{\mathrm{TV}}}{\partial f_{i,j,k}} \\[2mm]
&\approx \frac{(f_{i,j,k} - f_{i-1,j,k}) + (f_{i,j,k} - f_{i,j-1,k}) + (f_{i,j,k} - f_{i,j,k-1})}{\sqrt{(f_{i,j,k} - f_{i-1,j,k})^2 + (f_{i,j,k} - f_{i,j-1,k})^2 + (f_{i,j,k} - f_{i,j,k-1})^2 + \varepsilon}} \\[2mm]
&\quad - \frac{f_{i+1,j,k} - f_{i,j,k}}{\sqrt{(f_{i+1,j,k} - f_{i,j,k})^2 + (f_{i+1,j,k} - f_{i+1,j-1,k})^2 + (f_{i+1,j,k} - f_{i+1,j,k-1})^2 + \varepsilon}} \\[2mm]
&\quad - \frac{f_{i,j+1,k} - f_{i,j,k}}{\sqrt{(f_{i,j+1,k} - f_{i-1,j+1,k})^2 + (f_{i,j+1,k} - f_{i,j,k})^2 + (f_{i,j+1,k} - f_{i,j+1,k-1})^2 + \varepsilon}} \\[2mm]
&\quad - \frac{f_{i,j,k+1} - f_{i,j,k}}{\sqrt{(f_{i,j,k+1} - f_{i-1,j,k+1})^2 + (f_{i,j,k+1} - f_{i,j-1,k+1})^2 + (f_{i,j,k+1} - f_{i,j,k})^2 + \varepsilon}}
\end{aligned}
\tag{8.94}
$$

其中，$\varepsilon = 10^{-8}$，以避免分母为零的情况。

8.6.1.1　TV 最小化算法的 CUDA 实现

　　该算法的实现主要分为三步：FDK 重建、SART 迭代重建和 TV 最小化。在 TV 最小化初始化时，利用射线追踪算法让一个线程负责计算一个正投影并和采集投影作差，然后求平方，再对得到的结果通过 Reduction 算法利用 CUDA 求和，最后对结果开方，得到 dd 的值。dp 的计算类似，让一个线程负责一个体素，先计算差值的平方，最后求和开方。TV 最速下降过程中，最主要的计算是对 TV 项求导，即计算 $v_{i,j,k}$，其计算式虽然复杂，但可以看到计算不同的体素时，只可能对同一体素同时进行读操作，不会有写操作，不会产生内存访问冲突的问题。因此，可以专门写一个 kernel 函数来计算 $v_{i,j,k}$，让每个线程负责一个体素的计算。dg 的计算与 dp 的计算相同。通过 CUDA 来并行化 TV 最小化算法的具体实现，可以利用 GPU 同时执行大量线程，达到加速计算的效果，从而使得 TV 最小化重建的实现成为可能。

8.6.1.2 结果与讨论

用数字老鼠体模 Moby 来检验 TV 最小化重建算法。体模主要截取了肺部，体素矩阵为 $512 \times 512 \times 256$，每个体素的大小为 $59 \times 59 \times 59 \ \mu m^3$。模拟的平板探测器像素矩阵为 1536×1920，每个像素的大小为 $127 \times 127 \ \mu m^2$。模拟光源到探测器距离为 750 mm，光源到旋转轴的距离为 100 mm。模拟投影采集由 Siddon 提出的射线追踪算法计算得到，在 360° 圆轨道上分别模拟了 5、10、20、30、60 个均匀分布的角度的投影的采集。Moby 体模的三个方向断层图像和模拟的一帧投影如图 8.33 所示。

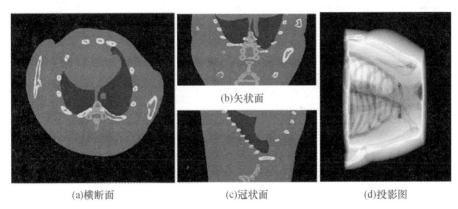

(a)横断面 (b)矢状面 (c)冠状面 (d)投影图

图 8.33 用于产生模拟投影的 Moby 数字体模及一帧模拟投影图像

分别对 5、10、20、30、60 个角度采集的模拟投影数据，按照 $512 \times 512 \times 256$ 的体素矩阵执行 TV 最小化重建。该算法迭代 200 次，每次迭代中 SART 算法迭代 1 次。然后作为对照，利用 FDK 算法分别对这五组投影数据进行重建。两种重建算法的重建结果如图 8.34 所示。从重建结果可以看到，在相同的投影数采集条件下，TV 最小化重建的图像质量都明显高于 FDK 重建得到的结果。可以看到，在极度欠采样的情况下，TV 最小化重建能够显著去除 FDK 重建中的放射状伪影。对 60 个角度投影采集的情况，分别画出了原始数据和两种算法重建结果相同体素位置的剖面图，如图 8.35 所示。从图中可以看到，TV 算法在 60 个角度情况下的重建结果几乎和原始图像没有差别，而 FDK 算法则差别明显，且有很高的图像噪声。

为了定量 TV 算法的重建精度，分别计算了以上五组模拟投影重建结果的相关系数 c 和相对误差 e。其中 c 和 e 的计算式如下：

$$c = \frac{\sum_i (f_i - \bar{f})(f_i^* - \bar{f}^*)}{\sqrt{\sum_i (f_i - \bar{f})^2 \sum_i (f_i^* - \bar{f}^*)^2}}, \quad e = \frac{\sqrt{\sum_i (f_i - f_i^*)^2}}{\sqrt{\sum_i (f_i^*)^2}} \quad (8.95)$$

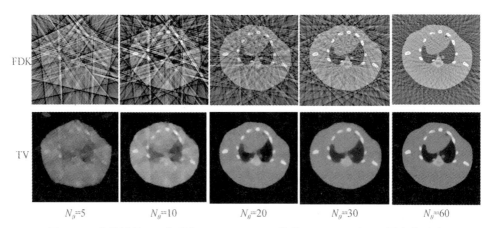

$N_\theta=5$	$N_\theta=10$	$N_\theta=20$	$N_\theta=30$	$N_\theta=60$

图 8.34　在投影数 N_θ 分别为 5、10、20、30、60 的情况下 FDK 和 TV 最小化重建

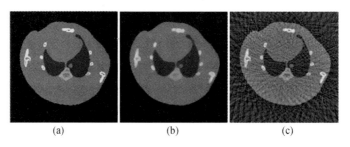

(a)　　　　　　　　　(b)　　　　　　　　　(c)

图 8.35　60 个角度投影下 FDK 和 TV 重建结果对照

(a) 原始图像；(b) TV 重建；(c) FDK 重建

其中，上划线表示所有像素的平均值；f^* 表示原始图像，即生成投影的 Moby 体模图像。五组模拟数据的重建结果与原始图像的相关系数、相对误差和重建时间如表 4.2 所示。结果显示，投影数越多，相关系数越大，且相对误差越小，在 60 个角度时重建精度已经能很好地满足要求。

表 8.1　投影数为 5、10、20、30、60 时 TV 最小化重建精度及重建时间

投影数 N_θ	相关系数 c	相对误差 e	重建时间(s)
5	0.908	0.326	8974
10	0.947	0.252	9287
20	0.968	0.199	9924
30	0.971	0.186	10550
60	0.985	0.134	12466

在对模拟数据进行验证之后，利用真实小动物锥束 CT 采集的投影数据进行了重建验证。分别对 Derenzo、Defrise 体模和小鼠执行 360°圆轨道扫描，每隔 6°采

集一帧投影,共进行了 60 个角度的投影采集,然后分别进行 FDK 和 TV 最小化重建,结果如图 8.36 所示。可以看到,TV 最小化算法相对于 FDK 算法,无论是径向(Derenzo 体模)还是轴向(Defrise 体模),伪影和噪声水平都得到了很好的抑制,使图像质量有较大改善。对于小鼠的情况,FDK 算法伪影严重,腹腔内部结构几乎无法分辨,TV 最小化重建不仅去除了伪影,而且使得腹部的组织结构分辨率大为改善。

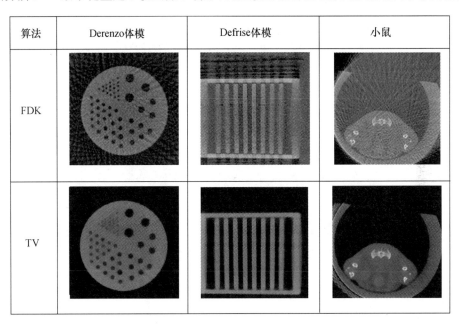

算法	Derenzo体模	Defrise体模	小鼠
FDK			
TV			

图 8.36　实际锥束 CT 对体模和小鼠 60 个角度投影的 TV 最小化重建结果

对均匀有机玻璃圆柱进行相同的扫描,重建图像如图 8.37 所示。可以看到,相对于 FDK 算法,TV 最小化算法得到的重建图像在均匀性、信噪比上有显著提高,同时对环状伪影的抑制效果非常明显,TV 算法中几乎没有可见的环状伪影。通过对相同像素位置作剖面图,可以看到,TV 算法得到的均匀圆柱重建图像的中央像素与边缘像素的灰度值差别有所减小,这意味着 TV 算法能在一定程度上抑制杯状伪影,见图 8.37(c)。

锥束 CT 的 X 射线剂量高于普通 CT,如果通过直接降低管电压的方式来减少辐射剂量,将导致平板探测器记录的光子数减少,从而增加量子噪声,导致重建图像的信噪比很差。TV 最小化算法的另一优势是,可以从噪声水平很高的投影图像中重建出高信噪比的图像。图 8.38 显示的是在高压 15 keV、功率 10 W 的低剂量条件下进行 60 个角度投影扫描的重建图像。可以看到,TV 最小化算法重建的图像的对比度和信噪比都要好于 FDK 重建。因此,TV 最小化重建能够在低照度和极度欠采样的条件下实现高质量的图像重建,这对降低锥束 CT 的辐射剂量有着重大意义。

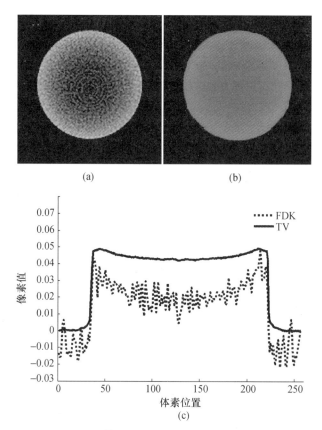

图 8.37 FDK 和 TV 算法对 60 个角度扫描均匀水模重建结果对照

(a) FDK 重建图像；(b) TV 最小化重建图像；(c) 相同体素位置剖面图

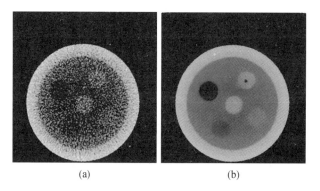

图 8.38 低剂量 60 个角度投影扫描 FDK 和 TV 算法重建结果对照

(a) FDK 重建图像；(b) TV 最小化重建图像

8.6.2 基于 CUDA 的快速行处理求解 DTI 超定线性方程组方法

磁共振扩散张量成像技术可以通过张量研究人体内水分子的各向异性扩散,得到大量的生理及病理信息。DTI 的基础是求解以下方程,得到各个体素中水分子的扩散张量:

$$\begin{bmatrix} g_{x1}^2 & 2g_{x1}g_{y1} & 2g_{x1}g_{z1} & g_{y1}^2 & 2g_{y1}g_{z1} & g_{z1}^2 \\ g_{x2}^2 & 2g_{x2}g_{y2} & 2g_{x2}g_{z2} & g_{y2}^2 & 2g_{y2}g_{z2} & g_{z2}^2 \\ \vdots & \vdots & \vdots & \vdots & \vdots & \vdots \\ g_{xN}^2 & 2g_{xN}g_{yN} & 2g_{xN}g_{zN} & g_{yN}^2 & 2g_{yN}g_{zN} & g_{zN}^2 \end{bmatrix} \cdot \begin{bmatrix} D_{xx} \\ D_{xy} \\ D_{xz} \\ D_{yy} \\ D_{yz} \\ D_{zz} \end{bmatrix} = \begin{bmatrix} \text{ADC}_1 \\ \text{ADC}_2 \\ \vdots \\ \text{ADC}_i \\ \vdots \\ \text{ADC}_N \end{bmatrix} \tag{8.96}$$

其中 N 代表扫描的方向数,ADC_i 表示第 i 个方向的表观扩散系数,g_x、g_y 和 g_z 分别表示实验坐标系 x、y、z 方向上的扩散敏感梯度磁场强度。为了得到准确的扩散张量,需要在尽量多的方向上施加扩散梯度磁场,得到相应表观扩散系数,所以通常情况下方程(8.96)是超定线性方程组。

快速准确求解超定线性方程组是线性代数的重要问题之一。在 DTI 数据分析过程中,原始图像中每一个像素都要进行求解超定线性方程组的运算,例如对于一个 128×128 的图像,理论上需要解 16 384 个超定线性方程组。广义逆方法可以快速求出超定方程的精确解,但此方法对超定线性方程组有特殊的要求。以最小二乘法为基础的各种迭代方法通用性强,程序逻辑简单,但运算量较大,计算时间较长。DTI 数据处理过程中每一个像素都是独立的,所以采取并行计算的处理方式可以显著缩短处理时间。本小节根据 DTI 数据的特点,在 CUDA 平台上利用高效的行处理方法并行求解超定线性方程组,并探讨其关键技术和基本执行流程,使 CPU 与 GPU 取长补短协同工作,提高 DTI 数据处理速度。

利用 CUDA 计算时必须考虑到 CPU 的局限性,如:只支持 32 bits 浮点数,许多 GPU 没有整数运算单元,PCI-E 接口带宽限制电脑内存与显存之间的数据交换速度等。编程时必须根据 CPU 与 GPU 的特点合理分配任务,提高计算效率。

8.6.2.1 超定线性方程组的行处理法

超定线性方程组的迭代解法有多种,其中行处理法是一种比较高效的方法,基本思想是:把拥有 m 个方程、n 个未知数($m>n$)的超定线性方程组看成一个 m 维的空间,同一个未知数的 m 个系数看成是 m 维空间中的一个点,这样就有 n 个不同的点,这些点组成一个 n 维的子空间。方程右边的 m 个常数也可看成一个点,它在这个子空间中的投影就是超定线性方程组的解,可以通过迭代实现对投影点的逼近。

对于 DTI 数据采集得到的超定线性方程组(8.96)可简写为:

$$gD = \mathbf{ADC} \tag{8.97}$$

其中,g 为 $6 \times N$ 阶矩阵($N > 6$),D 为 6 维未知向量,$\mathbf{ADC}$ 为 N 维常数向量。行处理法可分解为以下三步:

第一步,给 D 赋初值 0,G 为 g 与 D 的乘积,代表 n 维子空间中一个点,在这里选取原点为初始点,表示为:

$$\begin{cases} 任取\ D^{(0)} = R^n \\ G^{(0)} = gD^{(0)} \\ D = 0 \end{cases} \tag{8.98}$$

第二步,迭代计算。表示为:

$$\begin{cases} t_i = \dfrac{\boldsymbol{\alpha}_i, \mathbf{ADC} - G^{(k)}}{\parallel \boldsymbol{\alpha}_i \parallel_2^2} \\ G^{(k+1)} = G^{(k)} + t_i\alpha_i \\ D_i = D_i + t_i \\ K = 0,1,2,\cdots \\ i = K \bmod(n) + 1 \end{cases} \tag{8.99}$$

其中,$\boldsymbol{\alpha}_i$ 代表 g 的第 i 列向量,即子空间中的一个分量;t_i 代表当前点与 $\mathbf{ADC}$ 之间的距离在这个分量上的投影。计算 t_i 之目的是更新当前点的位置,为下次迭代作准备。得到每个分量的 t_i 之后,都要对当前点进行一次更新,否则无法保证算法的收敛。当所有分量迭代完成之后,就实现了对投影点的一次逼近。

第三步,迭代终止条件。当每一分量上的步进值 t_i 都不大于给定的精度 ε 时,就可认为这时的点 G 已经达到点 $\mathbf{ADC}$ 在子空间中的投影。表示为:

$$\mid t_i \mid \leqslant \varepsilon \quad (i = 1,2,\cdots,n) \tag{8.100}$$

8.6.2.2　CPU-GPU 协同运算的计算模式

在计算机中存在两个拥有计算能力的器件:CPU 和 GPU。CPU 的特点是单线程高速度,适于进行比较复杂的具有高逻辑性和时序性的运算。而 GPU 正好相反,它可以实现多线程并行运算,适于计算密集型的大规模数据并行计算,虽然目前它的运算速度赶不上 CPU,但是大量线程同时运算的计算效率要远远超出 CPU。然而,在同一个运算过程中,往往既包含具有高逻辑性和时序性的部分,又包含具有高并行性的部分。所以,必须优化 CPU 与 GPU 的协同运算,以达到更高的运算效率。

由 CPU 执行准备计算数据:首先,读取各个方向的扩散加权图像数据,由于不能并行读取,所以这一步由 CPU 完成。其次,计算扩散敏感梯度磁场强度系数矩阵,所有像素梯度系数矩阵都是相同的。

数据准备完成后对超定线性方程组赋初值,准备进行迭代运算。这一过程对每个像素是不同的,并且是互不相关的,所以交由 GPU 执行。CUDA 在 GPU 上的并行分为两个层次:线程块(block)和线程(thread)。确定每个线程块中包含线程的数目,需要考虑到硬件限制和共享内存使用情况等因素,而线程块的数目与数据量的大小和对算法采取的并行划分方式有关。影响计算效率的另外一个重要因素是存储模式。GPU中的全局存储器(global memory)是数据首先要到达的存储器,但是全局存储器没有缓存(cache),访问速度很低,所以要尽量减少对全局存储器的访问。另外一种存储器是共享存储器(shared memory),每一个线程块拥有一个共享存储器,一个线程块中的线程可以访问同一个共享存储器,并且处理器对它的访问速度非常快,因此需要把全局内存上的数据按需复制到不同的共享存储器上。

在求解一个超定线性方程组的过程中,主体迭代部分的时序性比较强,只有少部分过程适于多线程并行,否则在计算过程中会造成大量线程闲置。因此,可以让每一个线程解一个超定线性方程组,以提高线程的使用效率。由于每一个像素需要一定共享存储器的存储空间,考虑到共享存储器的大小,在每一个线程块中包含32条线程,这样每个线程块处理32个像素,对一幅256×256的图像需要使用2048个线程块。对GPU进行操作的kernel函数流程图见图8.39。

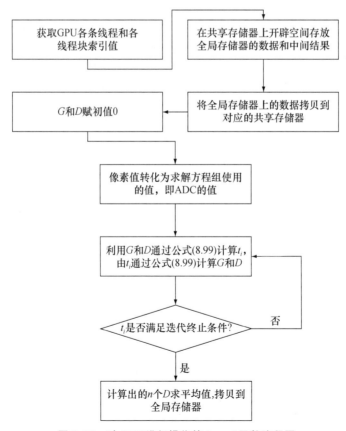

图 8.39　对 GPU 进行操作的 kernel 函数流程图

8.6.2.3　采集实验数据

使用美国通用电器公司 Signa Twinspeed 1.5T 磁共振系统获取图像,鸟笼式正交头线圈发射及接收信号。除常规 T_1 及 T_2 加权扫描外,使用二维平面自旋回波(echo-planar imaging,EPI)序列得到 DTI 数据。扫描参数:采集矩阵＝128×128,TR＝2240 ms,激发次数(NEX)＝2,FOV＝24 cm×24 cm,b＝1000 s/mm^2,沿 13 个方向施加扩散梯度磁场。采集连续 5 层轴位图像,采集区域覆盖胼胝体及基底节。图像矩阵压缩为 64×64,并插值为 256×256 及 512×512。

8.6.2.4　数据分析平台

为了验证 CPU＋GPU 并行计算模式对 DTI 数据处理效率的提高,分别用 CPU 串行及 CPU＋GPU 并行两种方式求解 5 层图像各像素的扩散张量。计算平台选用一般商用个人电脑,电脑所用 CPU 型号为 Intel Core i7-2600k,主频率 3.4 GHz;配备 NVIDIA Geforce GTX 580 显卡,主频率 4 GHz,集成 512 个流处理单元;操作系统为 Windows 7 系统,安装 CUDA Driver、toolkit、SDK、Visual Studio 及 CUDA VS wizard x32 软件。

在图像矩阵分别是 64×64、128×128、256×256、512×512 情况下,记录 CPU 串行和 CPU＋GPU 并行求解超定线性方程组,得到全部像素扩散张量所使用的时间,结果见表 8.2。

表 8.2　不同矩阵规模条件下 CPU 串行及 CPU＋GPU 并行计算时间(ms)及加速比

计算环境	矩阵规模			
	64×64	128×128	256×256	512×512
CPU 串行	28.3	108.5	418.4	1728.9
CPU＋GPU 并行	3.81	8.16	10.48	31.12
加速比	8.9	20.4	38.7	58.5

由表 8.2 可以看出,基于 CPU＋GPU 并行的计算时间明显短于 CPU 串行计算的时间,而且随着图像矩阵的增加,加速比逐渐增高,这体现了 GPU 强大的并行浮点计算能力。此实验所用 DTI 数据仅有 13 个采集方向,各个像素对应的超定线性方程组阶数较低。为了得到更准确的扩散张量,可以增加采集方向,得到更高阶的超定线性方程组,这时 CPU＋GPU 并行的优势将更加明显。

8.6.2.5　结论

求解超定线性方程组以得到各个像素的扩散张量是 DTI 数据分析的基础,由于各个像素相互独立,所以十分适合并行计算。CUDA 使得在普通个人电脑上实现大规模并行计算成为可能。由实验结果可以看出,采用 CPU＋GPU 并行计算方式可以显著加快运算速度,对图像矩阵为 256×256 的 DTI 数据可获得将近 40 倍的加速,并且随着图像矩阵规模的增加,加速比也随之提高,这体现了 CUDA 在处理大量数据方面的优势。相信按照 CUDA 优化准则对代码进一步优化后,CPU＋GPU 并行计算方式将得到更大的加速比。

参 考 文 献

[1] 田捷,包尚联,周明全. 医学影像处理与分析. 北京:电子工业出版社,2003.

[2] Singh A, Goldgof D, Terzopoulos D. Deformable Models in Medical Image Analysis. IEEE Computer Society Press,1998.

[3] Museth K, Breen D E, Whitaker R T, Mauch S. Algorithms for interactive editing of level set models. Computer Graphics Forum,2005,24(4):821—841.

[4] 姜启源. 数学模型. 北京:高等教育出版社,1993.

[5] 王惠刚,主编. 计算机仿真原理及应用. 长沙:国防科技大学出版社,1994.

[6] Terzopoulos D, Platt J, Barr A, Fleischer K. Elastically deformable models. Computer Grahpics,1987,21(4):205—214.

[7] Kass M, Witkin A,Terzopoulos D. Snakes:Active contour models. International Journal of Computer Vision,1988,1(4):321—331.

[8] 徐秉业,刘信声. 应用弹塑性力学. 北京:清华大学出版社,1998.

[9] Dym C L, Shames L H. 固体力学变分法. 袁祖贻,译. 北京:中国铁道出版社, 1984.

[10] Terzopoulos D, Metaxas D. Dynamic 3D models with local and global deformations:Deformable superquadrics. IEEE Transactions on Pattern Analysis and Machine Intelligence, 1991,13(7):703—714.

[11] Cohen L D, Cohen I. Finite-element methods for active contour models and balloons for 2-D and 3-D images. IEEE Transactions on Pattern Analysis and Machine Intelligence, 1993,15 (11):1131—1147.

[12] Brigger P, Hoeg J, Unser M. B-spline snakes:A flexible tool for parametric contor detection. IEEE Transactions on Image Processing, 2000, 9(9):1484—1498.

[13] Storvik G. A Bayesian approach to dynamic contours through stochastic sampling and simulated annealing. IEEE Transactions on Pattern Analysis and Machine Intelligence,1994,16 (10): 976—988.

[14] Staib L H, Duncan J S. Boundary finding with parametrically deformable models. IEEE Transactions on Pattern Analysis and Machine Intelligence,1992, 14(11):1061—1078.

[15] Lobregt S, Viergever M A. A discrete dynamic contour model. IEEE Transactions on Medical Imaging,1995,14(1):12—24.

[16] Berger M O,Mohr R. Towards autonomy in active contour models. The 10th International Conference on Pattern Recognition,1990,847—851.

[17] Cootes T F, Cooper D, Taylor C, Graham J. Active shape models—their training and ap-

plication. Computer Vision and Image Understanding,1995,61(1):38—58.

[18] Edwards G, Taylor C J, Cootes T F. Interpreting face images using active appearance models. The 3rd International Conference on Automatic Face and Gesture Recognition,1998, 300—308.

[19] Williams D J, Shah M. A fast algorithm for active contours. Proceeding of International Conference on Computer Vision,1990,592—598.

[20] Amini A R, Weymouth T E, Jain R C. Using dynamic programming for solving variational problems in vision. IEEE Transactions on Pattern Analysis and Machine Intelligence,1990, 12(9):855—867.

[21] 王勖成,邵敏. 有限单元法基本原理和数值计算方法. 第二版. 北京:清华大学出版社, 1997.

[22] McInerney T, Terzopoulos D. Finite element techniques for fitting a deformable model to 3D data. Proceeding of Vision Interface,1993,70—78.

[23] Caselles V, Kimmel R, Sapiro G. Geodesic active contours. International Journal of Computer Vision, 1997, 22(1):61—78.

[24] Malladi R, Sethian J A, Vemuri B C. Shape modeling with front propagation: A level set approach. IEEE Transactions of Pattern Analysis and Machine Intelligence,1995,17(2): 158—178.

[25] Malladi R, Sethian J A. An O(NlogN) algorithm for shape modeling. Proceeding of the National Academy of Sciences, 1996,9389—9392.

[26] Nagel R H,Nishikawa R M,Doi K. Analysis of methods for reducing false positives in the automated detection of clustered microcalcifications in mammograms. Med Phys,1998,25: 1502—1508.

[27] Mascio L N,Hemandez J M,Logan C M. Automated analysis for microcalcifications in high resolution digital mammograms. Proc SPIE,1993,1908.

[28] Heng H D,Lui Y M,Freimanis R I. A novel approach to microcalcification detection using fuzzy logic technique. IEEE Trans Med Imaging,1998,17:442—450.

[29] Sahiner B,Chan H P,Petrick N,et al. Design of a high-sensitivity classifier based on a genetic algorithm:Application to computer-aided diagnosis. Phys Med Biol,1998,43:2853—2871.

[30] Anastasio M A,Yoshida H,Nagel R,et al. A genetic algorithm-based method for optimizing the performance of a computer-aided diagnosis scheme for detection of clustered microcalcifications in mammograms. Med Phys,1998,25:1613—1620.

[31] Kupinski M A,Giger M L,Doi K. Optimization of neural network inputs with genetic algorithms. In:Doi K,Giger M L,Nishikawa R M,and Schmidt R A,eds. Digital Mammography 96,Elsevier,1998:401—404.

[32] Huo Z,Giger M L,Vybomy C J,et al. Automated computerized classification of malignant and benign mass lesions on digitized mammograms. Academic Radiology,1998,5:155—168.

[33] Jiang Y,Nishikawa R M,Wolverton D E,et al. Automated feature analysis and classification

of malignant and benign clustered microcalcifications. Radiology,1996,198:671—678.

[34] Chan H P,Sahiner B,Lam K L,et al. Computerized analysis of mammographic microcalcifications in morphological and texture feature spaces. Med Phys,1998,25:2007—2017.

[35] Gale G,Astley S M,Dance D R,et al. Digital Mammography. Amsterdam:Elsevier,1994.

[36] Doi K,Giger M L,Nishikawa R M,et al. Digital Mammography'98. Amsterdam:Elsevier, 1998.

[37] Doi K,MacMahon H,Giger M L,et al. Computer-Aided Diagnosis in Medical Imaging. Amsterdam:Elsevier,1998.

[38] Sickles E A. Mammographic features of 300 consecutive nonpalpable breast cancers. AJR, 1986,146:661—662.

[39] Sickles E A. Mammographic detectability of breast microcalcifications. AJR, 1982, 139: 913—918.

[40] Wolfe J N. Analysis of 462 breast carcinomas. AJR,1974,121:846—853.

[41] Fisher R,Gregorio R M,Fisher B, et al. The pathology of invasive breast cancer. Cancer, 1975,36:1—84.

[42] Millis R R,Davis R,Stacey A J. The detection and significance of calcifications in the breast: A radiological and pathological study. Br J Radiol,1976,49:12—28.

[43] Bick U,Giger M L,Schmidt R A,et al. Automated segmentation of digitized mammograms. Acad Radiol,1995,2:1—8.

[44] Mendez J,Tahoces P G,Lado M J,et al. Automatic detection of breast border and nipple in digital mammograms. Comput Methods Programs Biomed,1996,49:253—262.

[45] Bick U,Giger M L,Schmidt R A,et al. Density correction of peripheral breast tissue on digital mammograms. Radio Graphics,1996,16:1403—1411.

[46] Byng J W,Critten J P,Yaffe M J. Thickness-equalization processing for mammographic images. Radiology,1997,203:564—568.

[47] Qian W,Kallergi M,Clarke L P,et al. Tree structured wavelet transform segmentation of microcalcifications in digital mammography. Med Phys,1995,22:1247—1254.

[48] Qian W, Clarke L P, Song D, et al. Digital mammography: Hybrid four-channel wavelet transform for microcalcification segmentation. Acad Radiol,1998,5:354—364.

[49] Li L,Qiang W,Clarke L P,et al. Digital mammography:Directional wavelet analysis for feature extraction and mass detection. Acad Radiol,1997,4:724—731.

[50] Kalman B L,Reinus W R,Kwasny S C,et al. Prescreening entire mammograms for masses with artificial neural networks:Preliminary results. Acad Radiol,1997,4:405—414.

[51] Candes E, Romberg J, Tao T. Stable signal recovery from incomplete and inaccurate measurements. Communications on Pure and Applied Mathematics, 2006,59(8):1207.

[52] Andersen A H, Kak A C. Simultaneous algebraic reconstruction technique (SART): A superior implementation of the ART algorithm. Ultrason Img,1984,6:81—94.

[53] Gordon R,Bender R,Herman G T. Algebraic reconstruction techniques (ART) for three-

dimensional electron microscopy and X-ray photography. J Theoretical Biology,1970,29: 471—481.

[54] Robert L Siddon. Fast calculation of the exact radiological path for a three-dimensional CT array. Med Phys,1985,12:252—258.

[55] Guoping Han, Zhengrong Liang,Jiangsheng You. A fast ray-tracing technique for TCT and ECT studies. IEEE Nuclear Science Symposium Conference Record,1998.

[56] Ning Li, Hua Xia Zhao, Sang Hyun Cho,et al. A fast algorithm for voxel-based deterministic simulation of X-ray imaging. Computer Physics Communications, 2008,178(7):518— 523.

[57] Emil Y Sidky, Chien Min Kao,Xiaochuan Pan. Accurate image reconstruction from few-views and limited-angle data in divergent-beam CT. Journal of X-Ray Science and Technology,2006,14:119—138.

[58] Emil Y Sidky, Chien Min Kao, Xiaochuan Pan. Effect of the data constraint on few-view, fan-beam CT image reconstruction by TV minimization. IEEE Nuclear Science Symposium Conference Record,2006,M06—446:2296—2298.

[59] Emil Y Sidky, Xiaochuan Pan. Image reconstruction in circular cone-beam computed tomography by constrained total-variation minimization. Phys Med Biol,2008, 53:4777—4807.

[60] Leonid I Rudin, Stanley Osher,Emad Fatemi. Nonlinear total variation based noise removal algorithms. Physics D,1992,60:259—268.

[61] John Pawasauskas. Volume visualization with ray casting. Advanced Topics in Computer Graphics, 1997:CS563.

[62] Amy Williams, Steve Barms, Morley R K, et al. An efficient and robust ray-box intersection algorithm. Journal of Graphics Tools,2005,10:54.

[63] Zhang Yongyue, Michael Brady, Stephen Smith. Segmentation of brain MR images through a hidden Markov random field model and the expectation-maximization algorithm. IEEE Trans Med Imaging,2001,20(1):45—57.

[64] Ruan S,Jaggi C,Bloyet D, et al. Brain tissue classification in MR images based on a 3D MRF model. IEEE Engineering in Medicine and Biology Society,1998, 20(2):625.

[65] 秦绪佳. 医学图像三维重建及可视化技术研究. 大连:大连理工大学出版社,2001.

[66] 缪斌和, 邓元木,等. 基于对应点匹配的断层图像三维插值方法. 中国医学物理学杂志, 2000,17(1):14—18.

[67] André Guéziec. Extracting surface models of the autonomy from medical images. Handbook of Medical Imaging, 2000, 2:Chapter 6, 343—398.

[68] Michael Meißner, Jian Huang, Dirk Bartz, et al. A practical evaluation of popular volume rendering algorithms. Proceedings of the 2000 IEEE Symposium on Volume Visualization, 2000,10: 81—90.

[69] Levoy M. Efficient ray tracing of volume data. ACM Transactions on Graphics, 1990,9 (3):245—261.

[70] Tiede U，Schiemann T，Hoehne K H. High Quality Rendering of Attributed Volume Data. IEEE Computer Society Press,1998：255—262.

[71] Laur D,Hanrahan P. Hierarchical splatting：A progressive refinement algorithm for volume rendering. ACM Computer Graphics，Proc SIGGRAPH 93，1991,25(4)：285—288.

[72] Mueller K，Shareef N，Huang J，et al. High-quality splatting on rectilinear grids with efficient culling of occluded voxels. IEEE Trans Vis and Comp Graph，1999,5(2)：116—134.

[73] Totsuka T，Levoy M. Frequency domain volume rendering. Computer Graphics,1993,271—278.

[74] Keppel E. Approximating complex surfaces by triangulation of contour lines. IBM Journal of Research and Development,1975,19(1)：2—11.

[75] Fuchs H，Kedem Z M. Optimal surface reconstruction from planar contours. Comm of the ACM,1977,20(10)：693—702.

[76] Christiansen H N,Sederberg T W. Conversion of complex contour line definition into polygonal element meshes. Computer Graphics,1978,12(3)：187—192.

[77] Herman G T，Liu H K. Three-dimensional display of human organs from computed tomograms. Computer Graphics and Image Processing,1979,9(1)：1—21.

[78] Cline H E,Lorensen W E，Ludke S，et al. Two algorithms for the three-dimensional construction of tomograms. Medical Physics,1988,15(3)：320—327.

[79] Lorensen W E. Marching cubes：A high resolution 3D surface reconstruction algorithm. Computer Graphics,1987,21(4)：163—168.

[80] Durst M J. Letters：Additional reference to "marching cubes". Computer Graphics,1988,22(2)：72—73.

[81] Nielson G M,Hamann B. The asymptotic decider：Resolving the ambiguity in marching cubes. Proceedings of the IEEE Visualization '91 Conference，1991，10：83—91.

[82] Doi A，Koide A. An efficient method of triangulating equi-valued surfaces by using tetrahedral cells. IEICE Transactions,1991,E74(1)：214—224.

[83] 唐泽圣,等. 三维数据场可视化. 北京:清华大学出版社,1999:89—107.

[84] 管伟光.体视化技术及其应用.北京:电子工业出版社,1998.

[85] 周勇,唐泽圣. 用自适应的三线性逼近方法构造等值面. 计算机学报,1994,17(增刊):1—10.

[86] 石教英. 科学计算可视化算法与系统. 北京:科学出版社,1996:226—231.

[87] Chen M，Mountford S J,Sellen A. A study in interactive 3-D rotation using 2-D control devices. ACM SIGGRAPH,1988,121—129.

[88] 马新武,赵国春,等. 用虚拟球实现交互式 OpenGL 3D 图形的旋转. 计算机应用,2001, 21(8):169—170.

[89] 李德军,包尚联,朱朝喆,等. 基于 PC Matlab 平台的扩散张量参数的计算. 中国医学影像技术,2004,20(7):1114—1117.

[90] Tench C R,Morgan P S,Wilson M,et al. White matter mapping using diffusion tensor

MRI. Magn Reson Med,2002,47(5):967—972.

[91] 赵达壮.工程力学中的数值方法.北京:中国铁道出版社,1993:238—241.

[92] Okitsu Y, Ino F, Hagihara K. High-performance cone beam reconstruction using CUDA compatible GPUs. Parallel Computing,2010,36(2—3):129—141.

[93] Noël P,Walczak A, et al. GPU-based cone beam computed tomography. Computer Methods and Programs in Biomedicine,2010,98(3):271—277.

[94] Schiwietz T, Chang T, Speier P, et al. MR image reconstruction using the GPU. Proceedings of the SPIE,2006,6142:1279—1290.

[95] NVIDIA Corporation. NVIDIA CUDA C Programming Guide. Version 3.2, 2010:3—4.

[96] 张舒,褚艳丽.GPU 高性能运算之 CUDA.北京:中国水利水电出版社,2009:176—184.

[97] 董荦,葛万成,陈康力.CUDA 并行计算的应用研究.技术信息,2010,10(4):11—18.

[98] 曾宪雯,郝军,祁晓彬,等.线性代数方程组正交化行处理法.四川师范大学学报(自然科学版),1999,22(3):265—268.